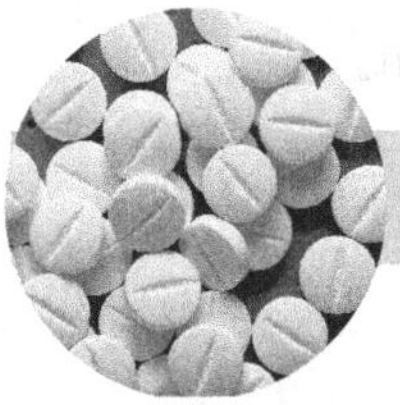

SHIYONG PIANJI ZHIBEI JISHU

实用
片剂制备技术

◎ 高鸿慈　张先洲　乐智勇　邹银奎　主编

化学工业出版社
·北京·

在药物制剂中，口服片剂占有非常重要的地位，它是临床上应用最为广泛的剂型。近年来，片剂的生产技术、新辅料和机电一体化的机械设备等方面都有很大发展。本书结合近年片剂技术的发展，主要介绍了片剂的制备工艺、质量控制、机械设备、生产工艺与生产过程验证、常用片剂及缓控释片剂的制法、片剂的研发等方面的内容。

本书可供制药企业、医院、高等医药院校师生及科研部门参考使用。

图书在版编目(CIP)数据

实用片剂制备技术/高鸿慈等主编.—北京：化学工业出版社，2014.9
ISBN 978-7-122-21197-2

Ⅰ.①实… Ⅱ.①高… Ⅲ.①片剂-制剂 Ⅳ.①R944.4

中国版本图书馆 CIP 数据核字（2014）第 143658 号

责任编辑：陈燕杰　张　蕾　　　文字编辑：李　瑾
责任校对：边　涛　　　装帧设计：韩　飞

出版发行：化学工业出版社（北京市东城区青年湖南街 13 号　邮政编码 100011）
印　　装：北京科印技术咨询服务有限公司数码印刷分部
787mm×1092mm　1/16　印张 29¼　字数 757 千字　2015 年 3 月北京第 1 版第 1 次印刷

购书咨询：010-64518888　　　售后服务：010-64518899
网　　址：http://www.cip.com.cn
凡购买本书，如有缺损质量问题，本社销售中心负责调换。

定　　价：128.00 元

本书编写人员名单

主　编	高鸿慈	张先洲	乐智勇	邹银奎	
副主编	徐伟军	杨汉青	洪　怡	符棘玉	
	潘细贵	李杨华	胡耀梅		
编写人员	高鸿慈	张先洲	乐智勇	邹银奎	徐伟军
	杨汉青	洪　怡	符棘玉	潘细贵	李杨华
	胡耀梅	刘　辉	向玉梅	邓雄涛	刘　超
	余庆祝	陈小梅	武　俊	易　椿	高嘉璐
	贾兰秀	董婧婧	涂　涛	陈　密	罗　红
	杨光义	俞　岚			

前言

片剂是药物与辅料均匀混合后压制而成的片状制剂。在种类纷繁的药品制剂中，片剂的临床用药最为方便，长期以来，一直占据着国际用药主流剂型地位。近年来，国内外药学工作者对片剂成型理论、崩解溶出机理以及各种新型辅料不断地进行研究，片剂的生产技术和工艺得到了很大的发展，市场上出现了多单元药物片剂，组合药物片剂，定时、定量、定位的缓控释片剂。另外，各生产企业和科研院所都在研究全粉末直接压片、干法制粒、一步法制粒等工艺，使其压片工艺更符合发展低碳经济的理念，满足可持续发展的战略。机电一体化全自动高速压片机、全自动程序控制高效包衣机等新技术设备已经广泛地应用于国内外的片剂生产实践，从而使片剂的品种不断增多，产量不断扩大，质量也得到了很大提高。

片剂有悠久的历史，10 世纪后叶，Al-Zahrawi 所著的阿拉伯手抄版本“Arabian manuscripts”中就有模印片剂，以及关于控制片重和润滑剂的记载。约在 1872 年，由 John Wyeth 等人设计制造了压片机并提出压制片这一名称，随着机械工业的发展，压片机的设计日趋合理，自动化程度日趋提高，现在压片机上已安装有除尘设备，可自动剔除不合格药片。生产片剂的厂房、车间都能按 GMP 设计、建造，布置得非常科学，人员经不断培训素质也有所提高，因而大大改善了片剂的生产条件和产品质量。

2008 年 6 月 25 日，国家环境保护部和质量监督检验检疫总局联合发布了 6 个类别制药工业水污染物排放的国家标准，此为国家首次发布强制性的制药工业污水排放标准。这 6 类分别为发酵类、化学合成类、提取类、中药类、生物工程类和混装制剂类。其中《混装制剂类制药工业水污染物排放标准》和《中药类制药工业水污染物排放标准》是普通片剂和中草药片剂生产企业或车间需要强制执行的标准。本书第十章是专为片剂生产企业防治“三废”、保护环境而写的。

由于编者水平有限，加之时间仓促，书中疏漏之处在所难免，敬请读者不吝指正。

高鸿慈，张先洲，乐智勇，邹银奎　于武汉

2014 年

目录

第一章　绪　论

第二章　片剂的辅料

第四章 粉 体 学

第五章 片剂的制备

第三章　片剂的生产专用设备

第六章 压片中存在的问题及处理

第七章 片剂的包衣

第八章　片剂的质量评价

第九章　片剂制备与注解

第十章　片剂生产企业的“三废”防治

第十一章　片剂的常用技术

第十二章　片剂生产的GMP要求

第十三章　片剂的研发及进展

附 录

第一章　绪　论

第一节　概　述

一、片剂的定义

片剂是指药物与适宜的药用辅料混匀压制而成的圆片状或异形片状（如椭圆形、三角形、棱形、动物模型等）的固体制剂，其中以圆片状最为多见。在世界各国现代药物制剂中，片剂占有很重要的地位，它是临床应用最为广泛的剂型之一，可供内服、外用。

二、片剂发展简史

片剂有悠久的历史。早在10世纪后叶Al-Zahrawi所著的阿拉伯手抄本（Alabian manuscripts）中就有模印片剂，以及关于控制片重和润滑剂的记载。片剂是1843年英国人William Brockeden所发明，他的目的在于简化丸剂的制作手续。他用一金属台基，中间立一圆柱作为下冲，柱外紧紧套上一个圆筒，筒内加入一定量的药物。再用一长圆柱作上冲，用槌加压，使药物压成圆片形。由于设备过于简单，操作麻烦，产量也低，压制的成品或过于坚实，或过于疏松，所以没有被人所重视。约在1872年由John Wyeth等人设计制造了压片用的机械，并提出了压制片这一名称。19世纪末随着机械工业的发展，单冲、多冲和旋转式压片机相继发明并得到改进，使片剂的产量和质量迅速提高，治疗各种疾病的片剂在欧洲和美洲的市场上广为销售。

在20世纪50年代之前，片剂的生产多凭经验，其研究水平也不高。50年代时由T. Higuchi等人将物理学中的力学理论与方法，用于研究片剂的压缩过程，以“片剂的物理学”为题发表了一些科学论文，阐明片剂制造过程中的规律和机理，引起了学术界的高度重视，使片剂的研究日趋深入并科学化，其研究论文在药物制剂研究论文中占有很大的比重，其对片剂的成型以及崩解的机理，对片剂的硬度、崩解度、重量差异、均匀度等有关内容的研究，取得了很大的进展。

近年来，片剂的生产技术和机械设备在各方面有了很大的发展，如沸腾制粒、全粉末直接压片、薄膜包衣、新辅料、新工艺以及生产联动化，自动化高速高产压片机、全自动程序的包衣设备、新型包装方法和设备如铝塑包装等，这些成就的取得，都对改善片剂的生产条件以及提高片剂的质量起着巨大的推动作用。

三、片剂的特点

（一）片剂的优点

① 一般情况下片剂的溶出速率及生物利用度较丸剂好。

② 剂量准确，片剂内的药物含量差异较小。

③ 质量稳定，片剂为干燥固体，且某些易氧化变质及潮解的药物可借包衣加以保护，

所以光线、空气、水分等对其影响较小。

④ 携带、运输、服用较方便。

⑤ 可以进行机械化生产，产量大，成本低，“卫生标准”也容易达到。

（二）片剂的缺点

① 片剂中药物的溶出速率较散剂及胶囊剂为慢，其生物利用度稍差一些。

② 儿童和昏迷病人不易吞服。

③ 含挥发性成分的片剂贮存较久时含量下降。

第二节 片剂的分类

根据用法、用途以及制备方法的差异，同时也为了最大限度地满足临床的实际需要，已经制备了各种类型的片剂。现分述如下。

一、口服用片剂

口服用片剂有以下若干类。

1. 普通压制片（compressed tablets）

是指将药物与辅料混合压制而成的、未包衣的普通片剂（与下述的包衣片相对而言，亦称其为素片或片心），如磺胺嘧啶片、复方阿司匹林片等，片重一般为0.1～0.5g，服用时以水送下，经胃肠道吸收而发挥其治疗作用。

2. 包衣片（coated tablets）

包衣片是在上述普遍压制片的外表面包上一层衣膜的片剂，包衣的目的是增加片剂中药物的稳定性，掩盖药物不良气味，改善片剂的外观等。包衣片在临床上的应用十分广泛，在片剂中占有比较重要的地位。根据包衣所用材料的不同又可分为如下品种。

（1）糖衣片（sugar coated tablets） 是以蔗糖为主要包衣材料进行包衣而制得的片剂，如氯霉素片以及临床上常用的其他许多片剂。

（2）薄膜衣片（film coated tablets） 是以丙烯酸树脂、羟丙基甲基纤维素等高分子成膜材料为主要包衣材料进行包衣而制得的片剂，如头孢呋辛酯片等。包薄膜衣的作用与包糖衣作用类同，薄膜衣片有逐步取代包糖衣片的趋势。

（3）肠溶衣片（enteric coated tablets） 是以在胃液中不溶、但在肠液中可以溶解的物质为主要包衣材料进行包衣而制得的片剂，如常用的红霉素片等。

3. 泡腾片（effervescent tablets）

泡腾片是含有泡腾崩解剂的片剂。所谓泡腾崩解剂是指碳酸氢钠与枸橼酸等物质成对构成的混合物，遇水时二者可产生大量的二氧化碳气体，造成片剂迅速崩解。应用时，将其放入水杯中几分钟后饮下即可，因为产生气泡、片剂崩解的现象比较直观有趣，所以非常适用于儿童服用，同时也比较适用于那些服药片有困难的病人，如碳酸钙泡腾片。

4. 咀嚼片（chewable tablets）

咀嚼片是在口腔中咀嚼或吮服使片剂溶化后吞服的片剂。常加入蔗糖、甘露醇、山梨醇等水溶性辅料作填充剂和黏合剂，咀嚼片的硬度应适宜。咀嚼片因为口感好适合于小儿服用（小儿通常不会或不愿吞服药片），对于崩解困难的药物制成咀嚼片还可加速崩解和吸收，如法莫替丁复方咀嚼片。

5. 多层片（multilayer tablets）

多层片是指由两层或多层构成的片剂。一般由两次或多次加压而制成，每层含有不同的药物或辅料，这样可以避免复方制剂中不同药物之间的配伍变化，或者达到缓释、控释的效果，例如胃仙-U即为双层片，马来酸曲美布汀为多层片。

6. 分散片（dispersible tablets）

分散片是遇水能迅速崩解并均匀分散的片剂（在21℃±1℃的水中3min即可崩解分散并通过180μm孔径的筛网），加水分散后饮用，也可吮服或吞服，其中所含的药物主要是难溶性的，也可以是易溶性的，如尼莫地平分散片等。

7. 缓释片（sustained release tablets）

缓释片是指在规定的释放介质中缓慢地非恒速释放药物的片剂，具有服药次数少、治疗作用时间长等优点，如非洛地平缓释片。

8. 控释片（controlled release tablets）

控释片是指在规定的释放介质中缓慢地恒速释放药物的片剂，具有血药浓度平稳、服药次数少、治疗作用时间长等优点，如硫酸吗啡控释片。

缓释、控释这类片剂已经愈来愈受到医药界的高度重视，因为它代表了现代药物制剂的一个重要的发展方向，目前，国内外药剂工作者正在进行着深入的研究和广泛的开发，其主要技术关键是：要在实际工业化生产中，采用性能稳定、优良的药用辅料以及比较先进的制药设备。

9. 口腔速崩片（orally disintegrating tablets，orally dissolving tablets）

口腔速崩片是指将片剂置于口腔内时能迅速崩解或溶解，吞咽后发挥全身作用的片剂。特点是服用时不用水，特别适合于吞咽困难的病人或老人、儿童。常加入甘露醇、山梨醇、赤藓糖等作为调味剂和填充剂，如法莫替丁口腔速溶片，硫酸沙丁胺醇口腔速崩片。

二、 口腔用片剂

1. 舌下片（sublingual tablets）

舌下片是指专用于舌下或颊腔的片剂，药物通过口腔黏膜的快速吸收而发挥速效作用。舌下片中的药物与辅料应是易溶性的，主要用于急症的治疗。由于药物未通过胃肠道，所以可使药物免受胃肠液酸碱性的影响以及酶的破坏，同时也避免了肝脏对药物的破坏作用（首关作用），如硝酸甘油舌下片用于心绞痛的治疗，吸收迅速、起效快。

2. 含片（troches）

含片是指含在口腔中，药物缓慢溶化产生持久局部或全身作用的片剂。含片中的药物应是易溶性的，主要起局部消炎、杀菌、收敛、止痛或麻醉作用。常用于口腔及咽喉疾病的治疗，其硬度一般较大，以便于含服，如常用的复方草珊瑚含片等。

3. 口腔贴片（buccal tablets）

口腔贴片是将片剂粘贴于口腔，经黏膜吸收后起局部或全身作用的片剂。可在口腔内缓慢释放药物，用于口腔及咽喉疾病的治疗，如甲硝唑口腔贴片等。

三、 其他途径应用的片剂

1. 可溶片（solution tablets）

可溶片是指临用前加水溶解成药物溶液后而使用的片剂，通常是非包衣片或薄膜包衣片，一般用于口服、含漱、外用。其全部成分皆应为可溶性成分，如复方硼砂漱口片等。如禁止内服，应有醒目的标志，以免发生中毒等不良反应。

2. 阴道片（vaginal tablets）**与阴道泡腾片**

阴道片是指置于阴道内应用的片剂。阴道片与阴道泡腾片的形状应易于置于阴道内，可借助器具将阴道片送入阴道，阴道片为普通片，在阴道内易溶化、溶散、融化、崩解并释放药物。有局部刺激性的药物，不得制成阴道片。主要起局部消炎、杀菌、杀精子及收敛等作用，也可用于性激素类药物。如壬苯醇醚阴道片，甲硝唑阴道泡腾片等。

3. 植入片（implant tablets）

植入片是指埋植到人体皮下缓缓溶解、吸收的片剂，一般长度不大于 8mm 的圆柱体，灭菌后单片避菌包装；由于生产技术的难度较大以及相关辅料的限制，该剂型目前在国内的生产和应用较少。一般来说，植入片植入体内后可缓缓释药、维持疗效几周、几个月直至几年，因而，需要长期使用的药物制成植入片较为适宜，例如将避孕药物制成植入片。

4. 皮下注射用片剂（hypodermic tablets）

皮下注射用片剂是指临用前溶于适宜溶剂并供注射用的灭菌片剂。因不能保证溶液完全无菌，已经很少应用。

第三节　片剂的质量要求

根据 2010 年版《中华人民共和国药典》以下简称《中国药典》附录“制剂通则”的规定，对片剂的质量要求从总体上看主要有以下几个方面：要求药物的含量准确；片剂的重量差异小；小剂量的药物或作用比较剧烈的药物，应符合含量均匀度的要求；有适宜的硬度；片剂的色泽均匀，外观光洁；在正常贮存条件下物理性质和化学性质稳定；一般口服片剂的崩解度、溶出度（或释放度）应符合要求；符合微生物限度检查要求。

参 考 文 献

[1] 崔福德主编．药剂学 [M]. 第 6 版．北京：人民卫生出版社，2010.
[2] 国家药典委员会编．中华人民共和国药典（二部）[M]. 北京：中国医药科技出版社，2010.

第二章 片剂的辅料

《中国药典》2010 年版附录对药用辅料的定义是"指生产药品和调配处方时使用的赋形剂和附加剂；应是除活性成分以外，在安全性方面已进行了评估，并且包含在药物制剂中的物质"。我国 2005 年版药典收载药用辅料 72 种，2010 年版收载 132 种。美国有 1500 种药用辅料在使用，欧洲有 3000 种在使用。相比之下，我国药用辅料发展滞后，片剂的辅料也同样落后，2010 年版药典不收载口崩片其原因与国内相关辅料不过关、工艺不过关有关系。所以，必须增加药用辅料的研发力度。

片剂中除了发挥治疗作用的药物（即主药）以外，还要加上没有生理活性的一些物质，它们所起的作用主要包括：填充作用、黏合作用、崩解作用、润滑与助流作用，有时，还起到着色作用、矫味作用以及美观作用等，在药剂学中，通常将这些物质总称为辅料（excipients 或 adjuvants）。

选择片剂的辅料，除了符合药典标准对人体无毒害以外，还需要从以下几个方面综合考虑。

（1）了解辅料的性能、质量规格、稳定性、配伍禁忌等及其具有的应用内容　如辅料的吸湿性，对药物的相容性，流动性，溶解性，充填性、黏度等。

（2）了解药物的本身性质（物理化学、生物学性质）　如药物的多晶型，对热、湿、光、pH 的敏感性，溶解性，体内外稳定性等。

（3）根据工艺选择辅料　不同的生产工艺需要选择合适的辅料，如直接压片，湿法制粒，流化床制粒、包衣，干压工艺，喷雾制粒等。

（4）根据药物的剂量选择辅料　高剂量要选择优越的辅料，以减少辅料的用量；低剂量在片剂中因含量少需要加填充剂，但片剂中主药均匀性是最大问题。据报道德国 JRS 的产品 PROSOLV 能较好地解决此问题。PROSOLV 是将微晶纤维素和胶体二氧化硅相结合生成的一种高功能性辅料的专利技术，可提供良好的流动性、可压性及药物分散性，生产具有良好的含量均一性的小剂量片剂。

（5）药物的释药特征性　如速释、缓释、控释（定时、定位）等。

第一节　填　充　剂

填充剂（fillers）分为稀释剂（diluents）和吸收剂（absorbent），前者的主要作用是用来增加片剂的重量或体积，或分散主药以降低物料黏性，利于制剂成型和分剂量的赋形剂；后者是吸收原料中多量液体成分的赋形剂，两者都是为了便于压片。由于压片工艺、制剂设备等因素，片剂的直径一般不能小于 6mm、片剂重量多在 100mg 以上，如果片剂中的主药只有几毫克或几十毫克时，不加入适当的填充剂，将无法制成片剂，因此，填充剂在这里起到了较为重要的、增加体积助其成型的作用。

填充剂应该具有以下性质：①惰性物质，无生理活性；②理化性质稳定，不与主药发生作用，不影响主药的含量测定；③具有较大的“容纳量”，即以较少的用量与药物或药材提取物混合时，物料仍具有良好的成型性和流动性，不易吸湿等；④对药物的溶出、吸收应无不良影响；⑤来源应较为广泛，容易获得，且成本低廉。

选择填充剂要考虑本身的吸湿性对制剂质量的影响，通常用临界相对湿度（CRH）来衡量水溶性物质吸湿性的强弱，CRH 愈大愈不易吸湿。水不溶性物质混合与水溶性物质混合不同，后者临界相对湿度（CRH）遵循 Elder 假说：混合物的临界相对湿度大约等于各物质的临界相对湿度的乘积，而与各组分的比例无关。详见第四章粉体学第五节粉粒的吸湿性与湿润性。

对于水溶性填充剂，宜选用 CRH 值尽可能大的填充剂；水不溶性填充剂没有临界点，选择的吸湿量越低越好。

填充剂可分为可溶性和不溶性两类，见表 2-1。

表 2-1　填充剂的类型

可溶性辅料	不溶性辅料
乳糖	硫酸钙二水物
蔗糖	磷酸二钙(磷酸氢钙)
葡萄糖	磷酸三钙
甘露醇	碳酸钙
山梨醇	淀粉
	改性淀粉(羧甲基淀粉、预胶化淀粉等)、微晶纤维素

填充剂中的水分以两种形式存在：一种是结合水；另一种是非结合水。前者结合在分子中，不易释出，后者往往随着环境湿度和温度的变化而变化。含有两个分子结合水的硫酸钙，温度在 80℃以下时，水分不容易释放出来，也不吸收外界的水分，显示本身无引湿性，适用于作为维生素类和其他对水分敏感药物的辅料。所以，凡是含有紧密结合水而又不易吸湿的辅料，往往较其他无水的辅料具有更大的优越性。

报道称，用磷酸氢钙二水物、无水乳糖、乳糖颗粒、山梨醇、甘露醇、葡萄糖、磷酸钙和蔗糖 8 种填充剂，直接压片法压片后，进行吸湿试验（压片时用微晶纤维素作黏合剂，用海藻酸钠作崩解剂），试验分别在相对湿度为 43%、75%和 100%，温度为 25℃的条件下进行。结果磷酸氢钙二水物、无水乳糖、乳糖颗粒吸湿最少，甘露醇、葡萄糖、磷酸钙次之，山梨醇和蔗糖吸湿最多。

水分影响药物的稳定性，选择片剂的辅料要考虑辅料的引湿性。

下面介绍常用的填充剂。

一、淀粉

淀粉（starch）的分子式：$(C_6H_{10}O_5)_n$；相对分子质量：50000～160000，其中 n=300～1000。直链淀粉与支链淀粉的结构式为：

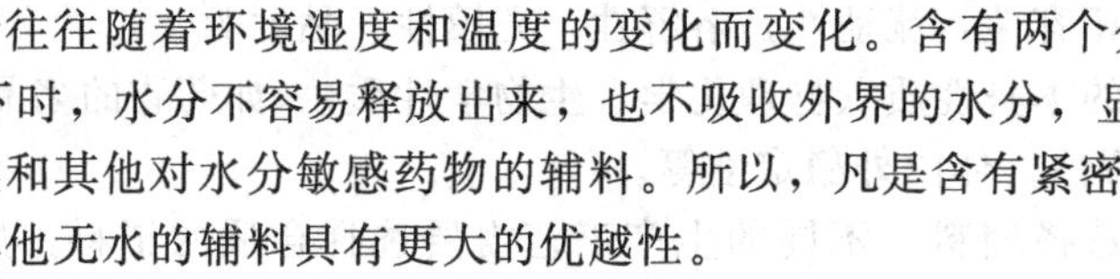

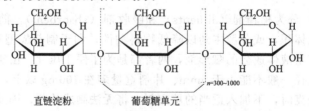

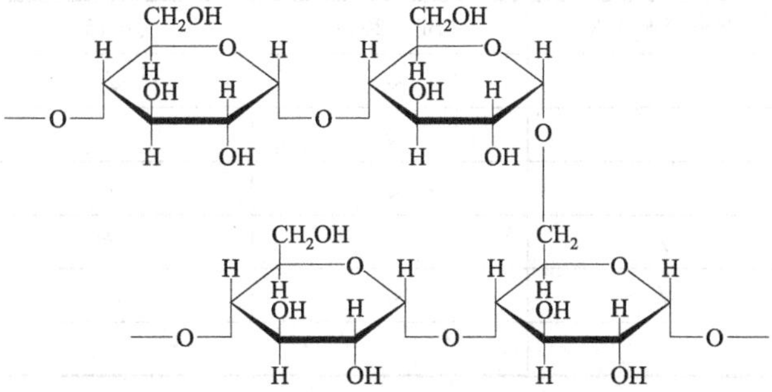

支链淀粉分子片段

淀粉是一种多糖，水解到二糖阶段为麦芽糖，完全水解后得到葡萄糖。淀粉有直链淀粉和支链淀粉两类，前者约占20%～25%，它系α-1,4结合的D-葡萄糖聚合物，其聚合度在200～2000之间，每一个葡萄糖单元中含有两个仲醇和一个伯醇，在每一个分子的末端单元，有三个仲醇和一个伯醇，而首端单元含有两个仲醇和一个伯醇，一个内缩醛，由于分子呈线型，又保留较多的—OH基，能彼此相互吸引并通过氢键与邻近分子缔合，因此，置于水中时，与水的亲和力低，易于从水溶液中分离，浓度低时生成沉淀，浓度高时，由于氢键的作用可形成三维的网状结构。直链淀粉遇碘变蓝色。

支链淀粉约占淀粉的75%～85%，也系α-1,4结合的D-葡萄糖单元聚合物，每15个单元之间有α-1,6结合的D-葡萄糖单元支链，其相对分子质量在百万以上。由于具有较多的支链结构限制了淀粉分子的运动，因此，支链淀粉的溶胶既澄明又稳定，不形成胶冻，也不老化。支链淀粉遇碘呈紫红色。

适当的温度下（各种来源的淀粉所需温度不同，一般为60～80℃），淀粉粒在水中溶胀、分裂、形成均匀糊状溶液的作用称为糊化作用。糊化作用的本质是淀粉粒中有序及无序（晶质与非晶质）态的淀粉分子之间的氢键断开，分散在水中成为胶体。

糊化作用的过程可分为三个阶段：①可逆吸水阶段，水分进入淀粉粒的非晶质部分，体积略有膨胀，此时冷却干燥，颗粒可以复原，双折射现象不变；②不可逆吸水阶段，随着温度升高，水分进入淀粉微晶间隙，不可逆地大量吸水，双折射现象逐渐模糊以至消失，亦称结晶“溶解”，淀粉粒胀至原始体积的50～100倍；③淀粉粒最后解体，淀粉分子全部进入溶液。

不同品种的淀粉，糊化温度也有差异，见表2-2。

表2-2　几种淀粉的糊化温度

淀粉	糊化温度/℃	淀粉	糊化温度/℃
普通玉米	62～72	高粱	68～78
糯玉米	65～75	马铃薯	56～68
小麦	58～64	木薯	52～64
大米	68～78	甘薯	58～74

糊化后的淀粉又称为α-化淀粉。将新鲜制备的糊化淀粉浆脱水干燥，可得易分散于凉水的无定形粉末，即“可溶性α-淀粉”。

《中国药典》只收载了玉米淀粉和木薯淀粉，其他国家药典收载品种较多，见表2-3。

表 2-3 各国药典收载淀粉的品种

类别	欧洲药典 6.3	BP 2009	JP 15	USP 32
玉米	√	√	√	√
木薯		√		√
马铃薯	√	√	√	√
大米	√	√	√	
小麦	√	√	√	√
豌豆	√			

淀粉为白色粉末，粒径在 1～150μm 之间，呈双折射现象，X 射线粉末衍射表明，玉米淀粉的轴长分别为：a=1.54nm，b=0.887nm，c=0.618nm。

淀粉无臭，无味，在冷水或乙醇中均不溶解。它的性质非常稳定，与大多数药物不起作用，价格也比较便宜，吸湿性小、外观色泽好，在实际生产中，常与可压性较好的糖粉、糊精混合使用，这是因为淀粉的可压性较差，若单独使用，会使压出的药片过于松散。淀粉能延缓水杨酸钠的吸收，《中国药典》2010 年版收载了该品种。淀粉除作为填充剂以外，也可以作为片剂的崩解剂，淀粉浆可作为黏合剂。

新型淀粉辅料见第十三章第十节。

例如：复方阿司匹林片

【处方】阿司匹林 268g，对乙酰氨基酚 136g，咖啡因 33.4g，淀粉 266g，淀粉浆（150～170g/L）85g，滑石粉 25g，轻质液体石蜡 2.5g，酒石酸 2.7g。共制成 1000 片。

二、蔗糖

蔗糖（sucrose），化学名：β-D-果糖呋喃糖基-α-D-葡萄吡喃糖苷；分子式：$C_{12}H_{22}O_{11}$，相对分子质量：342.30；其结构式为：

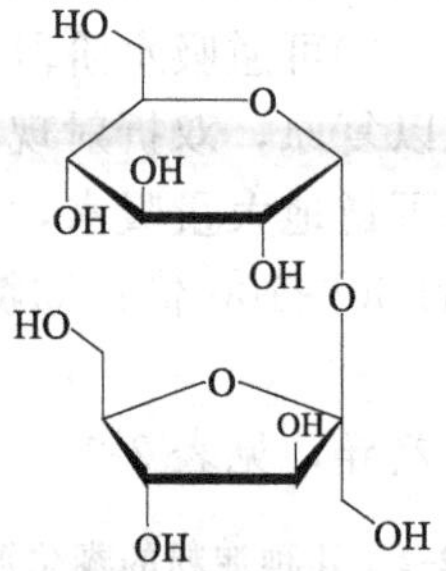

结晶性蔗糖经低温干燥粉碎后而成的白色粉末，易溶于水，易吸潮结块，是片剂优良的填充剂，兼有矫味和黏合作用。作为干黏合剂用量为 20%～25%（质量分数），多用于口含片、咀嚼片及纤维性中药或质地疏松的药物制片。糖粉常与淀粉、糊精配合使用。50%～67%（质量分数）糖浆用于片剂包衣。糖粉具引湿性，用量过多会使制粒、压片困难，久贮使片剂硬度增加。酸性或强碱性药物能促使蔗糖转化，增加其引湿性，故不宜配伍使用。

可压缩糖（compressible sugar）：可压缩糖是利用蔗糖进行深加工的新产品，是对蔗糖进行物理化学改性，使其成为无定形的粉末。预先干燥 4h 后，含蔗糖应为 95.0%～98.0%（质量分数）。配方中可含有淀粉、麦芽糊精或转化糖，并可含合适的润滑剂。

可压缩糖克服了蔗糖在制片中作片剂（口含片、咀嚼片）的赋形剂时流动性差和硬度大易造成片剂裂片及片重不均匀等一些缺点，同时又完全保留了蔗糖固有的甜度与色香味，可以不经过制软材、造粒等过程而直接用于压片，减少片剂生产的中间环节，是生产片剂的优良赋形剂和辅料。

例如：珍冰愈喉散

【处方】 珍珠粉 20g，冰片 120g，朱砂 20g，蔗糖 750g。

三、 糊精

糊精（dextrin），分子式：$(C_6H_{10}O_5)_n \cdot xH_2O$，相对分子质量与聚合物链中葡萄糖单元（$C_6H_{10}O_5$）的数目有关。

糊精是淀粉经酶法或化学方法水解得到的降解产物，为数个至数十个葡萄糖单元的寡糖和聚糖的混合物。糊精为白色、淡黄色或棕色粉末，微有异臭。分子中其水溶物约为 80%，在冷水中溶解较慢，较易溶于热水，不溶于乙醇。习惯上亦称其为高糊（高黏度糊精），其具有较强的黏结性，使用不当会使片面出现麻点、水印或造成片剂崩解或溶出迟缓；同理，在含量测定时如果不充分粉碎提取，将会影响测定结果的准确性和重现性，所以，很少单独大量使用糊精作为填充剂，常与糖粉、淀粉配合使用，糊精也可作为包糖衣配方中的增塑剂和黏合剂。糊精黏性较大，用量较多时宜选用乙醇为润湿剂，以免颗粒过硬。糊精不宜用作速溶片的填充剂。

四、 乳糖

乳糖（lactose），化学名：*O*-*β*-D-吡喃半乳糖基-(1→4)-*α*-D-吡喃葡萄糖无水物，*O*-*β*-D-吡喃半乳糖基-(1→4)-*α*-D-吡喃葡萄糖水合物。分子式与相对分子质量：($C_{12}H_{22}O_{11}$)(无水物)，342.30；($C_{12}H_{22}O_{11}$)·H_2O（一水合物），360.31。其结构式为：

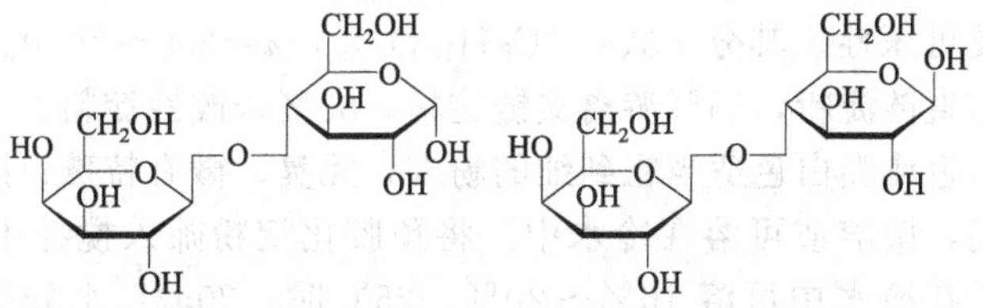

α-乳糖　　　　β-乳糖

乳糖是二糖的一种，分子由一分子葡萄糖和一分子半乳糖缩合形成。它是由牛乳清中提取制得，在国外应用非常广泛，但因价格较贵，在国内应用不多。

乳糖为白色的结晶性颗粒或粉末；无臭，味微甜。《中国药典》2010 年版收载了该品种。

乳糖有三种形式：*α*-无水化物，*α*-单水化物（含有一分子水的结晶乳糖，也称 *α*-乳糖、*α*-含水乳糖），*β*-无水化物（也称 *β*-乳糖）。《英国药典》收载的乳糖为 *α*-单水化物。商品乳糖主要是 *α*-单水化物。喷雾干燥乳糖呈球形，是速流乳糖，它含有部分非晶体物质。*β*-乳糖较 *α*-乳糖稍甜和易溶，且只有无水型。

吸湿性：室温时单水乳糖略微受空气湿度的影响。而无水乳糖在相对湿度 70%时可变为单水乳糖。无水乳糖含水约 1%，0.1%～0.2%的吸附水；而单水乳糖约含 5%结晶水，0.1%的吸附水，在 80℃下干燥只能除去吸附水。

乳糖性质稳定，流动性、可压性良好，可供粉末直接压片使用。与大多数药物不起化学反应，压成的药片光洁、美观、硬度适宜，释放药物较快，较少影响主药的含量测定，久贮不延长片剂的崩解时限。乳糖的代用品是：淀粉∶糊精∶糖粉（7∶1∶1）。

乳糖的用途：①在固体制剂中作为填充剂和矫味剂；②用作吸附剂使难溶性药物吸附于

乳糖，使其溶于溶剂，能增加药物的溶出度和生物利用度；③可将乳糖着色成着色细粉，然后压片，可使片剂色泽稳定；④应用无水乳糖宜采取干压工艺；⑤可用于薄膜包衣、冻干产品；⑥乳糖与微晶纤维素混合干研磨，制成微粒化片剂（非洛贝特）与进口片质量一样。

市场上有各种级别的乳糖供应，通常情况下，片剂湿法制粒以及伴有研磨混合的过程时，宜选择细小粒度级别的乳糖，这样，更易于与其他成分混合，也可更有效地发挥黏合剂的作用。用于直接压片的乳糖，要求流动性和可压性好，它是经过特殊处理的、纯的 α 型一水合物和少量无定形乳糖。无定形乳糖的作用是改善乳糖的压力/硬度比。直接压片的乳糖也可与微晶纤维素或淀粉混合使用，通常需要用片剂润滑剂如 0.5%（质量分数）硬脂酸镁。乳糖和蔗糖以 3∶1 的比例混合，可用作包糖衣溶液。

无水 α-乳糖作为直接压片的辅料，其成品片重差异较小，且硬度、脆性、崩解度、溶出速率和抗湿性能均较好。

乳糖也可掺和无机物和乳清蛋白等制成复合辅料，称为 LactoMin，可用于直接压片。

乳糖分解酶缺乏的患儿禁用乳糖作为片剂的辅料。在可溶片中采用乳糖作为辅料，可以和伯胺、仲胺药物发生 Millard 反应，导致药物降解、变色。此外，乳糖能降低戊巴比妥、螺内酯的吸收。

例如：硝酸甘油片

【处方】 乳糖 88.8g，糖粉 38.0g，170g/L 淀粉浆适量，100g/L 硝酸甘油乙醇溶液 6mL（含硝酸甘油 0.6g），硬脂酸镁 1.0g。共制成 1000 片（每片含硝酸甘油 0.5mg）。

五、 预胶化淀粉

预胶化淀粉（pregelatinized starch）是用化学法或机械法将淀粉颗粒部分或全部破裂，使淀粉具有流动性及可压性。其分子式：$(C_6H_{10}O_5)_n$，$n=300\sim1000$。通常预胶化淀粉有（质量分数）5%游离直链淀粉，15%游离支链淀粉，80%未改性淀粉。

预胶化淀粉为白色或类白色适当粗到细的粉末，无臭、微有特殊口感。在有机溶剂中不溶解，随胶化度不同，微溶或可溶在冷水中。将预胶化淀粉筛入搅拌中的冷水中可得淀粉糊。部分预胶化淀粉在冷水中可溶 10%～20%。25℃时，20g/L 水分散液动力黏度为 8～10mPa·s。

预胶化淀粉是新型的药用辅料，英国、美国、日本及中国的药典均已收载，我国于 1988 年研制成功，现已大量供应市场。国产可压性淀粉是部分预胶化的产品（全预胶化淀粉又称为 α-淀粉），与国外 Colorcon 公司的 Starch RX1500 相当。本品是多功能辅料，可作填充剂，具有良好的流动性、可压性、自身润滑性和干黏合性，并有较好的崩解作用，一般加入量 0.25%（质量分数）。若用于粉末直接压片时，硬脂酸镁的用量不可超过 0.5%，以免产生软化效应。

六、 微晶纤维素

微晶纤维素（microcrystalline cellulose，MCC），分子式：$(C_{12}H_{20}O_{10})_n$，$n=220$ 时相对分子质量约为 36000。

微晶纤维素（MCC）是纤维素部分水解而制得的聚合度较小的结晶性纤维素（非纤维状的微粒子），白色或类白色，由多孔微粒组成的晶体粉末，无臭，无味。在水、乙醇、丙酮或甲苯中不溶，微溶于 200g/L 的碱溶液。具有良好的可压性，有较强的结合力，压成的片剂有较大的硬度，可作为粉末直接压片的“干黏合剂”使用。国外产品的商品名为 Avicel，并根据粒径的不同有若干规格。国产微晶纤维素已在国内得到广泛应用，但其质量有待于进一步提高，产品种类也有待于丰富。另外，片剂中含 20%（质量分数）微晶纤维素时崩解较好。

优化微晶纤维素（Prosolv SMCC）是由 98%（质量分数）微晶纤维素和 2%（质量分数）微粉硅胶经过共处理后形成的一种混合物，这两种辅料有效地结合在一起，不仅保持了各自的功能和特点，还协同产生了其他的功能，并且把这些功能传递给了整个药物处方。微粉硅胶均匀地分散在表面和纤维素的细孔中，使 Prosolv SMCC 的比表面积是传统的微晶纤维素的 5 倍。生产上已经证明优化微晶纤维素在提高可压性、流动性、润滑性、崩解性、药物分散性方面都有较好的作用。

微晶纤维素在药用辅料方面用途广泛，可用作药物赋形剂、流动性助剂、填充剂、崩解剂、抗黏剂、吸附剂等。

例如：枸橼酸喷妥维林片

【处方】 枸橼酸喷妥维林 25g，微晶纤维素 25g，淀粉 8g，铝镁原粉 75g，滑石粉 8g，硬脂酸镁 4g。共制备成 1000 片。

七、 无机盐类

无机盐类（inorganic salt）主要是一些无机钙盐，如硫酸钙、磷酸氢钙及药用碳酸钙（由沉降法制得，又称为沉降碳酸钙）等，这几种钙盐 2010 年版《中国药典》都收载了。其中硫酸钙较为常用，其性质稳定，无臭、无味，微溶于水，在乙醇中不溶。硫酸钙二水物为白色或微黄色粉末，不溶于水，无引湿性，可与大多数药物配伍。对油类有较强的吸收能力，并能降低药物的引湿性，常作为稀释剂和挥发油的吸收剂。硫酸钙半水物遇水易固化硬结，不宜选用。使用二水物以湿颗粒法制片时，湿粒干燥温度应控制在 70℃以下，以免温度过高失去 1 个分子以上的结晶水后，遇水硬结。硫酸钙对某些主药（四环素类药物、槲皮素）的吸收有干扰，此时不宜使用。

用二水硫酸钙制成的片剂外观光洁，硬度、崩解度均好，对药物也无吸附作用。

磷酸氢钙无引湿性，而且可以降低引湿药物的引湿性。磷酸氢钙为白色细微粉末或晶体，呈微酸性，具良好的稳定性和流动性。磷酸钙与其性状相似，两者均为中药浸出物、油类及含油浸膏的良好吸收剂。

此外，碳酸镁可以作为片剂中液体的吸收剂［用量 0.5%～1.0%（质量分数）］，也用作直接压片的辅料（用量≤45%）。

八、 甘露醇与山梨醇

（一）甘露醇（mannitol）

化学名：D-mannitol；分子式：$C_6H_{14}O_6$；相对分子质量：182.17；其结构式为：

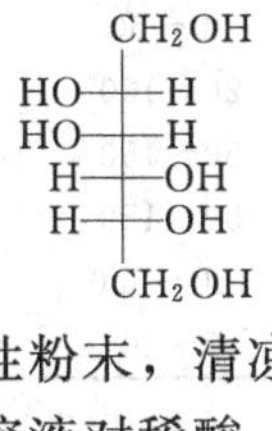

甘露醇是一种己六醇，为白色结晶性粉末，清凉味甜，易溶于水，可溶于甘油，在乙醇或乙醚中几乎不溶。化学稳定性好，水溶液对稀酸、稀碱、热和空气稳定。甜度约为蔗糖的 57%～72%，无引湿性，对口腔有舒服感，是咀嚼片、口含片的主要稀释剂［用量 10%～90%（质量分数）］和矫味剂，但价格稍贵，常与蔗糖配合使用。其颗粒型专作直接压片的赋形剂。甘露醇可用作硝酸甘油片的基料。

（二）山梨醇（sorbitol）

山梨醇为甘露醇的同分异构体，分子式及相对分子质量同甘露醇。为白色结晶性粉末；无臭，味略甜；微有引湿性。易溶于水，溶于乙醇。

山梨醇是近年来常用的片剂赋形剂之一，由于结晶条件不同，具有多种晶型，性能各异，尤其是熔点和吸湿性不同。无定形山梨醇从75℃开始熔融，吸湿性最强；α型自85℃开始熔融；β型的熔点为92～94.5℃，γ型为96～99℃，吸湿力相应减弱。γ-山梨醇（如Neosorb 60）性能稳定，可压性好，制成的片剂硬度大，但崩解时限较乳糖稍长，药物溶出亦稍慢；而以喷雾干燥法制成速溶山梨醇（如Sorbitol Instant）制成的片剂崩解和溶出均快。速溶山梨醇为疏松的堆积无定形的交织成丝状的结晶集体，有良好的可塑性、可压性和流动性，其用量小，吸湿性也小。

山梨醇作为填充剂，可用于湿法制粒或直接压片。由于有甜味和凉爽的口感，加上可压性好，可作为咀嚼片的填充剂和黏合剂，用量25%～90%（质量分数）。

九、果糖

见矫味剂项下甜味剂。

第二节　润湿剂与黏合剂

润湿剂（moistening agent）和黏合剂（adhesives）在制片中具有使固体粉末黏结成型的作用。本身无黏性，但能润湿并诱发药粉黏性的液体，称为润湿剂。适用于具有一定黏性的药料制粒压片。本身具有黏性，能增加药粉间的黏合作用，以利于制粒和压片的辅料，称为黏合剂。适用于没有黏性或黏性不足的药物制粒压片。

黏合剂有固体型和液体型两类，一般液体型的黏合作用较大，固体型（也称“干燥黏合剂”）往往兼有稀释剂的作用。润湿剂和黏合剂的合理选用及其用量的恰当控制，关系到片剂的成型，影响到有效成分的溶出及片剂的生物利用度。

黏合剂的作用机理：①通过液体桥使粉末黏结成颗粒；②通过固体桥使粉末黏结成颗粒；③通过范德华力、表面自由能使粉末固结。一些黏合剂的常用量见表2-4。

表2-4　一些黏合剂的常用量

黏合剂的名称	制粒胶浆的质量浓度/(g/L)	干颗粒中用量/%(质量分数)
阿拉伯胶	50～150	1～5
甲基纤维素	20～100	0.5～3
明胶	50～200	1～3
液状葡萄糖	100～300	5～20
乙基纤维素	20～50	0.5～3
聚维酮	20～100	0.5～3
羧甲基纤维素钠	50～150	1～5
淀粉	50～150	1～5
蔗糖	100～500	1～5
西黄蓍胶	5～20	0.5

常用的润湿剂与黏合剂有以下品种。

一、纯化水

易溶于水或易水解的药物不适用。纯化水（purified water）作为润湿剂不易混合均匀，制成的颗粒硬度不一致，片剂易出现麻点、不易崩解。工艺中遇有易发生结块、湿润不均匀的现象时，最好采用低浓度的淀粉浆或乙醇代替，以克服上述不足。纯化水应该符合《中国药典》2010 年版质量标准。

二、 乙醇

凡药物具有黏性，但遇水后黏性过强而不易制粒；或遇水受热易变质；或药物易溶于水难以制粒；或干燥后颗粒过硬，影响片剂质量者，均宜采用不同含量的乙醇（ethanol）作为润湿剂。中药浸膏粉、半浸膏粉等制粒常采用乙醇作润湿剂，但应迅速操作，以免乙醇挥发而产生强黏性团块。用大量淀粉、糊精或糖粉作赋形剂者亦常用乙醇作润湿剂。乙醇与铝容器有配伍禁忌。乙醇的含量要视原辅料的性质而定，一般为 30%～70%（体积分数）。

三、 淀粉浆（糊）

淀粉浆（糊）（starch paste）为最常用的黏合剂。使用质量浓度一般为 80～150g/L，以 100g/L 最为常用。若物料可压性较差，可再适当提高淀粉浆的质量浓度到 200g/L；相反，也可适当降低淀粉浆的浓度，如氢氧化铝片可用 50g/L 淀粉浆作黏合剂。淀粉浆的制法主要有煮浆和冲浆两种方法，都是利用了淀粉能够糊化的性质。所谓糊化（gelatinization）是指淀粉受热后形成均匀糊状物的现象（玉米淀粉完全糊化的温度是 77℃）。糊化后，淀粉的黏度急剧增大，从而可以作为片剂的黏合剂使用。具体来说，冲浆是将淀粉混悬于少量(1～1.5 倍）水中，然后根据浓度要求冲入一定量的沸水，不断搅拌糊化而成；煮浆是将淀粉混悬于全部量的水中，在夹层容器中用蒸汽加热并不断搅拌（不宜用直火加热，以免焦化），直至糊化。因为淀粉价廉易得且黏合性良好，所以凡在使用淀粉浆能够制粒并满足压片要求的情况下，大多数选用淀粉浆这种黏合剂。

四、 羧甲基纤维素钠

羧甲基纤维素钠（carboxymethylcellulose sodium，CMC-Na）的生产方法是将纤维素与氢氧化钠反应生成碱纤维素，然后用一氯乙酸进行羧甲基化而制得的一种阴离子型高分子化合物，相对分子质量为 6400±1000。本品为纤维素羧甲基醚的钠盐，属阴离子型纤维素醚，其结构式为：

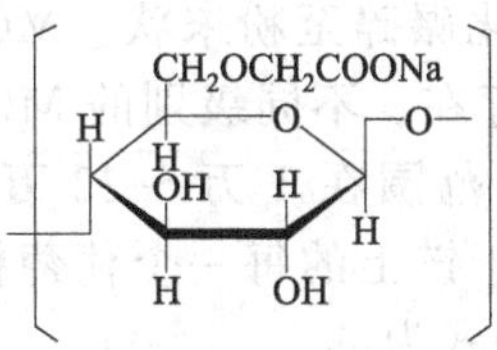

本品为白色或乳白色纤维状粉末或颗粒，密度 0.5～0.7g/cm³，几乎无臭、无味，具吸湿性。易于分散在水中成透明胶状溶液，在乙醇等有机溶剂中不溶。1g/L 水溶液的 pH 为 6.5～8.5，当 pH＞10 或＜5 时，胶浆黏度显著降低，在 pH＝7 时性能最佳。对热稳定，在 20℃以下黏度迅速上升，45℃时变化较慢，80℃以上长时间加热可使其胶体变性进而黏度和性能明显下降。本品易溶于水，溶液透明；在碱性溶液中很稳定，遇酸则易水解，pH 为 2～3 时会出现沉淀，遇多价金属盐也会反应出现沉淀。本品 10g/L 低黏度、中黏度、高黏度等级的黏度（mPa·s）依次为 10～15、1500～2500、8000～12000。

本品在水中最初粒子表面膨化，然后水分慢慢浸润到内部而成为透明的溶液，但需要的时间较长，最好在初步膨化和溶胀后加热至 60～70℃，可大大加快溶解过程。用作黏合剂的一般质量浓度为 10～20g/L，其黏性较强，常用于可压性较差的药物，但应注意是否造成片剂硬度过大或崩解度不合格。羧甲基纤维素钠也可作为片剂崩解剂、包衣材料。同类物质羧甲基纤维素钙可作为片剂有效的崩解剂。

五、羟丙基纤维素

羟丙基纤维素（hydroxypropylcellulose，HPC）的结构式为：

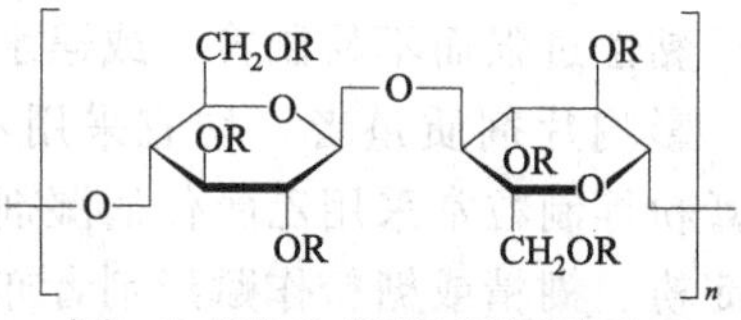

式中，R代表H或$[CH_2CH(CH_3)O]_mH$

相对分子质量范围为5万～125万，是一种水溶性的非离子纤维素醚，它是一种以天然纤维素为原料经化学改性制得的半合成型高分子聚合物，根据其取代基羟丙氧基含量的高低，分为低取代羟丙基纤维素（LS-HPC或L-HPC）和高取代羟丙基纤维素（H-HPC），L-HPC和H-HPC均为白色或类白色粉末，无臭，无味，无毒安全，具有良好的抗菌性，均可作为药物制剂的辅料。低取代羟丙基纤维素在水中溶解成澄清或微浑浊的胶体；在乙醇、丙酮或乙醚中不溶。L-HPC主要用作片剂崩解剂和黏合剂，用L-HPC作黏合剂、崩解剂的特点是：容易压制成型，适用性较强，特别是不易成型、塑性和脆性大的片子，加入L-HPC就能提高片剂的硬度和外观的光亮度，还能使片剂崩解迅速，即使片子的硬度达到127.5N不碎，崩解也只需十几分钟，提高了片子的内在质量，并提高了疗效；用L-HPC制得的片剂长期保存崩解度不受影响。

用作片剂黏合剂，湿法制粒时一般加5%～20%（质量分数）；粉末直接压片时用量为5%～20%（质量分数）。用作片剂崩解剂时，用量为2%～10%（质量分数），一般为5%，内加和外加均可，视具体处方而定。

低取代羟丙基纤维素不能与其他高浓度电解质配伍，否则引起“盐析”。溶解后的低取代羟丙基纤维素与苯酚衍生物，如甲基和丙基对羟基苯甲酸盐有某些禁忌。

六、甲基纤维素

甲基纤维素（methyl cellulose，MC）是通过将木纸浆纤维碱化，再将碱化纤维素用一氯甲烷甲基化制成，最后将产品纯化碾碎至粉末状。MC是一种长链取代纤维素，其中约27%～32%的羟基以甲氧基的形式存在。不同级别的MC有不同的聚合度，其范围为50～1000，相对分子质量（平均数）的范围在1万～22万之间。其取代度被定义为甲氧基（CH_3O）的平均数，甲氧基则连接于链上的每一个葡萄糖酐单元。取代度影响甲基纤维素的物理性质，如溶解度。MC的结构式为：

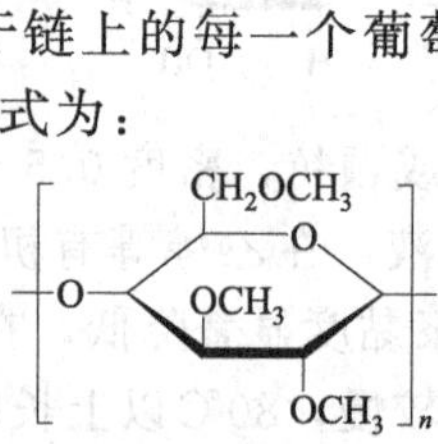

MC具有成膜性好、表面耐磨、贮存稳定的特点。MC为白色或类白色纤维状或颗粒状粉末；无臭，无味，在水中溶胀成澄清或微浑浊的胶体而作为黏合剂使用；在无水乙醇、氯仿或乙醚中不溶。在80～90℃的热水中迅速分散、溶胀，降温后迅速溶解，水溶液在常温下相当稳定，高温时能胶凝，并且此凝胶能随温度的高低与溶液互相转变，具有优良的润湿性、分散性、黏结性、增稠性、乳化性、保水性和成膜性，以及对油脂的不透性。所成膜具有优良的韧性、柔曲性和透明度。

MC胶体作为黏合剂使用，当电解质和蔗糖达到一定浓度时，MC会析出沉淀。MC在片剂中的用途见表2-5。

表2-5　MC在片剂中的用途

用途	质量浓度/(g/L)	用途	质量浓度/(g/L)
黏合剂	10～50	包衣材料	5～50
崩解剂	20～10	缓释片骨架	50～750

在片剂中，低等或中等黏度的MC用作黏合剂使用时，可用其干燥粉末或溶液，高黏度的MC也可用作崩解剂，还可以将MC加入片剂中，以制备缓释制剂。也可应用高取代度、低黏度级MC的水溶液，或用有机溶剂对片心进行喷雾包衣以掩盖不良味道或通过控制颗粒的物理性质以改进药物的释放，也可用于包糖衣前于片心外作隔离层。

MC溶于水最常用的方法是先将MC加入到热水中。即将可生成特定黏度溶液所需的适量MC与70℃的水（大约使用所需水终体积量的一半）混合，然后将冷水或冰加入到热浆液中，以使温度降至20℃以下，这样可得到澄明的MC水溶液。

操作要注意，MC粉尘可能会刺激眼睛，应该戴防护镜。应避免产生过多的粉尘，使爆炸的危险降低到最低程度。MC易燃，所溢出的干粉或溶液应被立即清除干净。

七、乙基纤维素

乙基纤维素（ethylcellulose，EC）又称纤维素乙醚，是纤维素中的部分或全部羟基上的氢被乙基取代的产物，分子式为$[C_6H_7O_2(OC_2H_5)_3]_n$，根据n的不同，其相对分子质量有很大差异。EC为白色或浅灰色的流动性粉末，无臭、无味，流动性好。EC具有良好的韧性、耐寒性和成膜性，一般不溶于水，而溶于不同的有机溶剂，如氯仿、乙醇、乙酸乙酯、甲醇及甲苯。EC热稳定性好，对日光不变色，介电性好，有优良的耐碱性、耐弱酸性，防老化性能好，耐盐、耐寒性、耐吸湿性好，对化学品稳定，长期贮存不变质。EC的质量应符合《中国药典》2010年版标准。

乙基纤维素因其水不溶性，主要用作片剂黏合剂、填充剂和薄膜包衣材料，也可用作骨架材料阻滞剂，制备多种类型的骨架缓释片；由于EC为密度低的泡沫状粉末，所以可用于胃漂浮片的传递系统。也用作混合材料制备包衣缓释制剂、缓释小丸；用作包囊辅料制备缓释微囊，使药效持续释放，避免一些水溶性药物过早发生作用；还可用于各种药物剂型中作分散剂、稳定剂、保水剂，防止药品变潮变质，增进药片的安全贮存。用于片剂制粒的质量浓度为10～30g/L，缓释片包衣为30～200g/L，片剂疏水性包衣为10～30g/L。用EC制得的片子硬，脆性低，但其溶出度差。

EC易燃，要防止空气中EC细粉达到在空气中的爆炸极限。EC粉末对眼部有刺激，需要带防护眼镜。

八、羟丙基甲基纤维素

羟丙基甲基纤维素（hypromellose，HPMC）即纤维素羟丙基甲基醚，其结构式为：

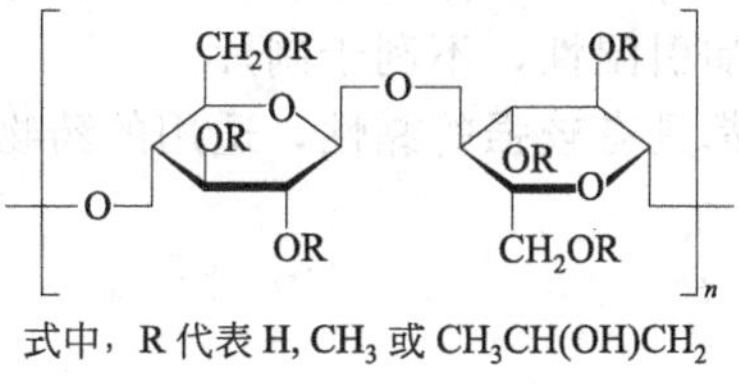

式中，R代表H, CH_3 或 $CH_3CH(OH)CH_2$

相对分子质量范围为1万～150万。本品选用高度纯净的棉纤维素作为原料，在碱性条件下经专门醚化而制得。本品为非离子型纤维素醚，外观为白色或类白色纤维状或颗粒状易流动粉末，无臭、无味。分子内因甲氧基和羟丙氧基两种取代基含量不同，可有多种型号产品，各国药典的型号规定和表示略有不同，《美国药典》收载了 4 种规格，它们的取代基含量见表 2-6。

表 2-6 USP 收载的 4 种型号 HPMC 的取代基含量

型号	$-OCH_3/\%$	$-OC_3H_5OH/\%$
1828	16.5～20.0	23.0～32.0
2208	19.0～24.0	4.0～12.0
2906	27.0～30.0	4.0～12.0
2910	28.0～30.0	7.0～12.0

各种型号的标号，是在 HPMC 的末尾标上 4 位数字，分别表示不同取代基的百分含量范围的中值，前两位数表示甲氧基含量，后两位数表示羟丙基含量。

《中国药典》2010 年版规定甲氧基含量应为 19.0%～30.0%，羟丙氧基含量应为 4.0%～12.0%。

HPMC 在无水乙醇、乙醚、丙酮中几乎不溶，但溶于体积分数 10%～80% 的乙醇溶液或甲醇与二氯甲烷的混合液；在水中溶胀成澄明或微浑浊的胶体，一定浓度溶液可因温度变化出现溶胶、凝胶互变现象。

HPMC 在体内不被吸收，不被代谢。对酸和碱比较稳定，pH 超出 2～11 若同时受到高温或存放时间较长，则黏度会下降。水溶液易受微生物污染。10g/L 水溶液的 pH 为 4～8。

低黏度的 HPMC 可作为黏合剂和崩解剂，也可作为薄膜包衣的成膜剂，用作前者的浓度是 20～100g/L，后者是 20～50g/L；高黏度作为黏合剂，用量因型号和要求不同而异，一般为 20～50g/L，用作缓释材料可阻滞水溶性药物的释放。

HPMC 的乙醇或水溶液作为制粒用的润湿剂，对于提高片剂的溶出度，效果显著。例如西咪替丁片的黏合剂分别用 100g/L 淀粉浆和 30g/L HPMC 乙醇（40%体积分数）溶液时，溶出度分别为 76.2%、97.54%。

HPMC 作为黏合剂使用，在制备 HPMC 水溶液时，最好先将 HPMC 加入总体积 1/5～1/3 的热水（80～90℃）中，充分分散与水化，然后在冷却条件下，不断搅拌使溶解，加冷水至全量。

九、糊精

糊精（dextrin）主要作为干燥黏合剂，亦有配成 100g/L 糊精浆与 100g/L 淀粉浆合用。糊精浆的黏性介于淀粉浆与糖浆之间，其主要作用是使粉粒表面黏合，不太适用于纤维性大及弹性强的中药制片。其他见填充剂糊精项下。

十、糖浆

糖浆（syrup）为蔗糖的水溶液，其黏合力强，适用于纤维性强、弹性大以及质地疏松的药物。使用浓度多为 500～700g/L，常与淀粉浆或胶浆混合使用。不宜用于酸、碱性较强的药物，以免产生转化糖而增加引湿性，不利于制片。

液状葡萄糖、饴糖、炼蜜都具有较强的黏性，适用的药物范围与糖浆类似，但均具有一定的引湿性，应控制用量。

十一、胶浆类

胶浆类（mucilage class）黏合剂具有强黏合性，多用于可压性差的松散性药物或作为硬度要求大的口含片的黏合剂。使用时应注意浓度和用量，若浓度过高、用量过大会影响片剂的崩解和药物的溶出。此类中的阿拉伯胶浆和明胶浆主要用于口含片及轻质或易失去结晶水的药物。另一多功能黏合剂是聚维酮（聚乙烯吡咯烷酮，PVP）胶浆。

（一）阿拉伯胶（acacia）

阿拉伯胶是一种复杂的由糖和半纤维组成的松散的聚集体，相对分子质量 24 万～58 万。为白色或黄白色薄片、类球形、颗粒、粉末或喷雾干燥粉末。无臭，味温和。作为片剂黏合剂的质量浓度是 10～50g/L。配伍禁忌有氨基比林、三价铁、阿扑吗啡等。阿拉伯胶浆易被细菌或酶降解，可加热煮沸或加入防腐剂。

（二）明胶（gelatin）

明胶一般指纯化的蛋白质片段混合物，可以是动物胶原部分酸水解产物（A 型明胶）或是部分碱水解产物（B 型明胶）。明胶也可以是这两种类型的混合物。相对分子质量在 1.5 万～25 万之间。明胶为浅棕黄色到淡黄色、透明脆性固态物。市售品几乎无臭无味，能溶于水形成胶浆，其黏度较大，制粒时明胶溶液应保持较高温度，以防止胶凝，缺点是制粒物随放置时间延长而变硬。适用于松散且不易制粒的药物以及在水中不需崩解或延长作用时间的口含片等。

（三）西黄耆胶（tragacanth）

系豆科植物西黄耆胶树的干枝被割伤后渗出的树胶，经干燥而得。白色或黄白色粉末或半透明薄片，无臭、有淡的胶浆味，不溶于水、乙醇和其他有机溶剂。遇水膨胀成有黏性的胶状物。10g/L 水溶液在 20℃时，动力黏度为 100～4000mPa·s。在本品胶浆中加入碱特别是加热时加入氯化钠可以降低黏度。与阿拉伯胶、羧甲基纤维素、淀粉、蔗糖等大多数天然或合成助悬剂有相容性。

（四）聚维酮（polyvinylpyrrolidine，PVP）

为白色到乳白色，无臭或几乎无臭的细粉。由于聚合度不同其相对分子质量不同，结构式：

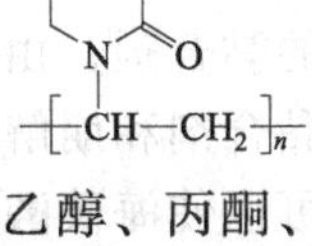

化学性质稳定，既溶于水，又溶于乙醇、丙酮、氯仿。在醚、烷烃和矿物油中不溶。在片剂中，PVP 溶液在湿法制粒中作为黏合剂。PVP 粉末也可以干态直接加到其他粉末中混合，再加入水、醇或水醇溶液制粒。PVP 水溶液适用于咀嚼片；其干粉为直接压片的干燥黏合剂，能增加疏水性药物的亲水性，有利于片剂崩解；其无水乙醇溶液可用于泡腾片的制粒；而 50～100g/L PVP 水溶液是喷雾干燥制粒时的良好黏合剂。也可用作包衣材料。PVP 最大的缺点是吸湿性强。作为药用辅料，《美国药典》XIX 版开始收载。国外的 PVP 产品商品名有 Kollidon 和 Plasdone 等。PVP 也用于咀嚼片，可解决药物对水分的敏感问题；在片剂着色时以及在着色的薄膜包衣溶液中，PVP 也可作为色素分散剂，使色素分散均匀；将难溶性药物用 PVP 水溶性高分子物料作载体，通过熔融法或共沉淀法构成药物在固体载体中的高分子体系，用以制备口服固体制剂，是增加难溶性药物溶解速率，提高生物利用度的有效方法。用作黏合剂，用量一般为 3%～5%（质量分数），黏合剂溶液的质量浓度为 5～50g/L。

十二、微晶纤维素

微晶纤维素（microcrystaline cellulose）可作黏合剂、崩解剂、助流剂和稀释剂。因具吸湿性，故不适用于包衣片及某些对水敏感的药物。

十三、聚乙二醇

聚乙二醇（polyethylene glycol，PEG）由液体乙二醇在高温及高压或低压下聚合而得。分子式：$HO(CH_2CH_2O)_nH$，n 代表氧乙烯基的平均数。根据相对分子质量不同有多种规格，《中国药典》2010 年版收载 6 种之一的 PEG4000（Macrogol 4000），平均相对分子质量 3400～4200。PEG 的结构式为：

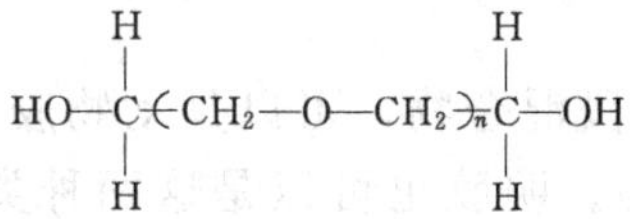

在制片过程中，由于 PEG 的可塑性和它可提高片剂释放药物的能力，因此高相对分子质量的 PEG（PEG4000、PEG6000、PEG8000）作为制造片剂的黏合剂是很有用途的。PEG 可使片剂的表面有光泽而且平滑，同时不易损坏。此外，少量的高相对分子质量的 PEG（PEG4000、PEG6000、PEG8000），可以防止糖衣片剂之间黏结和与药瓶之间黏结。PEG 溶于水和乙醇中，制得的颗粒压缩成型性好，片剂不变硬。适用于水溶性与水不溶性物料的制粒。

十四、海藻酸钠

海藻酸又称藻酸、褐藻酸、海藻素，是存在于褐藻细胞壁中的一种天然多糖。海藻酸易与阳离子形成凝胶，如海藻酸钠（sodium alginate）等，被称为海藻胶、褐藻胶或藻胶。《中国药典》2010 年版收载了海藻酸钠。通常纯品为白色到棕黄色纤维、颗粒或粉末，几乎无臭无味，在水中溶胀成胶体，在乙醇中不溶。

海藻酸是由单糖醛酸线性聚合而成的多糖，单体为 β-D-甘露醛酸（M）和 α-L-古罗糖醛酸（G）。M 和 G 单元以 M-M、G-G 或 M-G 的组合方式通过 1,4-糖苷键相连成为嵌段共聚物。海藻酸的分子式为（$C_6H_8O_6$）$_n$，相对分子质量范围为 1 万～60 万不等。

在片剂生产中，海藻酸常用作片剂的黏合剂；由于它遇水膨胀，又被用作崩解剂。海藻酸盐也可用作药物缓释的阻滞剂。作为黏合剂和崩解剂的质量浓度为 10～50g/L。在片剂处方中使用海藻酸时，应用干法制粒工艺可以使海藻酸很好的混合。

十五、硅酸镁铝

硅酸镁铝（magnesium aluminum silicate），分子式为 $MgAl_2SiO_6$，是白色的复合胶态物质。含水量小于 8%（质量分数），无毒，无味，不溶于水。一般片剂和缓释片剂中，硅酸镁铝用作黏合剂和崩解剂。用量均为 2%～10%（质量分数）。

十六、聚乙烯氧化偶氮酮

聚乙烯氧化偶氮酮（polyviny-loxoazolidone）是一种新的黏合剂。其优点是无引湿性，水溶与水不溶的药物均可使用，制得的颗粒柔软性、可压性良好，片子易崩解，溶出速率高。

十七、其他黏合剂

其他黏合剂还有：聚乙烯醇（PVA，常用质量浓度为 50～200g/L）、蔗糖（常用质量浓度为 500～700g/L）、液体葡萄糖、丙烯酸树脂、玉米朊、桃胶、麦芽糖醇、泊洛沙姆、单月桂酸酯等。

第三节　崩　解　剂

除口含片、舌下片、长效片外，一般片剂均需加入崩解剂。

一、片剂的崩解机制

片剂的崩解机制与所用崩解剂及所含药物的性质有关，主要有以下几点。

1. 毛细管作用

片剂具有许多毛细管和孔隙，与水接触后水即从这些亲水性通道进入片剂内部，强烈的吸水性使片剂润湿而崩解。淀粉及其衍生物和纤维素类衍生物的崩解作用多与此相关。大部分片剂崩解属于这一类型。

2. 膨胀作用

崩解剂吸水后充分膨胀，自身体积显著增大，使片剂的黏结力瓦解而崩散。羧甲基淀粉及其钠盐的崩解作用主要在于其强大的膨胀作用。

3. 产气作用

泡腾崩解剂遇水产生气体，借气体的膨胀而使片剂崩解。某些药物在水中溶解时产生热（湿润热），使气体膨胀。

4. 酶解作用

一些酶对片剂中某些辅料有作用，当将它们配制在同一片剂中时，遇水即能迅速崩解。如将淀粉酶加入到干颗粒中，由此压制的片剂遇水即能崩解。常用的黏合剂及其相应作用的酶还有纤维素类与纤维素酶、树胶与半纤维素酶、明胶与蛋白酶、蔗糖与转化酶、海藻酸盐类与角叉菜胶酶等。

5. 其他

其他机制尚有：可溶性原、辅料遇水溶解使片剂崩解或蚀解；表面活性剂因能改善颗粒的润湿性，而促进崩解。

二、崩解剂的加入方法

1. 内加法

在制粒过程中加入一定量崩解剂，因此，片剂的崩解将发生在颗粒的内部。

2. 外加法

在压片之前将崩解剂加入到干颗粒中，因此，片剂的崩解将发生在颗粒之间。

3. 内外加法

崩解剂内加一部分，然后再外加一部分，可以使片剂的崩解既发生在颗粒内部又发生在颗粒之间，从而达到良好的崩解效果，通常外加崩解剂占崩解剂总量的25%～50%（质量分数），内加崩解剂占崩解剂总量的75%～50%（崩解剂的总量一般为片重的5%～20%）。

崩解速率：外加法＞内外加法＞内加法。

溶出速率：内外加法＞内加法＞外加法。

三、常用崩解剂

（一）干淀粉

干淀粉是一种最为经典的崩解剂，含水量（质量分数）在8%～10%之间，常用的是玉米淀粉或马铃薯淀粉，其吸水性较强且有一定的膨胀性，较适用于水不溶性或微溶性物料的片剂；但对易溶性物料的崩解作用较差，这是因为易溶性药物遇水溶解产生浓度差，使片剂外面的水不易通过溶液层而透入到片剂的内部，阻碍了片剂内部淀粉的吸水膨胀。干淀粉用量一般为配方总重的5%～20%（质量分数）。作为崩解剂的淀粉在压片前加入应预先干燥，例如在100℃条件下干燥1h。淀粉可压性较差，用量较多时会影响片剂的硬度和崩解度。

预胶化淀粉不仅有良好的崩解、黏合作用，而且当其取代一般处方中淀粉的5%（质量分数）时，可明显改善片剂的硬度、崩解度与表面光亮度，更重要的是可提高溶出度。用预胶化淀粉作稀释剂，易制粒，颗粒成粒性和可压性较好，且硬度增大。用作黏合剂，特别是干燥黏合剂时，具有片剂的硬度好、脆裂度小、表面光滑等优点。与淀粉浆相比，大约需要4倍于预胶化淀粉量的淀粉浆才能压制得同样硬度的片剂。崩解是药物溶出的前提，由于预胶化淀粉的部分游离支链淀粉的亲水性，使得部分支链淀粉具有变形复原的双重作用，故无论用于全粉压片还是湿法制粒压片，均是一种很好的崩解剂。预胶化淀粉具有良好的流动性，能改善填充料的流动性，减少片重差异。采用预胶化淀粉作辅料，用量小，成本增加很少，具有实用价值。

（二）羧甲基淀粉钠（carboxymethyl starch sodium，CMS-Na）

CMS-Na的相对分子质量为$5\times10^5\sim1\times10^6$，结构式为：

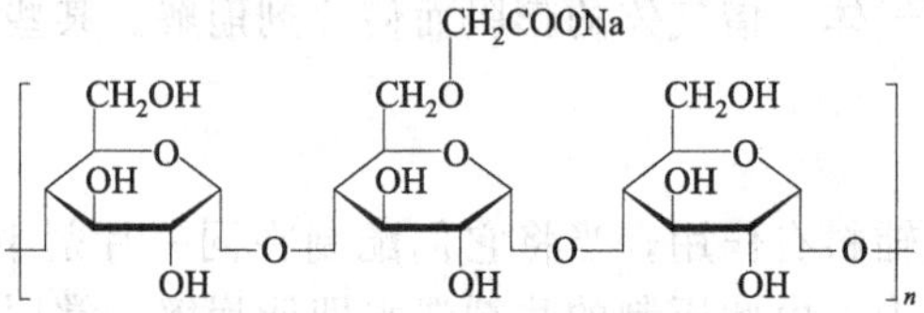

CMS-Na是一种白色无定形的粉末，吸水、膨胀作用非常显著，具有良好的流动性和可压性，价格较低，生物利用度高。遇水后，体积可膨胀200～300倍；亦可作为直接压片的干燥黏合剂和崩解剂。适用于可溶性和不溶性药物；用量为4%～8%（质量分数），一般采用外加法，国外产品商品名为Primojel。

实验证实，CMS-Na 813对主药的溶出明显优于淀粉和羧甲基纤维素钠。使用直接压片法制取的氢氧化铝片，崩解一直困难，后来采用质量分数5%的CMS-Na，崩解时间缩短为22s，效果明显。

虽然许多崩解剂的崩解作用受疏水性辅料（如润滑剂）的影响，但CMS-Na受其影响较小。增加压片压力对崩解时间似无影响。

（三）低取代羟丙基纤维素（lose substituted hydroxypropyl cellulose，L-HPC）

L-HPC为白色或类白色结晶性粉末，在水、乙醇中不溶，由于有很大的比表面积和孔隙度，因此吸湿性和吸水量较好，其吸水膨胀率在500%～700%，当取代基占10%～15%时，崩解后的颗粒也较细小，故而有利于药物的溶出。

L-HPC是一种低取代值的非粒子纤维素醚，具有黏结剂和崩解剂的双重性能。在国内它已广泛用作崩解剂，不仅显著缩短片剂的崩解时限，提高片剂的硬度和外观质量，还可解决阿司匹林等片剂在储藏期间因崩解时间延长而影响药效的问题。

通过试验和在生产上的应用证明，加入L-HPC的片剂崩解性能均优于对照组，一般可缩短崩解时间60%以上，并且可提高溶出速率；L-HPC不论内加、外加，都能提高片剂的受压成型性，与同品种比较在相同的压力条件下，其硬度外观比较好。如扑热息痛片，改150g/L淀粉浆为少量L-HPC作为黏合剂，制得的片剂硬度好，崩解度和药物溶出度也大幅度提高。

通过加速试验表明，L-HPC对片剂的内在质量没有任何影响；L-HPC在片剂中的用量一般为片重的4%～6%（质量分数）时才能产生明显的崩解、成型、释放效果，如用量低于3%则效果不显著。

中药片剂由于含有大量提取物及疏水性成分，黏度、硬度均较大，遇水发黏、不易崩解。根据西药片剂的经验，将L-HPC选为崩解剂，试验证明可缩短中药片剂的崩解时限，增加素片硬度，效果明显。

(四) 交联聚维酮（cross linked polyvinyl pyrrolidone，PVPP或交联PVPP）

其结构式为：

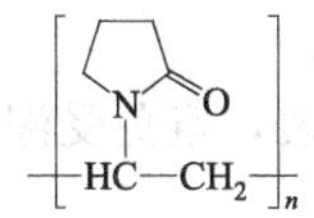

是由N-乙烯-2-吡咯烷酮交联而成的不溶于水的聚合物；可作为“超级崩解剂”用于片剂、颗粒剂及胶囊剂。已为英、美等国药典所收载，国内也有该产品。其含水量较接近且符合《美国药典》、《欧洲药典》、《日本药局方》的要求。但溶胀性上存在较大差异，进口PVPP的膨胀率较大，体积可增加一倍以上。在崩解性能上，国产PVPP与进口品之间也具有一定的差距，而且国内产品之间崩解性能也参差不齐。

PVPP为白色，国内产品外观略带黄色，流动性良好，呈粉末或颗粒状，几乎无味、无臭或稍有气味，吸水率随相对湿度的增加而增大，在空气中暴露时间稍长即容易凝结，进口不易凝集。与多种辅料有良好的共容性，与一些物质可形成配合物，但在碱性介质中不会形成。PVPP在水中、有机溶剂及强酸强碱溶液中均不溶解，但在水中迅速溶胀并且不会出现高黏度的凝胶层。

作为水不溶性的片剂崩解剂，在直接压片和干法或湿法制粒压片工艺中使用的浓度为2%～5%（质量分数）。

用作中药片剂崩解剂，PVPP可吸附含有羧基、酚羟基的中药成分；吸附强弱与下列因素有关。

① 与—OH的类型有关：羧基＞酚羟基＞醇羟基。

② 与—OH的数目有关：酚羟基越多，吸附作用越强。

③ 与酚羟基的位置有关：对位＞间位＞邻位，处于糖分子周围的酚羟基，具有空间位阻效应。

④ 吸附强弱与介质pH有关。

(五) 交联羧甲基纤维素钠

交联羧甲基纤维素钠（croscarmellose sodium，CCNa）是将天然原料纤维素先交联，再与氯乙酸甲酯反应，经过离心、洗涤、干燥、粉碎后做成交联羧甲基纤维素钠。CCNa为白色细颗粒状粉末，无臭无味，由于交联键的存在不溶于水，不溶于乙醇、乙醚等有机溶剂，CCNa一般取代度为0.7，具有很强的疏水性和高吸水性，遇水膨胀，其膨胀度是几个高效崩解剂中最大的，CCNa具有很高的毛细管活性，能迅速地将水吸收到药片中，由于内部溶胀压力超过了药片的强度，以至药片瞬间便告崩解，增加了药物的溶出，提高了药物的生物利用度。

在片剂中，CCNa适用于直接压片和湿法制粒压片工艺。湿法制粒时，CCNa可分别于润湿阶段或干燥阶段加入（颗粒内加和颗粒外加），这样可以最好地发挥崩解剂的毛细管作用和溶胀作用。CCNa作崩解剂时，含量可达5%（质量分数），湿法制粒时为3%（质量分数），直接压片工艺用量为2%（质量分数）。

CCNa性能稳定，但遇强氧化剂、强酸和强碱会被氧化和水解。其可压性能好，崩解力强，可用于所有的压片工艺。当与羧甲基淀粉钠合用时崩解效果更好，但与干淀粉合用则崩解作用降低。

（六）泡腾崩解剂

泡腾崩解剂（effervescent disintegrant）是一种专用于泡腾片的特殊崩解剂。主要成分是“酸源”和“二氧化碳源”，当与水接触时，迅速反应生成二氧化碳气体，借助气体的膨胀，使片剂在短时间内崩解。酸源有：柠檬酸（最常用）、酒石酸、富马酸、己二酸、苹果酸、水溶性氨基酸；二氧化碳源有：碳酸钠、碳酸氢钠、碳酸钾、碳酸氢钾、碳酸钙，其中最常用的是：碳酸钠∶碳酸氢钠＝1∶9。

含有泡腾崩解剂的片剂，应妥善包装，避免受潮，以免崩解失效。

（七）表面活性剂

表面活性剂（surfactants）为崩解辅助剂，能增加药物的润湿性，促进水分透入，使片剂容易崩解。常用的表面活性剂有聚山梨酯 80、溴化十六烷基三甲铵、十二烷基硫酸钠、硬脂酸磺酸钠等。表面活性剂的使用方法为：①溶解于黏合剂内；②与崩解剂混合后加于干颗粒中；③制成醇溶液喷洒在干颗粒上。以第三种方法最能缩短崩解时间。单独使用表面活性剂崩解效果不好，必须与干燥淀粉（质量分数）等量混合使用。用量是 0.2%（质量分数）。

（八）波拉克林钾

波拉克林钾（polacrilin potassium）系 USP 收载的阳离子交换树脂，为白色、无臭、无味、流动性的粉末。水分散体有苦味。用作片剂的崩解剂时，片剂中加入 2%（质量分数）即可满足崩解的目的。此外也可用于缓释制剂和用作改善药物口味的辅料。

第四节　润　滑　剂

润滑剂（lubricants）是指能降低颗粒或片剂与冲模壁间摩擦力的辅料，以防止摩擦力大而使压片困难；润滑剂可使压片时压力分布均匀，并使片剂的密度均匀；将片剂由模孔中推出所需之力减小。

当原料在模孔中被压缩时，由于力的传递，迫使原料与模孔壁紧密地接触并做相对运动，因而产生摩擦力，润滑剂能在模孔壁上形成一层润滑剂薄膜，所以能降低摩擦力。

润滑剂是一个广义的概念，是助流剂、抗黏剂和（狭义）润滑剂的总称，其中：①助流剂（glidants）用以降低颗粒间摩擦力，增加颗粒的流动性，保证片质（重）恒定，如二氧化钛等。②抗黏剂（antiadherent）是防止压片物料黏着于冲模表面，使片剂光洁。③（狭义）润滑剂（lubricants）是降低颗粒或片剂与冲模间摩擦力，易于出片，减少冲模磨损，这是真正意义上的润滑剂。因此，一种理想的润滑剂应该兼有上述助流、抗黏和润滑三种作用，但在目前现有的润滑剂中，尚没有这种理想的润滑剂，它们往往在某一个或某两个方面有较好的性能，但其他作用则相对较差。按照习惯分类法，一般将具有上述任何一种作用的辅料都统称为润滑剂。

润滑剂的作用与表面积有关，粉状润滑剂，其粉末愈细，则润滑作用愈强，故用前常须通过五号筛后，再与颗粒均匀混合压片。

压片前加入润滑剂以增加颗（或粉）粒流动性，减少颗（或粉）粒与冲模的内摩擦力。常用的润滑剂有如下品种。

一、硬脂酸镁

硬脂酸镁（magnesium stearate）分子式为 $C_{36}H_{70}MgO_4$，相对分子质量 591.24，为白色细腻轻松粉末，比容大（硬脂酸镁 1g 的容积为 10～15ml），有良好的附着性，与颗粒混合后分布均匀而不易分离，压片后，片面光滑美观，为最常用的润滑剂。本品润滑性强，抗黏附性好，助流性差，若与其他润滑剂混合应用，润滑性更佳。一般用量（质量分数）为 0.25%～1%。硬脂酸镁为疏水物，接触角为 121°，用量过多能影响片剂的崩解时间或产生裂片，还影响片剂的硬度等，应用这种疏水性润滑剂时，可同时加入适量表面活性剂如十二烷基硫酸钠以克服之。由于本品含有微量碱性杂质，故遇碱容易起变化的药物（如颠茄类生物碱）不宜使用。镁离子影响某些药物的稳定性，不宜用于阿司匹林、某些抗生素药物的片剂。

此外，硬脂酸（用量 1%～3%）、硬脂酸锌和硬脂酸钙也可用作润滑剂，其中硬脂酸锌多用于粉末直接压片。硬脂酸常用量为 1%～5%（质量分数）。硬脂酸润滑性好，抗黏附性不好，无助流性。市售硬脂酸均呈块状，不易直接磨为细粉，先破碎为小块并混入适量滑石粉后，较易打成细粉；脂肪酸可能与碱性药物发生反应，应注意。

其他如液状石蜡、石蜡、单硬脂酸甘油酯、单棕榈酸甘油酯等也可用作润滑剂。要注意烃类化合物的疏水性极强，应慎用。

二、滑石粉

滑石粉（pulvis talc）的分子式为 $Mg_3[Si_4O_{10}](OH)_2$，相对分子质量 260.86，为白色至灰白色结晶性粉末，以白色者为佳。密度大，不溶于水；助流性、抗黏着性良好，润滑性、附着性较差；它可将颗粒表面的凹陷处填满补平，减低颗粒表面的粗糙性，从而达到降低颗粒间的摩擦力、改善颗粒流动性的目的（但应注意：由于压片过程中的机械震动，会使之与颗粒相分离）。用量一般为干颗粒重的 3%～6%（质量分数）。生产中有时与硬脂酸镁合用（中药片剂），但有研究人员实验证明滑石粉对硬脂酸镁的润滑作用有干扰，所以最好不要同用。滑石粉为亲水性物质，不妨碍片剂崩解。本品亦含有微量碱性杂质，在用前先用酸处理以克服之。

三、微粉硅胶

微粉硅胶（aerosil）为优良的片剂助流剂，可用作粉末直接压片的助流剂，分子式为 SiO_2，相对分子质量 60.08。其性状为轻质白色无水粉末，无臭无味，比表面积大，是二氧化硅的极细粉，因为密度很小，质地很疏松，因此主要作助流剂。使用后主要填充在颗粒之间，隔离颗粒间相互嵌合，但并不填平颗粒表面坑凹。细粉粒子质地干涩坚硬，因此如果用量过大，可能会出现涩冲。本品有亲水性，不影响水的浸润，对药物溶出有促进作用，有良好的流动性、可压性、附着性，为粉末直接压片优良的助流剂、润滑剂、抗黏附剂。常用量为 0.1%～0.3%（质量分数），但因其价格较贵，在国内的应用尚不够广泛。

四、氢化植物油

氢化植物油（hydrogenated castor oil）是由蓖麻油经催化剂氢化而制得，是一种润滑性能良好的润滑剂，分子式为 $C_3H_5(C_{18}H_{35}O_3)_3$；相对分子质量 939.50。本品为白色至淡黄色的粉末、块状物或片状物，不溶于水，能溶于丙酮和氯仿。应用时，将其溶于轻质液体石蜡或己烷中，然后将此溶液喷于颗粒上，以利于均匀分布（若以己烷为溶剂，可在喷雾后采用减压的方法除去己烷）。作为润滑剂可改善颗粒的流动性，用量是 0.5%～2.0%（质量分数）；用作冲模润滑剂，用量为 0.1%～2.0%；作为包衣延迟释放剂的用量为 5.0%～20.0%。

五、泊洛沙姆

泊洛沙姆（poloxamer）为聚氧乙烯聚氧丙烯醚嵌段共聚物，商品名为普流尼克（Pluronic）。这是一类新型的高分子非离子表面活性剂。本品为白色或微黄色半透明固体，微有异臭。本品在乙醇或水中易溶，在无水乙醇或醋酸乙酯中能溶解，在乙醚或石油醚中几乎不溶。USP-NF 规定其相对分子质量从 1000～7000 以上不等，其通式为 $HO(C_2H_4O)_a(C_3H_6O)_b(C_2H_4O)_cH$。其中 a 和 c 为 2～130，b 为 15～67。结构式为：

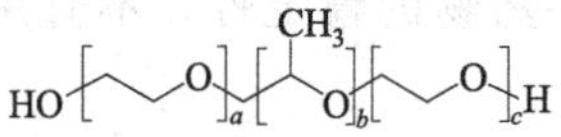

泊洛沙姆在 USP-NF 中有 5 个级别，泊洛沙姆后附有三位数字，前两位数字乘 100 为共聚物中聚氧乙烯基嵌段的近似平均相对分子质量，第三位数字乘以 10 对应聚氧乙烯基嵌段的质量百分比。

泊洛沙姆可以作为片剂的润滑剂、黏合剂和包衣材料。

六、聚乙二醇类与月桂醇硫酸镁

二者皆为水溶性滑润剂的典型代表。前者主要使用聚乙二醇 4000 和 6000（皆可溶于水），制得的片剂崩解溶出不受影响且得到澄明的溶液，适用于溶液片或泡腾片，用量为 10～40g/kg，聚乙二醇类的润滑作用不如硬脂酸镁。月桂醇硫酸镁（分子式：$C_{12}H_{25}MgO_4S$；相对分子质量：289.694）为目前正在开发的新型水溶性润滑剂，润滑性能较好，以推片力比较，其用量应为硬脂酸镁的三倍并较聚乙二醇和月桂醇硫酸钠的润滑作用强；本品对片剂硬度的不良影响小，本身具有表面活性，对某些片剂的崩解和药物溶出有促进作用，但本品的细粉末对黏膜有一定刺激性。除了上述聚乙二醇 4000 和 6000 外，《中国药典》2010 年版二部还收载了聚乙二醇 600、1000、1500。

七、山嵛酸甘油酯

山嵛酸甘油酯（glyceryl behenate）系由山嵛酸与甘油经酯化而得，主要为山嵛酸单甘油酯、山嵛酸二甘油酯及山嵛酸三甘油酯。《中国药典》2010 年版二部收载了该品种。

山嵛酸甘油酯为白色或类白色粉末或硬蜡块，有微臭味，在三氯甲烷中溶解，在水或乙醇中几乎不溶。具有一定黏合性，高度惰性，相容性好，能消除原辅料静电。主要用作片剂的润滑剂、缓控释剂和掩味剂。

山嵛酸甘油酯用作片剂润滑剂，可降低推片力，提高片剂生产中的可压缩性。常规用量为 10～30g/kg，其优点是：不会影响片剂的硬度、崩解度、溶出度；润滑性能不受混合时间、混合速度、设备、配方的影响，在颗粒性质允许条件下，可延长混合时间以达到更好的混合效果。

山嵛酸甘油酯是一种优异的缓控释基质，适用于直接压片、湿法制粒、熔融制粒等工艺，作为缓控释制剂基质的常规用量为 10%～50%（质量分数），缓释机理是非溶蚀骨架，通过扩散释放药物，没有突释效应，药物释放动力学不受 pH 及有机溶剂的影响。

八、单硬脂酸甘油酯

单硬脂酸甘油酯（glyceryl monostearate）是通过甘油与源自动物或植物的三酸甘油酯反应制得。分子式为 $C_{21}H_{42}O_4$，相对分子质量 358.6，为白色蜡状薄片或珠粒固体，摸起来像蜡并有轻微臭味。不溶于水，可溶于热的乙醇、乙醚、氯仿、热丙酮、矿油、脂肪油。单硬脂酸甘油酯可用作片剂生产中的润滑剂，并用作缓释骨架。

九、硬脂富马酸钠

硬脂富马酸钠（sodium stearyl fumarate）的分子式为 $C_{22}H_{39}NaO_4$，相对分子质量390.53。结构式为：

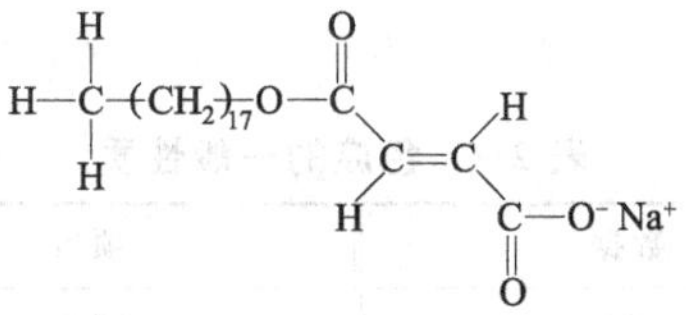

白色细粉，并有扁平形颗粒的聚结物。微溶于甲醇，几乎不溶于水，不溶于丙酮、氯仿、乙醇。作为片剂润滑剂的用量为0.5%～2.0%（质量分数），是一种多功能润滑剂，可以帮助处方达到更好效果。使用本品为润滑剂可以避免由于使用硬脂酸镁所带来的硬度不稳定、崩解溶出差等问题，同时，可以达到和硬脂酸镁同样的润滑效果。《英国药典》、《美国药典》、《欧洲药典》都收载了硬脂富马酸钠。

十、聚四氟乙烯

聚四氟乙烯（polytetrafluoroethylene）是新开发的片剂润滑剂，其特点是具有不溶性和惰性，分散性、附着性和润滑性均强，不吸潮，制得的片剂硬度、崩解度、溶出度均优，而且不因陈化而改变。

第五节 着色剂与调味剂

片剂除了上述四大辅料以外，其中还要加入一些着色剂、矫味剂等辅料以改善外观和口味，但无论加入何种辅料，都应符合药用或保健食品的要求，都不能与主药发生反应，也不应妨碍主药的溶出和吸收。

2010年版《中国药典》收载的着色剂有：红氧化铁（Fe_2O_3），黄氧化铁（$Fe_2O_3 \cdot H_2O$），棕氧化铁（系红氧化铁、黄氧化铁、黑氧化铁按一定比例混合而成），紫氧化铁（红氧化铁与黑氧化铁按一定比例混合而成），黑氧化铁（Fe_3O_4）。此外还有二氧化钛遮光剂。

原国家医药局批准发布了YY 0143—1993柠檬黄、YY 0144—1993日落黄、YY 0145—1993胭脂红、YY 0146—1993苋莱红、YY 0147—1993亮蓝的行业标准。2008年4月1日，中国国家标准化管理委员会（SAC）发布了国家标准《保健食品中着色剂限量卫生标准》，该标准规定了保健食品（糖衣片、胶囊类）中胭脂红、柠檬黄、日落黄、亮蓝、靛蓝、诱惑红、赤藓红、苋莱红的使用限量。

着色剂亦称色素，按来源分为化学合成色素和天然色素两类，多数合成品毒性较大，有些进入人体后经分解、羟化等可形成致癌物质，因此要严格控制合成色素的使用种类、使用范围和使用量。

目前关于保健食品中色素的相关文件很多，应该优先采用近年发布的国家标准，其次是采用行业标准。

着色剂主要用于片心或包衣层。在药用着色剂中，常常简单分为水溶性着色剂（染料，

dye）和水不溶性着色剂（色素，pigment）。对于表面着色，如片剂包衣，着色剂的选择经常限于水不溶性的色素。因为它们迁移性差，更不透明，所以，比水溶性着色剂有更大的稳定性。

色淀（lakes）是合成的水溶性染料应用最广的水不溶性形式。它们的制备是将染料的钠盐和钾盐吸附于非常细的氢氧化铝颗粒上，再用一种易溶于水的铝盐进行处理，然后再进行纯化和干燥。色淀常用于片剂包衣，因为它们具有比水溶性着色剂更好的通用的优点。色淀的一般性质见表 2-7。

表 2-7 色淀的一般性质

项目	数据	项目	数据
平均粒径	5～10μm	密度	1.7～2.0g/cm^3
湿度	12%～15%	pH 稳定范围	4.0～8.0
吸油量	40～45g 油/g		

一、 着色剂的最大使用量

我国国家标准 GB 2760—2001《食品安全国家标准，食品添加剂使用标准》规定了色素“最大使用量/(g/kg)”的品种很多，而药用品种没有这么多，下面列出一部分供选用，见表 2-8。

表 2-8 某些着色剂的最大使用量

品名		最大使用量/(g/kg)
赤藓红及其铝色淀	erythrosine, erythrosine aluminum lake	0.015～0.1
靛蓝及其铝色淀	indigotine, indigotine aluminum lake	0.01～0.1
多穗柯棕	tanoak brown	0.4～1.0
二氧化钛	titanium dioxide	0.5～10.0
番茄红	tomato red	0.006
番茄红素(合成)	lycopene(synthetic)	0.06
黑豆红	black bean red	0.8
红花黄	carthamins yellow	0.2～0.5
花生衣红	peanut skin red	0.4
姜黄	turmeric	0.01～0.4
姜黄素	curcumin	0.01～0.7
金樱子棕	rose laevigata michx brown	0.2～1.0
菊花黄浸膏	coreopsis yellow	0.3
喹啉黄	quinoline yellow	0.1
蓝锭果红	uguisukagura red	1.0～3.0
亮蓝及其铝色淀	brilliant blue, brilliant blue aluminum lake	0.01～0.5
落葵红	basella rubra red	0.1～0.25
柠檬黄及其铝色淀	tartrazine, tartrazine aluminum lake	0.05～0.5
葡萄糖酸亚铁	ferrous gluconate	0.15
普鲁蓝多糖	pullulan	30～50
日落黄及其铝色淀	sunset yellow, sunset yellow aluminum lake	0.09～0.5
桑椹红	mulberry red	1.5～5.0
沙棘黄	hippophae rhamnoides yellow	1.0～1.5
酸性红(偶氮玉红)	carmoisine(azorubine)	0.05
酸枣色	jujube pigment	0.2～1.0
天然苋菜红	natural amaranthus red	0.25
苋菜红及其铝色淀	amaranth, amaranth aluminum lake	0.025～0.3
橡子壳棕	acorn shell brown	0.3～1.0

续表

品名		最大使用量/(g/kg)
新红及其铝色淀	new red, new red aluminum lake	0.05～0.1
胭脂虫红	carmine cochineal	0.1～0.6
胭脂红及其铝色淀	ponceau 4R, ponceau 4R aluminum lake	0.01～0.5
胭脂树橙(红木素，降红木素)	annatto extract	0.01～0.6
杨梅红	Mynica Red	0.1～0.2
氧化铁黑和氧化铁红	iron oxide black, iron oxide red	0.02
叶黄素	lutein	0.05～0.15
叶绿素铜钠盐，叶绿素铜钾盐	chlorophyllin copper complex, sodium and potassium salts	0.5
诱惑红及其铝色淀	allura red, allura aluminum lake	0.05～0.3
栀子黄	gardenia yellow	0.3～1.5
栀子蓝	gardenia blue	0.2～1.0
植物炭黑	vegetable carbon, carbon black	0.5
紫草红	gromwell red	0.1～1.0
紫胶(虫胶)	shellac	0.2～3.0
紫胶红(虫胶红)	lac dye red(lac red)	0.5

二、按生产需要适量使用的着色剂

还有一些 GB 2760—2001《食品安全国家标准，食品添加剂使用标准》没有规定最大使用量的品种，而是写明"按生产需要适量使用"，如越橘红（cowberry red），密蒙黄（buddleia yellow），玫瑰茄红（roselle red），萝卜红（radish red），辣椒红（paprika red），辣椒橙（paprika orange），红曲米、红曲红（red kojic rice，monascus red），红米红（red rice red），黑加仑红（black currant red），茶黄色素、茶绿色素（tea yellow pigment，tea green pigment）。

三、常用着色剂的性质

片剂使用的色素要比食用色素品种少得多，根据需要可以在食用色素中选取，片剂常用的几种色素的溶解性、颜色、稳定性见表 2-9。

表 2-9 几种常见色素的溶解性、颜色、稳定性

品名		胭脂红(大红)	苋菜红(杨梅红二)	柠檬黄(肼黄，柠檬黄二)	靛蓝(水溶性靛蓝)	日落黄(橘黄，食用色素 5 号)	亮蓝(酸性蓝 9)
溶解性	水	溶	溶	溶	溶	溶	溶
	乙醇	微溶	微溶	微溶	微溶	微溶	微溶
	油	不溶	不溶	不溶	不溶	不溶	不溶
颜色		1g/L 水溶液呈红色	1g/L 水溶液呈紫色	1g/L 水溶液呈黄色	0.5g/L 水溶液呈深蓝或蓝紫色	1g/L 水溶液呈黄色	1g/L 水溶液呈蓝色
稳定性		碱性变棕色	碱性变暗红色	不为酸、碱、光影响	光对颜色有影响，水溶液遇金属盐可析出沉淀	耐热性及耐光性强，遇碱变为红褐色	耐热性强，对柠檬酸、酒石酸、碱均稳定

四、遮光剂

为了提高片心内药物对光的稳定性，有时在糖衣层内加入遮光剂。一般选用反射率、折射率大的无机颜料，其中用得最多的是二氧化钛。

二氧化钛的化学式为 TiO_2，相对分子质量 79.87，俗称钛白粉，为无定形粉末，无臭、

无味且不吸湿。根据晶型不同可有金红石型（正方晶系）、锐钛矿型（正方晶系）及板钛矿型（斜方晶系），后二者加热可转变为前者，锐钛矿型遮光效果最佳，金红石型是稳定晶型。

二氧化钛具有很高的折射率，它的这种光散射特性使其作为白色着色剂和遮光剂被广泛应用。遮光剂的粒度不同，效果也不同，粒径愈小效果愈大，粒径小于可见光的波长则效果较好，在 0.4μm 上下的粒径有最大的效果。通过改变二氧化钛粉末粒径可以改变它的光散射范围，例如平均粒径为 230nm 的二氧化钛可以散射可见光，而平均粒径为 60nm 的二氧化钛可以散射紫外光和可见光。

二氧化钛可以作为白色着色剂制备薄膜包衣混悬液，包糖衣片；也可与其他着色剂混合使用。

除二氧化钛遮光剂外，还有一些白色颜料，如氧化锌（折射率 2.008～2.0029）、硫酸钡（折射率 1.636）、沉降碳酸钙（折射率 1.6585）。

五、调味剂

（一）甜味剂

1. 蔗糖

蔗糖多用于口含片、咀嚼片及纤维性中药或质地疏松的药物制片，详见填充剂项下。

2. 甜菊素

英文名为 steviosin，是以甜菊素为主的混合苷，白色或类白色粉末，无臭，易潮解，味浓甜微苦，甜度比蔗糖大 300 倍，在乙醇中溶解，水中微溶（约 1：1000），加热与遇酸不变化，常用量为 0.025%～0.05%（质量分数）。本品甜味持久，且不被人体吸收，不产生热量，是适合于糖尿病、肥胖病人的天然甜味剂，常与蔗糖或糖精合用。

3. 糖精钠

英文名 saccharin sodium，又称可溶性糖精，是糖精的钠盐（$C_6H_4SO_2NNaCO \cdot 2H_2O$），相对分子质量 241.2。无色结晶或稍带白色的结晶性粉末。易失去结晶水而成无水糖精，呈白色粉末，无臭或微有香气，味浓甜带苦。甜度是蔗糖的 500 倍左右。耐热及耐碱性弱，酸性条件下加热甜味渐渐消失，溶液大于 0.26g/L 则味苦。易溶于水，水溶液不稳定。

4. 阿司帕坦

英文名为 aspartame，又称甜味素、蛋白糖、天冬甜母、天冬甜精等，为二肽类甜味剂，分子式为 $C_{14}H_{18}N_2O_5$，相对分子质量 294.31。常温下，为白色结晶性的粉末。因阿司帕坦甜味高和热量低，许多糖尿病患者、减肥人士都以阿司帕坦作为糖的代用品。高温会使其分解而失去甜味，在乙醇中微溶，在水中极微溶解。甜度为蔗糖的 150～200 倍，与蔗糖或其他甜味剂混合使用有协同效应，如加 2%～3%（质量分数）于糖精中，可明显掩盖糖精的不良口感；与香精混合，具有极佳的增效性，尤其是对酸性的柑橘、柠檬、柚等，能使香味持久、减少芳香剂用量。《中国药典》2010 年版二部附录收载了阿司帕坦。WHO 规定每天摄取量不大于 40mg/kg。高温下使用阿司帕坦能变为褐色。

5. 环拉酸钠

英文名为 sodium cyclamate，为环已基氨基磺酸的钠盐，又名甜蜜素，分子式为 $C_6H_{12}NNaO_3S$，相对分子质量 201.22。《中国药典》2010 年版二部收载了该品种。环拉酸钠的甜味纯正，甜度通常认为是蔗糖的 30～50 倍，在美国这是一种消费量很大的人工甜味剂，公认为安全物质。环拉酸钠为白色针状、片状结晶或结晶状粉末，无臭，无营养价值。100g/L 水溶液呈中性（pH6.5），对热、光、空气稳定。加热后略有苦味。分解温度约

280℃，不发生焦糖化反应。酸性环境下略有分解，碱性时稳定。溶于水（200g/L）和丙二醇（200g/L），几乎不溶于乙醇、乙醚、苯和氯仿。质量浓度大于4g/L时带苦味，具有非吸湿性，不支持霉菌或其他细菌生长。环拉酸钠可用作甜味剂和矫味剂。

6. 果糖

英文名为fructose，是一种单糖，分子中含6个碳原子，是葡萄糖的同分异构体，它以游离状态大量存在于水果的浆汁和蜂蜜中，果糖还能与葡萄糖结合生成蔗糖，果糖为无色、无味的晶体或是白色、具有很强甜味的结晶性粉末。纯净的果糖为无色晶体，易溶于水、乙醇和乙醚。果糖是最甜的单糖，其体内代谢途径与胰岛素无关，人体摄入不会引起血糖及胰岛素水平波动。在肝脏中代谢快，合成肝糖原迅速，可改善肝功能，保护肝脏。果糖在医药上用作甜味剂和填充剂，如适用于儿童、老年人的果维C片，是以果糖、维生素C为主要成分，还可根据需要加入维生素A、维生素D、维生素E及微量元素等营养制品。

（二）矫味剂

1. 薄荷脑

薄荷脑（menthol）系由薄荷的叶和茎中所提取，分子式为$C_{10}H_{20}O$，相对分子质量156.27。其结构式为：

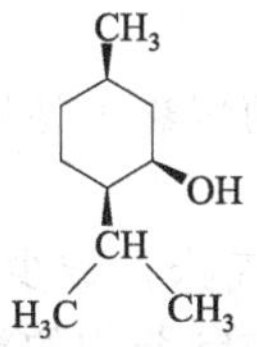

该品为矫味调香剂，无色针状或棱柱状结晶或白色结晶性粉末；有薄荷的特殊香气，味初灼热后清凉；在乙醇溶液中显中性反应。本品在乙醇、氯仿、乙醚、液状石蜡或挥发油中极易溶解，在水中极微溶解。

薄荷脑除了特有的薄荷香味外，天然存在的1-薄荷脑还具有凉爽的功能。当用于制备矫味片剂时，通常是将薄荷脑溶于95%（体积分数）乙醇中，然后喷射于片剂颗粒上，使用量为0.2%～0.4%（质量分数），如西瓜霜等润喉片。

《日本药局方》、《美国药典》、《欧洲药典》都收载了薄荷脑的质量标准。

2. 谷氨酸钠

谷氨酸钠（monosodium glutamate），化学名为α-氨基戊二酸一钠，是一种由钠离子与谷氨酸根离子形成的盐。分子式为$C_5H_8NO_4Na$，相对分子质量169.13（无水物），其结构式为：

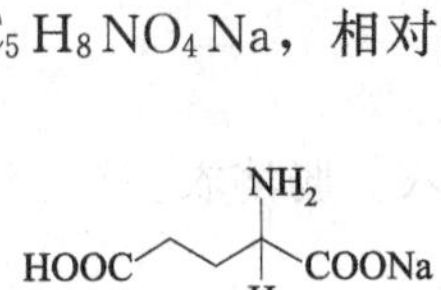

生活中常用的调味料味精的主要成分就是谷氨酸钠。本品为白色自由流动的结晶或结晶性粉末，几乎无臭或微有臭味。在药物制剂中用作矫味剂，制剂中加入谷氨酸钠和糖可以改善苦味药的口感，并能降低含铁液体制剂的金属味。

（三）功能酸度调节剂

枸橼酸、富马酸（fumaric acid）和己二酸（adipic acid）为功能酸度调节剂。枸橼酸和碳酸氢钠作为酸碱系统用于制造产气片，医疗上用于X射线双重造影。

六、芳香剂

芳香剂分为天然香料、等同天然香料和人工合成香料。天然香料系植物中提取的芳香性挥发油，如柠檬、樱桃、橘子、薄荷挥发油等；等同天然香料，是经由化学方法合成的与天然香精物质化学结构完全相同的化学物质；人工合成香料是用化学合成方法得到的尚未被证实自然界有此化学分子的物质，若在自然界中发现有与此相同的化学分子，则为等同天然香精，只要香精中有一个原料物质是人工合成的，即为人工合成香精。按照化合物的分类方法，有醇、醛、酮、酯胺、醚、酚、内酯、萜、缩醛等香料，使用最多的是酯类。

《中国药典》2010 年版二部正文品种第二部分没有收载芳香剂。国家标准现在只有食用香精［flavorings（flavor compound）］报批稿，该标准是在参考国内外相关法规要求的基础上，根据食用香精的特性、发展趋势以及市场需求而制定的。在国家标准没有批准实施前，可以参考中华人民共和国轻工行业标准 QB/T 1505—2007。

芳香剂在片剂生产中也有使用，儿童服用的片剂，往往加有水果香料，如水果香味钙片又甜又香，儿童乐意服用；一些润喉含片（西瓜霜润喉片）加芳香剂可以掩盖不良臭味。

第六节　包衣材料

一、片剂包衣的目的

在片剂（素片或片心）的表面，均匀包裹上适宜的衣层称包衣，包上去的衣层材料称包衣材料或衣料。

包衣的目的是：①遮盖药物的不良气味，减少刺激，增加患者的顺应性；②避光、防潮、隔绝空气，提高药物的稳定性；③控制药物的释放部位及速度，如胃溶、肠溶、缓控释等；④隔离配伍禁忌成分；⑤采用不同颜色包衣，改善外观，便于识别；⑥包衣后表面光洁，提高流动性。要达到上述目的，包衣材料是关键。

二、包衣材料的质量要求

一般来说包衣材料应具有以下要求：①理化状态稳定，能形成连续、牢固、光滑的衣层，有抗裂性并具有隔水、隔湿、遮光、不透气等作用；②对人体无毒害作用；③与片心不起化学反应，其溶解性既能不受 pH 影响，必要时又能只在某特定 pH 范围内溶解；④价廉易得。

同时具有上述特点的包衣材料不多，所以多倾向于使用混合包衣材料，以取长补短。

三、包衣的基本类型

包衣的基本类型是：糖衣；薄膜衣；肠溶衣。

（一）糖衣衣料

包糖衣的衣料以保护、稳定为主，其工艺流程是：片心→隔离层→粉衣层→糖衣层→色衣层→打光→干燥。

1. 隔离衣料

该衣料的作用是将片心与其他衣料隔开，防止相互作用，避免包衣时糖浆被酸性药物水解和避免糖浆中的水分被片心吸收。

（1）纤维醋法酯　英文名为 Cellacefate，别名邻苯二甲酸醋酸纤维素（CAP），本品为部分乙酰化的醋酸纤维与苯二甲酸酐缩合而得。为白色或灰白色的无定形纤维状或细条状或粉末，无味，有轻微醋臭。《中国药典》2010 年版收载了该品种，用作包衣材料和释放阻滞剂。100g/L 乙醇溶液作为隔离层包衣材料，要控制厚度，否则胃中不溶（因为 CAP 是肠溶性的)。

(2) 玉米朊 英文名为 Zein，系从玉米麸质中提取所得的醇溶性蛋白，日本称醇溶谷蛋白。本品为黄色或淡黄色的薄片，具有一定的光泽，无臭，无味；为粉状时细度均能通过20目筛。在体积分数80%～92%乙醇或70%～80%丙酮中易溶，在水或无水乙醇中不溶。作为包衣隔离层常用100g/L的玉米朊乙醇溶液。质量标准见2010年版《中国药典》。

(3) 紫胶红色素 英文名为 Lac dye，别名虫胶。紫胶红色素是从昆虫分泌物紫梗中提出的天然色素，由紫胶色酸 A、B、C、E 等组成，其中紫胶色酸 A 占 85%，分子式为 $C_{26}H_{19}NO_{12}$，相对分子质量 537.44。《中国药典》没有收载该品种。国家标准 GB 4571—1996 收载了紫胶红色素的技术要求、试验方法、检验规则等要求。

本品为鲜红色或紫红色粉末。溶于乙醇或丙二醇（约30g/L)，微溶于水，纯度越高，水中的溶解度越低。色调随 pH 变化而变化，pH 小于4.0时呈橙黄色；pH 为4.0～5.0时呈橙红色；pH 大于6.0时呈紫红色。在酸性条件下对热、光均稳定，于100℃加热2h无变化，pH 为3时在窗边放置16天无变化。在强碱溶液（pH12以上）中褪色。对维生素 C 稳定，几乎不褪色。遇金属离子，特别是铁离子含量在10^{-6}以上时，色素变黑。着色性能随 pH 变化而异，接近中性时着色性能差，酸性时较好。

紫胶红色素安全无毒，LD_{50} 1.8g/kg（大鼠，经口)。150～200g/L 的紫胶红色素乙醇溶液用于片剂包衣的隔离层，也可以作为着色剂。

(4) 其他 有明胶（100～150g/L 的明胶浆)、阿拉伯胶（350g/L 胶浆)、桃胶（350g/L 胶浆)、白芨（40g/L 胶浆)。

2. 粉衣衣料

为了尽快消除片剂的棱角便于包糖衣，需要包粉衣层。包衣时，需先用黏合剂润湿已包隔离层的片心，然后加入填料，使其黏附于表面，将片心棱角包没，因此，粉衣衣料包括黏合剂和填料，填料一般要求粒度能通过100目药筛。

(1) 糖浆 蔗糖的含量一般为65%～75%（质量分数)，相对密度1.313以上。为了增加糖浆的黏度，可以在糖浆中加入适量的明胶浆或阿拉伯胶浆。

(2) 明胶浆 质量浓度为100g/L以下。

(3) 阿拉伯胶浆 质量浓度为100g/L以下。

(4) 滑石粉 不含石棉的滑石粉作为粉衣料，可增加片剂的洁白度和对油类的吸收，用前要求过6号筛。

(5) 其他 白陶土、糊精、淀粉、沉降碳酸钙等。

3. 糖衣衣料

这一层主要是增加衣层的甜味和牢固性，多以糖浆为衣料，含糖量为65%～75%（质量分数)，糖衣层一般包10～15层。

4. 色衣衣料

包这一层的目的是为了增加美观和便于识别。色衣衣料是在糖浆中加入食用色素（用量为0.3～3g/L)，常用苋莱红、胭脂红、柠檬黄、靛蓝、亮蓝等（见本章着色剂)，另外加有遮光剂二氧化钛。

5. 打光衣料

这一层是为了增加片剂的光泽和表面的疏水性，一般用四川的米心蜡（白蜡、川蜡)，用前需精制，即加热至80～100℃熔化后过100目筛，去除悬浮杂质并掺入2%（质量分数）的硅油混匀，冷却后刨成80目细粉，每万片约用3～5kg。其他如白蜂蜡、石蜡、巴西棕榈蜡、石蜡油、木蜡（日本蜡）也可以用。

（1）白蜂蜡（White Beeswax） 系由蜂蜡（蜜蜂分泌物的蜡）氧化漂白精制而得。因蜜蜂的种类不同，由中华蜜蜂分泌的蜂蜡俗称中蜂蜡（酸值为5.0～8.0），由西方蜂种（主要指意蜂）分泌的蜂蜡俗称西蜂蜡（酸值为16.0～23.0）。白蜂蜡为白色或淡黄色固体，无光泽，无结晶，无味且不黏牙，气特异，在水和无水乙醇中几乎不溶，在乙醚中微溶，在三氯甲烷中易溶。用于打光糖衣片和缓释片的薄膜包衣。《中国药典》2010年版收载了该品种。

（2）米心蜡 米心蜡是以白蜡虫分泌的天然蜡质为原料，经加工而得的虫白蜡。因主产于四川，又称川蜡，国际上称为中国蜡。

（3）巴西棕榈蜡（Wax，Carnauba） 是从巴西植物 *Copernicia cerifera* 的叶子中获得。用巴西棕榈蜡包衣的片剂具有良好的光泽而且不起皱。可以用粉末的形式用于糖衣片打光。巴西棕榈蜡10%～50%（质量分数）可单独或与羟丙基纤维素、海藻酸盐/果胶-明胶、丙烯酸树脂和硬脂醇合用于制备缓释固体制剂。

（二）薄膜衣料

薄膜包衣系指在药物片心表层外包一层比较稳定的高分子聚合物衣膜，由于薄膜衣片的衣膜比糖衣片衣膜薄得多，所以称为薄膜衣。

薄膜衣片与糖衣片相比较无论质量与成本，都有不少优点，如生产时间短，操作自动化，由于包衣过程中，包衣锅一直处于负压状态下，不易产尘，不污染环境，生产过程全部处在设备和人工可控状态下，符合GMP的要求；节省物料，薄膜衣片辅料的增重仅为片心质量分数的2%～4%，薄膜衣料是由高分子化合物构成，无毒无味，患者长期服用无明显副作用。根据高分子物料的性质，还可分别制成胃溶、肠溶、缓释、控释、靶向制剂等多种薄膜包衣物料，以满足不同患者的病理需求，拓宽了片剂在医疗技术上的应用范围。

薄膜衣料按结构分为如下品种。

1. 纤维素类及其衍生物

这一类是常用的成膜材料。

（1）羟丙基甲基纤维素（HPMC） 常用类型的黏度为50mPa·s，用量2%～4%（质量分数）。2010年版《中国药典》收载了该品种。我国山东肥城瑞泰研制的包衣粉是以羟丙基甲基纤维素为包衣材料，加适量增塑剂（PEG和邻苯二甲酸酯）、着色剂（铝色淀）及抗黏剂（钛白粉和滑石粉）等组成。溶剂是水或不同含量的乙醇，可用于胃溶、肠溶及缓控释片剂包衣，有60RT、65RT、70RT、75RT等系列。

（2）羟丙基纤维素（HPC） 本品干燥过程中黏度极大，故常与其他薄膜衣材料合用。2010年版《中国药典》收载了该品种。

（3）羟乙基纤维素（HEC）和羧甲基纤维素钠（CMC-Na） 一般用其低黏度规格（黏度100mPa·s以下），包衣用20～50g/L的50%（体积分数）乙醇溶液。

羟乙基纤维素（HEC）的结构式为：

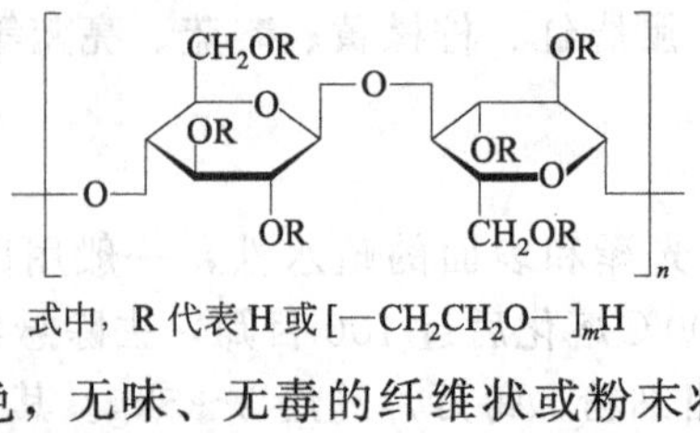

式中，R代表H或$[—CH_2CH_2O—]_mH$

HEC是一种白色或淡黄色，无味、无毒的纤维状或粉末状固体，有引湿性。由碱性纤维素和环氧乙烷（或氯乙醇）经醚化反应制备，属非离子型可溶性纤维素类。HEC既溶于凉水又溶于热水，一般情况下不溶于大多数有机溶剂中。pH 在 2～12 范围内黏度变化较小，但超过此范围黏度下降，高温或煮沸不沉淀。HEC 可以用作片剂包衣材料和黏合剂，也可用作亲水凝胶、骨架材料制备骨架型缓释制剂。

(4) 羟乙基甲基纤维素（HEMC）　性能与 HMPC 相似。羟乙基甲基纤维素（HEMC）是在甲基纤维素（MC）中引入环氧乙烷取代基（MS0.3～0.4）而制得。本品为白色或类白色粉末，无臭无味。在 60℃以上热水、丙酮、乙醇、乙醚和甲苯中几乎不溶，在冷水中可形成胶体。水溶液具有抗盐性。

(5) 二乙氨基甲基纤维素、苄氨乙基羧乙基纤维素　能溶于有机溶剂，包衣用 100g/L，在胃液中 10～15min 可崩解。

(6) 乙基纤维素伪胶乳水分散体　商品名为 Aquacoat，是用乳化-溶剂蒸发技术制成的伪胶乳颗粒水重组胶状分散体，含总固体（质量分数）约 30%，其中 5%为十二烷基硫酸钠和十六醇，该品黏度小，成膜性能好，用水稀释制成包衣液可用于制备多种包衣缓释制剂。

2. 均聚物类

(1) 聚乙二醇（PEG）　包薄膜衣用中相对分子质量（1000～6000）和高相对分子质量（几十万至近百万）PEG，常用 PEG6000，包衣用质量浓度 200～350g/L 的醇溶液，该衣料对较高温度敏感，可与其他薄膜衣料配合得以改进。

(2) 聚维酮（PVP）　即聚乙烯吡咯烷酮，为白色或乳白色粉末或颗粒，有优良的生理惰性，不参与人体新陈代谢。PVP 按其平均相对分子质量大小分为四级，习惯上常以 K 值表示，不同的 K 值分别代表相应的 PVP 平均相对分子质量范围。K 值实际上是与 PVP 水溶液的相对黏度有关的特征值，而黏度又是与高聚物相对分子质量有关的物理量，因此可以用 K 值来表征 PVP 的平均相对分子质量。通常 K 值越大，其黏度越大，黏结性越强。用 PVP 包衣的质量浓度为 50g/L（乙醇），常合用 20g/L 的 PEG6000、50g/L 甘油以克服黏性。PVP 也可作为延缓剂、缓释剂，用于控制释放，延长药物的作用时间。

(3) 卡波姆　卡波姆为丙烯酸键合烯丙基蔗糖或季戊四醇烯丙醚的高分子聚合物，英文名称是 Carbomer，商品名为卡波普（Carbopol），按黏度分为 934、940、941 等。本品不同型号的卡波姆，性能有异，但通性相同。系白色疏松状粉末，有特征性微臭，有引湿性。可溶于水、乙醇和甘油。医药上用作包衣料、黏合剂，用量随主药的理化性质和处方设计要求而定。此外也可以作为缓释材料等。《中国药典》收载了该品种。

3. 共聚物

丙烯酸树脂类聚合物由丙烯酸和甲基丙烯酸或它们的各种酯聚合而成，相对分子质量≥10 万。《中国药典》2010 年版收载了丙烯酸树脂Ⅱ、Ⅲ、Ⅳ三个型号，丙烯酸树脂Ⅱ是由甲基丙烯酸与甲基丙烯酸甲酯以 50∶50 的比例共聚而得；丙烯酸树脂Ⅲ是由甲基丙烯酸与甲基丙烯酸甲酯以 35∶65 的比例共聚而得；丙烯酸树脂Ⅳ是由甲基丙烯酸二甲氨基乙酯与甲基丙烯酸酯的共聚物。

丙烯酸树脂Ⅱ、Ⅲ为白色条状物或粉末，在乙醇中易结块。在温乙醇中溶解，在水中能迅速分散成乳液。丙烯酸树脂Ⅳ是淡黄色粒状或片状固体，有特臭，在温乙醇中（1h 内）溶解，在水中不溶。

丙烯酸树脂Ⅰ《中国药典》2010 年版没有收载，它是甲基丙烯酸与甲基丙烯酸丁酯以 35∶65 的比例共聚而得。为乳白色、低黏度、混悬均匀的水分散体系乳浊液，颗粒直径在 1μm 以下。结构中含有羧基，在 pH6.5 以上的介质中可成盐溶解，因此可作为片剂的肠溶衣料。

丙烯酸树脂国外商品名为“Eudragit”（尤特奇），广泛用于药物制剂的胃溶包衣、肠溶包衣、缓控释包衣、保护隔离包衣、缓释骨架材料和经皮给药制剂的骨架胶黏材料，在Eudragit中加入PEG或PVP等可调节释药速率。本品主要用作片剂、丸剂、颗粒剂肠溶型的包衣材料和肠溶性胶囊壳的成膜剂、微囊成膜剂等，也可用于缓释制剂中的包衣材料和骨架材料。

德国产Eudragit有E、L、S、RL和RS等多种型号，其中E型是胃溶性；L、S为肠溶性；RL和RS不溶于水，但在水、人工消化液和适宜的缓冲液中能膨胀并呈渗透性，其渗透性可由加入的其他辅料来调节，如RL和RS及E等合用，可以控制渗透程度及胃中或肠中药物的释放率。丙烯酸树脂的特征及使用概况见表2-10。

表2-10 丙烯酸树脂的特征及使用概况

型号	供应形式	干聚合物含量	建议使用的溶剂或稀释剂	溶解度	应用
Eudragit(Rohm公司)					
Eudragit E 12.5	有机溶剂	125g/L	丙酮，乙醇	pH5胃液中溶解	薄膜衣
Eudragit E 100	颗粒	98%(质量分数)	丙酮，乙醇	pH5胃液中溶解	薄膜衣
Eudragit L 12.5p	有机溶剂	125g/L	丙酮，乙醇	pH6肠液中溶解	肠溶衣
Eudragit L 12.5	有机溶剂	125g/L	丙酮，乙醇	pH6肠液中溶解	肠溶衣
Eudragit L 100	粉末	95%(质量分数)	丙酮，乙醇	pH5.5肠液中溶解	肠溶衣
Eudragit L 100-55	粉末	95%(质量分数)	丙酮，乙醇	pH5.5肠液中溶解	肠溶衣
Eudragit L 30D-55	水分散体	300 g/L	水	pH5.5肠液中溶解	肠溶衣
Eudragit S 12.5p	有机溶剂	125g/L	丙酮，乙醇	pH7肠液中溶解	肠溶衣
Eudragit S 12.5	有机溶剂	125g/L	丙酮，乙醇	pH7肠液中溶解	肠溶衣
Eudragit S 100	粉末	95%(质量分数)	丙酮，乙醇	pH7肠液中溶解	肠溶衣
Eudragit RL 12.5	有机溶剂	125g/L	丙酮，乙醇	高渗透性	缓、控释
Eudragit RL 100	颗粒	97%(质量分数)	丙酮，乙醇	高渗透性	缓、控释
Eudragit RL PO	粉末	97%(质量分数)	丙酮，乙醇	高渗透性	缓、控释
Eudragit RL 30D	水分散体	30g/L	水	高渗透性	缓、控释
Eudragit RL 12.5	有机溶剂	125g/L	丙酮，乙醇	低渗透性	缓、控释
Eudragit RS 100	颗粒	97%(质量分数)	丙酮，乙醇	低渗透性	缓、控释
Eudragit RS PO	粉末	97%(质量分数)	丙酮，乙醇	低渗透性	缓、控释
Eudragit RS 30D	水分散体	30g/L	水	低渗透性	缓、控释
Eudragit NE 30D	水分散体	30～40g/L	水	可溶胀、可渗透	缓、控释 片剂骨架
Eastacryl(Easttma化学公司)					
Eastacryl 30D	水分散体	30g/L	水	pH5.5肠液中溶解	肠溶衣
Kollicoat(BASF Fine Chemicoals)					
Kollicoat 30D	水分散体	30g/L	水	pH5.5肠液中溶解	肠溶衣
Kollicoat 30DP	水分散体	30g/L	水	pH5.5肠液中溶解	肠溶衣

注：表中聚合物建议使用下列增塑剂：邻苯二甲酸二丁酯、聚乙二醇、甘油三醋酸酯、枸橼酸三乙酯、丙二醇，增塑剂使用量大约是10%～25%（按干聚合物计），Eudragit E 12.5、Eudragit 100A、Eudragit NE 30D不需要加增塑剂。

国产肠溶衣Ⅰ号、Ⅱ号、Ⅲ号丙烯酸树脂，分别相当于Eudragit L30D、L100、S100；胃溶性E30和丙烯酸树脂Ⅳ号则分别相当于Eudragit L30D、L100、S100。丙烯酸树脂是目前较理想的薄膜衣材料。

水分散体包衣是现代药物制剂包衣工艺的发展方向，Eudragit水分散体是一种粒度为0.01～0.1μm的聚合物乳胶粒在水中的分散体，聚合物含量为30%（质量分数），黏度低，易于喷雾包衣操作，用水分散体包衣液代替有机溶剂包衣液，有利于安全生产和环境保护。

国内已有丙烯酸乙酯-甲基丙烯酸甲酯共聚物（Eudragit E30D）的水分散体。国外有多种水分散体产品和供用户自己配制的水分散体产品。水分散体包衣液中聚合物含量为10%～15%（质量分数）。

4. 玉米朊

玉米朊质量浓度为50～150g/L的乙醇溶液或异丙醇溶液用作包衣。为防止玉米朊的黏性太强，应用时可加入硅油等防止片剂粘连。玉米朊能受胃肠道中酶的作用而分解，故需与其他高分子物质混合应用。其他见包糖衣的隔离层项下。

5. 聚乙烯缩乙醛二乙胺醋酸酯（polyvinyl acetal diethylamino acetate）

聚乙烯缩乙醛二乙胺醋酸酯不溶于水，可溶于乙醇、丙酮和人工胃液中。作为胃溶性薄膜衣材料，具有良好的防潮性能，包衣时一般用体积分数5%～7%的乙醇溶液。为防止粘连可加入少量滑石粉，如与HPMC等配合使用，效果更好。

6. 乙烯吡啶-苯乙烯共聚物（vinylpyridin-phenylethylene copolymer）

乙烯吡啶-苯乙烯共聚物是先用2-甲基吡啶与甲醛反应生成二乙烯吡啶，然后与苯乙烯进行悬浮聚合而制得。不溶于水，可溶于乙醇、丙酮、氯仿和人工胃液中。对热稳定，在120℃时变型，熔程198～202℃。本品主要用作成膜材料，用于片剂包衣、微囊等的制造。常用丙酮或丙酮-乙醇溶液作溶剂。成膜硬度强，防潮性能佳。

7. 其他辅料

（1）溶剂　溶剂是提供液体的载体，将包衣配方中的材料均匀地分布到片心表面，溶剂应具有一定的挥发性，且与成膜材料有亲和力，常用的有水、醇、丙酮、氯仿、异丙醇等，必要时可用混合溶剂。对有毒性溶剂，产品应做残留量检查。

配制尤特奇有机溶剂包衣液的常用溶剂有：95%（体积分数）乙醇、异丙醇、丙酮及它们的混合物。使用无水溶剂会使聚合物结块，需加入体积分数5%的水。聚合物加入有机溶剂中，不断搅拌，一般能在40min内溶解完全。有机包衣液中聚合物含量约5%（质量分数）。

（2）增塑剂　增塑剂可提高薄膜的柔韧性，降低衣膜的脆性和硬度。增塑剂与薄膜衣材料应有相容性、不易挥发性并且不向片心渗透。常用的水溶性增塑剂有丙二醇、甘油、PEG6000等；非水溶性的有甘油三醋酸酯、蓖麻油、乙酸化甘油酸酯、邻苯二甲酸酯、硅油和司盘、柠檬酸三乙酯、柠檬酸三丁酯和癸二酸二丁酯等。柠檬酸三乙酯性质稳定，是尤特奇包衣中最常用的增塑剂。增塑剂的合适用量为聚合物的10%～20%（质量分数）。增塑剂的用量波动幅度很大，可根据需要掌握。

（3）着色剂与蔽光剂　加入着色剂和蔽光剂是为了便于识别，改善外观，遮盖某些有色斑的片剂或不同批号片心间色调的差异。目前常用的色素有水溶性、水不溶性和色淀等三类。蔽光剂是为了提高片心内药物对光的稳定性，一般选用散射率、折射率较大的无机染料，应用最多的是二氧化钛（钛白粉）。蔽光剂的效果与其粒径有关，粒径小于可见光波长者效果较好。包薄膜衣时，一般将蔽光剂混悬于包衣液中应用。常用的着色剂是色淀、氧化铁和钛白粉。不加颜料的包衣液形成透明薄膜，加入钛白粉可形成白色薄膜，加入色淀（或氧化铁）形成着色薄膜。色淀和钛白粉配合使用，调节它们在包衣液中的配比和总用量可获得所需的色调。色淀和钛白粉的用量为聚合物的10%～100%（质量分数）。

（4）消泡剂　包衣液在搅拌过程中会产生大量泡沫，泡沫会在膜面形成小斑点，加入几滴二甲基硅油可消除或减少泡沫。消泡有利于包衣的致密性。消泡剂的加入量为聚合物量的0.1%～0.5%（质量分数）。

（5）致孔剂　在水不溶性薄膜衣料中加入一些水溶性物质，如蔗糖、氯化钠、HMPC、PEG、表面活性剂等，遇水后这些物质迅速溶于水使薄膜变成有孔薄膜，调节释放速率。

(6) 固体粉料　在包衣过程中有些包衣材料黏性过大时，需加入固体粉末以防止片剂的粘连，如加入滑石粉、硬脂酸镁。

8. 薄膜衣举例

感冒通片薄膜衣液处方：

聚丙烯酸树脂Ⅳ	0.47g	成膜材料
羟丙基甲基纤维素	0.94g	成膜材料
邻苯二甲酸二乙酯	0.26ml	增塑剂
蓖麻油	0.26g	增塑剂
滑石粉	0.82g	固体粉料
二氧化钛	0.68g	蔽光剂
乙醇	32.7g	溶剂
纯化水	10.5g	溶剂
亮蓝	0.026g	着色剂

(三) 肠溶衣

容易被胃液（酶）所破坏或对胃有刺激性的药物，或需要在肠道发挥疗效者，均需包肠溶衣，以使片剂安全通过胃而到达肠中崩解或溶解而发挥疗效。肠溶衣片系指在37℃的人工胃液中2h以内不崩解或溶解，而在人工肠液中1h内崩解或溶解，并释放出药物的包衣片。这种衣膜称为肠溶衣。

肠溶衣物料必须具有在不同pH溶液中溶解度不同的特性，可抵抗胃液酸性（pH约2～3）的侵蚀，而到达小肠（最高pH7.4）时能迅速溶解或崩解。常用肠溶衣物料主要有以下品种。

1. 丙烯酸树脂Ⅰ号、Ⅱ号、Ⅲ号

国外商品名为"Eudragit"（尤特奇），国内外有多种型号。进口Eudragit L在pH6以上的肠液中溶解，Eudragit S在pH7以上的肠液中溶解，调节L、S的比例，可在指定的pH范围内溶解，使用溶剂是乙醇、丙酮，增塑剂是聚乙二醇、蓖麻油。

国产Ⅱ号丙烯酸树脂：在人体肠液中的溶解时间比较容易控制；Ⅲ号丙烯酸树脂：成膜性能较好，外观细腻。其他详见本章薄膜衣料项下。

2. 纤维醋法酯

纤维醋法酯是部分乙酰化的纤维素酯与酞酸酐，在有机叔碱（如吡啶）或强酸（如硫酸）的存在下反应制得，过去叫"邻苯二甲酸醋酸纤维素（CAP）"，不溶于水和酸性溶液，但能溶于pH约为6.0或大于6.0的缓冲液中，所以可以作为肠溶衣材料。本品为白色或类白色流动性好的粉末、颗粒或片状物质，无味，无臭，或微有醋酸臭味。在乙醇、吡啶、二氧六环、丙酮、丁酮等有机溶剂中也溶解。包衣用质量浓度为80～120g/L。

3. 羟丙基甲基纤维素酞酸酯（hypromellose phthalate，HPMCP）

别名羟丙基甲基纤维素邻苯二甲酸酯，是一种性能优良的肠溶性薄膜包衣材料。无臭、无味、安全无毒，白色粉末或颗粒，不溶于水，也不溶于酸性缓冲液中，可溶于有机溶剂。

一般HPMCP包衣液的质量浓度为50～100g/L，所用有机溶剂是氯甲烷/乙醇（1/1）、丙酮/乙醇（1/1）、乙醇/水（8/2）。

溶解方法：向容器内加入定量的溶剂，在搅拌状态下，慢慢加入HPMCP搅拌均匀放置20～50min即可溶解。HPMCP用量：一般为片心重量的6%～10%。

HPMCP用于片剂包衣时不需要加入增塑剂或其他膜材，但少量加入增塑剂，如二乙酸甘油酯、三乙酸甘油酯、蓖麻油、一醋酸甘油酯和聚乙二醇等，可以避免膜龟裂。应用于片剂包衣时，可先将 HPMCP 微粉化分散在加有三乙酸甘油酯、枸橼酸三乙酯或酒石酸二乙酯等增塑剂和润湿剂的溶液中。

HPMCP 可以单独使用或和其他可溶和不溶的黏合剂合并，用来制备缓释剂。

4. 紫胶（虫胶，shellac）

俗称洋干漆，系紫胶虫吸取寄主树液后分泌出的紫色天然树脂。分子式为 $C_{60}H_{90}O_5$，相对分子质量 964～1100。紫胶树脂黏着力强，光泽好，对紫外线稳定，电绝缘性能良好，兼有热塑性和热固性，能溶于醇和碱，耐油、耐酸，对人无毒、无刺激，不溶于胃酸，但在 pH6.4 以上的溶液中能迅速溶解，可用作肠溶衣材料，用无水乙醇作溶剂，使用的质量浓度为 200～300g/L；用乙醇作溶剂，也可用于包隔离层，防止片心在包薄膜衣或包糖衣以前吸潮。现在已经逐渐被丙烯酸树脂类材料取代。

参考文献

［1］ Raymond C Rowe，Paul J Sheskey，Marian E Quinn. Handbook of Pharmaceutical Excipients［M］. 6ed. Published by the Pharmaceutical Press，2009.

［2］ 上海医药工业研究院药物制剂部药物制剂国家工程研究中心编．药用辅料应用技术［M］. 第 2 版．北京：中国医药科技出版社，2002.

［3］ 罗明生，高天惠主编．药用辅料大全［M］. 成都：四川科学技术出版社，1993.

第三章 片剂的生产专用设备

片剂是药物制剂中最常见的制剂，各生产企业都有片剂的生产线，所涉及的设备比较多，生产设备的厂家也很多。GMP 对制药生产设备的要求为：①有与生产相适应的设备能力；②有满足制药工艺的完善功能及多种适应性；③保证药品加工中品质的一致性；④易于操作与维修；⑤易于设备内外清洗；⑥各种接口符合协调配套要求。

设备的选型必须考虑先进、可靠、节能及便于操作、清洁和维修等因素。片剂的生产过程中有许多发尘量大的工序，因而在这些工序中选用的设备都应具有很好的防尘能力，多为密闭式或半密闭式。

本章按片剂生产各工序介绍使用的设备，及设备的各生产单位、型号及主要参数。

片剂各工序使用的设备：

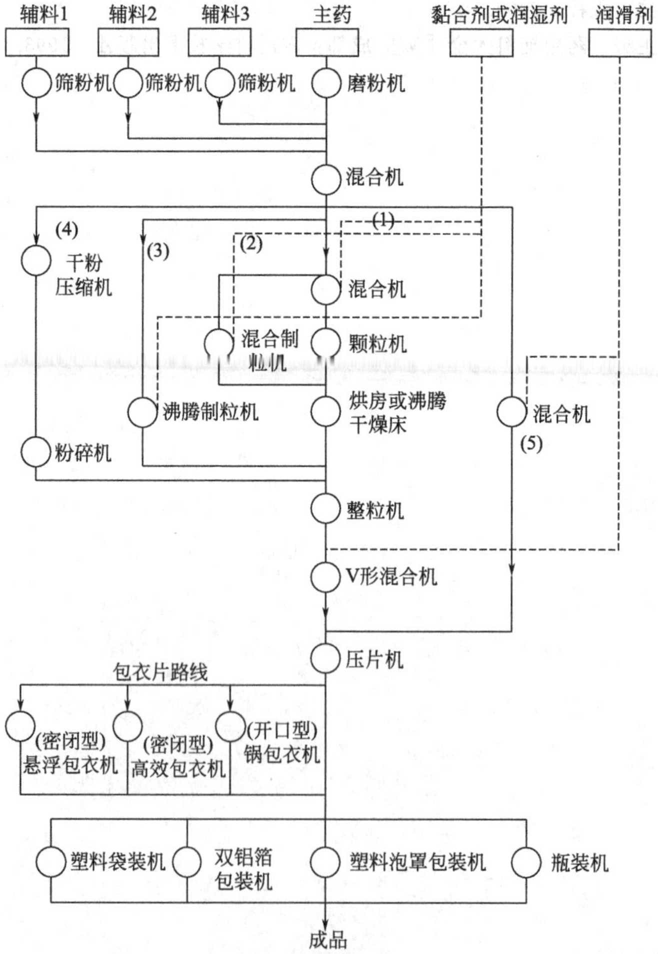

(1)~(3)—湿粒法；(4)—干粒法；(5)—粉末直接压片法；▭物料；○设备

第一节　粉碎设备

一、概述

粉碎是借机械力将大块固体物料粉碎成适宜程度的碎块或细粉的操作过程。粉碎的主要目的在于减小粒径，增加比表面积（m^2/m^3 或 m^2/kg）。颗粒大小减少到十分之一，总面积却增加到十倍。在进行固体药物制剂生产时，需要将药物和辅料进行粉碎，以便于复方药物或药物与辅料混合均匀。

物质同种分子间的吸引力叫内聚力，固体物质的形成依赖于分子间的内聚力。粉碎就是利用机械力部分破坏物质分子间的内聚力，使其成为粉粒。

粉碎时，粉碎机的机械能只有一部分转变为药物的表面能，其余的能量消耗在如下几方面：①粉碎粒子的弹性变形；②粒子间的摩擦；③粉粒与粉碎机的摩擦；④粉碎机的振动与噪声；⑤产生热；⑥物料在粉碎室内的迁移。

为使机械能尽可能地转变为表面能，有效地应用到粉碎过程中，应及时将已达到要求的细粉末过筛取出，使粗颗粒有充分机会接受机械能，若细粉始终保留在粉碎系统中，不但会在粗颗粒中起到缓冲作用，而且消耗大量机械能影响粉碎效率，同时产生大量不需要的过细粉末，所以在粉碎机内安装药筛或利用空气将细粉吹出，都是为了使粉碎顺利进行。

二、粉碎方法

根据被粉碎物料的性质、产品粒度的要求以及粉碎设备的形式等不同条件可采用不同的粉碎方式。

（一）闭塞粉碎与自由粉碎

闭塞粉碎（packed crushing）是在粉碎过程中，已达到粉碎要求的粉末不能及时排出而继续和粗粒一起重复粉碎的操作。这种操作，粉末成了粉碎过程的缓冲物或“软垫”，影响粉碎效果，能量消耗比较大，常用于小规模的间歇操作。自由粉碎（free crushing）是在粉碎过程中已达到粉碎粒度要求的粉末能及时排出而不影响粗粒的继续粉碎的操作。这种操作，粉碎效率高，常用于连续操作。

（二）开路粉碎与循环粉碎

开路粉碎是连续把粉碎物料供给粉碎机的同时不断地从粉碎机中把已粉碎的细物料取出的操作。即物料只通过一次粉碎机完成粉碎的操作。该法操作简单，粒度分布宽，适合于粗碎或粒度要求不高的粉碎。

循环粉碎是经粉碎机粉碎的物料通过筛子或分级设备使粗颗粒重新返回到粉碎机反复粉碎的操作。本法操作能耗相对低，粒度分布窄，适合于粒度要求比较高的粉碎。

（三）干法粉碎与湿法粉碎

干法粉碎是使物料处于干燥状态下进行粉碎的操作。在药品生产中大多采用干法粉碎。

湿法粉碎是指在药物中加入适量的水或其他液体进行研磨的方法。由于液体对物料有一定的渗透力和劈裂作用而有利于粉碎，即降低颗粒间的聚结，降低能量消耗，提高粉碎能力。湿法操作可避免操作时粉尘飞扬，减轻某些有毒药物或刺激性药物对人体的危害。

（四）低温粉碎

将物料或粉碎机进行冷冻的粉碎方法称为低温粉碎。方法有：

① 物料先行冷却，迅速通过高速撞击式粉碎机粉碎，碎料在机内滞留时间短；

② 粉碎机壳通入低温冷却水，在循环冷却下进行粉碎；

③ 将干冰或液化氮气与物料混合后进行粉碎；

④ 组合应用上述方法。

低温粉碎特别适用于在常温下难以粉碎的，具有热塑性、强韧性、热敏性、挥发性及熔点低的药物的粉碎，它能有效防止药物在粉碎过程中因受热、氧化而使有效成分破坏、变质等。

（五）混合粉碎

两种以上的物料一起粉碎的操作称为混合粉碎。混合粉碎可避免一些黏性物料或热塑性物料在单独粉碎时出现粘壁和物料间的聚结现象，可将粉碎与混合操作同时进行。

三、粉碎机械

现在常用的粉碎器械的基本作用力是撞击（包括锤击与捣碎）、挤压、截切、研磨、劈裂、锉屑等。图 3-1 为各种粉碎作用力示意。

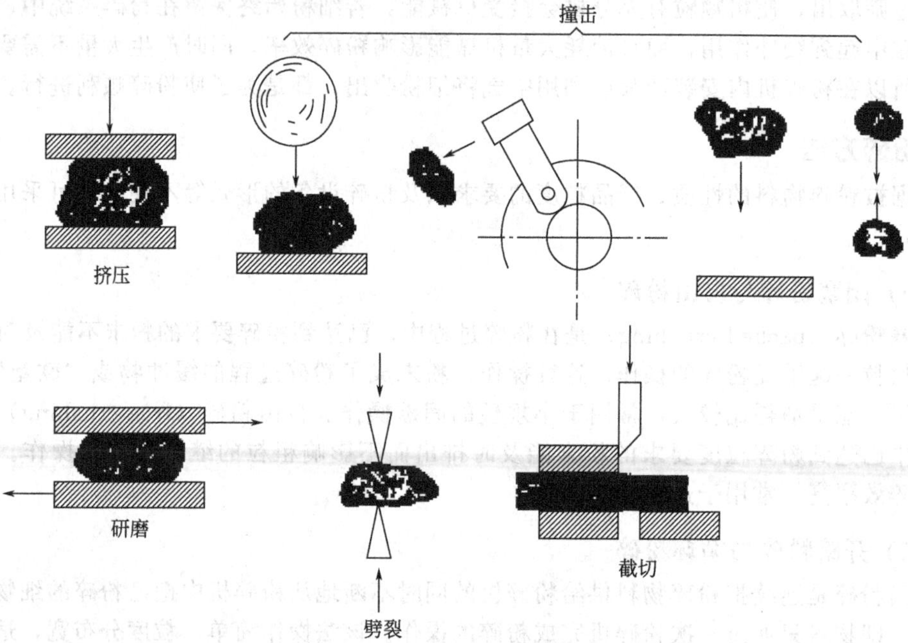

图 3-1　各种粉碎作用力示意

各种粉碎作用力都有其特殊适用性，可以依药物的物理性质来选择。表 3-1 为粉碎作用力的选择。

表 3-1　粉碎作用力的选择

药物的物理性	粉碎作用力	药物的物理性	粉碎作用力
硬而脆	撞击、挤压	脆、中等硬度	撞击、劈裂和研磨
硬而韧(或黏)	挤压	韧或黏、中等硬度	研磨、研磨和撞击
硬而坚	锉屑	动植物组织	截切、研磨

粉碎设备按粉碎作用力分为如下类型。

(一) 以撞击作用为主的粉碎设备

这类设备具有特殊的撞击装置，如钢齿（万能粉碎机）、打板（柴田粉碎机）、旋锤（锤击机）等。

1. 万能粉碎机

万能粉碎机启动时，机内的动转盘和钢齿高速旋转，物料从加料斗经抖动装置和入料口均匀进入到机内粉碎室。由于离心力作用，物料被甩向钢齿间，并通过钢齿的冲击、剪切、研磨作用而粉碎。细料通过底部的环形筛板，经出粉口落入粉末收集袋中。见图 3-2。

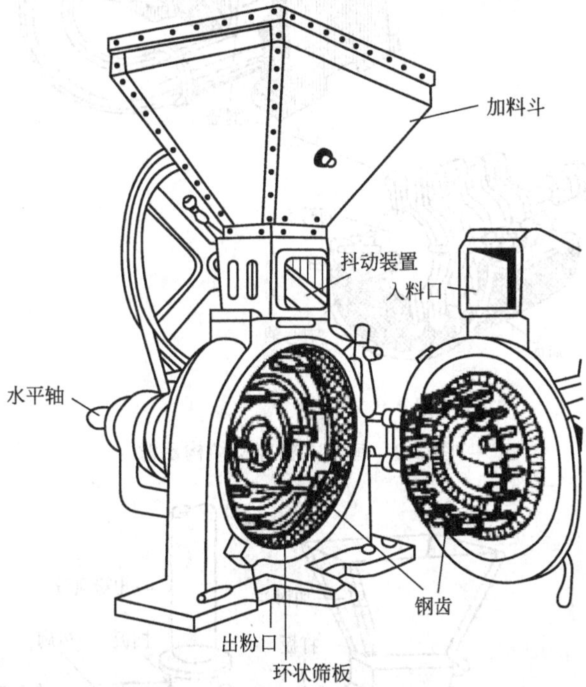

图 3-2　万能粉碎机结构示意

撞击式粉碎机，以撞击作用为主，属于中细碎机种，适用于多种中等硬度的干燥物料，如结晶性药物、非组织性的块状脆性药物以及干浸膏颗粒等的粉碎。平均粒度在 60～120 目，生产能力 20～800kg/h。

对腐蚀性大、剧毒药、贵重药物不宜使用。由于粉碎过程中会发热，故也不宜用于含有大量挥发性成分和软化点低的药物，具有黏性的药物的粉碎也不适宜。

万能粉碎机操作事项：①应先关闭塞盖；②开动机器空转；③待高速转动时再加入欲粉碎的药物，以免药料阻塞于钢齿间，增加电动机启动时的负荷。

注意：加入的药物应大小适宜，必要时预先切成段块。

2. 锤击式粉碎机

原理：利用安装在高速旋转的圆盘上的钢锤，借撞击及锤击作用而粉碎物料。工作时，小于 10mm 粒径的固体物料自加料斗加入，经螺旋加料器进入粉碎室，物料受高速旋转的锤头冲击、剪切及被抛向衬板的撞击等作用而粉碎。达到一定细度的粉末通过筛板出料，经吸料管、鼓风机送至分离装置。见图 3-3。

3. 柴田式粉碎机

柴田式粉碎机结构简单、操作维修方便，适用于粉碎动植物药以及硬度不太大的矿物类

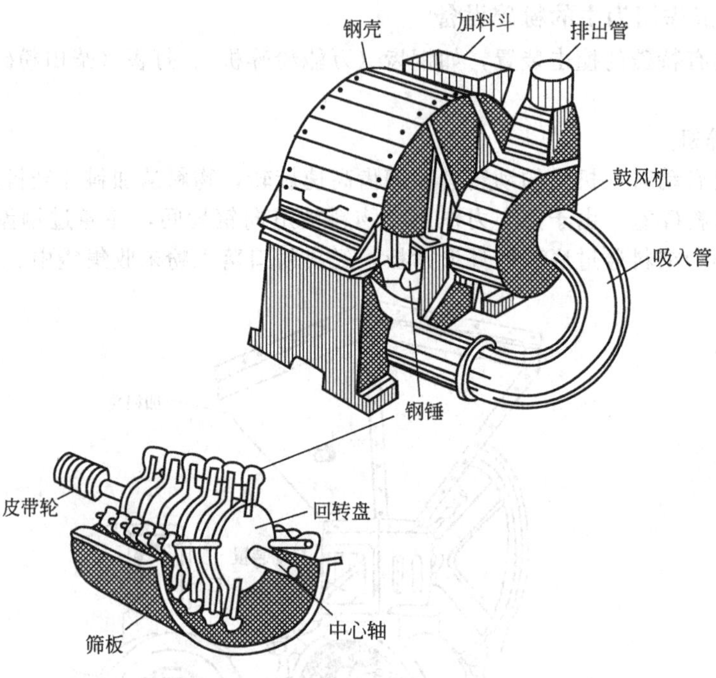

图 3-3　锤击式粉碎机结构示意

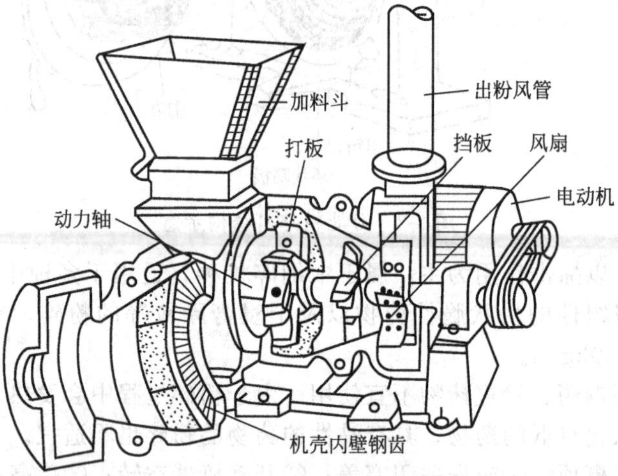

图 3-4　柴田式粉碎机结构示意

药物。比较坚硬的矿物药和含油多的药料不宜使用。耗能较大，且需另装筛粉装置和细粉收集器。见图 3-4。

（二）以研磨为主的球磨机

1. 球磨机

球磨机的结构与粉碎机理非常简单。它由水平放置的圆筒（或叫球磨罐）和内装有一定数量的钢、瓷或玻璃圆球所组成。当圆筒转动时带动内装球上升，球上升到一定高度后由于重力作用下落，靠球的上下运动使物料受到冲击力和研磨力而被粉碎。图 3-5 分别表示球磨机内球的运动情况。

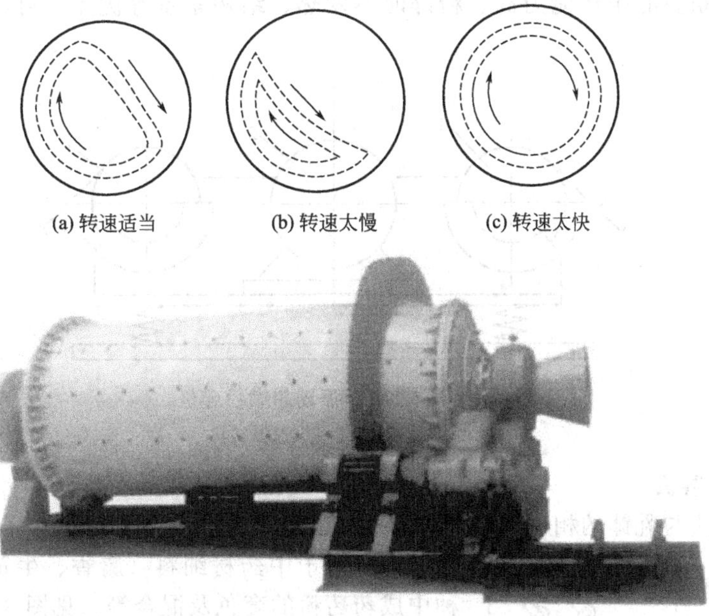

(a) 转速适当　(b) 转速太慢　(c) 转速太快

(d) 球磨机外形

图 3-5　球磨机在不同转速下圆球的运转情况

粉碎效果与圆筒的转速、球与物料的装量、球的大小与重量等有关。圆筒转速太慢时［如图 3-5（b)］，球随罐体上升至一定高度后往下滑落，这时物料的粉碎主要靠研磨作用，效果较差。转速过大时［如图 3-5（c)］，球与物料靠离心力作用随罐体旋转，失去物料与球体的相对运动。当转速适宜时［如图 3-5（a)］，除一小部分球抛落外，大部分球随罐体上升至一定高度，并在重力与惯性力作用下沿抛物线抛落，此时物料的粉碎主要靠冲击和研磨的联合作用，粉碎效果最好。可见圆筒的转速对药物的粉碎影响较大。临界转速是使球体在离心力的作用下开始随圆筒做旋转运动的速率。临界速率 v_C（critical velocity，r/min）可用方程表示：

$$v_C=\frac{42.3}{\sqrt{D}}$$

在临界转速时，圆球已失去研磨作用，实践中计算球磨机转速的经验公式是临界转速的75%即：

$$\text{实用转速(r/min)}=\frac{32}{\sqrt{D}}\sim\frac{37.2}{\sqrt{D}}$$

式中，D 为圆筒内径，m。

根据物料的粉碎程度选择适宜大小的球体，一般来说球体的直径越小、密度越大粉碎的粒径越小，适合于物料的微粉碎，甚至可达纳米级粉碎。一般球和粉碎物料的总装量为罐体总容积的 50%～60%左右。该法粉碎效率较低，粉碎时间较长，但由于密闭操作，适合于贵重物料的粉碎、无菌粉碎、干法粉碎、湿法粉碎、间歇粉碎，必要时可充入惰性气体。

2. 振动球磨机

振动球磨机电机旋转时，振动块的离心力使罐内磨球产生比一般球磨机大 6～10 倍的冲击加速度，磨球及物料在罐内呈悬浮状态，磨球在罐内产生抛射、冲击及旋转运动，物料受到冲击、研磨而粉碎。

振动球磨机具有生产能力高、粉碎时不发热、结构紧凑等优点，可将物料粉碎至微米级。见图 3-6。

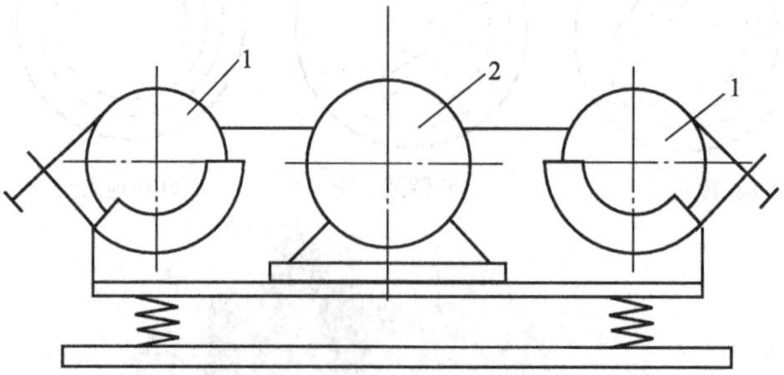

图 3-6　ZM 型振动超微粉碎机

1—球罐；2—电机及振动块

3. 乳钵研磨机

由立式磨头与乳钵的相对运动对药物进行研磨，乳钵研磨机可采用干磨或水磨法操作，目前多应用于中药材细料（麝香、牛黄等）的研磨和各种中成药药粉的套色及混合等。见图 3-7。

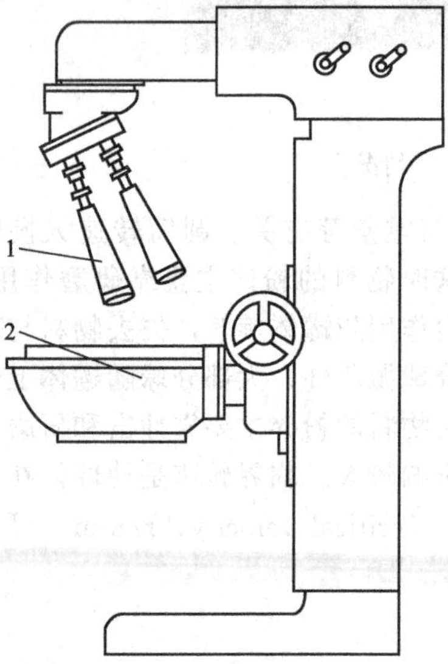

图 3-7　乳钵研磨机

1—磨头；2—乳钵

（三）气流粉碎机

气流粉碎机的粉碎机理是物料被压缩空气引射进入粉碎室，709.275～1013.257kPa 的压缩空气通过喷嘴沿切线进入粉碎室时产生超音速气流，物料被气流带入粉碎室被气流分散、加速，并在粒子与粒子间、粒子与器壁间发生强烈撞击、冲击、研磨而进行粉碎。压缩空气夹带的细粉由出料口进入旋风分离器或袋滤器进行分离，较大颗粒由于离心力的作用沿器壁外侧重新带入粉碎室，重复粉碎过程。粉碎程度与喷嘴的个数和角度、粉碎室的几何形状、气流的压缩力以及进料量等有关。一般进料量越多，获得的粉碎物的粒度越大。

气流粉碎机的粉碎有以下特点：①可进行粒度要求为 3～20μm 的超微粉碎；②由于高压空气从喷嘴喷出时产生焦耳-汤姆逊冷却效应，故适用于热敏性物料和低熔点物料的粉碎；③设备简单、易于对机器及压缩空气进行无菌处理，可适用于无菌粉末的粉碎；④和其他粉碎机相比粉碎费用高，但当粉碎药物的粒度要求高时还是值得的。

1. 圆盘式气流粉碎机

气流式粉碎机的形式很多，其中最常用的典型结构为圆盘式气流粉碎机。

气流式粉碎机的粉碎动力来源于高速气流。常用于物料的微粉碎，因而又称为“微粉机”。见图 3-8。

2. 环行式气流粉碎机

环行式气流粉碎机结构示意见图 3-9。

3. 靶式气流粉碎机

主要由粉碎室、喷嘴、冲击靶、加料斗组成。物料用高速气流直接与靶发生强力冲击碰撞，粉碎力特大，能对大部分韧性物料和纤维状物料做有效粉碎。

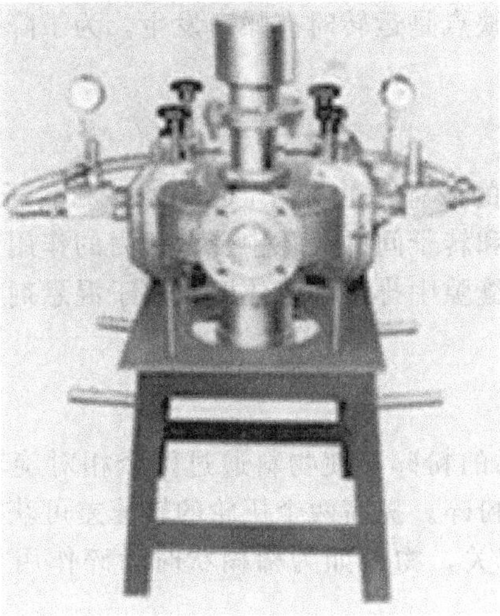

(a) 圆盘式气流粉碎机外形

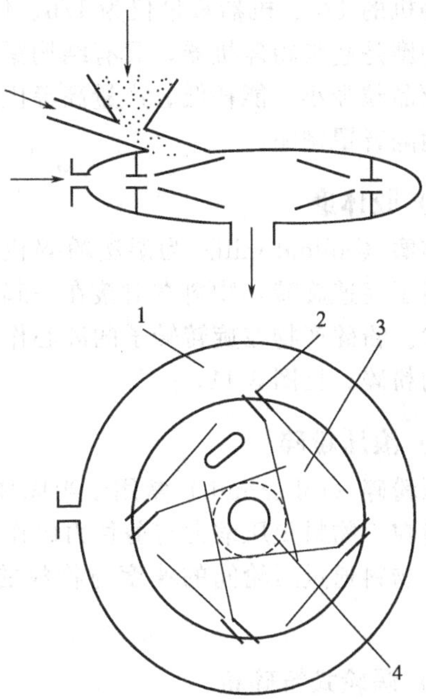

(b) 圆盘式气流粉碎机结构示意

图 3-8　圆盘式气流粉碎机

1—空气室；2—喷嘴；3—粉碎室；4—分级涡

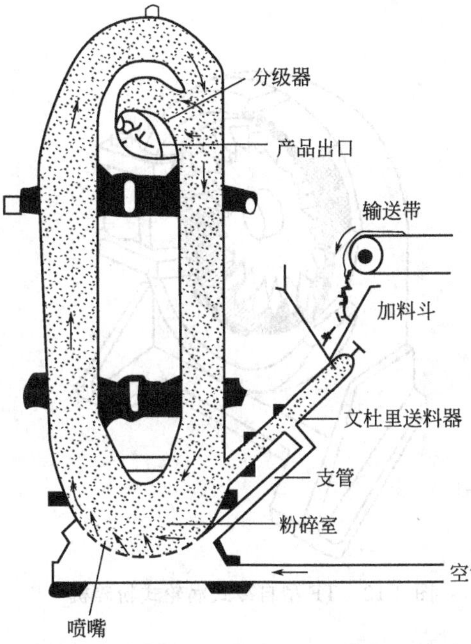

图 3-9　环行式气流粉碎机结构示意

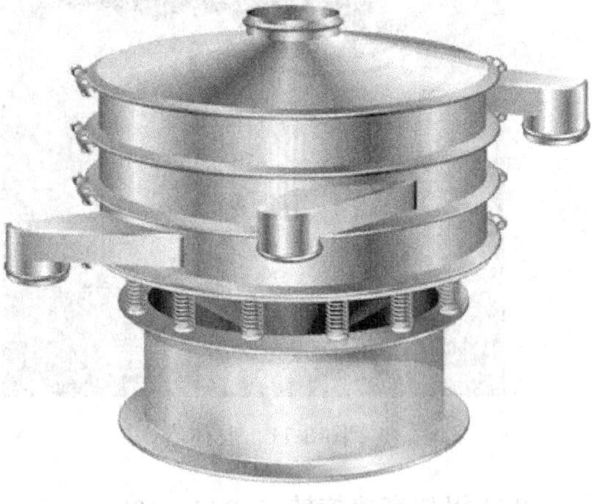

图 3-10　振动磨

(四) 振动磨

利用研磨介质（钢棒或球）在振动磨筒体内做高频振动产生冲击、研磨、剪切等作用，将物料研细，同时将物料均匀混合和分散。见图 3-10。

振动磨是一种新型的高效制粉设备，与球磨机相比，在产量与细度相等的情况下，功率仅是球磨机的 1/4、机器重量仅为 1/6、体积仅为 1/12。

振动磨是超细粉碎机器，具有结构紧凑新颖，体积小、质量轻、介质打击力大，粉碎效率高、成品粒径小、能耗低、产量高等优点。其缺点是运转时有噪声发生，为了降低环境噪声，应用隔音罩密闭。

（五）胶体磨

胶体磨（colloid mill）为湿法粉碎机。典型的胶体磨由定子（stator）和转子（rotor）组成，转子高速旋转，物料在对接在一起的定子和转子间的缝隙中受剪切力的作用而被粉碎成胶体状。粉碎产物在旋转转子的离心作用下从缝隙中排出。胶体磨常用于混悬剂与乳剂等分散系的粉碎。见图 3-11。

（六）滚压粉碎

滚压粉碎（roller mill）常用于半固体分散系的粉碎，使物料通过两个相对旋转的压轮之间的缝隙，物料受压缩力与剪切力的作用而被粉碎。提高两个压轮的转速差可获得较高的剪切力。物料通过压轮间的速度与物料的塑性有关，物料如为稀糊状时粉碎作用与胶体磨相同。

（七）涡轮式粉碎机

见图 3-12，由高速旋转的涡轮叶片与固定齿圈的相对运动，对药物进行粉碎。

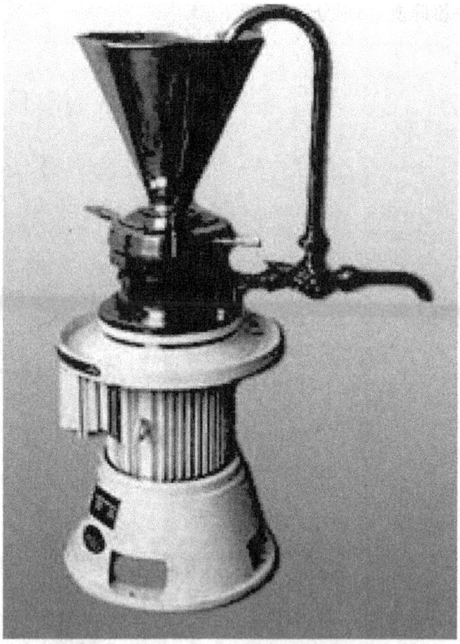

图 3-11 胶体磨

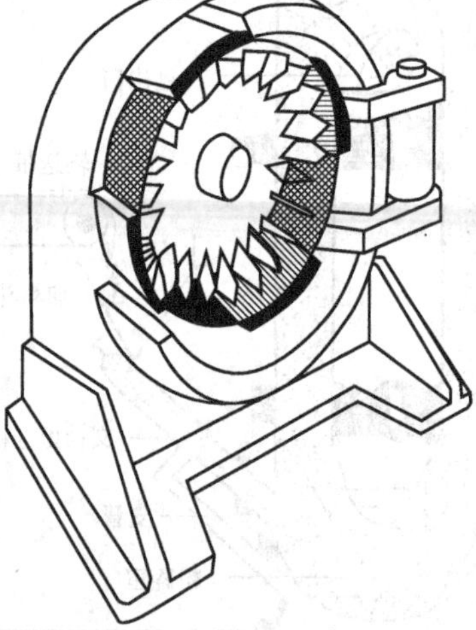

图 3-12 TF 型自冷式涡轮式粉碎机

由于涡轮高速旋转（3000～4000r/min），强大气流产生涡流以及由此产生超声高频压力振动，并有冲击、剪切、研磨作用。由于机械和气流的双重作用使物料得到均匀良好的粉碎，细粉经筛网分出。

涡轮式粉碎机粉碎效率高，粉碎粒度为 60～320 目，另有自冷作用，可解决热敏性材料的粉碎发热问题，是一种使用范围广泛的新型粉碎机。

除用于粉碎一般物料外，还用于粉碎纤维类物料（中草药如甘草、大黄等）和有机化合物。

四、粉碎设备

下面对市场上各种粉碎设备的型号、生产单位、主要参数及主要特点列表做一简介。见表3-2～表3-5。

表3-2 旋锤式粉碎机的型号、生产单位、性能简表

型号	生产单位	主要参数	主要特点
MFJ系列脉冲吸尘粉碎机组600型	江阴市鑫达药化机械制造有限公司	吸尘功率:5.5kW; 生产能力:120～800kg/h; 进料粒度:≤15mm; 主轴转速:2800r/min; 电机功率:22kW	由粉碎主机、旋风分离器、脉冲除尘箱等部分组成。该机按GMP标准设计,整机采用不锈钢材料制作,粉碎过程中无粉尘飞扬
WFJ系列微粉碎机20型	江阴市鑫达药化机械制造有限公司	总功率:17.5kW; 主转速:4800r/min; 生产能力:50～300kg/h; 进料粒度:＜12mm; 出料粒度:80～320目	由主机、辅机、电控箱三个部分组成,具有风选式、无筛无网、粒度大小均匀等多种性能,生产过程连续进行。作业过程中无粉尘飞扬,且能提高物料的利用率。降低成本
40B高效万能除尘粉碎机组	泰州市博精制药机械有限公司	主轴转速:3400r/min; 进料粒度:12mm; 粉碎细度:60～120目; 粉碎电机:11kW; 吸尘电机:1.5kW; 生产能力:160～800kg/h	由粉碎主机、物料收集袋和除尘机组成。优点是避免了物料在粉碎过程中粉尘飞扬。本机的工作原理是物料进入粉碎室,在高速旋转的活动齿盘与固定齿盘间受齿的冲击、剪切、摩擦及物料间相互撞击的作用下被粉碎,经筛网筛选后即成所需的粉料
CF系列锤式粉碎机320型	江阴市鑫达药化机械制造有限公司	主电机:7.5kW; 送料电机:0.18kW; 进料粒度:≤5mm; 粉碎细度:40～200目; 主轴转速:6800r/min; 生产能力:50～300kg/h	物料经螺旋送入粉碎室,被高速旋转的锤子撞击而粉碎。本机粉碎室有水冷却夹套,结构简单,拆卸与清洗方便。整机采用不锈钢材料制作,使粉碎物料更符合GMP要求
WCSJ型万能粗碎机20(20B)型	江阴市鑫达药化机械制造有限公司	粉碎电机:4～5.5kW; 工作噪声:＜70dB; 进料粒度:≤100mm; 出料粒度:0.5～20mm; 主轴转速:960r/min; 生产能力:100～500kg/h	为立式粉碎机,剪切式粉碎工作原理,物料自动收集,符合GMP标准设计,不锈钢材料制造,生产过程中无粉尘飞扬,能提高物料的利用率,属于大型生产设备
WFS-250型微粉碎机	江阴市鑫达药化机械制造有限公司	总功率:7.3kW; 主转速:8000r/min; 生产能力:2～50kg/h; 进料粒度:＜5mm; 出料粒度:80～320目	由主机、辅机、电控箱三个部分组成,具有风选式、无筛无网、粒度大小均匀等特点。物料经料斗螺旋输送进入粉碎室,被高速旋转的刀片剪切粉碎,通过负压风运的方式把物料送入旋风分离器,经袋式除尘器排出物料
FL系列风冷式粉碎机500型	江阴市富龙制药机械厂	电机功率:11kW; 工作噪声:＜70dB; 生产能力:80～500kg/h; 进料粒度:≤15mm; 主轴转速:2800r/min; 出料粒度:20～120目	机腔内自身风量大,腔内不易发热。具有运转平稳,拆卸与清洗方便,噪声低,粉碎效果好等优点。本机采用了风轮式高速旋转刀,定刀进行冲击、剪切、研磨,粉碎时机腔内产生强力的气流,把粉碎室内的热量和成品一起从筛网流出,粒度大小可通过更换筛网进行调整
SF-320高速中药粉碎机	湖南中诚制药机械厂	生产能力:80～300kg/h; 主轴转速:4200r/min; 粉碎细度:20～120目; 工作噪声:＜85dB; 电机功率:7.5kW	利用活动齿盘间的高速相对运动,使被粉碎物料在冲击、摩擦及物料彼此间撞击等综合作用下获得粉碎。本机结构简单、坚固、运转平稳、粉碎效果好

续表

型号	生产单位	主要参数	主要特点
FL-1500 系列风冷式粉碎机	江阴市伟翔药化机械厂	功率：2.2kW； 生产能力：20～80kg/h； 进料粒度：＜3mm； 出料粒度：12～120 目； 主轴转速：3000r/min	粉碎室内采用风轮式高速旋转刀，机腔内自身风量大，腔内不易发热。具有运转平稳，拆卸与清洗方便，噪声低，粉碎效果好等优点。本机采用了风轮式高速旋转刀，定刀进行冲击、剪切、研磨，粉碎时机腔内产生强力的气流，把粉碎室内的热量和成品一起从筛网流出，粒度大小可通过更换筛网进行调整
SF-130 高速中药粉碎机	湖南中诚制药机械厂	电机功率：1.5kW； 生产能力：2～7kg/h； 工作噪声：＜85dB； 主轴转速：4200r/min； 粉碎细度：20～120 目	利用活动齿盘间的高速相对运动，使被粉碎物料在冲击、摩擦及物料彼此间撞击等综合作用下获得粉碎。本机结构简单、坚固、运转平稳、粉碎效果好

表 3-3　振动磨粉碎机的型号、生产单位、性能简表

型号	生产单位	主要参数	主要特点
WFM 系列超微粉碎振动磨	江阴市鑫达药化机械制造有限公司	型号：10 型→50 型→100 型； 冷却方式：水冷； 粉碎细度：200～1899 目； 工作容积：10L→50L→100L； 电机功率：1.5kW→7.5kW→11kW； 生产能力：2～2.5kg/h→10～30kg/h→20～60kg/h	为卧式振动磨，物料由加料斗进入粉碎室，经振动由粉碎室内的研磨棒与物料碰撞、研磨而获得粉碎，该机配有水冷却装置，可控制粉碎室内的温度。整机按 GMP 标准设计。采用不锈钢制造，设备在全密封状态下作业，无粉尘飞扬，无环境污染
气流振动磨	淄博共德粉体设备有限公司	型号：dg-Ⅰ，dg-Ⅱ； 排气量：3～10m³/min； 驱动功率：22～55kW； 最大转速：1800～8000r/min； 分级轮型号：60 型→140 型； 空气消耗量：180～600m³/h； 主系统主功率：26.3～64.3kW； 引风机驱动功率：2.2～47.5kW； 其他辅助设备用电功率：1～1.5kW	压缩气体经喷管加速为超音速气流射入粉碎室，粉碎室中的物料被气流送到分级区，由分级轮分选出所需细度的细粉，未满足的粗粉返回研磨区继续研磨。细粉随气流进入收集器，完成收集、包装。空气经过滤后排入大气。适用于各种硬质材料的粉碎。物料本身对撞破碎，无需研磨介质，低噪声，无污染，工作环境优良

表 3-4　涡轮式粉碎机的型号、生产单位、性能简表

型号	生产单位	主要参数	主要特点
WF 系列万能粉碎机 60 型	江阴市鑫达药化机械制造有限公司	生产能力：60～1200kg/h； 进料粒度：≤15mm； 粉碎细度：12～200 目； 主轴转速：2600r/min； 电机功率：15kW	利用活动齿盘和固定齿盘间的高速相对运动，使被粉碎物料经齿盘间冲击、摩擦及物料彼此间撞击等作用获得粉碎。本机结构简单、运转平稳、粉碎效果良好，被粉碎物可直接由主机磨腔中排出，粒度大小可通过更换不同孔径的筛网进行调整
WLFJ-400 型高速涡流粉碎机	江阴市富龙制药机械厂	转速：2500～5000r/min； 转子数：2～4 个； 粉碎量：30～800kg/h； 排风量：8～15m³/min； 粉碎室内径：400mm； 电动机功率：11～30kW	本机与一般粉碎机不同，不只是利用粉碎力和剪断力等单纯方式进行粉碎，还利用叶片背面产生的无数超声波涡流，以及由此产生的高频压力的振动作用将物料粉碎，在一定条件下具有黏性和弹性的物料也能被粉碎
WF20 涡轮粉碎机	江阴丰华药化机械	总功率：4～5.5kW； 生产能力：20～150kg/h； 进料粒度：6mm； 粉碎细度：30～19 目； 主轴转速：6000r/min	主要适用于制药、化工、食品等中低硬度物料的粉碎加工，具有产量高、粒度细、噪声低、能耗低、维修简单、安装方便等优点，特别适用于油性、黏性、热敏性、纤维性等低硬度物料的粉碎加工

表 3-5 气流粉碎机的型号、生产单位、性能简表

型号	生产单位	主要参数	主要特点
QLDJ 系列流化床粉碎机	江阴市鑫达药化机械制造有限公司	空气量：40～50m³/min； 出料粒度：100 目； 进料粒度：＜5～120mm； 生产能力：120～1000kg/h； 粉碎压力：0.65～0.95MPa； 分级轮功率：4000kW	由气源部分、加料部分、粉碎部分、产品分级部分、产品收集部分组成。气源部分提供的一定压力和流量的洁净压缩空气和加料部分提供的固体颗粒在粉碎室中混合形成气固二相流，由喷嘴产生的超音速气流使固体颗粒相互碰撞而获得粉碎，然后分离并收集
WFQ 系列流化床粉碎机	中国双龙集团	机型：WFQ-100； 耗气量：1.2m³/min； 分级粒径：2～30(d90μm)； 粉碎压力：0.8～1.0MPa； 分级轮转速：22000r/min； 分级轮功率：1.1kW	特点是能耗低，噪声小，冲击力度高，耗损小，具有自动控制功能，操作极为方便
BPQ 超音速气流粉碎机	中国双龙集团	机型：BPQ-500→BPQ-600； 耗气量：20～25m³/min→25～32m³/min； 粉碎压力：0.6～0.9MPa； 生产能力：200～500kg/h→300～600kg/h	适用于干式超微工艺，粉碎机内部设自动分级，设备具有粉碎时间短、结构简单、粉碎效率高、能进行连续粉碎等特点。适用于低熔点、热敏性物料的粉碎，粉碎过程中还起到混合和分散的效果

第二节 筛选设备

一、概述

制剂中固体粒子的粒度《中国药典》分为六级：最粗粉、粗粉、中粉、细粉、最细粉、极细粉。常用的粒度分级方法有：重力分级、惯性分级、离心分级、过筛分级等。过筛分级——筛分法是借助筛网孔径大小将物料进行分离的方法，应用最为广泛。

药筛的孔径大小用筛号表示。筛子的孔径规格各国有自己的标准，《中国药典》2010 年版除了规定把固体粉末分为六级外，还规定了各个剂型所需要的粒度。粉末分等如下：

最粗粉——指能全部通过一号筛，但混有能通过三号筛不超过 20%的粉末；

粗粉——指能全部通过二号筛，但混有能通过四号筛不超过 40%的粉末；

中粉——指能全部通过四号筛，但混有能通过五号筛不超过 60%的粉末；

细粉——指能全部通过五号筛，但混有能通过六号筛不超过 95%的粉末；

最细粉——指能全部通过六号筛，但混有能通过七号筛不超过 95%的粉末；

极细粉——指能全部通过七号筛，但混有能通过九号筛不超过 95%的粉末。

我国药典标准筛规格见表 3-6。

表 3-6 我国药典标准筛规格

筛号	一号筛	二号筛	三号筛	四号筛	五号筛	六号筛	七号筛	八号筛	九号筛
筛孔平均内径/μm	2000 ±70	850 ±29	355 ±13	250 ±9.9	180 ±7.6	150 ±6.6	125 ±5.8	90 ±4.6	75 ±4.1

工业用标准筛常用“目”数表示筛号，即以每 1 英寸（1 英寸＝25.4mm）长度上的筛孔数目表示，但还没有统一标准的规格。筛目不能精确反映孔径的大小，由于所用筛线的直径不同，筛孔的大小也有所不同，因此必须注明孔径的具体大小，常用 μm 表示。表 3-7 为工业筛的规格。

表 3-7　工业筛的规格

目数＼筛孔内径/μm＼材料	锦纶丝	镀金铁丝	铜丝	钢丝
10		1980		
12	1600	1660	1660	
14	1300	1430	1375	
16	1170	1211	1270	
18	1060	1096	1096	
20	920	954	995	960
30	520	613	614	575
40	380	441	462	
60	270		271	300
80	210			210
100	150		172	170
120			140	140
140			110	

例如每英寸有 100 个孔的筛号标记为 100 目筛，能通过 100 目筛的粉末称为 100 目粉，使用钢丝工业筛时，粉末粒径为 170μm；使用锦纶丝工业筛时，粉末粒径为 150μm。药筛筛号与目数的换算见表 3-8。

表 3-8　药筛筛号与目数的换算

编号	筛孔/mm	目数	编号	筛孔/mm	目数
1	2.00	10	6	0.150	100
2	0.850	24	7	0.125	120
3	0.355	50	8	0.090	180
4	0.250	65	9	0.075	200
5	0.180	80	无孔筛	底盖	

注：ϕ200mm×50mm，一套 9 只。

医药工业中常用筛分设备的操作要点是将欲分离的物料放在筛网面上，采用几种方法使粒子运动，并与筛网面接触，小于筛孔的粒子漏到筛下。制剂工程中常采用筛网运动方式使粒子运动，且根据筛面的运动方式分为旋转筛、摇动筛、旋动筛以及振动筛等。旋动使筛面在偏心轴的带动下进行水平旋转运动，振动使筛面在电磁或机械力的作用下进行上下往复运动。为了使物料充分运动常同时采用几种运动方式。

筛分用的药筛按其制作方法分为两种：一种为冲眼筛［如图 3-16 (a) 所示］，又称模压筛，系在金属板上冲出圆形的筛孔而成。其筛孔坚固，不易变形，多用于高速旋转粉碎机的筛板及药丸等粗颗粒的筛分。另一种为编织筛［如图 3-16 (b) 所示］，是具有一定机械强度的金属丝（如不锈钢丝、铜丝、铁丝等），或其他非金属丝（如丝、尼龙丝、绢丝等）编织而成。编织筛的优点是单位面积上的筛孔多、筛分效率高，可用于细粉的筛选。用非金属制成的筛网具有一定的弹性，较耐用。尼龙丝对一般药物较稳定，在制剂生产中应用较多，但编织筛线易于位移致使筛孔变形，分离效率下降。

二、筛分机

（一）电磁簸动筛粉机

见图 3-13，主要由电磁铁、筛网架、弹簧接触器等组成，适用于黏性较强的药粉的过筛，有较强的振荡性能。

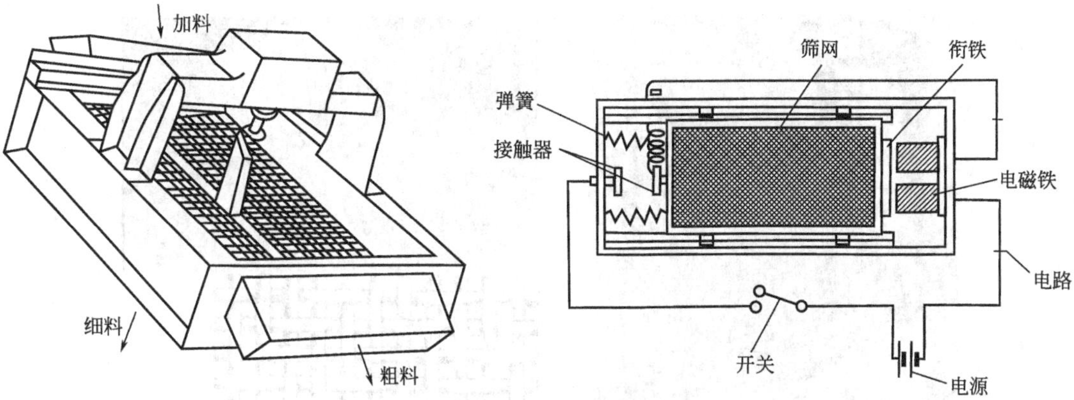

图 3-13 电磁簸动筛粉机

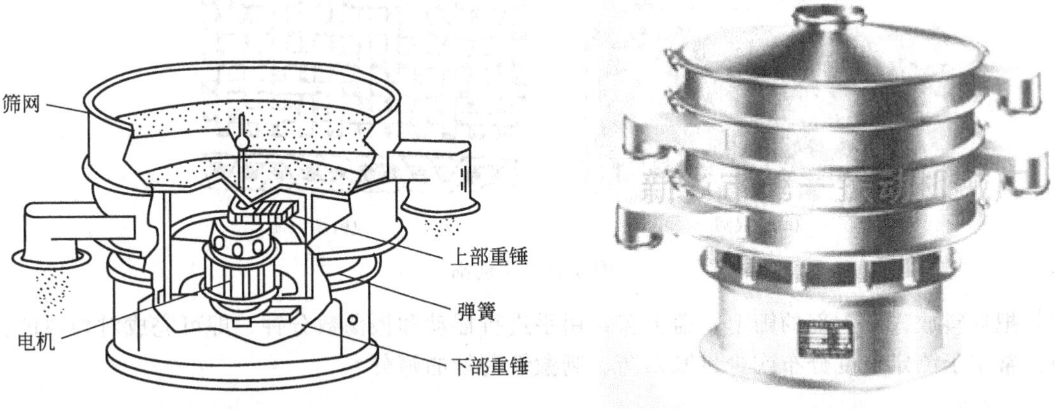

(a) 结构示意　　(b) 外形

图 3-14 旋振筛

(二) 旋振筛

见图 3-14，为高精度粗细粒筛分装置，其特点是：①连续生产、自动分级筛选；②封闭结构、无粉灰溢散；③结构紧凑、噪声低、产量高、能耗低；④启动迅速、停车极平稳；⑤体积小、安装简单、操作维护方便；⑥可根据不同目数安装丝网，且更换方便。

(三) 悬挂式偏重筛粉机

见图 3-15，使用时开动电机，带动主轴转动，偏重轮高速旋转，由于偏重轮一侧焊接偏重铁，使筛的两侧因不平衡而产生振荡。当药粉装入筛子中，细粉很快通过筛网而落入到接收器或空桶中。

可以间歇操作，过筛效率较高，适用于无显著黏性的药粉筛分。

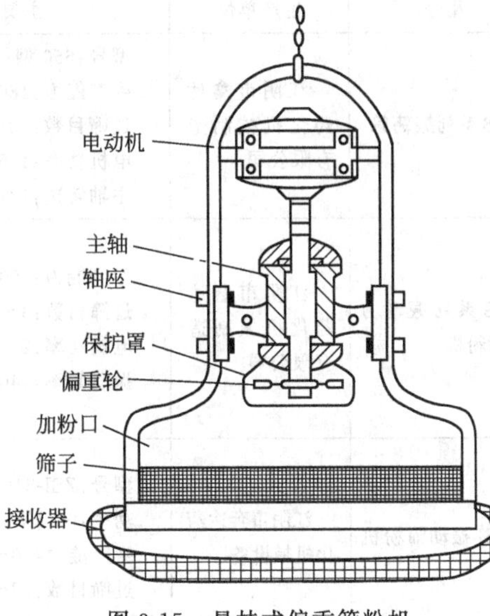

图 3-15 悬挂式偏重筛粉机

(四) 手动筛

见图 3-16，根据药典规定的筛序，按孔径大小从上到下排列，最上为筛盖，最下为接收

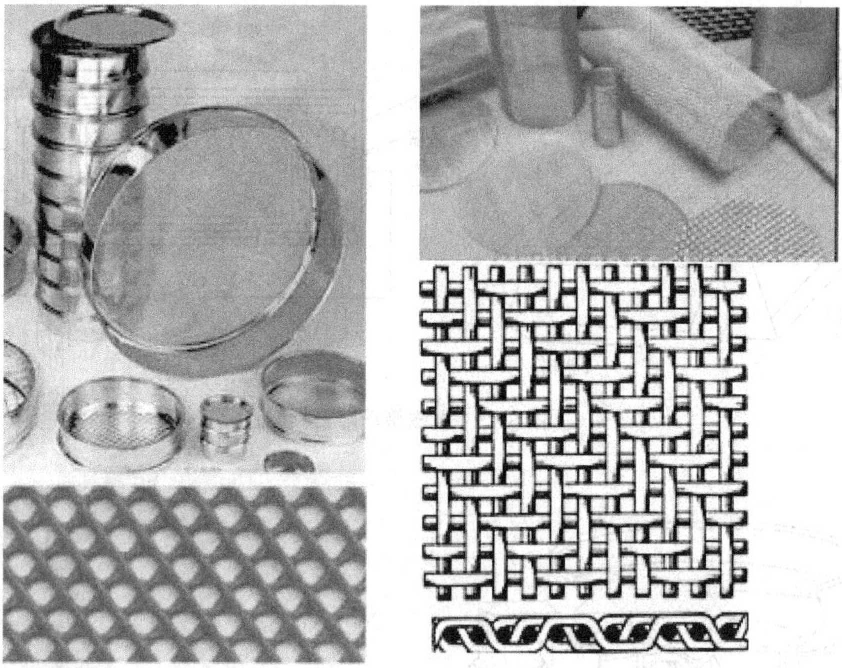

(a) 冲眼筛　　(b) 编织筛

图 3-16　手动筛

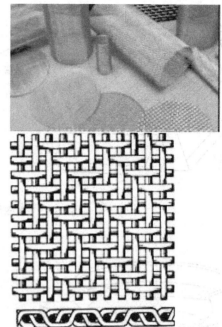

器，把物料放入最上部的筛上，盖上盖，用手进行摇动和振荡数分钟，即可完成对物料的分级。常用于测定粒度分布或少量剧毒药、刺激性药物的筛分。

三、 筛分设备

下面对市场上各种筛分设备的型号、生产单位、主要参数及主要特点列表做一简介。见表 3-9、表 3-10。

表 3-9　筛分机的型号、生产单位、性能简表

型号	生产单位	主要参数	主要特点
ZS 系列振荡筛	江阴市鑫达药化机械制造有限公司	型号：650 型； 生产能力：180～2000kg/h； 过筛目数：12～120 目； 电机功率：1.50kW； 主轴转速：1370r/min	由料斗、振荡室、联轴器、电机等组成。振荡室由偏心轮、橡胶软件、主轴、轴承等组成。整机结构紧凑、体积小、不扬尘、噪声低、产量高、能耗低，移动维修方便
ZS 系列振动方形筛粉机	江阴市鑫达药化机械制造有限公司	生产能力：100～1100kg/h； 过筛目数：3～120 目； 电机功率：2×0.2kW； 振动频率：1400 次/min	由筛网箱、振动源及减震器三大部分构成。振动机架与筛箱边接有 4～12 组软橡胶减震器上下固定，产生离心力，由减震器控制浮动振幅使物料向下分层过筛，从而达到需要的最佳的工作要求。本机对纤维多、黏度大、湿度高、易堵网孔的物料可进行顺利过筛
ZSJ 振动筛粉机	江阴市奔达药化机械设备厂	型号：ZSJ-515 型； 功率：0.4kW； 生产能力：60～1350kg/h； 过筛目数：12～200 目	由料斗、振动电机、支架等组成，振动电机固定于振荡盘上，并支撑在橡胶振荡碗上，激振力强且稳定，并可以无级调节。该机结构紧凑、体积小、不扬尘、噪声低、产量高、能耗低，移动、维修方便

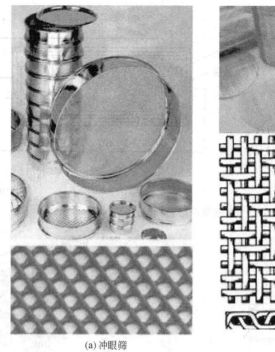

续表

型号	生产单位	主要参数	主要特点
FTS系列旋转筛	江阴市奔达药化机械设备厂	型号:190型→350型; 生产能力:100～1500kg/h→200～1800kg/h; 筛网目数:20～200目→20～800目; 主轴转速:940～960r/min; 电机功率:2.2～5.5kW	由机座、机壳、进出料推进装置、电动机等组成,是一种筛选固体的颗粒分级筛,适用于粉剂线上的配套作业,也可单机工作。该机技术性能可靠、运转平稳、噪声低、操作简单,适用于制药、化工、食品等工业生产领域中的物料筛分
HS-930摇摆式多级筛	江阴市昌盛药化机械有限公司	电压:380V; 生产能力:200～2000kg/h; 振动频率:210次/min; 筛网目数:12～150目; 电机功率:2.2kW; 筛网面积:930mm×300mm	采用新型钢框架结构,进料斗、出料斗和筛网均用不锈钢制造。筛网可按用户需要选择,机器传动后,产生离心力带动框架摇摆振动,使物料向下分层过筛,达到产品规格的要求
ZS-200型电磁振动筛	江阴市昌盛药化机械有限公司	电压:220V; 振幅:0～1.75mm; 生产能力:80～1200kg/h; 振动频率:3000次/min; 过筛目数:12～200目; 功率消耗:0.2kW	原料和筛网接触部分均用不锈钢材料制造。本机适用于医药食品、化工、化妆品等工业的原料过筛。本机由机座、振动室、料斗、电磁激振器组成,激振器开动后,产生振力,带动振动室振动,使物料向下分层过滤(筛),达到产品规定的质量要求
GY-600(高频)振动筛	佛山市高明冠宇机械有限公司	功率:3/4HP	体积小、重量轻、移动方便,振动筛可自行调节高度,筛分精度高,效率高,任何粉粒、黏液类皆可适用;网目不阻塞,粉末不飞扬,筛分目数最高可达400目
ZSF-1型振动筛	天津市云飞机械有限公司	型号:ZSF-1; 振次:1450r/min; 振幅:1～3mm; 功率:2×0.18kW; 筛网面积:0.5m²; 筛网层数:1～4层	由机座、振动室、振动电机、减震器等组成,该机振动平稳、噪声极低、操作简单、筛分性能优秀,符合GMP要求,被众多制药厂用于丸剂生产线的药丸筛分和颗粒冲剂筛分
ZSY型药用旋振机	天津市云飞机械有限公司	型号:ZSF-1; 生产能力:60～200kg/h; 过筛目数:8～200目; 电机转速:1450r/min; 电机功率:0.37kW	本机是为制药厂原料药粉筛分和成品颗粒分级过筛专门设计的,它与现有的振荡筛相比有很大的改进。该机结构紧凑,体积小,不扬尘,噪声低,产量高,能耗低,移动维修方便,完全符合GMP要求
GY-200试验筛	佛山市高明冠宇机械有限公司	型号:GY-200; 筛盘直径:200mm; 筛盘层数:2～6层; 定时控制:30min; 电机功率:380V,1HP	是高标准快速筛选物料的振动筛分机,可多层分选出标准选料,能定时控制筛选时间。适用于各行各业中的实验室科研部门。是提取固体、液体技术数据所用的最新标准试验仪器
HYD-300小型实验室振动筛	北京环亚天元机械技术有限公司	型号:HYD-300; 投料:200g/次; 目数:3.5～400目; 功率:1/4HP; 材质:不锈钢; 网层数:1～8层; 筛网直径:200mm	本机操作简单,保养容易,机器特制上盖,永不变形。上、下固定环全为不锈钢制造;马达上座,采用油压一体成型;可快速更换网层,不需任何工具;电源开关有显示指示灯;无噪声,或其他机械动作;任何粉体、液体、粒状物料均可使用;筛网粉末不飞扬,液体不乱喷,粒体不跳;适用于粉末及颗粒的分级
小型振动筛	山东青州市精诚机械制造有限公司	型号:WZS-20→WZS-30; 细度:10～300目; 电源:220V; 功率:180W; 筛网直径:20～30cm; 摆动频率:140次/min	主要配套于标准分样筛使用,代替手工筛,具有时间标准及力度、频率均匀等优点。适用于化学合成树脂、涂料制造业、药业、食品业、金属矿产业、电性磁性材料、无公害处理等行业

表 3-10 微细分级机型号、生产单位、性能简表

型号	生产单位	主要参数	主要特点
LXS系列离心筛	天津市云飞机械有限公司	型号：LXS-160； 生产能力：100～500kg/h； 过筛目数：20～800目； 主轴转速：960r/min； 电机功率：1.5kW	由机座、机体、进出料推动装置、电动机等五部分组成，是一种筛选固体物料的颗粒分级筛。适用于粉剂线上的配套作业，也可单机工作。该机技术性能可靠、运转平稳、噪声低、操作简单
XZQS系列气流筛分机	新乡新振机械有限公司	气流量：240m³/h→300m³/h→460m³/h→650m³/h； 入料粒度：40目以上； 筛机功率：1.5kW→3kW→4kW→5.5kW； 主轴转速：450～1450r/h	特点是筛分效率高，产量是振动筛的5～10倍或更高；适应细度范围广；产量细度精确，无超级混级现象；筛网垂直安装，不负重，使用寿命长；筛分程序在负压半循环状态下进行，无粉尘污染；可与各种磨机、风路并网配套使用；噪声低、耗电少、连续作业、减少维修
气旋筛-密闭型气旋筛	南通盛诚机械制造有限公司	型号：QXS-M-300； 生产能力：60～800kg/h； 筛网目数：20～400目； 电机功率：1.5kW	特点是适宜筛分纤维多、黏度大、密度轻、易产生静电和堵塞网孔的超细微粉；对粉料结块有破碎功能；物料在筛厢内的时间可以调整，充分地进行筛分
QS气流筛	新乡市宏达振动设备有限责任公司	功率：1.5kW； 产量：1000～1500kg/h	本机在密闭状态下利用高速气流作载体，使充分扩散的粉料微粒以足够大的动能向筛网喷射，达到快速分级之目的

第三节 混合设备

一、概述

由两种或两种以上不均匀组分组成的物料，在外力作用下使之均质化的操作称为混合。其中包括固-固、固-液、液-液等组分的混合。但混合的物系不同、目的不同，所采用的操作方法也不同。本节介绍固体的混合设备。

混合机内粒子经随机的相对运动完成混合，混合机理有三种运动方式。

1. 对流混合

对流混合（convective mixing）：固体粒子群在机械转动的作用下，产生较大的位移时进行的总体混合。

2. 剪切混合

剪切混合（shear mixing）：由于粒子群内部力的作用结果，产生滑动面，破坏粒子群的凝聚状态而进行的局部混合。

3. 扩散混合

扩散混合（diffusive mixing）：相邻粒子间产生无规则运动时相互交换位置所进行的局部混合，当颗粒在倾斜的滑动面上滚下来时发生。

上述三种混合方式在实际的操作过程中并不是独立进行，而是相互联系的，只不过所表现的程度因混合器的类型、粉体性质、操作条件等不同而存在差异而已。如水平转筒混合器内以对流混合为主，而搅拌器的混合器内以强制的对流与剪切混合为主。一般来说，在混合开始阶段以对流与剪切为主导作用，随后扩散的作用增加。必须注意，不同粒径的自由流动粉体以剪切和扩散机理混合时常伴随分离而影响混合程度。

二、 混合机械

(一) 槽形混合机

由断面为 U 形的固定混合槽和内装螺旋状二重带式搅拌桨组成，见图 3-17。

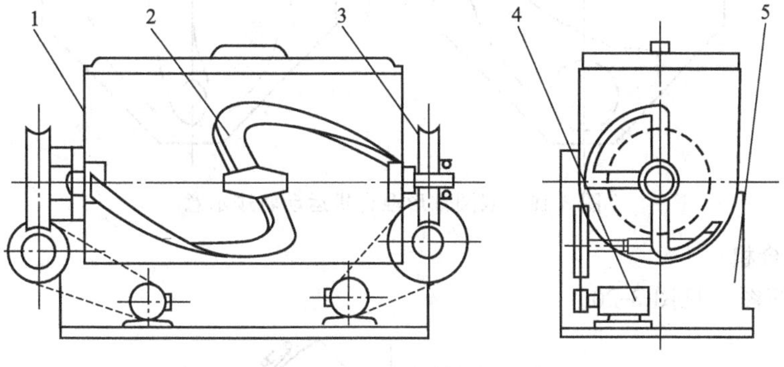

图 3-17　槽形混合机

1—混合槽；2—搅拌桨；3—蜗轮减速器；4—电机；5—机座

一般用在称量后、制粒前的混合，与摇摆式颗粒机配套使用，目的是使物料达到均匀的相互分布，以保证药物剂量准确。在干粉混合过程中要加黏合剂或润湿剂。

主电机带动搅拌桨旋转。由于桨叶具有一定的曲线形状，在转动时对物料产生上下、左右、内外各方向的推力，使物料翻动，达到均匀混合的目的。副电机可使混合槽倾斜 105°，使物料倾出。装料量约占混合槽容积的 80%。

该混合机价格低、操作简便、易于维修。缺点是搅拌效率低、混合时间长；搅拌轴两端的密封件容易漏粉；搅拌时粉尘外溢、污染环境，对人体健康不利。

(二) 旋转式混合机（转鼓式混合机）

该混合机机壳有圆筒形、双圆锥形和 V 形等，如图 3-18 所示。固体粉末主要依靠重力在转鼓内翻动以达到混合的目的。其混合效果主要取决于旋转速度，转速应小于临界转速，旋转速度过大，可产生离心力，降低了混合效果。一般适用于轻度混合，尤其是相对密度相近的细粉粉末。

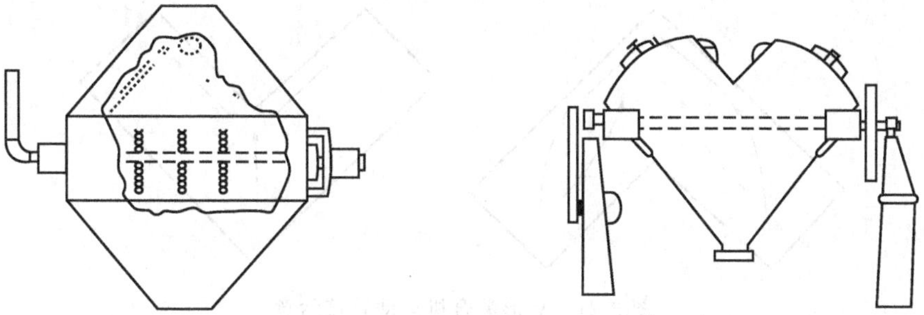

(a) 双圆锥形　　(b) V形

图 3-18　旋转式混合机

1. 双圆锥形混合机

该混合机是按照重力滑移摩擦运动原理设计的，运动形式呈现滑移、对流、循环、混合状态；固体颗粒间的分离、混合两个过程同时进行；运动轨迹如图 3-19 所示。

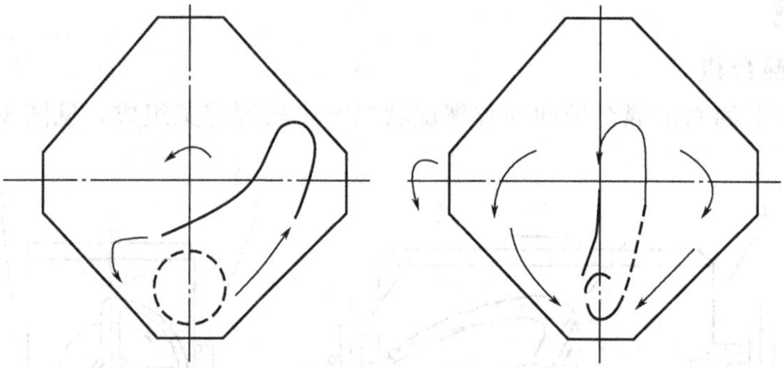

图 3-19　双圆锥形混合机运动轨迹示意

2. V 形混合机

（1）结构简图　见图 3-20。

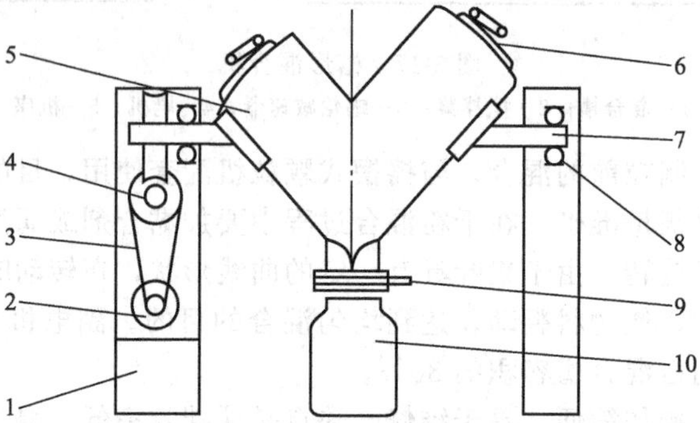

图 3-20　V 形混合机结构简图

1—机座；2—电机；3—传动皮带；4—蜗轮蜗杆；5—容器；6—盖；
7—旋转轴；8—轴承；9—出料口；10—盛料器

（2）V 形混合机的工作原理　V 形混合机是按照颗粒落下撞击摩擦运动原理设计的。对于流动性较差的粉体可进行有效地分割、分流，强制产生扩散、循环混合状态，其物流运动轨迹见图 3-21 所示。常用于干颗粒或粉末的混合，一般适用于总混，每混一次为一个批号。缺点：安装不方便，要求比较高。

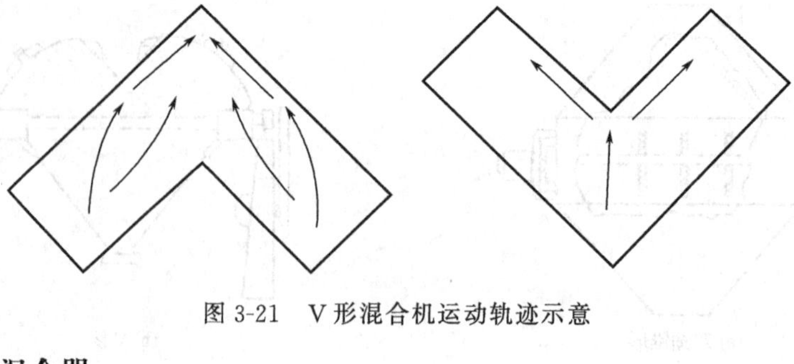

图 3-21　V 形混合机运动轨迹示意

(三) 气流混合器

见图 3-22。

(四) 双螺旋锥形混合机

该机主要由椎体、螺旋杆、转背、传动装置等组成，见图 3-23。混合过程是：粉体由加料

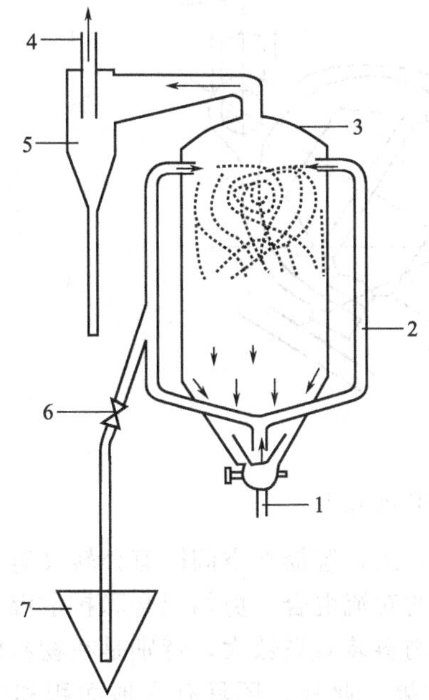

图 3-22 气流混合器结构示意

1—空气入口与物料出口；2—循环管；3—混合筒；4—真空；
5—旋风分离器；6—进料管活塞；7—贮料筒

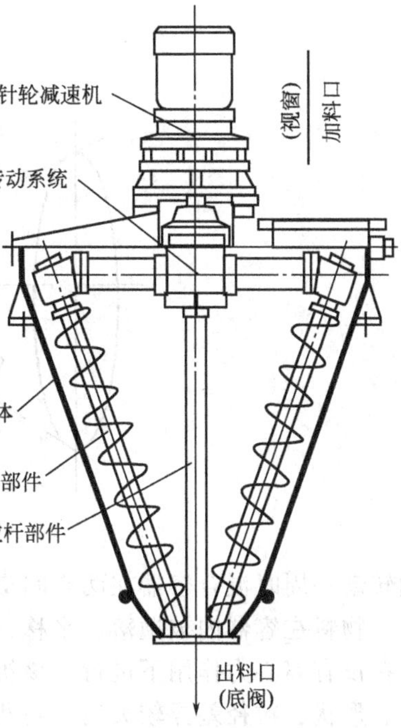

图 3-23 双螺旋锥形混合机结构示意

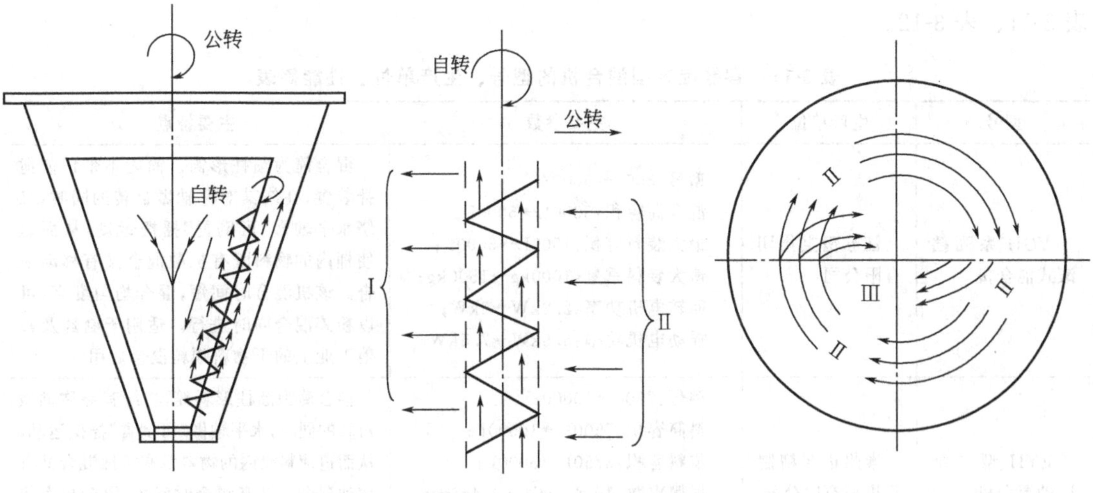

图 3-24 物料在混合机内翻动示意

Ⅰ—自下向上螺旋柱物料流；Ⅱ—全圆周方位物料更新和混渗；Ⅲ—轴线向下物料流

口加入至螺旋叶片顶部，启动电源后，两根螺旋杆以 108r/min 速度自转搅拌和提升物料，并以 5r/min 速度带动转臂做公转，粉体随双螺旋自转自下而上提升，形成两股对称的沿壁上升的螺旋形粉体流，达到混合均匀的目的，如图 3-24 所示。

（五）高效三维混合机

该机由混合容器、主动轴、被动轴、万向节以及动力装置等组成，见图 3-25 所示。主

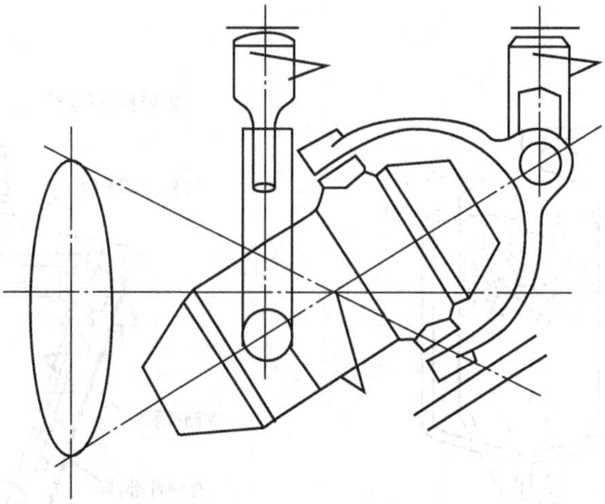

图 3-25　高效三维混合机示意

轴转动一周时混合容器在两空间交叉轴上、下颠倒 4 次，容器在空间既有公转又有自转和翻转。物料在容器内被抛落、平移、翻倒，进行有效的对流混合、剪切混合和扩散混合，使混合在没有离心力作用下进行。该机混合均匀度高、物料装载系数大，特别是在物料颗粒间密度、形状、粒径差异较大时，可得到很好的混合效果。此外，还具有占地面积和空间高度小，上料和出料方便等特点。容器和机身可用隔墙隔开，符合 GMP 要求。

三、 混合设备

下面对市场上各种混合设备的型号、生产单位、主要参数及主要特征列表做一简介，见表 3-11、表 3-12。

表 3-11　容器旋转型混合机的型号、生产单位、性能简表

型号	生产单位	主要参数	主要特点
YGH 系列摇滚式混合机	江苏瑰宝集团有限公司	型号：3000→5000； 混合筒容积：3000L→5000L； 最大装料容积：1500L→5000L； 最大装料重量：1000kg→1500kg； 回转电机功率：2.2kW→3kW； 摇动电机功率：5.5kW→7.5kW	混合筒为圆柱形筒。筒内不带任何搅拌装置，在绕其对称轴做自转的同时，又绕水平轴做"可倒置"摇摆运动，从而迫使桶内的物料既有扩散混合又有移动混合。该机混合时间短，混合均匀度高，可以粉碎混合同时进行。适用于制药及其他工业上的干物料颗粒混合之用
EYH 型二维运动混合机	泰州市博精制药机械有限公司	型号：7500→10000； 料筒容积：7500L→10000L； 装料容积：3750L→5000L； 摇摆次数：10.4r/min→9.4r/min； 电机总功率：22kW→30kW； 最大装料重量：2265kg→3000kg	混合筒为圆柱形料筒，在绕其对称轴做自转的同时，水平轴做"可倒置"摇摆运动，从而迫使料筒内的物料既有扩散混合又有移动混合。具有混合时间短、混合量大等特点。广泛应用于医药、化工等行业，特别适用于大吨位物料的混合
W 系列混合机	江阴市伟翔药化机械厂	型号：1000 型→4000 型； 全容积：1.0L→4.0L； 生产能力：200kg/次→800kg/次； 混合时间：6～10min； 筒体转速：12r/min→7.8r/min； 电机功率：4kW→11kW； 回转高度：2460mm→3730mm	混合功效高、均匀、无死角，适用于制药及其他工业上的干物料颗粒混合之用，对流动性较好的粉体及颗粒进行混合，效果显著

续表

型号	生产单位	主要参数	主要特点
BW系列混合机	江阴市伟翔药化机械厂	型号:300型; 功率:1.1kW; 全容积:0.3m³; 生产能力:60kg/次; 混合时间:6～10min; 筒体转速:12r/min	适用于制药及其他工业上的干燥物料颗粒混合之用,对流动性较好的粉体及颗粒进行混合,效果显著。混合筒结构独特、混合功效高、无死角、混合均匀
HD三维运动混合机	无锡市荣伟制药机械厂	型号:15→100; 混合器容器:15L→100L; 电动机:0.75kW→1.5kW	混合桶体设计独特,桶体内壁经过精细抛光,无死角,不污染物料,出料时物料在自重作用下,顺利出料,不留剩余料,具有不污染、易出料、不积料、易清洗等优点。物料在密闭状态下进行混合,不会对环境产生污染
VH-2.5V形混合机	中南制药机械厂	电动机:0.25kW; 桶体容积:6L; 工作容积:2.5L; 混合转速:60r/min	混合筒结构独特,混合均匀。效率高,不积料。整机结构简单,操作容易。外表面和物料接触部分均采用优质不锈钢制造,造型美观,维护、清洗方便
THJ系列桶式预混合机	江苏瑰宝集团有限公司	型号:50→1000; 功率:0.75kW→1.1kW; 混合箍转速:32r/min→34r/min; 最大装料容积:25L→50L; 最大装料重量:15kg→30kg	广泛适用于制药、食品、化工、电子等行业的干粉的混合,特别适用于均匀度要求特别高的、物料密度差大的物料混合。结构紧凑、操作方便、外形美观、占地面积小、混合效果好
SYH-TF系列三维运动混合机	南京腾飞制药机械设备厂	型号:SYH-1→SYH-5; 料筒容积:1L→5L; 主轴转速:30r/min→25r/min; 电机功率:0.12kW→0.25kW; 最大装料容积:0.9L→4.5L; 最大装料重量:0.5～0.9kg→2.4～4.5kg	混合筒多方向运动,物料无离心力作用,无密度偏析及分层、聚集现象,各组分可有悬殊的重量比,混合率达99.9%以上,是目前各种混合机中一种较理想的产品。筒体装料率大,最高可达90%(普通混合机仅为40%),效率高,混合时间短。筒体各处为圆弧过渡,经过精密抛光处理

表3-12 容器固定型混合机的型号、生产单位、性能简表

型号	生产单位	主要参数	主要特点
CH系列槽形混合机	江阴市昌盛药化机械有限公司	型号:50型→199型; 桨叶形式:S式单桨; 工作容积:50L→100L; 倒拌角度:<195°; 搅拌电机:1.5kW→2.2kW; 倒料电机:0.37kW→0.55kW; 搅拌桨转速:24r/min	通过机械转动,使S式搅拌桨旋转,推动物料往复翻动,均匀混合,操作时采用电器控制,可设定混合时间,到时自动停机,从而提高每批物料的混合质量
CH-10卧式槽形单桨混合机	长沙市岳麓区中南制药机械厂	工作容积:10L; 主轴转速:24r/min; 倒料方式:手动; 主电动机:0.25kW,220V; 料槽最大倾角:140°	为卧式槽形单桨混合机,适用于制药、化工、食品等行业,将不同比例的干性或湿性粉状物料均匀混合,在混合过程中,不产生物料的溶解、挥发或变质。电器部分设有过流、过压保护
LDH犁刀混合机	常州市宝康机械有限公司	型号规格:LDH-0.1; 一次混合:40～60kg; 主轴电机:3～4kW; 飞刀电机:1.1/2.kW	由传动部分、卧式卷筒、犁刀组轴、飞刀组、出料阀、喷液装置等部件组成。物料在犁刀和飞刀的复合作用下,不断更迭扩散,在短时间内达到均匀混合,混合精度高

续表

型号	生产单位	主要参数	主要特点
DSH双螺旋锥形混合机	常州市宝康机械有限公司	型号:DSH0.3→DSH0.5; 功率:2.2kW; 全容积:0.3m³→0.5m³; 装载系数:0.4→0.6; 每次产量:180kg→300kg; 混合时间:4min→6min; 工作条件:常温常压、粉尘密封; 混合物料粒度:500μm→1000μm	是一种新型、高效、高精度的混合设备,广泛应用于制药、化工、饲料等行业的各种粉状物料的混合。该机自转由一套电机及摆线针轮减速机来完成,采用两螺杆非对称搅拌,使物料搅拌范围大,混合速度快,对密度悬殊、混合效果比较差的物料接触部分均为不锈钢制造
HLF系列方锥形混合机	丹东市制药机械有限公司	型号:HLF-1500→HLF-2000; 主轴转速:9r/min→10r/min; 电机功率:5.5kW→7.5kW; 混合筒容积:1500L→2000L; 最大装料容积:1200L→1600L; 最大装料重量:750kg→1000kg	将物料装入方锥形密闭混合桶内,料门对称的轴线与回转轴线成一夹角,不同物料在密闭的筒中进行三维空间运动,达到最佳的混合效果。广泛适用于制药、化工、食品等行业的物料混合
Ⅳ型强制搅拌系列混合机	江阴市伟翔药化机械厂	型号:180型→300型; 功率:1.1×2kW→1.1×2.2kW; 全容积:0.18m³→0.3m³; 生产能力:60kg/次→80kg/次; 混合时间:2～5min→4～10min; 筒体转速:12r/min; 搅拌转速:500r/min	对较细粉粒凝块后或两种以上的粉状体,含有一定水分的物料均能混合。对微量的添加物也可达到混合的效果(指添加量很少的配料混合),适用于强制搅拌混合
SHJ系列双螺旋锥形混合机	江阴市伟翔药化机械厂	型号:200型; 全容积:0.2m³; 生产能力:90kg/次; 装载系数:0.6; 疏松密度:0.8; 物料粒度:20～250目; 电机功率:2.2kW; 混合时间:6～10min	是一种新型高效、高精度的混合设备,广泛适用于制药、化工、饲料等行业的各种粉体的混合。该机自转、公转由一套电机及摆线针轮减速机组成,搅拌范围大,混合速度快。对密度悬殊、混配比悬殊的物料混合更为合适
KJZ-10/50搅拌机	上海国彩制药机械成套设备有限公司	容积:10L→50L; 投料量:1～3kg→5～15kg; 制粒速率:5～10kg/5～10min; 颗粒目数:10～80目(可调); 搅拌电机:4/5kW,380V; 制粒电机:1.1/1.5kW,380V	混合均匀,可以混合制粒一步完成,适用于小量及中试样品的制备
立式锥形混合机	南通克莱尔混合设备有限公司	型号:A-6→A-10→A-80→A-240; 支座高:1125mm→2280mm→3045mm→3800mm; 螺杆功率:3kW→7.5kW→11kW→18.5kW; 旋臂功率1.5kW→2.2kW; 支座中心距:1060mm→1900mm→2390mm→3060mm	广泛应用于工业生产中的各种混合、干燥工艺。具有三重混合作用,可以使物料获得较好的混合效果。特点为:底部支撑,出料迅速、彻底、无滞留物;经特殊设计,设备符合GMP标准要求;混合平缓,不会恶化敏感的原料混合物
MQH型气流混合机	浙江化工科技集团有限公司化工机械厂	型号:MQH-15→MQH-30→MQH-50→MQH-80→MQH-100; 全容积:15m³→30m³→50m³→80m³→100m³; 混合时间:3～5min; 装载系数:0.4～0.6; 压缩空气耗量:100～150Nm³/批→160～210Nm³/批→220～280Nm³/批→330～380Nm³/批→380～430Nm³/批	是将压缩空气经混合头上的喷嘴送入混合腔体,物料瞬间随压缩空气沿筒壁螺旋式上升,形成流态化混合状态,经过若干个脉冲吹气和停顿间隔,即可实现全容积内物料的快速均匀混合。该机型具有批处理能力大、混合速度快、混合均匀度高、结构简单、维护工作量少、单位能耗低等特点,特别适用于大批量物料的短时间均匀混合操作

第四节 制粒设备

一、湿法制颗粒

湿法制颗粒是最简单、最直观的办法，一般是将软材用手工或机械挤压通过筛网，例如，用摇摆式颗粒机，即可制得湿颗粒。摇摆式颗粒机制粒是国内常用的方法，其工作原理如下：将软材置于颗粒机上部的加料斗中，加料斗下部装有六条绕轴往复转动的、钝六角或七角形棱柱状的滚轴，滚轴下装有筛网并紧贴滚轴。开机后，这些滚轴连续不断地进行往复转动，将软材挤压搓过筛网而制成湿颗粒。通常将软材通过筛网一次即可制得颗粒，有时也可使软材二次或三次通过筛网，这样可使颗粒更为均匀且细粉较少，同时也可减少黏合剂的用量，缩短下一步的干燥时间。当采用这种多次过筛制粒的方法时，第一次应该用较粗的筛网，然后再用较细的筛网。具体的网孔径可根据片剂的直径选定。

（一）摇摆式颗粒机

摇摆式颗粒机制粒系强制挤出型，对物料性能的要求必须是黏松恰当，太黏挤出的颗粒成条不易断开，太松则不能成颗粒而变成粉末。

制成的颗粒要求：以用手紧握能成团，而用手指轻压团块能立即分散为宜。

图 3-26 为摇摆式颗粒机示意，由底座、电机、传动皮带、蜗轮蜗杆、齿条、料斗、滚轮、

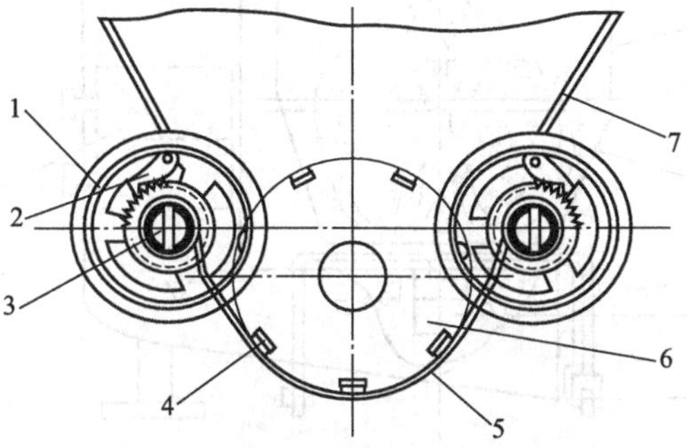

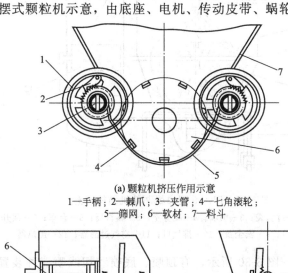

(a) 颗粒机挤压作用示意
1—手柄；2—棘爪；3—夹管；4—七角滚轮；
5—筛网；6—软材；7—料斗

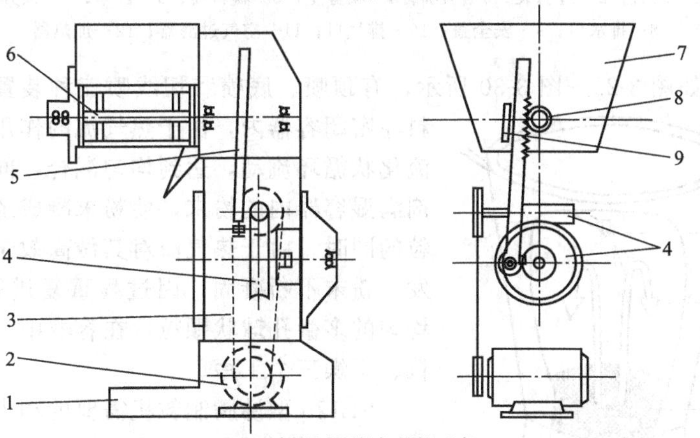

(b) YK 160摇摆式颗粒机结构示意
1—底座；2—电机；3—传动皮带；4—蜗轮蜗杆；5—齿条；
6—七角滚轮；7—料斗；8—转轴齿轮；9—挡块

图 3-26 摇摆式颗粒机挤压作用示意与结构示意

齿轮、挡板组成。工作原理是电机经皮带传动，带动减速器螺杆，经齿轮传动变速。电机在进行动力传动的同时，蜗轮上曲柄旋转配合齿条做上下往复运动。由齿条上下往复运动使之与啮合的齿轮做摇摆运动。特点是：①制得的颗粒分布均匀，有利于湿粒均匀干燥；②旋转滚筒的转速可调节，筛网拆装容易，具有调节系统；③加料量和筛网位置的松紧可影响颗粒质量。缺点是制备成型工艺的方法经验性强，无固定参数可控制，在大生产中波动较大。适用于小试及中试。

（二）沸腾制粒机

又称喷雾制粒机或流化床制粒机（图 3-27）。是以沸腾形式进行混合、造粒、干燥的一步制粒设备，故又称一步制粒机。主要用于药品造粒及包衣。

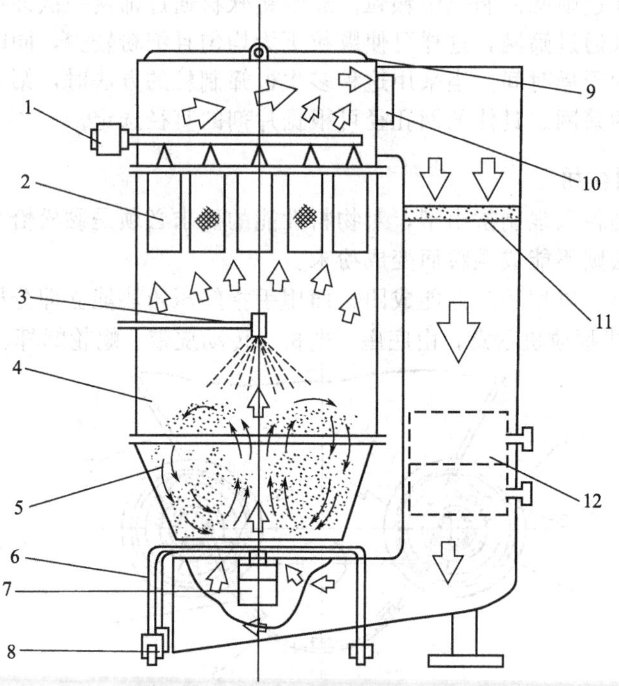

图 3-27　FL120 型沸腾制粒机结构示意

1—反冲装置；2—过滤袋；3—喷嘴；4—喷雾室；5—盛料器；6—台车；7—顶升气缸；8—排水口；9—安全盖；10—排气口；11—空气过滤器；12—加热器

沸腾制粒机如图 3-28～图 3-30 所示，有顶喷、底喷和切线喷三种装置。粉状物料投入料斗密闭容器内，由于热气流的作用，使粉末悬浮呈流化状循环流动，达到均匀混合，同时喷入雾状黏结剂润湿容器内的粉末，使粉末凝成疏松的小颗粒，成粒的同时，由于热气流对其做高效干燥，水分不断蒸发，粉末不断凝固，因过程重复进行，形成理想的、均匀的多微孔球状颗粒，在容器中一次完成混合、造粒、干燥三个工序。

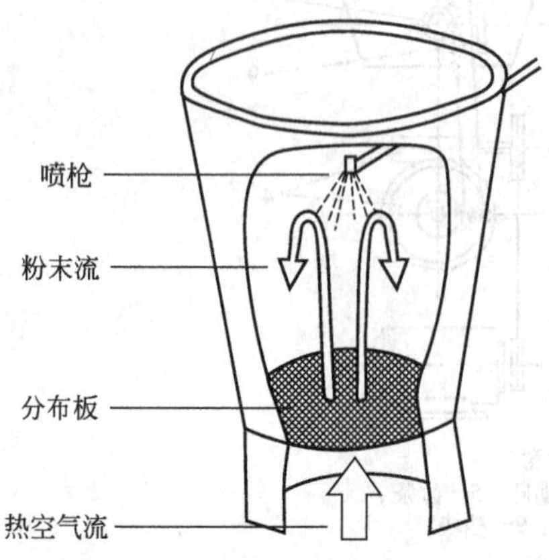

图 3-28　沸腾制粒机顶喷装置

FL120 型沸腾制粒机需要的动力源：

（1）电力　主要供给引风机、输液泵、控制柜。

（2）压缩空气　用来雾化黏合剂，脉冲反吹装置，驱动气缸。

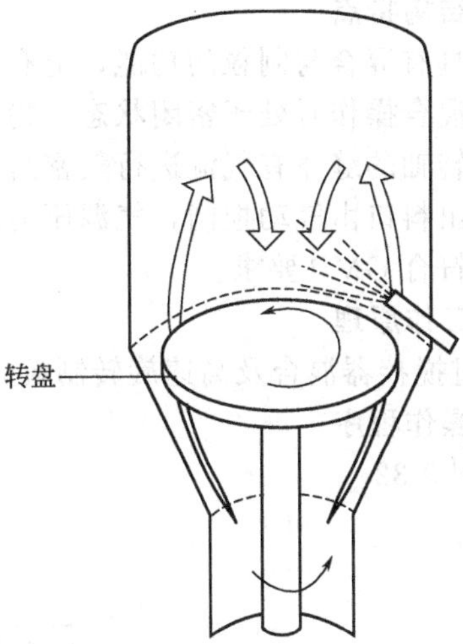

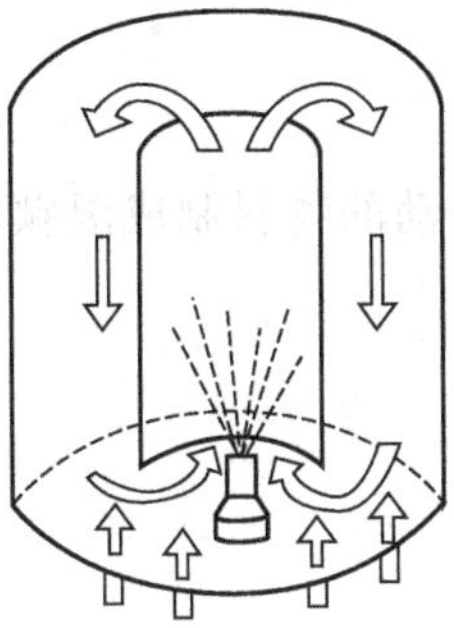

图 3-29　沸腾制粒机底喷装置

图 3-30　沸腾制粒机切线喷装置

(3) 蒸汽　用来加热空气。

顶喷式沸腾制粒机的喷枪位置，一般置于物料运动的最高点上方，以免物料将喷枪堵塞，喷液方向与物料方向相向。见图 3-28。

底喷式沸腾制粒机喷液方向与物料运动方向相同，适用于包衣，如薄膜包衣、缓释包衣、肠溶包衣等。见图 3-29。

切线喷沸腾制粒机喷枪装在容器的壁上，底部有旋转运动的转盘，物料除上、下运动外，还有周围的旋转运动，形成了螺旋状运动，适用于制粒、制微丸。见图 3-30。

(三) 卧式快速混合制粒机

如图 3-31 所示，由盛料器、搅拌桨、搅拌电机、制粒刀、制粒电机、电器控制器和机架等组成。

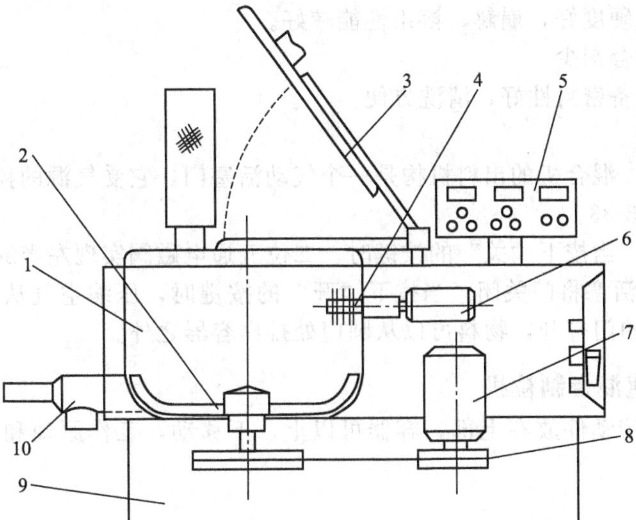

图 3-31　卧式快速混合制粒机

1—盛料器；2—搅拌浆；3—盖；4—制粒刀；5—控制器；6—制粒电机；
7—搅拌电机；8—传动皮带；9—机座；10—控制出料门

1. 结构特点

① 具有混合与制粒的功能，上有加料口、出气口、水管接口。

② 混合操作时处于密闭状态，粉尘飞扬极少。

③ 转轴的缝隙有气流进行气密封，粉尘无外溢。

④ 出料口由气动控制，气源压力＞0.5MPa。

⑤ 符合 GMP 要求。

2. 工作原理

通过搅拌器混合及高速旋转制粒刀切制将快速翻动和转动的物料制成湿颗粒。

3. 操作程序

见图 3-32。

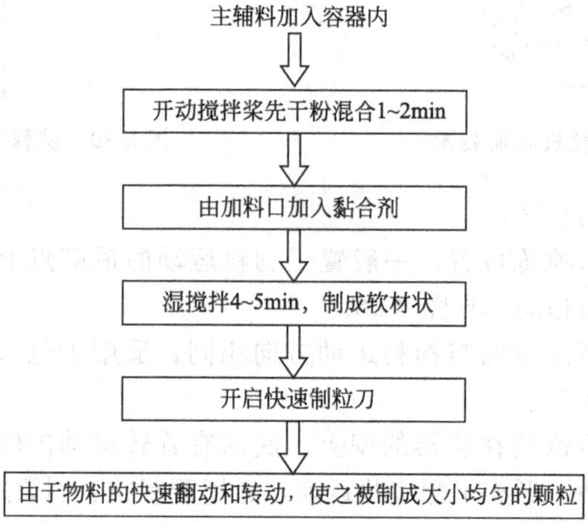

图 3-32　卧式快速混合制粒机操作程序

4. 优点

① 混合制粒时间短，颗粒大小均匀，细粉少，流动性好。

② 压成片剂后硬度好，崩解，溶出性能较好。

③ 所消耗的黏合剂少。

④ 易操作，设备密封性好，清洗方便。

5. 出料

（1）出料机构　混合机的出料机构是一个气动活塞门，它受气源的控制来实现活塞门的开启或关闭。见图 3-33。

（2）出料操作　当按下“关”的按键时，二位五通电磁阀实现左半的气路，即压缩空气从 A 口进入，推动活塞将门关闭。当按下“开”的按键时，压缩空气从 B 口进入，活塞向左推动，此时容器的门打开，物料可以从圆门处排出容器之外。

（四）立式快速混合制粒机

见图 3-34，其传动件放在上部，容器可以上、下移动，工作原理和实际效果基本与卧式机一样。

二、 干法制粒

干法制粒包括滚压法和压片法，这里主要介绍滚压法。滚压法制粒是将药物粉末（必要时加入稀释剂等）混匀后，用适宜的设备直接压成块，再破碎成所需大小颗粒的方法。该法靠压缩力的作用使粒子间产生结合力。见图 3-35。

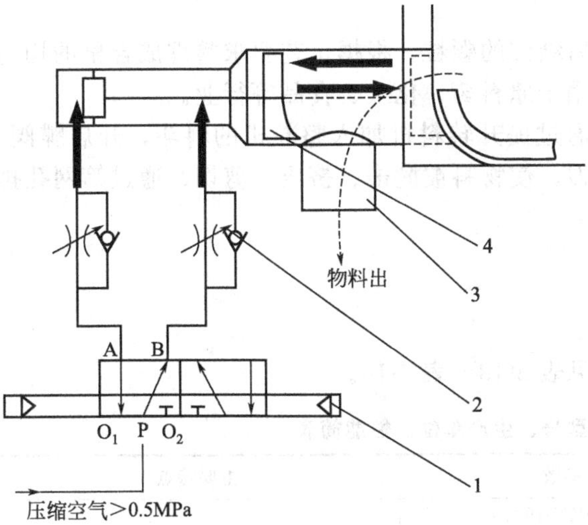

图 3-33　出料机构

1—电磁阀；2—节流阀；3—出料口；4—活塞

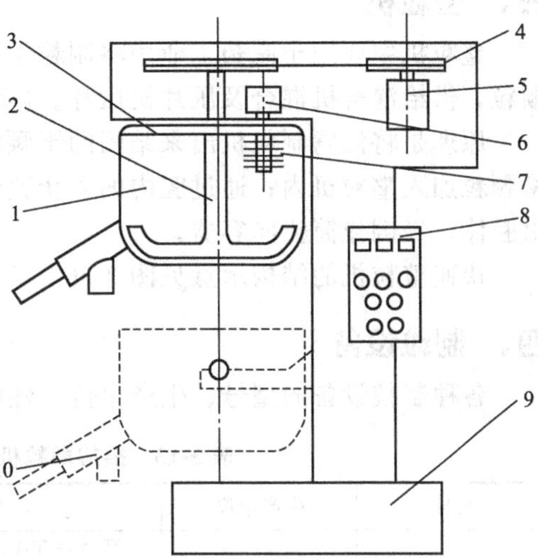

图 3-34　立式快速混合制粒机

1—容器；2—搅拌器；3—盖；4—皮带轮；5—搅拌电机；6—制粒电机；7—制粒刀；8—控制器；9—机座；10—出粒口

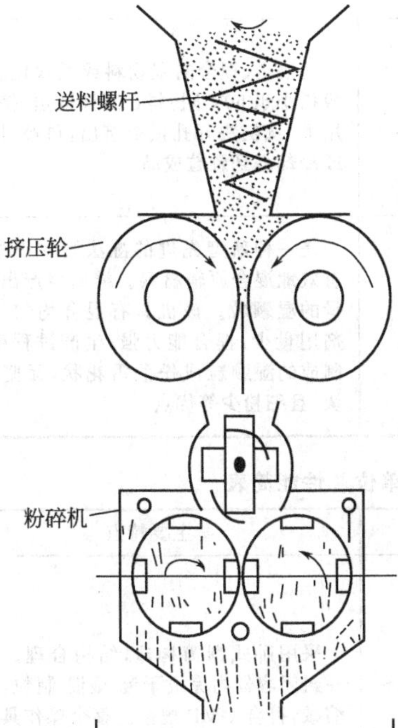

图 3-35　干法制粒示意

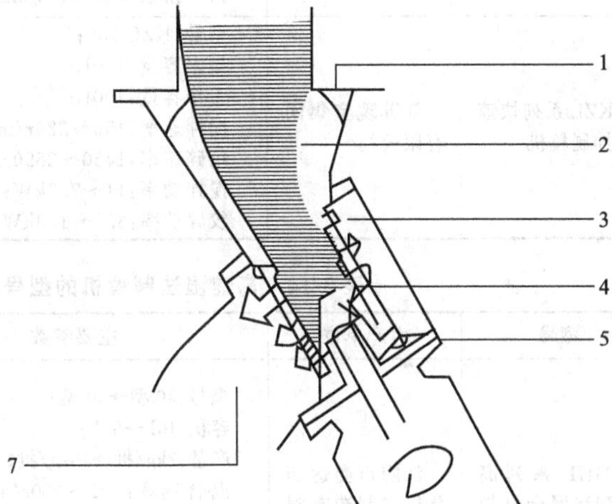

图 3-36　快速整粒机的结构示意

1—料门；2—原材料；3—启发器；4—筛室；5—旋翼隔板；6—马达罩；7—成品颗粒

干法制粒常用于热敏性物料、遇水不稳定的药物及压缩易成型的药物，方法简单、省工省时。但应注意压缩可能引起的晶型转变及活性降低等。

三、 整粒机

整粒机主要用于制药工业中将制粒干燥后结团的颗粒，根据工艺要求整理成合格的均匀颗粒，供给混合机混合及压片机压片。广泛用于原料药、化工、食品等行业。

原理是将沸腾制粒机出来结团的干颗粒通过提升转料机加入整粒机的料斗，开启蝶阀，将颗粒加入整粒机内；通过腔内的回转整粒刀，使物料被撞击、挤压、剪切，通过筛网孔排出腔体，经倒流筒流向容器。

快速整粒机的结构示意见图 3-36。

四、 制粒设备

各种制粒设备的型号、生产单位、性能见表 3-13～表 3-16。

表 3-13 摇摆颗粒机的型号、生产单位、性能简表

型号	生产单位	主要参数	主要特点
K 系列摇摆颗粒机	江阴市伟翔药化机械厂	型号：KY-100→KY-160； 生产能力：30～200kg/h→100～300kg/h； 电机功率：1.1kW→3kW； 滚筒转速：55r/min； 摇摆角度：360°； 滚筒直径：ϕ120mm→ϕ160mm	适用于制药、化工、食品等行业，将潮湿的粉末状物料制成颗粒，亦可粉碎块状干物料。通过机械传动使滚筒往复摆动，将物料从筛网中挤出制成颗粒或粉碎制粒
DE 系列双螺杆挤条机	重庆力普制药机械有限公司	型号：DE128； 螺杆直径：ϕ128mm； 螺杆转速：0～60r/min； 生产功率：100～300kg/h； 主电机功率：15～22kW； 最小挤条直径：ϕ1.0mm	经混合、捏合的湿物料或低软化点（一般指小于 50℃）物料在螺杆输送、挤压作用下，从机头开孔模板挤出，再经过干燥或冷却得到颗粒成品
KZL 系列快速搅拌制粒机	江苏瑰宝集团有限公司	型号：KZL-150； 最大容量：150L； 工作容量：100L； 搅拌速率：150～225r/min； 绞碎速率：1450～2890r/min； 搅拌功率：11～7.5kW； 绞碎功率：3.7～1.9kW	是一种新型先进的湿法制粒设备，能有效地混合原辅材料。继而生产出高质量的湿颗粒。该机具有混合均匀、黏合剂用量少；捏合能力强；生产过程密闭；制成的湿颗粒成松散雪花状，无坚实团块，且细粉少等优点

表 3-14 高速湿法制粒机的型号、生产单位、性能简表

型号	生产单位	主要参数	主要特点
GHL 系列高效湿法混合制粒机	江阴市鑫达药化机械制造有限公司	型号：10 型→50 型； 容积：10L→50L； 产量：3kg/批→15kg/批； 混合速率：300～600r/min→200～400r/min； 混合功率：15～2.2kW→4～5.5kW； 切割速率：1500r/min→3000r/min； 切割功率：0.85～1.1kW→1.3～1.8kW	采用卧式圆筒构造，结构合理。在同一封闭容器内完成干混-湿混-制粒，工艺缩减，符合 GMP 规范。整个操作具有严格的安全保护措施
JZL 系列挤压造粒机	江阴市鑫达药化机械制造有限公司	型号：60 型； 挤压轴转速：15～160r/min； 电机功率：2.2kW； 两螺杆中心距：60mm； 生产湿料能力：10～50kg； 成品颗粒尺寸：0.5～3mm	制作的颗粒是通过螺杆及钢板硬性挤压出来的，因此颗粒形状规则，质地紧密，细粉少，不易吸湿。本机与物料接触部分均采用不锈钢制造，表面抛光，装拆与清洗十分方便。本机适用于医药、化工、食品、饲料等行业中湿法制作各种规格的颗粒

续表

型号	生产单位	主要参数	主要特点
FL型沸腾制粒干燥机	常州市科宇干燥设备有限公司	型号：FL-5→FL-15； 投料量：4～6kg/批→10～20kg/批； 容器容积：22L→45L； 容器直径：400mm→550mm； 风机风量：$824m^3/h$→$1400m^3/h$； 风机风压：375Pa→480Pa； 装机功率：3.4kW→5.5kW； 蒸汽耗量：23kg/h→42kg/h； 电热型功率：7.0kW→12kW； 压缩空气耗量：$0.3m^3/min$	混合、制粒、干燥在一机内完成，一步法制粒；采用抗静电滤布，设备操作安全，设置压力泄放孔，一旦发生爆炸，设备、人员不受伤害；设备无死角，装卸料轻便快速、冲洗干净，符合GMP规范
PGL喷雾干燥制粒机	常州市豪龙干燥设备有限公司	风机：6.7kW→18.5kW→27kW； 蒸汽（水）：74kg/h→235kg/h→539kg/h； 蒸发量：5kg/h→30kg/h→100kg/h； 压缩空气：0.6MPa→1.1MPa→3MPa； 辅助电加热：6kW→48kW→99kW	将一定的粉末物料放入流化床内作为晶种，液体物料经泵送至喷嘴雾化器，与喷雾用高温空气瞬间接触除去水分，完成干燥，并同时成粒

表3-15　旋转制粒机的型号、生产单位、性能简表

型号	生产单位	主要参数	主要特点
高效旋转制粒机	山东青州市精诚机械制造有限公司	型号：WL-150G； 功率：1.5kW； 产量：30kg/h； 筛筒直径：150mm； 碾刀转速：60r/min； 连续生产时间：连续； 最小颗粒直径：$\phi1.2$～3mm	最大的特点是适合于半干式粉末、带有一定黏性的物料制成颗粒，主要用于中药冲剂、食品类等其他带有黏度的物料的制粒。本机操作简单，清洗容易，移动方便，自动化程度高。符合GMP车间使用，是制药、食品企业的首选设备
LXK-250旋搓颗粒机	丹东市制药机械有限公司	电机功率：4.0kW； 生产能力：400～600kg/h； 筛网筒直径：250mm	可将制粒、整粒整合于一体，是摇摆颗粒机的更新换代产品，该机制粒均匀，效率高，颗粒密实，整机无死角，结构合理，清洗方便，可移动
RE系列旋转制粒机	重庆力谱制药机械有限公司	筛筒直径：300mm； 制粒直径：1～3mm； 生产能力：200～500kg/h； 电机总功率：8.5kW	制粒成型率高，颗粒美观，自动出料，避免了人工出料造成的颗粒破损，适合于流水作业操作。制得的颗粒结构疏松，产量大，适合于黏性物料制粒
ZLB型旋转式制粒机	泰州市博精制药机械有限公司	碾刀尺寸：259； 粒子直径：$\phi2$～2.2mm； 电机功率：3kW； 生产能力：100～200kg/次	本机凡与物料接触部分均采用不锈钢制造，外形美观，结构合理，避免了人工出料造成的颗粒破损，并适合流水作业
GK系列干式制粒机	江阴市鑫达药化机械制造有限公司	型号：200型； 生产能力：50～200kg/h； 料斗容积：8L； 轧辊尺寸：250mm×200mm； 轧辊转速：2～20r/min(可调)； 送料速率：6～60r/min(可调)； 辊轮驱动电机：11kW； 送料驱动电机：3kW； 油泵驱动电机：2.2kW； 液压系统最大工作压力：50MPa	利用物料结晶水性质，直接将粉料制成颗粒的新设备，结构合理，质量稳定可靠，清洗维修方便，干粉颗粒密度均匀，崩解度好，成料率高。特殊的运送结构，保证有效送料。轧辊水循环冷却，保证不会出现物料黏辊现象。不需要水或乙醇等湿润剂，不需要二次加热干燥，工序少、功效高、成本低。采用先进的电动液压，操作简单可靠。自动化程度高。密封操作无污染，满足药品卫生要求
GZL-D干式挤压制粒机	哈尔滨纳诺医药化工设备有限公司	总功率：4.3kW→18.5kW； 颗粒直径：0.4mm→1.9mm； 最大处理能力：20～250kg/h	对各种物料有很强的适应性，使设备的使用范围更广，机内部件全部经过精心设计，特殊工艺加工而且性能优越，结构合理，有效防止粉尘的产生及交叉污染

表 3-16 整粒机的型号、生产单位、性能简表

型号	生产单位	主要参数	主要特点
KZL 系列快速整理机	常州市科宇干燥设备有限公司	型号:100; 功率:0.75kW; 转速:180～1400r/min; 定子直径:100mm; 定子长度:96mm; 生产能力:20～150kg/h	适用于中西药、食品、化工颜料及饲料等行业颗粒的破碎及整理。全部零件采用不锈钢制造,表面抛光,装拆与清洗十分方便
KZL 系列快速整理机	江阴市鑫达药化机械制造有限公司	型号:80 型→120 型→160 型→200 型; 旋簧长度:185mm; 滤孔直径:1～8mm; 生产能力:50～100kg/h→100～200kg/h→150～300kg/h→200～400kg/h; 电机功率:0.55kW→1.1kW→1.5kW→2.2kW; 速率调节范围:单速 2800r/min; 变频调速:300～3600r/min	能替代摇摆颗粒机。适用于中西药、食品、化工颜料及饲料等行业颗粒的破碎及整理。本机采用不锈钢制造,表面抛光,装拆与清洗十分方便
FZ 系列粉碎整理机	江阴市鑫达药化机械制造有限公司	型号:150 型→300 型→450 型→700 型→1000 型; 粒度:6～80 目; 生产能力:15～150kg/h→30～300kg/h→45～450kg/h→70～700kg/h→100～1000kg/h; 调速范围:单速 2800r/min; 变频调速:300～3600r/min; 电机功率:1.1kW→1.5kW→2.2kW→5.5kW; 传动座温升:<30℃; 出料门至地面高度:650mm→650mm→690mm→690mm→720mm	加工的原料进入粉碎整粒机的进料口后,落入锥形工作室,由旋转回转刀对原料起回旋作用,并以离心力将颗粒甩向筛网面同时由于回转刀的高速旋转与筛网面产生剪切作用,颗粒在旋转刀与筛网间被粉碎成小颗粒并经筛网排出。粉碎的颗粒大小,由筛网的目数、回转力与筛网之间的间距以及回转转速的快慢来调节。适用于原料粉碎、湿料制粒、干料整理,不合要求的药片,需回收利用的可按粒度的大小要求进行整粒

第五节 干燥设备

干燥是利用热能使湿物料中的湿分（水分或其他溶剂）汽化，并利用气流或真空带走汽化了的湿分，从而获得干燥固体产品的操作。在干燥过程中，湿物料与热空气接触时，热空气将热能传至物料，这是一个传热过程；湿物料得到热量后，物料中的水分不断汽化，并向空气中移动，这是一个传质过程。因此物料的干燥是由热量的传递和质量的传递同时进行的过程，两者缺一不可。

由于工业生产中被干燥物料的性质、干燥程度、生产能力的大小等不同，因此所采用的干燥方法及设备也不同。

一、干燥方法

干燥方法的分类方式多种多样，按操作方式分为间歇式、连续式，按操作压力分为常压式、真空式，按加热方式分为传导干燥、对流干燥、辐射干燥、介电加热干燥。

二、 干燥设备

(一) 厢式干燥器

见图 3-37，在干燥厢内设置多层支架，在支架上放入物料盘，需要干燥的物料放在盘中，打开加热器和鼓风机，空气沿箭头所示方向经加热，由上至下通过各层带走水分，最后由出口排出湿气，过程中要定时翻动物料以防表层物料过分干燥发热变黄而内层还未干透。

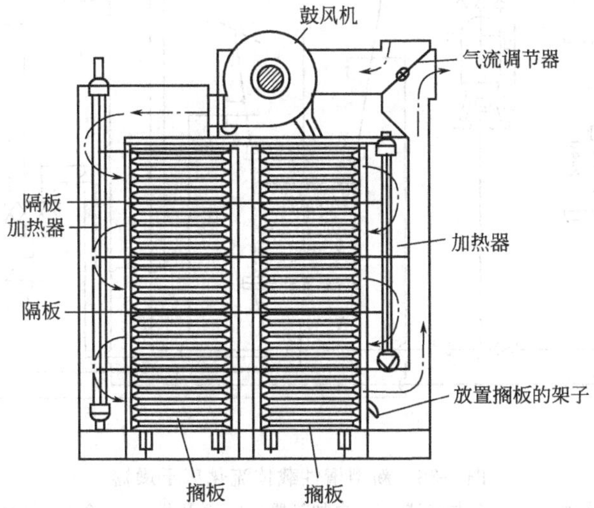

图 3-37　带鼓风装置的干燥器

热源按实际情况选用蒸汽加热或电加热，如有易燃气体，则选蒸汽加热。适用于物料含水量较大，质地较重的产品。但存在劳动强度大、热量消耗大等缺点。

(二) 流化床干燥器

使热空气自下而上通过松散的粒状或粉状物料层形成“沸腾床”而进行干燥的操作。因此生产上也叫沸腾干燥器。将湿物料由加料器送入干燥器内多孔气体分布板（筛板）之上，经加热后的空气吹入流化床底部的分布板与物料接触，使物料呈悬浮状态在上下翻动的过程中得到干燥，干燥后的产品由卸料口排出，废气由干燥器的顶部排出，经袋滤器或旋风分离器回收其中夹带的粉尘后由抽风机抽空。

流化床干燥器结构简单，操作方便，操作时颗粒与气流间的相对运动激烈，接触面积大，强化了传热、传质，提高了干燥速率；物料的停留时间任意调节，适宜于热敏性物料。流化床干燥器不适宜于含水量高、易黏结成团的物料，要求被干燥颗粒的粒度适宜。流化床干燥器在片剂颗粒的干燥中得到广泛的应用。

新型惰性载体流化床干燥器如图 3-38 所示。将中草药提取浓缩液分散于润湿颗粒的悬浮层，惰性材料被热空气加热并将热量传递，水分从物料膜覆盖的颗粒表面蒸发，当颗粒相互碰撞时，干燥品从颗粒表面脱落，被气流送入捕集器中。

(三) 喷雾干燥器

喷雾干燥是用雾化器将溶液喷成雾滴分散于热气流中，使水分迅速蒸发直接获得干燥产品的设备。

雾滴直径通常为 10～60μm，每 1L 溶液具有 100～600m^2 的蒸发面积，因此表面积很大，传热、传质迅速，水分蒸发极快，具有瞬间（几秒到十几秒）干燥的特点。

雾滴温度 320～335K，适用于热敏性物料的干燥。干燥后的制品多为松脆的空心颗粒，

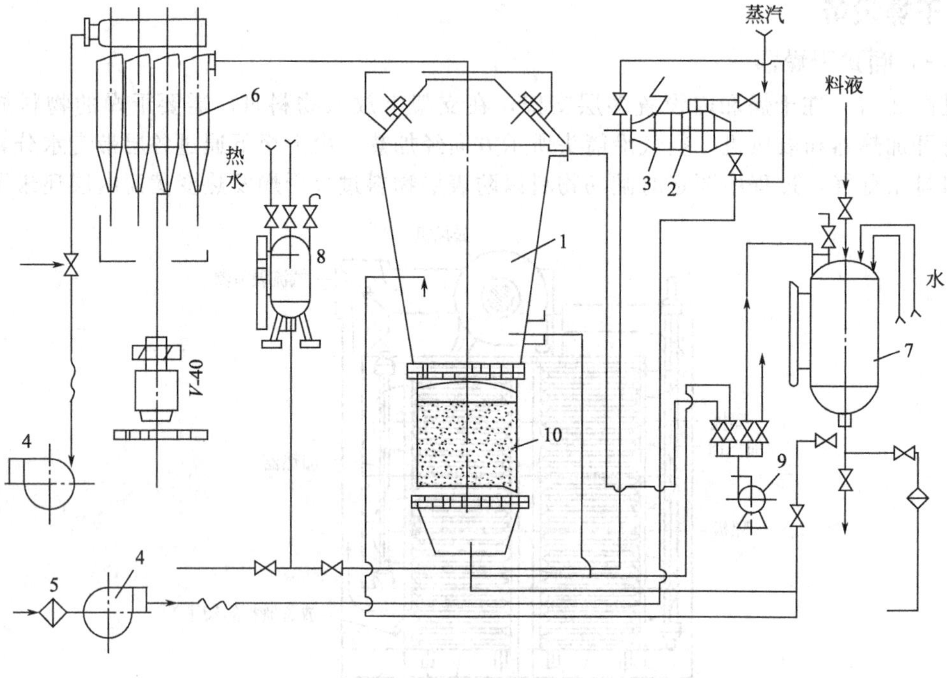

图 3-38　新型惰性载体流化床干燥器

1—干燥器；2—蒸汽加热器；3—电加热器；4—送风机；5—输入空气过滤器；
6—旋风除尘器；7—原液槽；8—洗涤热水计量槽；9—配料泵；10—充填的氟塑料颗粒

溶解性能好。

雾化器有三种型式：压力式雾化器、气流式雾化器和离心式雾化器。目前我国较普遍地应用压力式喷雾器；中药浸膏的喷雾干燥常采用气流式雾化器和离心式雾化器。

喷雾干燥器中雾滴与热气流的流动方向可有三种：并流型、逆流型、混流型。

图 3-39 为一种喷雾干燥装置。

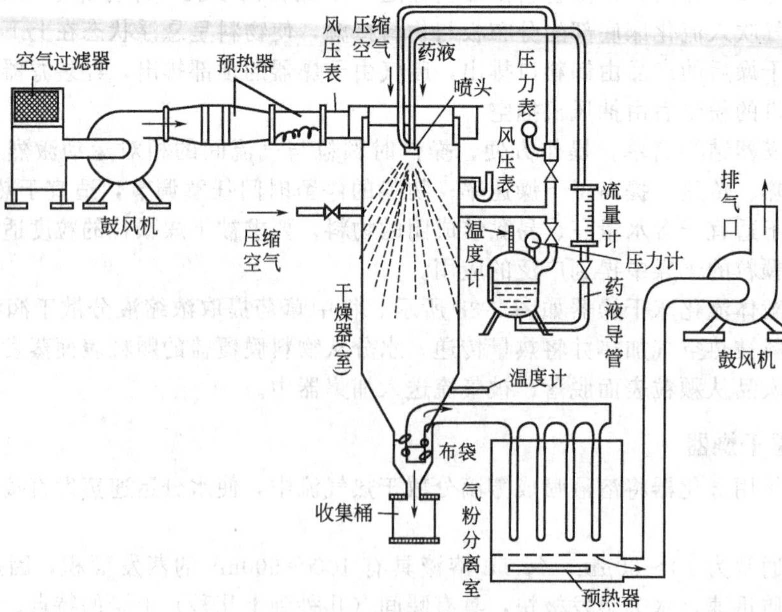

图 3-39　喷雾干燥装置

喷雾干燥器内送入的料液及热空气经过除菌高效滤过器滤过可获得无菌干品，如抗生素粉针的制备、奶粉的制备都可利用该干燥方法。

(四) 红外干燥器

红外干燥是利用红外辐射元件所发出来的红外线对物料直接照射加热的一种干燥方式。红外线是介于可见光和微波之间的一种电磁波，其波长范围在 0.72～1000μm 的广阔区域，波长在 0.72～5.6μm 区域的叫近红外，5.6～1000μm 区域的称为远红外。

红外线辐射器所产生的电磁波以光的速度辐射至被干燥物料，当红外线的发射频率与物料中分子运动的固有频率相匹配时引起物料分子的强烈振动和转动，在物料内部分子间发生激烈的碰撞与摩擦而产生热进而达到干燥的目的。

红外线干燥时，由于物料表面和内部的物料分子同时吸收红外线，故受热均匀、干燥快、质量好。缺点是电能消耗大。

图 3-40 为振动式远红外干燥机，湿颗粒由加料斗经定量喂料机输入第一层振槽，在箱顶预热，振槽借链轮传动机构振动，并将物料振动送入第二层振槽，经辐射装置受远红外辐射加热，水蒸气由风机经排风管及蝶阀排出。物料在振动下输送到第三层振槽，继续加热，物料至第四层时，经冷风逐渐冷却，通过振槽顶端的筛网，经出口送到贮桶。

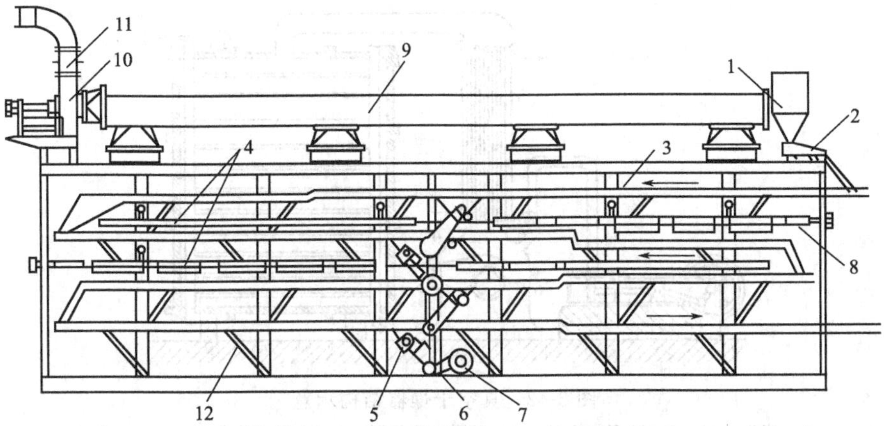

图 3-40 振动式远红外干燥机

1—加料斗；2—喂料机；3—振槽；4—辐射装置；5—偏心振动装置；6—链轮传动机构；7—电动机；8—升降装置；9—排风管；10—风机；11—蝶阀；12—弹簧板

(五) 微波干燥器

微波干燥属于介电加热干燥器。把物料置于高频交变电场内，从物料内部均匀加热，迅速干燥的方法。工业上使用的频率为 915MHz 或 245MHz。

水分子是中性分子，但在强外加电场力的作用下极化，并趋向与外电场方向一致的整齐排列，改变电场的方向，水分子又会按新的电场方向重新整齐排列。若外加电场不断改变方向，水分子就会随着电场方向不断地迅速转动，在此过程中水分子间产生剧烈的碰撞和摩擦，部分能量转化为热能。微波干燥器内是一种高频交变电场，能使湿物料中的水分子迅速获得热量而汽化，从而使湿物料得到干燥。

微波干燥器加热迅速均匀、干燥速度快、热效率高；对含水物料的干燥特别有利；微波操作控制灵敏、操作方便。缺点是成本高，对某些物料的稳定性有影响。因此常用于避免物料表面温度过高或防止主药在干燥过程中的迁移时使用。

图 3-41 为微波干燥器结构示意。

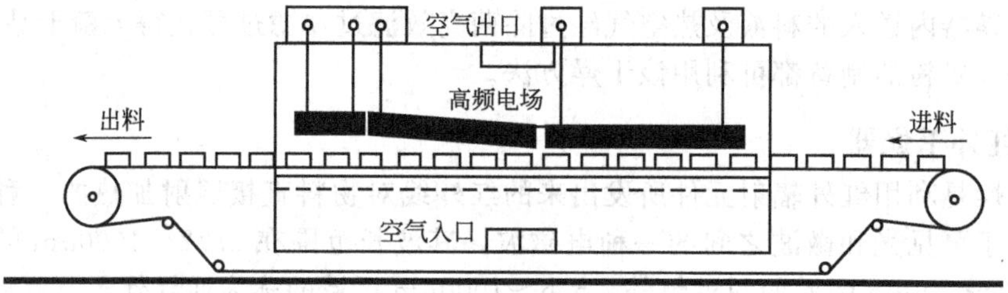

图 3-41 微波干燥器结构示意

(六) 真空干燥器

真空干燥是将被干燥物料置于真空条件下进行加热干燥。它利用真空泵进行抽气抽湿，使工作室处于真空状态，物料的干燥速率大大加快，同时也节省了能源。真空干燥设备分为静态干燥器和动态干燥机。物料在静态干燥器内干燥时，物料处于静止状态，形体不会损坏，干燥前还可以进行消毒处理；物料在动态干燥机内干燥时不停地翻动，干燥更均匀、充分。真空状态下物料溶剂的沸点降低，所以适用于干燥不稳定或热敏性物料；真空干燥机有良好的密封性，所以又适用于干燥需回收溶剂和含强烈刺激、有毒气体的物料。真空干燥设备已广泛应用于制药、化工食品、染料等行业。见图 3-42。

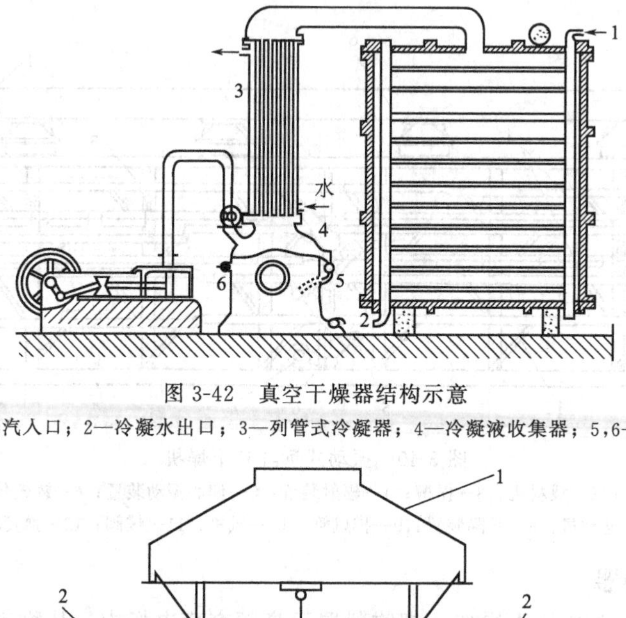

图 3-42 真空干燥器结构示意

1—蒸汽入口；2—冷凝水出口；3—列管式冷凝器；4—冷凝液收集器；5,6—阀门

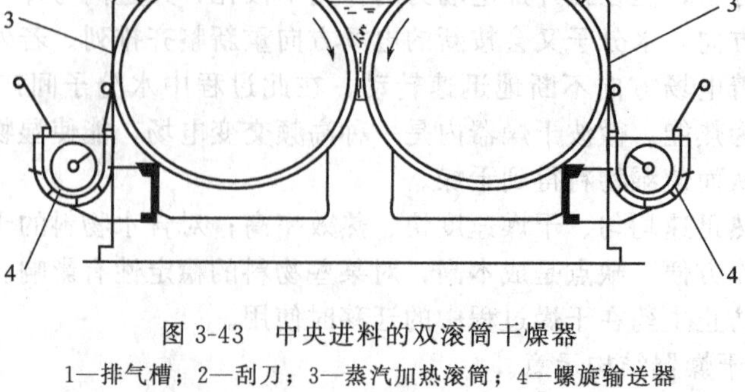

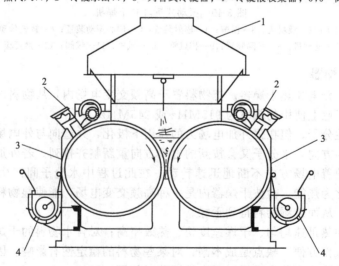

图 3-43 中央进料的双滚筒干燥器

1—排气槽；2—刮刀；3—蒸汽加热滚筒；4—螺旋输送器

(七) 双滚筒干燥器

滚筒式干燥器是常用的连续的干燥器，适用于浓缩浸出液或稠性流体干燥。有单滚筒和双滚筒之分。图 3-43 为中央进料的双滚筒干燥器。

各类干燥设备的型号、生产单位、性能简表见表 3-17～表 3-21。

表 3-17　厢式干燥设备的型号、生产单位、性能简表

型号	生产单位	主要参数	主要特点
KH101 小型电热干燥箱	广东医药机械有限公司	型号：KH-25（无鼓风）→KH-35（KH-35AS）； 电压：220V→220V； 功率：0.5kW→0.8～1.6kW； 温度：50～200℃； 工作室容积：250mm×250mm×250mm→350mm×350mm×350mm	工作室后部装有发热管，且装有鼓风装置(KH-25 除外)，温度仪控制温度恒定及高低，工作时空气经管加热再经鼓风装置空气循环流动，确保温度均匀
YZG-15 系列真空干燥器	南京飞达干燥设备有限公司	烘盘数：32 个； 烘架层数：8 层； 层间距离：122mm； 烘架使用温度：35～150℃； 烘盘管内使用压力：≤0.784MPa； 烘盘尺寸：460mm×640mm×45mm	蒸发操作的热源可以采用低压蒸汽或废热蒸汽；蒸发器的热损失可减少；适用于在高温下易分解、聚合和变质的热敏性物料的干燥；在干燥前可进行消毒处理，干燥过程中任何不纯物均无混入；属于静态真空干燥器，故干燥物料的形体不会被破坏

表 3-18　喷雾干燥设备的型号、生产单位、性能简表

型号	生产单位	主要参数	主要特点
XSZ 系列旋转闪蒸干燥机	常州市科宇干燥设备有限公司	型号：XSG-2→XSG-3； 筒体直径：200mm→300mm； 主机功率：5～9kW→8～15kW； 处理风量：300～800m³/h→600～1500m³/h； 蒸发水量：10～20kg/h→20～50kg/h	将旋流、流化、喷雾及粉碎技术有机结合。设备紧凑，体积小，生产效率高，连续生产。干燥强度大，能耗低，热效率可达 70%以上。物料停留时间短，成品质量好，可用于热敏性物料的干燥。负压或微负压操作，密闭性好，效率高，消除环境污染
QG 系列气流干燥机	常州市中贝制药机械有限公司	型号：QG50→QG100； 高度：14m； 蒸发水分：50kg/h→100kg/h； 装机功率：7kW→13kW	具有分散作用的风机，特别适合热敏性物料的气流干燥作业。高速飞旋的风机叶轮，能把湿的甚至结块的物料打碎、直至分散，在分散过程中同时搅拌、混合，然后物料和热气流平行地流动

表 3-19　沸腾干燥设备的型号、生产单位、性能简表

型号	生产单位	主要参数	主要特点
GFG 系列高效沸腾干燥机	江阴市鑫达药化机械制造有限公司	型号：300 型→500 型； 投料：300kg→500kg； 风量：7800m³/h→10800m³/h； 风压：950mmH_2O→950mmH_2O； 功率：30kW→45kW； 搅拌功率：1.1kW→1.5kW； 搅拌转速：11r/min； 蒸汽耗量：366kg/h→451kg/h； 工作时间：15～30min	适用于医药、食品、化工、饲料等领域湿颗粒和粉体物料的干燥。螺杆挤压颗粒、摇摆颗粒和高速混合制粒颗粒干燥。特点是流化床为圆形结构避免了死角。床内设置搅拌，避免了潮湿物料的团聚及干燥过程中形成沟流。布袋过滤器为抗静电特种纤维布，操作安全。采用翻倾卸料，方便、迅速、彻底。密封负压操作，按 GMP 规范设计

续表

型号	生产单位	主要参数	主要特点
XF20A 型沸腾干燥器	江阴市鑫达药化机械制造有限公司	风压：5.5×10^3Pa； 风量：$3110m^3/h$； 进风温度：60～140℃； 物料温度：40～60℃； 最大耗能：2.6×10^3m/min； 干燥能力：20～25kg/h； 风机功率：11kW	适用于散粒状物料的干燥，包括原料药、压片颗粒料、中药冲剂、化工原料中的塑料树脂、枸橼酸和其他粉状、颗粒状物料的干燥除湿。物料的最佳粒径为0.5～3mm。该机可实现自动化生产，是连续式干燥设备，干燥速度快，温度低
ZHLC7.5 × 1.2 振动流化床	四川振华制药机械有限公司	功率：30×2kW； 进风温度：70～140℃； 出风温度：40～70℃； 流化床面积：$9m^2$； 蒸发水分能力：200～260kg/h	振动源采用电机驱动，运转平稳、维修方便、噪声低、寿命长。流态化平稳，无死角和吹穿现象。可调性好，适应面宽，物料在机内移动速度以及振幅变更均可实现无级调节。采用全封闭式的结构，防止了物料与空气间的交叉污染

注：$1mmH_2O=9.80665Pa$。

表 3-20 真空干燥设备的型号、生产单位、性能简表

型号	生产单位	主要参数	主要特点
真空耙式干燥机	重庆力谱制药机械有限公司	机型：500→750； 功率：4kW→5.5kW； 工作容积：300L→450L； 加热面积：$6m^2\rightarrow9m^2$； 搅拌速率：6r/min→30r/min； 筒内压力：−0.096MPa～0.15MPa； 夹层压设计力：0.3MPa	适用于浆状、膏糊状、粉状物料的真空干燥，干燥速度快，采用夹层与内搅拌同时加热方式，传热面大，热效率高，设置搅拌，使物料在筒内形成连续循环状态，进一步提高了物料受热的均匀度；设置敲击棒，可粉碎大块物料，从而可顺利进行浆状、膏状、糊状物料的干燥
500-SZG 系列双锥回转真空干燥机	南京海王制药机械有限公司	转速：6r/min； 功率：1.5kW； 总容积：$500m^3$； 工作容积：$250m^3$； 加热面积：$2.63m^2$； 架转高度：2060mm； 罐内设计压力：0.15MPa； 夹层设计压力：0.3MPa	主要用于医药、化工、食品等行业物料的干燥，如不能承受高温、容易氧化的、对结晶体不允许破坏的物料，回收残余物的物料、回收干燥时排出蒸汽的物料以及具有强烈刺激、有毒性的物料

表 3-21 辐射干燥与红外干燥器干燥设备的型号、生产单位、性能简表

型号	生产单位	主要参数	主要特点
红外线辐射干燥设备	上海意联热能设备有限公司	能源：柴油； 热量：32900cal； 能耗：3.56L/h； 成本：14.70 元/h； 加热方式：远红外线	针对局部加温，减少热量损失，不受空气流动的影响；配备特殊网罩，燃烧干净，无需排放管道；经过 TUV 认证的燃烧器，备用过热保护装置，操作安全；不产生空气搅动，不产生空气灰尘颗粒，轮式，方便
WZG 系列微波干燥机	南京腾飞制药机械有限公司	型号：WSG-6； 微波功率：6kW； 微波频率：(2450±15)MHz； 蒸发能力：6～9kg/h； 转盘速率：5～6r/min； 真空度：≥0.095MPa	用于热敏性中药固体制剂的干燥，也可作为真空浓缩设备使用，干燥速度快，提高产品质量，具有高效、加热均匀、易控、安装方便等特点。适用于丸剂、颗粒状物料的干燥。微波低温干燥还具有消毒、杀菌的功效。功率线性可调，智能化控制

续表

型号	生产单位	主要参数	主要特点
HWL-B 箱式微波干燥设备	天水华圆制药设备有限公司	型号：HWL15-B、HWL20A/B、HWL30-80A/B； 微波功率：15kW→20kW→30kW→80kW； 微波频率：2450MHz； 电压：380V±10%； 铺料面积：2.25m²→4～12m²； 灭菌能力：10～20kg/(kW·h)； 脱水处理：0.8～1.2kg/(kW·h)	由控制元件、微波加热箱体、空间立体转动吊篮、传动系统、电器系统构成箱体结构。该装置智能化控制，线性可调，温度可控，将 PLC 控制引进到微波产品中，高压变压器采用二级冷却系统，保证设备可连续 24h 工作
GZY 型系列惯性振动式远红外干燥机	湖南邵阳市金威工作设备有限责任公司	层数：3 层→4 层→5 层； 型号规格：GZH-3→GZH-4→GHZ-5； 烘槽总长：12m→16m→20m； 烘烤温度：60～260℃； 烘烤时间：3～12min→4～16min→5～20min； 加热功率：20～60W→28～80W→40～100W； 电机功率：1.7W→2.4W→2.75W	采用惯性源振动，使被烘物料在振动着的料槽中连续跳跃翻滚向前流动。采用远红外辐射加热，使输送和干燥同时实现

注：1cal=4.18J。

第六节　压片设备

片剂是现代药物制剂中应用最为广泛的重要剂型之一，片剂生产新设备诸如全粉末直接压片、全自动高速旋转式压片机、亚高速旋转式压片机及旋转式包心压片机等，已经广泛地应用于国内外的片剂生产实践，从而使片剂的品种增多，质量也得到了很大的提高。

国外压片机技术最主要的发展方向是：高速高产、密闭性、模块化、自动化、规模化及先进的检测技术。

一、单冲压片机

单冲压片机仅适用于很小批量的生产和实验室的试制，可采用手动和电动。由转动轮、加料斗、一个模圈、上下两个冲头和一个能左右移动的饲料靴组成，如图 3-44 所示。在冲模中，两冲头在填充入的颗粒上加压而形成片剂。有多种大小和形状的冲头和冲模可供使用，见图 3-45。

其压片的工作过程见图 3-46，可以分为如下步骤：

① 下冲的冲头部位（其工作位置朝上）由中模孔下端伸入中模孔中，封住中模孔底。

② 利用加料器向中模孔中填充药物。

③ 上冲的冲头部位（其工作位置朝下）自中模孔上端落入中模孔，并下行一定行程，将药粉压制成片。

④ 上冲提升出孔。下冲上升将药片顶出中模孔，完成一次压片过程。

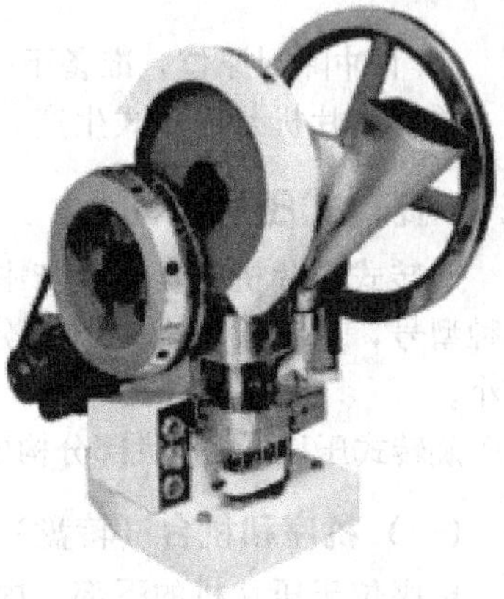

图 3-44　单冲压片机

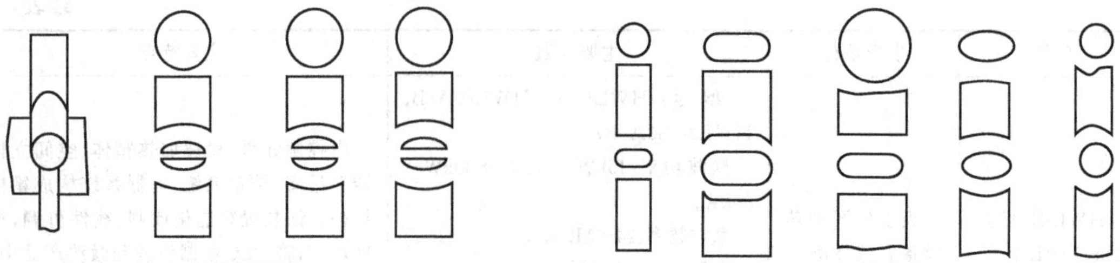

(a) 圆形凹冲　　(b) 异形冲

图 3-45　圆形凹冲和异形冲

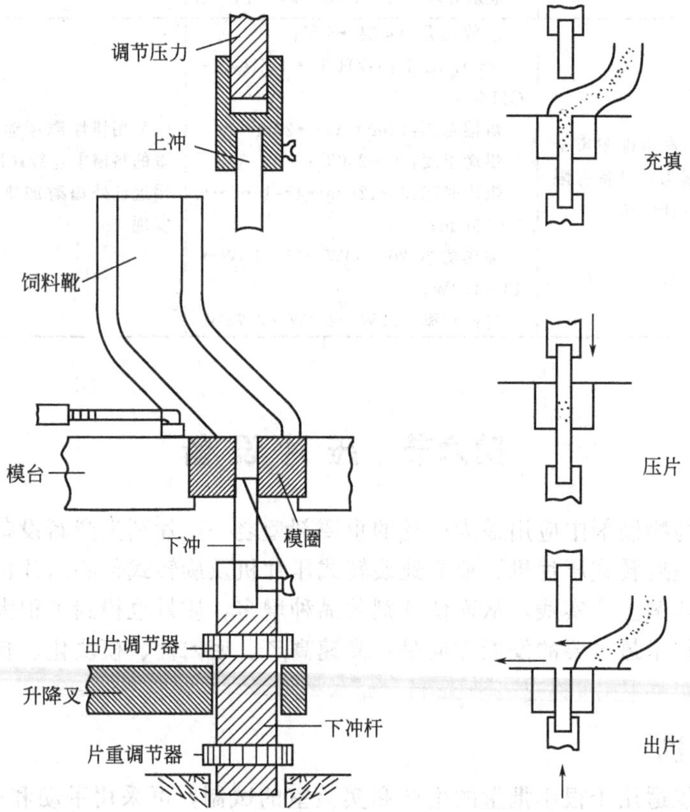

图 3-46　压片机的压片过程

⑤ 下冲降到原位，准备下一次填充。

单冲压片机是间歇式生产，间歇加料、间歇出片，生产效率低。

二、旋转式压片机

旋转式压片机是目前生产中广泛使用的多冲压片机，有 16 冲、19 冲、33 冲、55 冲等多种型号，生产效率高，压力分布均匀（上、下冲同时加压），饲粉方式合理，机械噪声很小。

旋转式压片机由三大部分构成：机座和机台（转盘）、压制机构、加料部分及其调节装置。

（一）机座和机台（转盘）

机座位于压片机的下部，内部装有动力及传动机构如电机、无级变速轮、传动轴、蜗杆等，蜗杆带动蜗轮使机台（转盘）绕中轴顺时针旋转。机台（转盘）为一整体铸件，在它的中层（一般称为中盘），沿圆周方向等距离地装有若干个模圈（比如55冲的压片机，则装有55个模圈）；在机台（转盘）的上层和下层，装有与上述模圈相对应的上冲和下冲，其中下冲始终处于模圈孔内，压片时，下冲上升，同时，上冲下降落入模孔内，从而实现上下冲的同时加压，模孔内颗粒压制成片剂。

（二）压制机构

包括圆环形的上冲轨道、下冲轨道和上压轮、下压轮以及推片调节器、压力调节器。上、下冲轨道直接决定了上、下冲的起伏升降，当上冲随机台（转盘）上层转动到达“上压轮”正下方时，下冲亦相应地运行到“下压轮”的正上方，这时，上、下冲之间的距离最短（因为上压轮安装于上冲轨道的最低点），压力最大，从而使模孔内的颗粒挤压成片剂。随着机台（转盘）的继续转动，上、下冲沿着各自的轨道同时向上升起，而上冲的升高要比下冲快一些，以免造成下冲向外推片时的附加阻力；当下冲上升到中盘平台位时，饲粉器的刮板将药片推入收集容器中；因此，推片调节器的作用就是调节下冲上升的最高位置，使之与中盘平台水平面相同。压片力的大小是由下压轮本身向上凸起的高度所决定的，下压轮的位置高，则压片时，下冲上升所达到的位置高，与上冲之间的距离短，因而压力大，反之则压力小。具体的调节方法是由压力调节器调节下压轮的高度。另外，上压轮连有一杠杆，杠杆下端被一个弹簧压住，当上压轮受力过大时，可使上、下压轮间的距离增大，从而保证机器和冲模的安全，这一装置称为压力缓冲装置，单冲压片机没有这一装置。

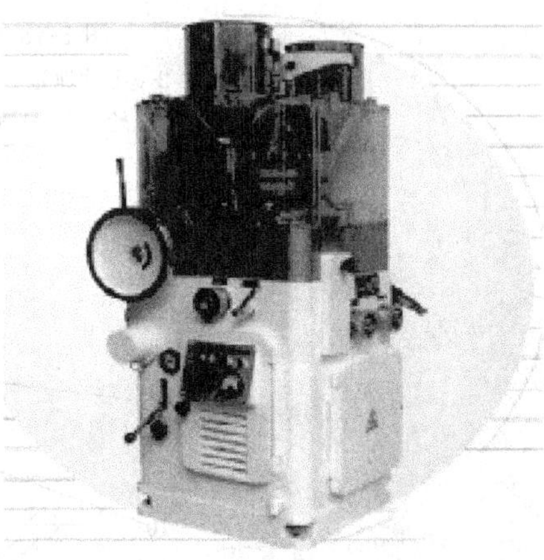

图 3-47　旋转压片机的外形

（三）加料部分及其调节装置

饲粉器在旋转式多冲压片机上是固定不动的，当中盘转动时，饲粉器中的颗粒源源不断地流入中盘的各个模孔内，将它们填装满（此时下冲下降至最低位），然后下冲沿着下冲轨道继续向前运动，当到达片重调节器上方凸起的半月形滑道时，多余的颗粒由下冲推出到中盘的台面上并由刮板刮去，至此，颗粒的填充与片重的调节完成。显然，片重调节器决定了模孔内颗粒的实际体积，因而决定了片重。在上述过程之后。下冲沿轨道下降约3～5mm，以防压片时上冲将模孔内的颗粒“溅散”出来，从而进一步保证了片重的准确性，

旋转压片机的外形见图 3-47，其压片过程示意见图 3-48。

三、 高速旋转压片机

旋转式压片机已经逐渐发展成为高速度压片的机器，通过增加冲模的套数，改进饲料装置来达到高速的目的，它的模具的轴心随转台旋转的线速度不低于60m/min。

高速旋转压片机生产效率高，片子精度可控，有自动剔除废片、自动采样、故障显示和打印各种统计数据等功能，是目前大生产中主要使用的机器，每分钟生产能力为1400～10000片。在整个压片过程中，控制系统通过对压力信号的检测、传输、计算、处理等实现对片重的自动控制。该机型号多，生产上常用的是26冲、32冲、38冲、42冲等机械。其压片过程是：颗粒充填、预压、主压、出片等工序。可以压普通片及异形片，而且是全封闭、压力大、噪声低。

以GZPK37A高速旋转压片机为例，机器由压片机、计算机控制系统、ZS9真空上料器、ZWS137筛片机和XC320吸尘机几个部分组成。见图 3-49。

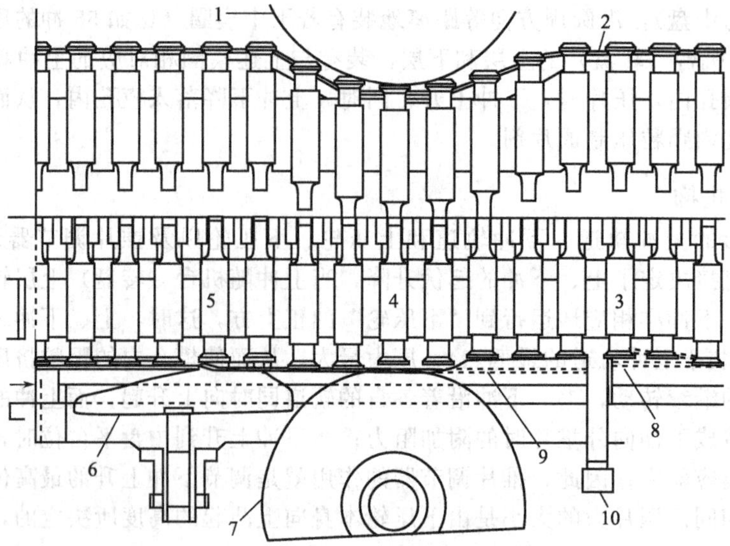

图 3-48 旋转压片机压片过程示意

1—上压轮；2—上冲轨道；3—出片；4—加压；5—加料；6—片重调节器；
7—下压轮；8—下冲轨道；9—出片轨道；10—出片调节器

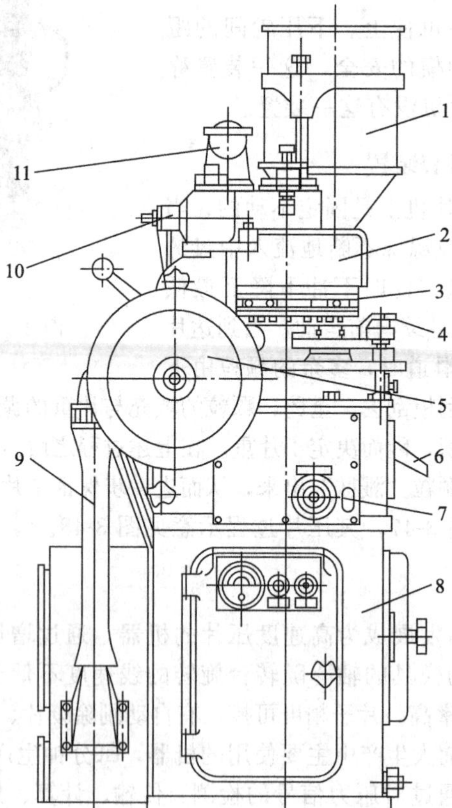

图 3-49 高速旋转压片机

1—物料筒；2—机架；3—工作转台；4—刮料器；5—手轮；6—出料盘；
7—填充调节手轮；8—机座；9—清盘吸风系列；10—上压轮调节摆杆；11—上压轮罩

四、粉末直接压片机

国内的压片机不适合粉末直接压片，饲料器中的粉体由于密度不同可能分层，也可能发生流动时快时慢或形成空洞的现象，因此压片机的饲粉器应加振荡装置，实施强制饲粉；另外，粉末直接压片时，产生的粉尘较多，应加吸粉捕尘装置。现在有针对成型性差的缺点，制成二次或三次的压片机，物料混合后经过一次压轮或预压轮（初压轮）适当的压力压制后，移动到二次压轮再压制，由于经过二次压制，成型性增加，压制的片子密度均匀、外观光洁。见图 3-50。

可以相信，随着我国医药科学技术的发展、压片机的改进以及新药用辅料的开发，粉末直接压片这种新工艺必将在国内得到更加广泛的应用。

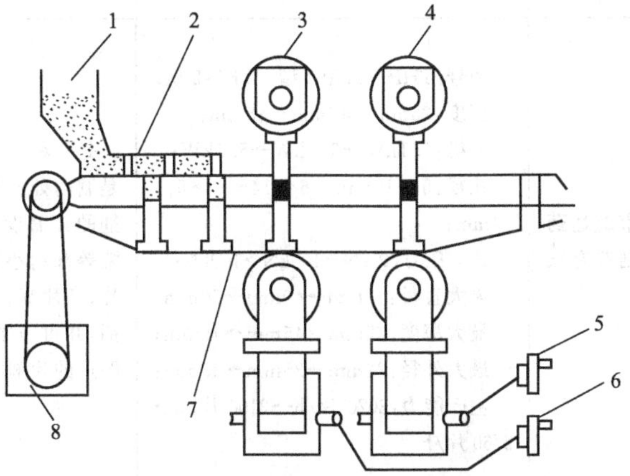

图 3-50　改进后的直接压片机

1—加料斗；2—刮粉器；3—初压轮；4—二次压轮；5—二次压轮调节器；6——次压轮调节器；7—下冲轨道；8—电机

五、压片设备

各类压片设备的型号、生产单位、性能简表见表 3-22～表 3-25。

表 3-22　单冲压片机、花篮式单冲压片机的型号、生产单位、性能简表

型号	生产单位	主要参数	主要特点
TDP-15 单冲压片机	上海天峰制药设备有限公司	最大直径:80mm； 最大深度:50mm； 电机功率:1.1kW； 生产能力:960～1500 片/h； 最大主压力:136kN； 最大环形外径:80mm	是一种粉粒状厚料压制成片剂的新型设备,适用于农药、医药、化工、食品等行业生产各种片剂,特别是大规格片剂及难成型片剂
DP 系列单冲压片机	北京国药龙立科技有限公司	型号:DP30A； 电源:220V,50Hz； 冲钉数:1→2→3； 最高产量:60 片/min→120 片/min→180 片/min； 压片直径:4～20mm→4～10mm→4～7mm； 最大深度:16mm； 最大压力:30kN； 最大片厚:8mm； 主机功率:0.55kW	适用于制药、化工、食品冶金等行业,是将颗粒状原料压制成圆形片或异形片的小型制剂设备。主要特点是:片重精度高,工作平稳,噪声小,原料损耗低,最低实验原料用量仅 200g

续表

型号	生产单位	主要参数	主要特点
TDP-15 单冲压片机	长沙市岳麓区中南制药机械厂	型号：1.5T→5T； 电动机：75W，1400r/min； 最大压力：15kW→50kW； 最大直径：12mm→16mm； 最大深度：11mm→12mm； 最大厚度：6mm→6mm； 生产能力：4000～6000 片/h→3600 片/h	用于将各种颗粒状原料压制成片剂，可广泛用于制药、化工、食品、医院科研等单位试制或小批量生产各种片剂，如糖平、钙片、异形片等。是一种小型台式电动连续压片机，也可以手摇；使用方便，易于维修，体积小，重量轻；机上安装一副冲模，物料的充填深度，压片的压力、厚度均可调节
THP 系列花篮式压片机	江阴市鑫达药化机械制造有限公司	型号：THP→THP-1 型→THP-2 型； 深度：25mm→45mm→45mm； 电机：1.1kW→3.7kW→5.5kW； 孔径：5～10mm→6～14mm→6～14mm； 最大压力：40kN→100kN→100kN； 最大直径：30mm→40mm→50mm； 最大深度：25mm→45mm→45mm； 最大外径：22mm→35mm→35mm； 生产能力：2070 片/h→2100 片/h→2760 片/h	是一种中型花篮式连续自动压片机。是制药处理颗粒状原料压制成片剂或冲剂的必需设备之一。适用于实验室、医院等部门小批生产压制药片、催化剂、糖片、钙片等。它可压制各种异形、环形片剂，并可压制双面刻有商标、文字及简单图形的片剂
花篮式压片机	湖南中诚制药机械厂	最大压力：40×10^3kg； 最大直径：30mm； 最大深度：25.32mm； 生产能力：30 万片/h～50 万片/h； 环形片孔径：5～10mm； 环形片深度：25mm； 电动机功率：1.1kW； 环形片最大外径：22mm	适用于制药、化工等行业，将颗粒状原料压制成片状或块状制剂。可压制各种圆形、环形、异形片剂，还能压制双面刻有商标、文字和图案的片剂

表 3-23　旋转式压片机的型号、生产单位、性能简表

型号	生产单位	主要参数	主要特点
ZP35E 旋转式压片机	上海信源制药机械有限公司	电机：4kW； 冲模数：35 付； 最大压力：80kN； 最大直径：13mm； 最大深度：15mm； 最大厚度：6mm； 转盘转速：14～36r/min； 最大生产能力：15 万片/h	采用变频无级调速装置，操作方便，安全可靠。配有过载保护装置，当压力过载时，能自动停机。外围罩壳为全封闭形式，材料选用不锈钢，内部台面用不锈钢材料，凡与药物接触的零件均采用不锈钢材料或经表面处理，无毒耐腐蚀。转台表面经过特殊处理，能保持表面光洁与防止交叉污染，符合 GMP 要求。压片室四面为透明有机玻璃，且能全部打开，易于内部清理和保养，室内配有安全照明，能清楚观察压片状态

续表

型号	生产单位	主要参数	主要特点
ZPW11 旋转式压片机	上海天祺制药机械有限公司	总模数:11 付; 最大压力:10kN; 最大深度:40mm; 最大直径:圆形 40mm;环形 30mm×20mm; 转盘转速:6～12r/min; 生产能力:3960～7920 片/h; 电动机功率:3～5.5kW	是处理颗粒状原料压制成大片或块状的设备。它可压制各种异形、环形片剂,并可压制双面刻有商标、文字及简单图形的片剂
ZXP 系列旋转式压片机	江阴市鑫达药化机械制造有限公司	最大压力:80kN; 最大直径:20mm; 最大深度:18mm; 最大厚度:9mm; 转盘转速:12～36r/min; 生产能力:15000～45000 片/h; 电动机功率:3kW; 可装行模数:21 付	优点是除可将各种颗粒原料压制成圆形片外,还能压制异形片、双层片及双面刻字片,有 21 付冲模,转盘旋转一周压制 21 片,压片速度、物料充填深度、片剂厚度均可调节,还可以选片看样,压片压力由液压系统控制,系统内配过载保护装置,压力过载时能自动停机,避免设备损坏
ZP17、ZP19 旋转式压片机	江阴市鑫达药化机械制造有限公司	冲模数:19 付; 最大压力:40kN; 最大直径:12mm; 最大深度:15mm; 最大厚度:6mm; 转盘转速:20～40r/min; 生产能力:25000～45000 片/h; 电动机功率:2.2W	用于将各种颗粒状原料压制成圆片状,还能压制各种几何形状的异形片。最适合于小批量生产。压片时转盘速度、物料填充深度、圆片厚度均可调节,机上的缓冲装置可避免过载引起的机件损坏,机体一侧配有吸粉箱,通过吸嘴可吸取机器运转时产生的粉尘,避免黏结堵塞,并可回收原料重新使用
ZP10 PLC 旋转式压片机	上海天凡药机制造厂	型号:ZP10→ZP8; 电压:22V; 冲模数:8 付→10 付; 最大直径:22mm; 最大厚度:8mm; 转台转速:8～20r/min; 冲模直径:38.16mm; 生产能力:4800～12000 片/h→3800～8400 片/h; 最大主压力:60kN; 最大预压力:10kN	为单压式,全封闭结构,符合 GMP 要求。该机特点是预压装置主轴转动,变频调速用先进的蜗轮减速器配套,转台装有推力轴承,自润滑轴承,数字显示当前主压力、片剂厚度、充填量大小、预压轮位置,还显示当前出片力。采用触摸式操作按钮,设有电机故障保护报警、下冲装卸保护报警、紧急停机等功能
小型旋转压片机	泰州市金泰制药机械有限公司	电机:0.75kW; 冲模数:5 付→7 付→9 付; 最大压力:40kN; 最大直径:13mm; 最大深度:15mm; 最大厚度:6mm; 转台直径:200mm; 转台速率:32r/min; 中模直径:26mm; 中模高度:22mm	主要适合于实验室试制和小规模生产,是将颗粒状物料制成不大于 13mm 的圆形、异形片的自动连续生产设备

表 3-24　高速旋转压片机的型号、生产单位、性能简表

型号	生产单位	主要参数	主要特点
GZPK100 高速系列压片机	上海健台制药机械有限公司	型号：GZPK138A 型； 充填量：18mm； 冲模数：38 付； 压片力：80kN； 生产能力：228000 片/h； 最大预压：20mm； 压片直径：13mm； 电机功率：7.5kW	片子重量准确，差异小，物料损耗小。该机电气控制与主机分离，单独设置电气控制系统
ZPYG45 型亚高速旋转式压片机	聊城万合工业制造有限公司	最大压力：80kN； 最大直径：ϕ13mm； 最大深度：17mm； 最大厚度：8mm； 转台转速：5～36r/min； 电机功率：5.5kW； 机器高度：1755mm； 机器高度：1500mm； 最大生产能力：200000 片/h	是该公司新研制的亚高速压片机，产量高，压力大，将颗粒状原料压制成各种规格的圆形片、异形片和环形片。视窗效率高，符合 GMP 要求。外围罩壳及压片室内部台面均采用不锈钢材料，转台经特殊处理，无毒、光滑、耐磨。功率大、压力大，设有预压导轨运转平稳，可压制难成型物料。配有强迫加料装置，根本改善颗粒的流动性和填充性，确保加料精度
ZPSH37A 型双色环形旋转式压片机	聊城万合工业制造有限公司	冲模数：37 付； 最大压力：100kN； 最大直径：ϕ14mm； 最大深度：17mm； 最大厚度：8mm； 转台转速：5～25r/min； 电机功率：5.5kW； 机器高度：1740mm； 机器高度：1500mm； 最大产量：55000 片/h	是在该公司原 ZP37 冲压片机的基础上新研制的一种双压式自动旋转、连续压片设备。外围罩壳及压片室内部台面均采用不锈钢材料，转台经特殊处理，无毒、光滑、耐磨。功率大、压力大，并设有预压导轨，运转平稳，可压制难成型物料。配有过载保护装置，压力过载时，报警灯闪亮，并自动停机。采用变频调速，操作方便，安全准确
ZPW20 型包芯机	上海天凡药机制造厂	功率：4kW； 冲模数：20 付； 最大厚度：9mm； 最大深度：18mm； 最大压力：80kN； 最大压片直径：12mm； 最大片心外径：5.5mm； 最大心片厚度：5.5mm； 普通片转台转速：12～36r/min； 包心片转台转速：6～12r/min； 普通片最大产量：14400～43000 片/h； 包心片最大产量：7000～14400 片/h	压片室采用不锈钢材料制作，便于清洁保养，确保与药品接触部位的干净和无污染，符合药品生产的 GMP 要求。该机采用变频调速，调整范围大，操作方便。转台采用分体结构，与药物直接接触的台面采用不锈钢材料，使台面的平整性和耐磨性显著提高
P2020 压片机	德国菲特公司	冲模数：22 付→47 付； 最大压力：100kN； 最大直径：ϕ11mm→ϕ34mm； 最大深度：18mm； 最大厚度：8.5mm； 工作电压：220～500V； 冲模直径：52mm→22mm； 冲模高度：30mm→22mm； 冲头长度：133.6mm； 电机功率：13kW； 转台转速：15～806r/min→15～115r/min； 最大产量：105600 片/h→324300 片/h	可更换不同冲模数的冲模盘，冲模盘可配置 22～47 个冲模。使用导轨、冲模提高效率，可靠性、安全性高。采用触摸屏，重要信息均可显示、打印并存储。配有快速拆装系统，更换零件操作简单

表 3-25 直接压片机的型号、生产单位、性能简表

型号	生产单位	主要参数	主要特点
ZPYGS55 升级亚高速旋转式压片机	聊城万合工业制造有限公司	含料斗：1850mm； 最大产量：260000 片/h； 最大直径：13mm； 最大深度：18mm； 最大片厚：8mm； 最大压力：120kN； 最大预压力：20kN； 主电机功率：7.5kW； 触摸屏悬臂：1980mm	配有强迫加料装置，各种形式的叶轮可满足不同物料的要求，确保加料精度。压力大，预压力连续可调，延长了压制时间，运转平稳，可压制难以成型的物料。压片室 360°无死角，出片机构、下导轨及下压轮均采用特殊安装方式，便于操作、拆装和清洁。特殊的防油和防尘系统，避免了塞冲，增加了阻尼机构。采用高清晰、隔离视窗设计

第七节 包衣设备

片剂的包衣一般是指在片剂（常称其为片心或素片）的外表面均匀地包裹上一定厚度的衣膜，它是制剂工艺中的一种单元操作。

一、滚转包衣设备

这种包衣过程是在包衣锅内完成的，故也称为锅包衣法，它是一种最经典而又最常用的包衣方法，其中包括普通锅包衣法（普通滚转包衣法）和改进的埋管包衣法及高效包衣锅法。普通锅包衣法的机器设备外形见图 3-51，其主要构造包括：莲蓬形或荸荠形的包衣锅、动力部分和加热鼓风及吸粉装置等三大部分。包衣锅的中轴与水平面一般呈 30°～45°，根据需要角度也可以更小一些，以便于药片在锅内能与包衣材料充分混合。药片在锅内借助于离心力和摩擦力的作用，随锅内壁向上移动，上升到药片的重力克服了离心力的束缚以后，将滚落下来。此过程连续不断地进行，在包衣锅口附近形成旋涡状的运动。可见，在包衣锅的不同部位，药片具有不同的运动速度，其中在底部和旋涡部时的速度较慢。因此，在实际操作中，要在加入包衣材料后加以搅动，否则可能使包衣衣层的重量和厚薄不一致。在生产实践中也常常采用加挡板的方法来改善药片的运动状态，以达到最佳的包衣效果，比如，在锅的底部加装适当形状的三块挡板（对称分布，互成 120°角）。动力部分主要由电机及调速装置组成，通过皮带轮驱动包衣锅的转动。

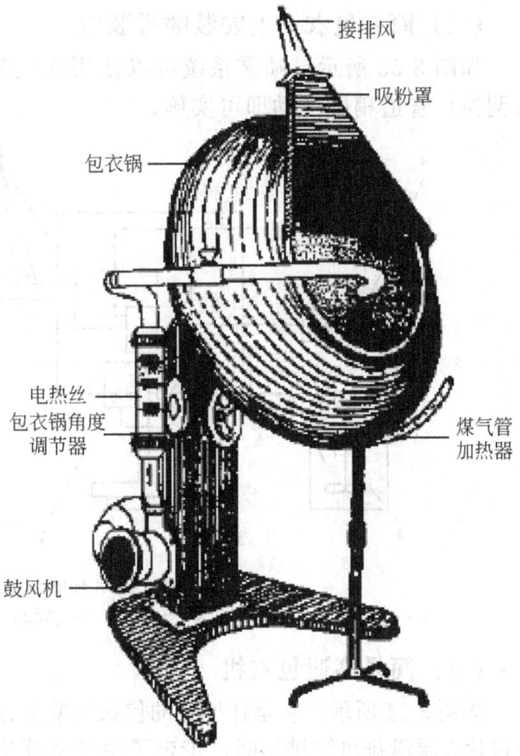

图 3-51 荸荠式包衣机

加热鼓风及吸粉装置中的加热方式有两种，一种是使空气经过电热丝预热后由锅口处吹入锅内（鼓热风）；另一种是采用电热丝直接对锅体加热，这种方式升温快，但锅体受热不够均匀，可能对包衣质量产生不利

影响，故一般是采用鼓热风与直接加热的联合方式进行加热。必要时，也可由鼓风机吹入冷风，以调节锅内物料的干燥速度。吸粉装置在锅的上方，用于防止粉尘飞扬。

二、喷雾包衣设备

（一）埋管包衣

埋管包衣机的结构示意见图 3-52，实际上它就是在包衣锅的底部装有输送包衣溶液、压缩空气和热空气的埋管，包衣溶液在压缩空气的带动下，喷至锅内的片剂表面，并由送来的热空气干燥，所以可以大大减轻劳动强度，加速包衣及其干燥过程，提高劳动生产率。

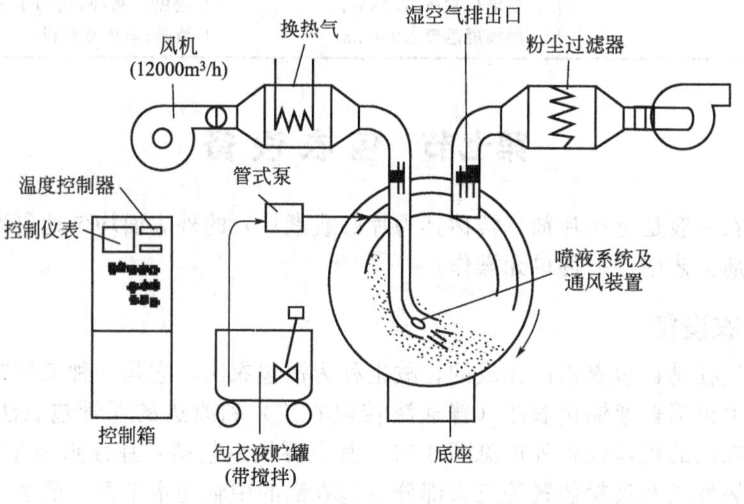

图 3-52　埋管包衣体系示意

（二）原有包衣锅上安装喷雾装置

如图 3-53 所示，喷雾系统可以使用无气喷雾，也可改为有气喷雾系统，只需将泵、喷枪调换，管道稍微变动即可实施。

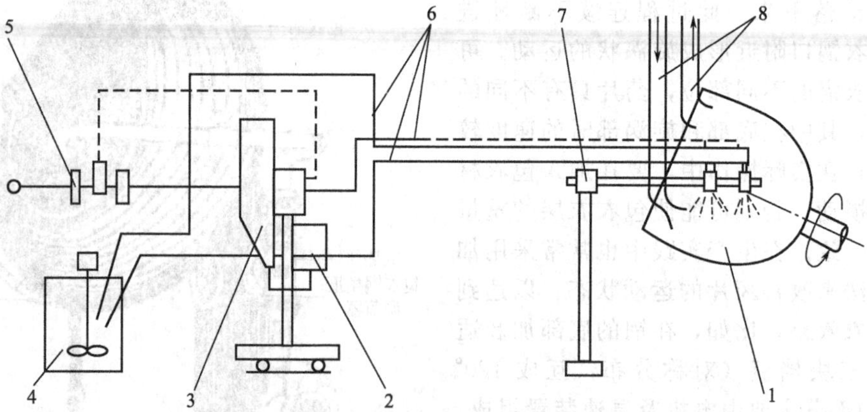

图 3-53　在原有的包衣锅上安装喷雾系统示意

1—包衣锅；2—稳压器；3—无气泵；4—液罐；5—气动原件；6—气管；7—支架；8—进出风口

（三）简易高速包衣机

如图 3-54 所示，它是在原有的包衣锅壁上打孔而成，锅底安排排风管，当送风管送出的热风穿过片心层沿排风管排出时，带走了由喷枪喷出的液体湿气，由于热空气接触的片心表面积增大，因而干燥效率大为提高。该机为封闭形式，操作中无粉尘飞扬，环境得到了改善。

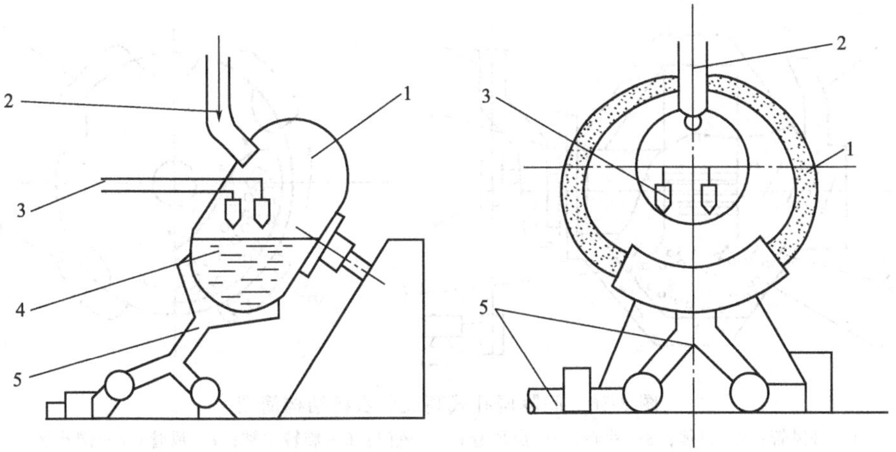

图 3-54 简易高效包衣机

1—包衣锅；2—送风管；3—喷枪；4—片心层；5—排风口

三、高效包衣机

高效包衣机与传统的敞口包衣机不同，敞口式包衣机干燥时，热风仅吹在片心层表面，并且部分热量由吸风口直接吸出，造成热量浪费而没有被利用。高效包衣机干燥时热风穿过片心间隙，并与表面水分或有机溶剂进行热交换，热能被充分利用，片心表面的湿液完全挥发，因而干燥效率高。

高效包衣机的锅型结构分为网孔式高效包衣机、间隔网孔式高效包衣机和无孔式高效包衣机。

（一）网孔式高效包衣机

如图 3-55 所示，包衣锅整个圆周均带有 $\phi1.8\sim2.5$mm 的圆孔。经过预热的净化空气从锅的右上部通过网孔进入锅内，热空气穿过运动状态的片心间隙，由锅底下部的网孔穿过再经排风管排出。由于整个锅体包在全封闭的金属外壳内，因而热气流不能从其他孔中排出。

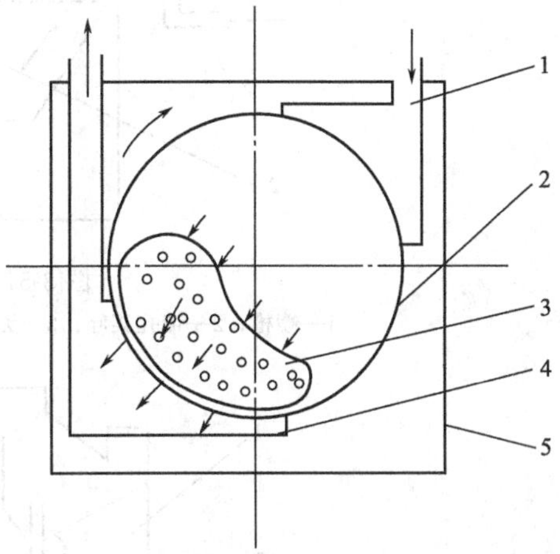

图 3-55 网孔式高效包衣机

1—进气管；2—锅体；3—片心；4—排风管；5—外壳

（二）间隔网孔式高效包衣机

如图 3-56 所示，间隔网孔式的开孔部分不是整个圆周，而是按圆周分几个等分，图中所示为 4 等分，圆周每隔 90°开孔一个区域，并与 4 个风管连接。工作时 4 个风管与锅体一起转动。由于 4 个风管分别与 4 个风门连通，风门旋转时分别间隔地被出风口接通每一个管道而达到排湿效果。

（三）无孔式高效包衣机

无孔式高效包衣机是指锅的周围没有圆孔，其热交换有两种形式：一种是将带 2～3 孔吸气桨叶插入片心内，使加热空气穿过片心层，再穿过桨叶小孔进入吸气管道而被排出；另一种是采用锅型结构，工作时流通的热风由旋转轴的部位进入锅内，然后穿过流动的片心层，通过锅的下部两侧被排出。该机的优点除去能达到与有孔包衣机同样的效果外，由于锅内表面平整、光洁，因此对运动着的物料没有损伤；而且除适用于片剂包衣外，还可以用于微丸等其他药物的包衣，使机器充分利用，降低成本。结构见图 3-57、图 3-58。

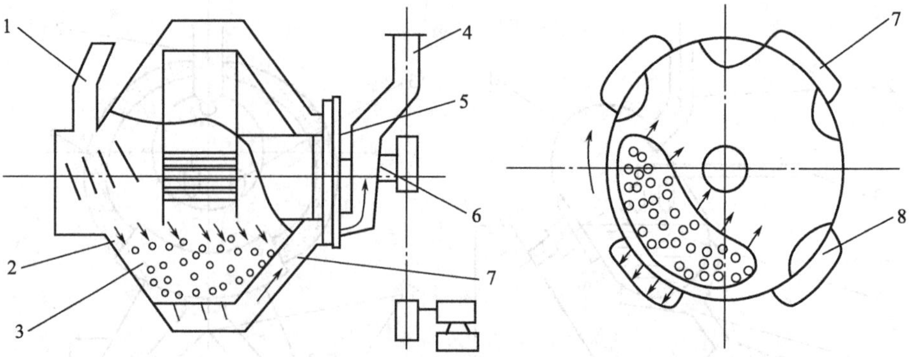

图 3-56　间隔网孔式高效包衣机结构简图

1—进风管；2—锅体；3—片心；4—出风管；5—风门；6—旋转主轴；7—风管；8—网孔区

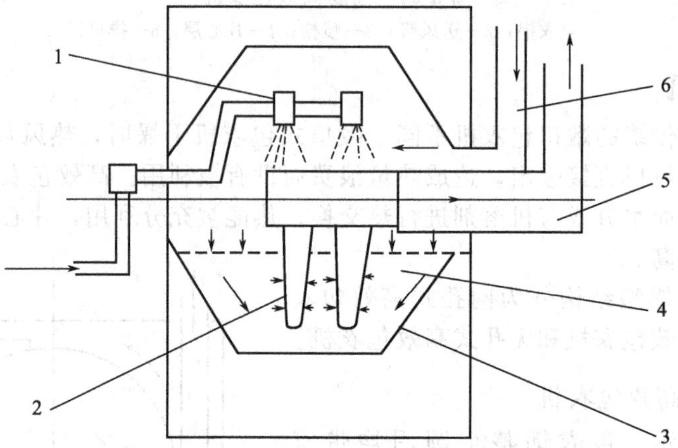

图 3-57　无孔式高效包衣机

1—喷枪；2—带孔桨叶；3—无孔锅体；4—片心层；5—排风管；6—进风管

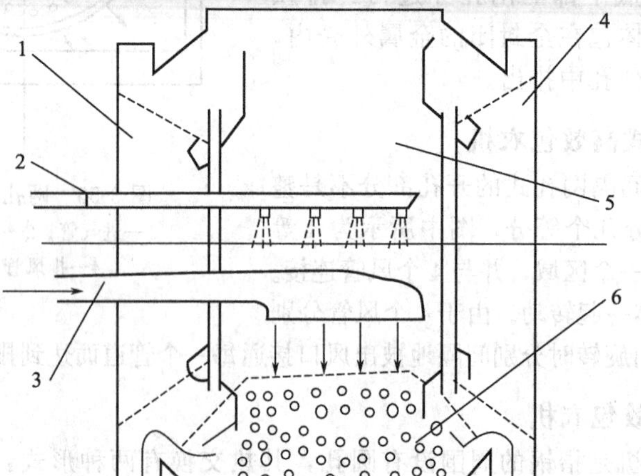

图 3-58　新型无孔式高效包衣机

1—后盖；2—喷雾系统；3—进风；4—前盖；5—锅体；6—片心；7—排风

(四) 由多组装置配套的高效包衣机

由多组装置配套的高效包衣机除包衣锅外，还有定量喷雾系统、供气和排气系统以及程序控制装置。定量喷雾系统是将包衣液按程序要求定量输入到包衣锅内，并通过喷枪口雾化到片心表面，该系统由缸、泵、计量器具和喷枪组成。定量控制一般采用活塞定量结构。喷枪是由气动控制。

进风、供热系统由中、高效过滤器、热交换器组成，热交换器有温度控制，操作时可根据实际情况调节进气温度。排风系统由吸尘器鼓风机组成。系统中可以接装空气过滤器，将过滤了的热空气返回到送风系统中重新利用，以达到节能目的。送、排风系统中装有风量调节器，可调节进、排风量的大小。程序控制设备的核心是可编程序器或微处理机。该机可以接收来自外部的各种检测信号，同时可执行元件发出的各种指令，以实现对锅体、喷枪、泵、温度、湿度、风量等操作参数的控制。图 3-59 为高效包衣机配套装置简图。

四、 悬浮包衣机

悬浮包衣机的基本原理与流化制粒法相类似：快速上升的空气流吹入包衣室内，使流化床上的片剂，悬浮于这种空气流中，上下翻腾处于流化（沸腾）状态，故亦称为流化包衣法或沸腾包衣法；与此同时，喷入的包衣溶液，会均匀地分布于片剂表面，溶剂随热空气迅速挥散，从而在片剂表面留下薄膜状的衣层。经过一定时间，即可制得包有薄膜衣的片剂。其设备工作示意见图 3-60。

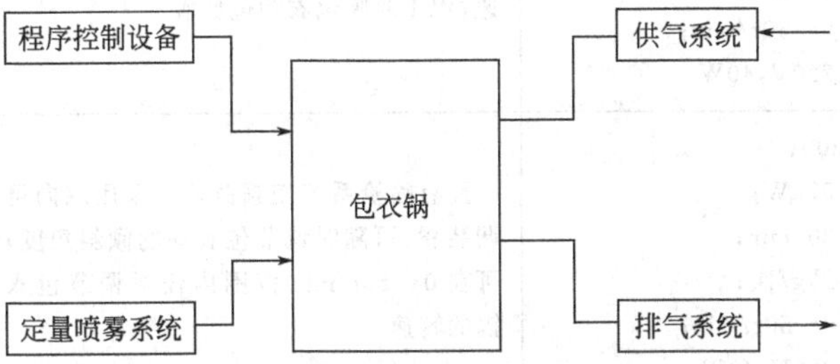

图 3-59 高效包衣机配套装置简图

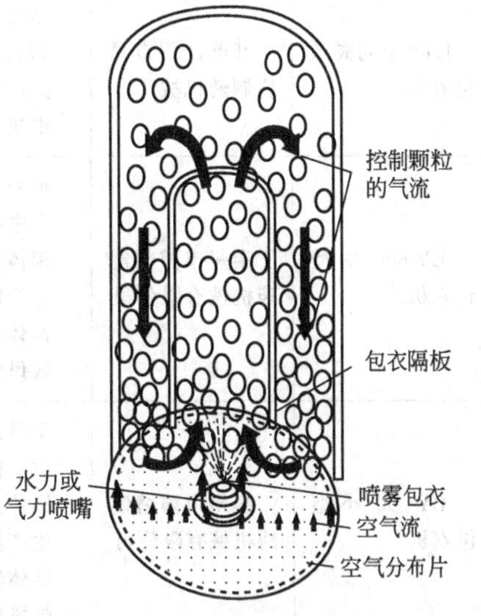

图 3-60 悬浮包衣机工作示意

五、 包衣设备

各种包衣设备的型号、生产单位、性能简表见表 3-26～表 3-29。

表 3-26 荸荠式包衣机的型号、生产单位、性能简表

型号	生产单位	主要参数	主要特点
(异型)糖衣机	山东东营弘玖制药机械有限公司	型号：BY600→BY800→BY1000； 生产能力：30～60kg/h→50～100kg/h→70～150kg/h； 糖衣锅直径：600mm→800mm→1000mm； 主电机功率：0.55～1.1kW→1.1～2.2kW→1.5～2.2kW； 电热丝功率：1000W→1000×2W→1000×2W； 糖衣锅可调角度：15°～95°	主要用于制药行业药品的包衣、打光、制粒，也可用于食品、化工等行业中球形颗粒物料的塑形制造。该包衣锅采用不锈钢制造，整机转动平稳，性能可靠，清洗维修方便，热效率高，可随生产工艺要求调节包衣锅角度，使用方便

续表

型号	生产单位	主要参数	主要特点
BY300-600 型系列荸荠式包衣机	长沙岳麓区中南制药机械厂	生产能力：1.5～2kg/次； 电机功率：0.37kW； 风机功率：40W； 电热丝功率：1000W； 糖衣锅转速：5～50r/min	有无级转速和规定转速两种型号（每分钟 5～50 转可调）。配有喷枪、支架、装液瓶和带变频器的专用电器箱。用于制药、化工、食品等行业试制新产品和小批量药品包衣生产
BTJ 系列荸荠式糖衣机	江阴市鑫达药化机械制造有限公司	糖锅直径：ϕ400mm； 生产能力：5～8kg/h； 电机功率：0.55kW； 风机功率：0.04kW； 热风温度：50～60℃； 糖衣锅转速：30～35r/min； 电加热功率：1.2kW	主要用于制药、食品、化工等行业中药丸、片剂的糖衣生产

表 3-27 喷雾包衣机的型号、生产单位、性能简表

型号	生产单位	主要参数	主要特点
LTB 系列高效包衣机	江苏江阴市昌盛制药机械厂	型号：LTB800； 糖衣锅转速：0～35r/min； 生产能力：25kg/h； 电机功率：0.75kg	采用无孔包衣滚筒，主机采用无级调速，加热采用新型电热组件，并采用低噪声风机，集喷液、包衣、翻片、热风排风于一机。高效、节能、低价
BY-600 中型包衣机	泰州市博精制药机械有限公司	型号：BY-600； 主电机：0.55kW； 锅体直径：600mm； 生产能力：15kg/次； 锅体转速：0～50r/min； 鼓风电机：220V，40W	用于制药、化工、食品等行业试制新品、小批量生产，配有喷枪系统变频调速，用于薄膜包衣和包糖衣
BY-300 小型包衣机	泰州市博精制药机械有限公司	型号：BY-300； 主电机：0.37kW； 锅体直径：300mm； 生产能力：2kg/次； 锅体转速：0～50r/min； 鼓风电机：220V，40W	配有喷枪系统变频调速。采用双向可调装置：可随时调节包衣锅的倾斜角度；可在 0～50r/min 范围内任意调节包衣锅的转速

表 3-28 高效包衣机的型号、生产单位、性能简表

型号	生产单位	主要参数	主要特点
BG 系列高效有孔包衣机	天水华圆制药设备科技有限责任公司	型号：75a→150a； 滚筒转速：3～21r/min→3～15r/min； 热风机尺寸：980mm×940mm×1670mm； 排风机尺寸：750mm×700mm×1800mm； 主电机功率：1.5kW→2.2kW； 热风电机功率：1.1kW； 排风电机功率：3kW→5.5kW	用于片剂、丸剂等进行有机薄膜包衣、水溶薄膜包衣和缓控释性能包衣，是一种美观、高效、节能、安全、洁净、易清洗的机电一体化设备，运行过程中的工艺参数由可编程序（PLC 人机界面）自动控制。操作简便，工艺先进合理

续表

型号	生产单位	主要参数	主要特点
HJW 系列高效无孔包衣机	山东东营弘玖制药机械有限公司	型号：HJW-10→HJW-7； 产量：10kg→75kg； 滚筒转速：6～30r/min→4～25r/min； 热风机功率：0.55kW； 主机电机功率：0.55kW→2.2kW； 热风机尺寸：610mm×610mm×1400mm → 800mm × 800mm ×2160mm； 主机尺寸：1000mm×1000mm×1500mm→×1000mm×1850mm	能适应低硬度片心的包衣，能对几种片剂进行一次性包衣，对片心温度不超过 38℃的低温包衣效果基本不变，热能耗低。本机广泛用于片剂、丸剂、颗粒剂的包衣
BGW-5B 微型无孔高效包衣机	东方制药机械有限公司	型号：BGW-5W； 主机功率：1.5kW； 滚动转速：4～40r/min	新机型，适用于各种片剂、丸剂、微丸、小丸、水丸、颗粒等包制糖衣、有机薄膜衣、水溶薄膜衣
BGC-400 型全封闭包衣机	泰州市金泰制药机械有限公司	包衣锅直径：400mm； 生产能力：3～5kg/次； 风温调节范围：常温～110℃； 主机转速：1.5～46r/min； 主电机功率：0.55kW； 供风机功率：0.04kW； 加热功率：0.6kW； 排风机功率：0.1kW； 照明：18W	主要由主机、供风、排风、喷液系统组成。转速通过变频器进行无级变速，供风经过三级净化，排风通过过滤，喷液使用高雾化喷枪。风温、片温、液温可调可控，整个包衣过程都在密闭空间内进行，具有无污染、易清洗维修保养、造价低等优点

表 3-29　悬浮包衣机的型号、生产单位、性能简表

型号	生产单位	主要参数	主要特点
LBG 系列多功能制粒包衣机	泰州市博精制药机械有限公司	型号：120； 容器直径：1500mm； 生产能力：30～120kW/次； 风机功率：18.5kW； 蒸汽：0.4～0.6MPa	是集喷雾（干燥）制粒（顶喷）、离心制丸（侧面喷）、流化包衣干燥（底喷）于一体的多功能设备。适用于中西药颗粒、微丸制备和包衣。顶喷：普遍用于干燥、制粒、制速溶颗粒机包衣。所制颗粒及包衣疏松且速溶

第八节　包 装 设 备

片剂的包装要选择合适的包装材料和包装设备。前者要求具有稳定性、阻隔性、结构性和加工性。药品包装含内包装、中包装、外包装。内包装直接与药品接触，常采用塑料、玻璃、金属、复合材料。中包装一般用纸盒或复合袋。外包装通常采用内加衬垫的瓦楞纸箱、塑料桶等。片剂一般采用塑料瓶、玻璃瓶包装，其瓶装计数包装设备，分为圆盘式计数和光电计数。

一、 瓶装计数包装设备

（一）圆盘式计数机

圆盘式计数是由带药片孔的数片板将药片带到充填位置，将其充填到药瓶中。每瓶装量由数片板的孔数决定。图 3-61 为一种圆盘药片计数装置。操作时，药片从料斗落入倾斜的数片器下部，数片器内有带孔的圆形数片板，数片板做逆时针转动，药片顺势进入数片板的药片孔，多余的药片沿斜面落回或被毛刷刷向下部。随着数片板的转动，已计数的药片沿数片板的底部的托盘滑动，直到转至开口处，再通过漏洞落入药瓶中。数片板的药片孔数可根据需要选定。数片板上均匀布满数组药片孔，每组数孔相同，数片板每转一周，可计数数瓶的药片。

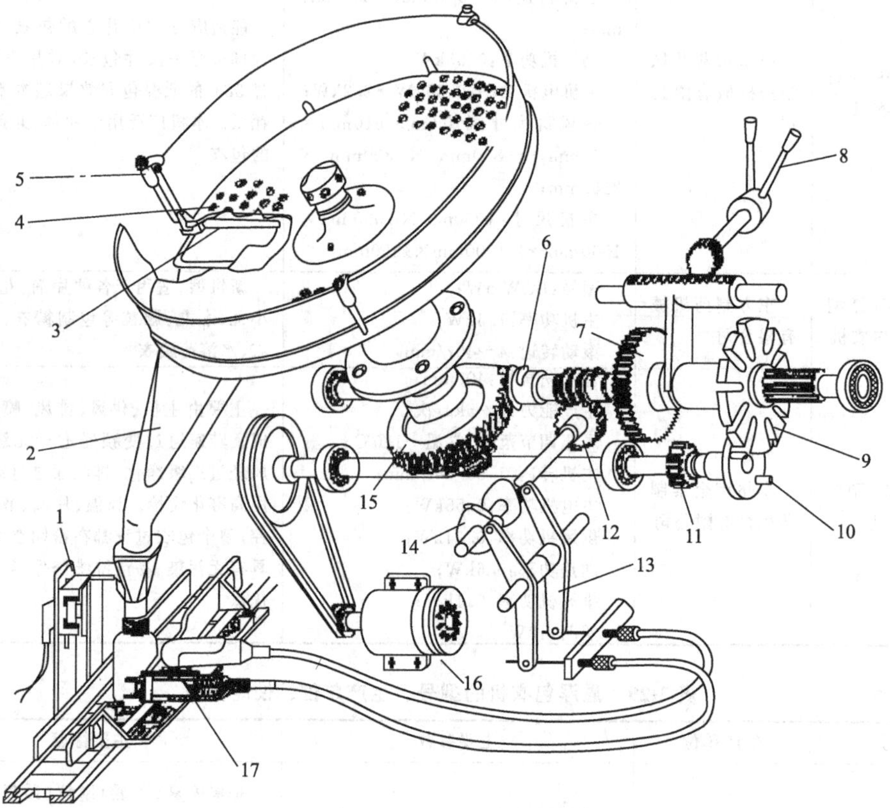

图 3-61　圆盘药片计数装置

1—电磁振动器；2—落片漏斗；3—托盘；4—数片孔板；5—压杆；6—螺杆；7—大齿轮；
8—变换手柄；9—槽轮；10—曲柄轮；11—小齿轮；12,15—涡轮；
13—旋臂；14—凸轮；16—电机；17—挡瓶闸门

（二）光电计数机

光电计数是利用光电探测元件或其他探测元件检测通过某点的药片并计算数量的计数方式。图 3-62 为一种光电计数装置。药片由电磁振动器从料斗进入旋转的圆形转盘中，因转盘的离心作用，使药片沿转盘外缘通过检测通道，位于检测通道内的光电探测头将药片通过时产生的光电信号转变成脉冲信号，并输入到具有指定功能的控制器内，当输入的脉冲数目等于预定的数值时，控制器立即给直流电磁铁发出信号，由电磁铁驱动转换机构控制药片经另一通道充填到另一药瓶中。此时即可将已计数药片的药瓶移开，并换上一个空瓶，如此交替完成分装工作。

二、 铝塑泡罩包装机

（一）泡罩包装的概念

泡罩包装是在真空吸泡（吹泡）或模压成型的泡罩内填充药物后，使用覆盖材料，并通过压力，在一定温度和时间条件下，与成泡基材热合密封，这种包装形式就是泡罩包装。药品的泡罩包装又称水泡眼，简称为 PTP（press through packaging）。见图 3-63。

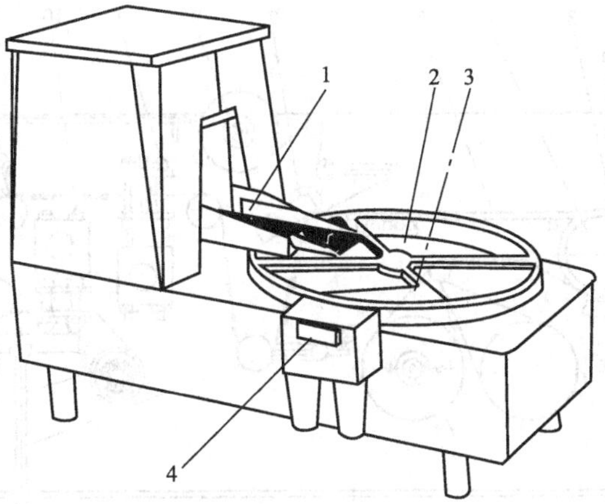

图 3-62　光电计数机

1—料斗；2—转盘；3—检测通道；4—光电探测头

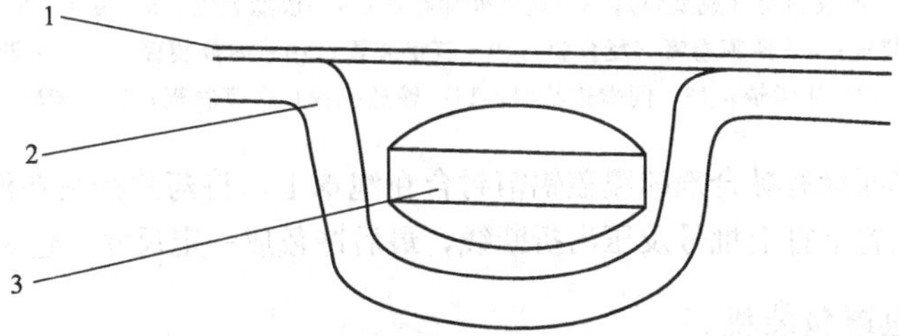

图 3-63　泡罩结构

1—铝箔；2—PVC；3—药片

泡罩包装适用于片剂、胶囊、栓剂、丸剂等固体制剂的包装。

（二）泡罩包装常用材料

（1）PTP 铝箔　它是由保护层、外侧印刷、铝箔层、内侧印刷、黏合层组成。泡罩用的覆盖材料基本都是铝箔，铝箔的生产需要通过铝箔印刷机、涂布机、分割机、包装机等设备联合作业完成全生产过程。

（2）聚氯乙烯（PVC）硬片　现在所用的 PVC 泡罩都是采用压延生产工艺。用于复合材料的 PVC 薄膜多为挤塑方式生产。其他还有：PVC/PVDC（聚偏二氯乙烯）复合硬片，PVC/PE（聚乙烯）/PVDC 复合硬片，PVC/PE 复合硬片。

泡罩包装用铝箔材料经印刷、涂布加工后，与 PVC 塑胶硬片一起，就可在专用的泡罩包装设备上装填药物。

PVC 中因其添加剂不利于人类健康，现在提倡用 PP（聚丙烯）、PE（聚乙烯）等塑胶材料。

三、泡罩包装设备

（一）辊（滚）筒式泡罩包装机

辊（滚）筒式泡罩包装机见图 3-64，泡罩包装工艺为：PVC 放卷→预热→吸塑成型（模压成型）→充填药品→热合→打印（批号、标识）→冲裁包装。

泡罩包装机包装药品的过程是：将成型塑胶硬片 PVC 经加热装置加热软化至可塑状态，在辊筒式成型模辊上以真空负压吸出泡罩后，将药片填入泡罩内，然后经辊筒式热封装置在合适的

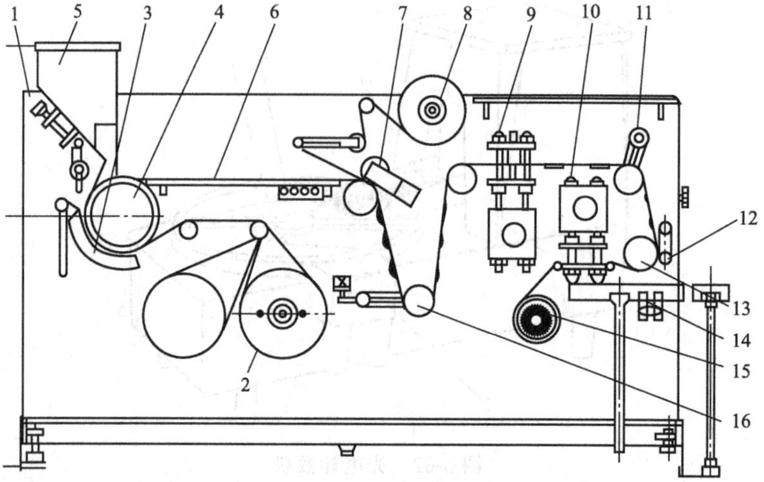

图 3-64　辊（滚）筒式泡罩包装机结构示意

1—机体；2—薄胶卷筒（成型膜）；3—远红外加热器；4—成型装置；5—漏斗；6—监视平台；7—热封合装置；8—薄膜卷筒（复合膜）；9—打字装置；10—冲裁装置；11—可调式导向辊；12—压紧辊；13—间歇进给辊；14—输送机；15—废料辊；16—游辊

温度及压力下，将单面涂有黏合剂的覆盖铝箔封合在泡罩上，将药片密封在泡罩内，再由打字及压印装置在设定的位置上打上批号及压出折断线，最后冲裁成一定尺寸的包装板块。

（二）平板式泡罩包装机

平板式泡罩包装机如图 3-65 所示。其运行过程是成型塑胶片在平板式预热装置处加热至软化可塑状态，由步进装置牵引送至平板式成型装置，利用压缩空气将软化的塑胶硬片吹塑（或冲压加吹塑）成泡罩，充填装置将被包装物填入泡罩中，而后运送至平板式封合装置，在合适的温度及压力下，覆盖塑胶硬片与铝箔封合，最后送至打字、压印和冲裁装置，打出批号、压出折断线，冲裁成规定尺寸的板块。

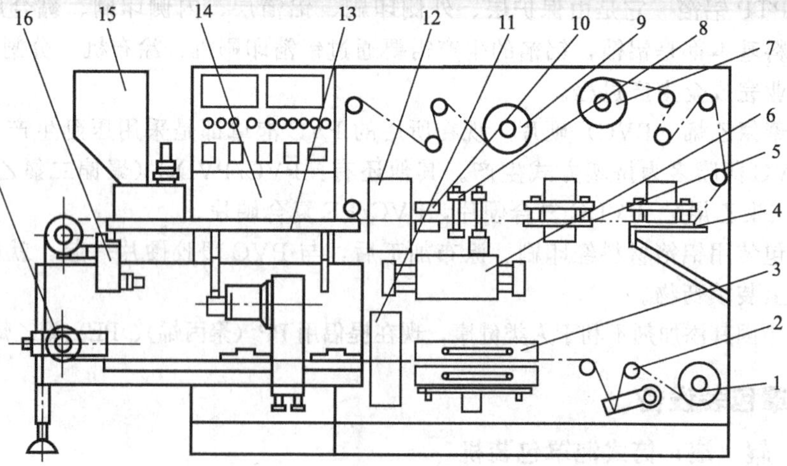

图 3-65　平板式泡罩包装机结构示意

1—塑料膜辊；2—张紧轮；3—加热装置；4—冲裁站；5—压痕装置；6—进给装置；7—废料辊；8—气动夹头；9—铝箔辊；10—导向板；11—成型站；12—封合站；13—平台；14—配电操作盘；15—下料器；16—压紧轮；17—双铝成型压模

（三）辊板式泡罩包装设备

辊板式泡罩包装设备见图 3-66，是由辊式、平板式泡罩包装机演变而来的，其运行过程与前两种包装机基本相同，主要特征是加热装置的结构均为平板式结构，成型方式为吹塑成型，封合装置的结构为辊筒式铝箔输送方式，即间歇-连续结合式。该类设备的结构介于辊式和板式包装机之间。

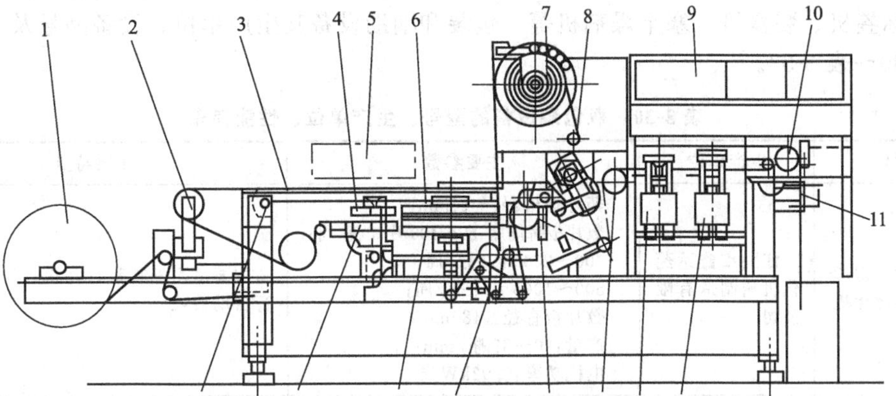

图 3-66　辊板式泡罩包装设备结构示意

1—PVC 支架；2,14—张紧轮；3—充填台；4—成型上膜；5—上料机；6—上加热器；7—铝箔；8—热压轮；9—仪表盘；10,19—步进辊；11—冲裁装置；12—压断裂线装置；13—打字装置；15—机架；16—PVC 送片装置；17—加热工作台；18—成型下模

四、双铝箔包装机

双铝箔包装机所采用的包装材料是涂覆铝箔、板式包装形式，结构示意见图 3-67。工作原理是铝箔通过印刷器，经导向轮、预热辊，在两个封口模轮间进行充填并热封，切割机

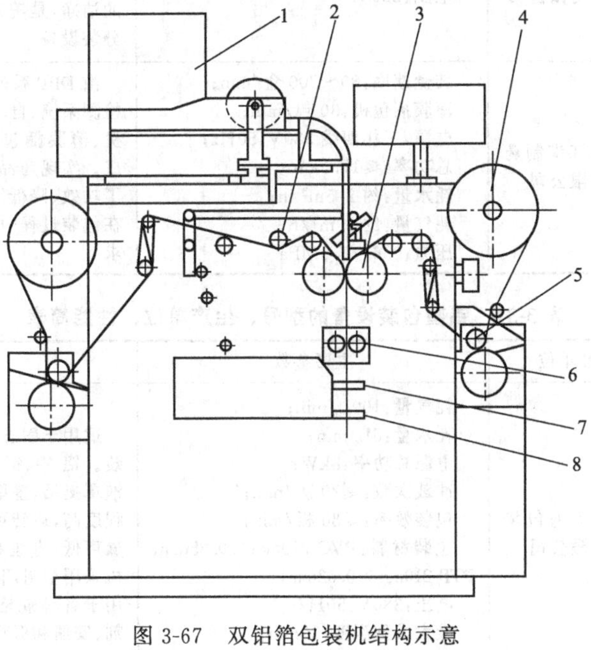

图 3-67　双铝箔包装机结构示意

1—振动上料器；2—预热辊；3—模轮；4—铝箔；5—印刷器；6—切割机构；7—压痕切线器；8—裁切结构

构进行纵切及纵向压痕，压痕切线器处横向压痕、打批号，最后按所设定的排数进行裁切。特点是采用变频调速，裁切尺寸大小可任意设定，能在两片铝箔外侧同时对版印刷。压合铝箔温度在130～140℃之间，封口模轮表面刻有纵横精密的棋盘纹，可确保封合严密。

五、其他包装设备

片剂除了内包装以外，还有其他一些外包装和辅助设备，包括铝塑板剔粒机、瓶封口机、贴标签机、装盒机、塞干燥剂机等。包装和辅助设备其生产单位、设备型号及主要参数见表3-30～表3-33。

表3-30　瓶包装设备的型号、生产单位、性能简表

型号	生产单位	主要参数	主要特点
SPJ-100型全自动双头数片机	江阴市鑫达药化机械制造有限公司	药片规格：ϕ4～14mm； 数片板每周瓶：50～100片3瓶/周；100～200片2瓶/周；500～1000片1瓶/周； 数片板直径：ϕ480mm； 产量：20～36瓶/min； 电机功率：0.92kW	主要适用于制药对丸状或片状产品进行自动数粒
LJ20/1000型履带计数机	中南制药机械设备有限公司	适用规格：20～1000ml； 生产能力：30～100瓶/min； 药片种类：素片、糖衣片； 片径：ϕ5～12mm； 片厚：3～7mm； 包装容器：圆瓶、方瓶； 转速：2850r/min； 漏斗头数：2、4、6、8、12； 电功率：0.92kW，380V，50Hz	用于制药等行业的片、丸、胶囊及其他有规则几何形状物品的计数装瓶或装听。生产效率高，适合产量大、不经常更换规格的产品分装。自动上料，操作简单，维修方便，选材合理，符合GMP规范要求。变频无级调速，采用微振机构，保证药品装瓶正确无误
小型数粒机	东莞市隆鑫机电设备有限公司	产量：10～30瓶/min； 电压：220V	可用于装玻璃瓶、塑料瓶、袋包装等器物的计数。与药品接触部位采用不锈钢制作，保养简单，同时也保证了包装物品的洁净，是美观且经济适用的变频计数分装设备
DHC系列全自动药品包装生产线	上海江南制药机械有限公司	装盒速率：80～200盒/min； 薄膜捆包机：30包/min； 电源：三相四线380V，50Hz； 总功率：≤17.5kW； 耗水量：约2.5m^3/h； 耗气量：约20m^3/h； 压力：0.6～0.9MPa	由DPP系列泡罩包装机、摄像式在线检测系统、自动装盒机、S2系列自动检重机、薄膜捆包机、装箱机等相关设备组成。实现药品包装的自动化生产，提高了功效、降低了成本，并有效防止了药品在包装过程中的交叉污染，符合GMP要求

表3-31　铝塑包装设备的型号、生产单位、性能简表

型号	生产单位	主要参数	主要特点
DPB210平板式泡罩包装机	锦州万通包装机械有限公司	耗气量：100L/min； 耗水量：5L/min； 电源总功率：8kW； 冲裁次数：≤20次/min； 包装效率：≤80板/min； 包装材料：PVC 210mm×0.25mm，PTP 210mm×0.02mm； 电压：380V，50Hz； 最大成型深度：30mm； 最大步进距离：155mm	适用于固态物品以及半流体物料的包装。铝-铝、铝-塑、纸-塑成型，板式封合，泡罩挺括，壁厚均匀。PLC控制，自动化程度高，运转可靠。无级变频调速，传动噪声低，有废板自动检测剔除功能。整机采用全封闭方式，符合GMP标准。适用于各种规格的胶囊、片剂、中药丸、针剂、安瓿和医疗器械

续表

型号	生产单位	主要参数	主要特点
DPB-420 型平板式软(硬)塑泡罩包装机	浙江华联制药机械股份有限公司	生产能力:6～120 板/h; 冲裁次数:6～16 次/min; 最大成型内腔尺寸:375mm×154mm×50mm; 外型尺寸:5400mm×980mm×1800mm; 总电源:380V/220V,50Hz,10kW; 压缩空气:0.5～0.7MPa,0.3m³/min	采用步进或伺服电机和链条夹持组成牵引装置,行程可调。配置光标自动对版装置来保证包装图案准确定位。打印和压痕的位置任意可调。模具销钉定位,换模方便。可用于包装各种敏感性防污染物品,以及医疗器械、中西医药
HPP 系列平板式铝塑泡罩包装机	山东东营弘玖制药机械有限公司	型号:80A→140A; 冲裁次数:15～50 次/min; 生产能力:1800～2500 板/h→1800～6000 板/h; 行程可调范围:40～100mm→40～130mm; 最大成型面积及深度:120mm×80mm×15mm→140mm×130mm×15mm; 气泵容积流量:≥0.25m³/min; 电源总功率:220V/50Hz/1.6kW→380V/50Hz/3.2kW	适用于中型制药厂、保健品厂、医院等各种块状物及液体的包装。具有防潮、防尘、提高产品包装档次、增加附加值之功效,适宜大批量单品种的生产
DPH190A 辊板式泡罩包装机	锦州万通包装机械有限公司	最大成型深度:15mm; 冲裁次数:≥60/min; 包装效率:≥180 板/min; 包装材料:PVC 190mm×0.25mm,PTP 190mm×0.02mm; 最大步进距离:204mm; 耗气量:300L/min; 耗水量:4L/min; 电源总功率:5.5kW; 电压:380V/50Hz	为板式正压吹塑成型、辊式热封,包装效率高。PLC 控制,无级变频调速,调整范围广泛,传动噪声低。人机界面装置,操作简单明了,自动打批号、压断裂线。主要元件均采用进口。整机采用全封闭方式,符号 GMP 要求
DTP-90 型辊板式铝塑包装机	长沙市岳麓区中南制药机械厂	生产能力:2 万～4 万粒/h; 冲裁次数:30 次/min,每次一板; 标准板块:80mm×57mm; 包装材料:PVC 硬片; 硬片宽:50～105mm; 硬片厚:0.2～0.25mm; 电源总功率:1.8kW/380V/50Hz	是专为小型制药厂、医院药剂科、药厂研究所设计的产品。主要传动部分采用摆线针轮,寿命长、运转平稳;成型、加料、热封、打批号、冲裁一条龙完成;具有同步准确、网纹清晰、版程可调、更换模具方便等优点,适用于胶囊、片剂以及食品化工、电子元器件等物品的泡罩式铝塑复合密封
TPP-140 型铝塑包装机	长沙市岳麓区中南制药机械厂	冲裁次数:6～35 次/min; 生产能力:2 万～11 万粒/h; 模具冷却:自来水或循环水; 行程范围:40～120mm; 标准板块:80mm×57mm; 空气压力:0.4～0.6MPa; 主机功率:1.1kW; 总功率:380/220V,50Hz,3.6kW; 透析纸:50～100g,140mm; PVC 硬片:(0.15～0.5)mm×140mm; PTP 铝箔:(0.02～0.035)mm×140mm	采用微电脑可编程控制器,触摸面板操作,变频调速,自动化程度高,操作方便、设备小巧、功能齐全、版程可调、经久耐用,是目前最理想的包装设备之一。主传动部分采用摆线针轮减速箱,寿命长、噪声低、运转平稳,行程可调,可随意变更板块尺寸,适用于多品种不同产品规格的生产,平板结构可包装任意形状

续表

型号	生产单位	主要参数	主要特点
DPT-80C 型微型泡罩包装机	瑞安市安泰制药机械有限公司	冲裁次数:28 次/min; 生产能力:2 万~4 万粒/h; 标准板块:80mm×57mm; 包装材料:PVC 硬片,PTP 铝箔; 排气量:$10m^3/h$; 电源总功率:220V/50Hz/2.5kW	适用于胶囊、片剂、糖衣片、糖果、小五金等铝塑泡罩包装,是小型制药厂、医院药剂室、药厂研究所实验室小试的理想设备
DCT-250 型药品包装机	瑞安市江华机械有限公司	最大生产能力:80 盒/min; 电源:380V/50Hz; 无油空压机:自备; 气压:0.8MPa; 排气量:$25m^3/h$	由 DPR-250B 热带型泡罩包装机、联动机构、装盒机、三维包装机等联合组成。整条生产线各组成部分具有独立的 PLC 人机界面控制系统,性能完善,运行可靠
DPA-250D 辊筒式泡罩包装机	锦州欧仕包装机械有限公司	最大成型深度:10mm; 冲裁次数:20~42 次/min; 包装效率:80~160 板/min; 包装材料:PVC 硬片,PTP 铝箔; 最大步进距离:102mm; 耗气量:50L/min; 耗水量:3.2L/min; 电源总功率:380V/50Hz/8kW	辊式负压吸塑成型,结构简单;无级变频调速,传动噪声低;自动打批号,压断裂线;根据不同物料,可任意选用不同上料装置;主机架体采用优质不锈钢材料,硬度高,耐腐蚀,符合 GMP 标准

表 3-32 双铝塑包装设备的型号、生产单位、性能简表

型号	生产单位	主要参数	主要特点
DLKS-120b 高速双铝自动包装机	锦州湃格包装机械有限公司	药品规格:中西药泡腾片、平素片、胶囊、糖衣片; 包装效率:0~120 板/min; 动力消耗:3kW	适用于食品、药品行业对片剂、胶囊、泡腾异形片等类物料的单片或防潮包装。操作简便,只需在人机界面上设置和调整运行参数即可,生产效率高
DLL-160D 型多功能自动双铝包装机	瑞安市江华机械有限公司	生产能力:3 万~6.5 万粒/h; 冲裁次数:30~60 次/min; 总功率:220V/50Hz/2kW; 压缩空气:0.4~0.7MPa; 耗气量:$>0.1m^3/min$	采用先进的自动控制技术,进行创新设计,结构新颖、效率高、噪声低,操作维修方便。采用 PLC 控制。其充填、热封、切线、打批号、裁切、行程调整等工序均可任意设定,工作更加简便、包装速度更高、包装效果更好

表 3-33 其他补助设备的型号、生产单位、性能简表

型号	生产单位	主要参数	主要特点
JT7 铝塑板剔粒机	北京建安通达机电新技术有限公司	电源功率:220V,50Hz;110V,60Hz	整机设备美观,可连续工作,移动方便,操作简单。物料可分为两个通道进行回收
QDRS-500 包装机	天津市华帅制药机械有限公司	成包速率:12~16 包/min; 工作压力:0.6MPa; 电源:三相四线 50Hz/380V; 功率:12kW; 最大成包尺寸:500mm×170mm×250mm; 输送带水平高度:(850±50)mm	自动包膜、自动封切,电脑全自动控制。根据产品不同,包装尺寸、速度可调,输料变频调速,触摸人机界面控制。运行稳定,操作方便可靠。适用于制药、饮料等行业的瓶类热缩包装
DSGF 电磁感应式封口机	中南制药机械设备有限公司	生产能力:20~100 瓶/min; 容器规格:瓶口直径 ϕ15~47mm; 瓶高:$H<200$mm; 功率:3.5kW/380V/50Hz; 耗水量:3.5L/min	用于食品、制药、化工等行业塑料瓶、玻璃瓶的铝箔封口之用

续表

型号	生产单位	主要参数	主要特点
ZHW-80 型全自动药品装盒机	瑞安市江华机械有限公司	电源:380V/50Hz/1.5kW; 生产能力:50～80 盒/min; 主机运行速率:100r/min; 包装材料纸盒重量:250～300g/m³; 最大尺寸:130mm×80mm×50mm; 纸盒规格:(65～120)mm×(35～80)mm×(12～50)mm; 最大尺寸:170mm×240mm	适用于药品铝塑板块、药瓶、化妆品、扑克等以及相类似物品的装盒包装,能自动完成说明书的折叠、纸盒打开、物品装盒、打印批号、封盒等工作。该机采用 PLC 控制,光电监控各部位动作,运行中出现异常,能自动停机显示原因,以便及时排除故障,该机可以单独使用,亦可与泡罩包装机及其他设备联动使用,形成成套生产线
ATL630B 高速圆瓶自动贴标机	广州煌达食品化工灌装机械厂	贴标速率:0～26m/min; 适用纸卷外径:ϕ76mm; 适用纸卷内径:ϕ350mm; 适用电源:220V,50/60Hz,600W; 包装标签高度:130mm	该机采用微电脑控制系统,适用于任何圆柱状工作贴标。超大型液晶触摸屏,操作简易;十组以上贴标参数记忆;可加装热烫式印字机,可快速换样生产。符合 GMP 标准
TS-2 塞干燥剂机	上海天祥健台制药机械有限公司	适用对象:30～120ml 塑料瓶; 生产能力:80 瓶/min; 功耗:0.75kW;	广泛应用于制药、食品、化工等行业。适用于不同瓶子干燥剂的塞入,智能化控制,无瓶停机,避免了耗材的浪费,确保连续性和准确性,更换品种简便快捷。符合 GMP 要求
PZ 理瓶机	南通恒力医药设备有限公司	适用对象:10～120ml 塑料瓶; 生产能力:50～80 瓶/min; 功耗:0.12kW	自动理瓶、自动排列出瓶、光电控制、调节简便,替代以往的人工放瓶。本机可与数片机、旋盖机、封口机、贴标机配套组成生产线,产品完全符合 GMP 认证要求

参 考 文 献

[1] 张绪峤主编. 药物制剂设备与车间工艺设计 [M]. 北京: 中国医药科技出版社, 2000.
[2] 任晓文. 药物制剂工艺及设备选型 [M]. 北京: 化学工业出版社, 2010.
[3] 屠锡德, 张钧寿, 朱家壁主编. 药剂学 [M]. 第 3 版. 北京: 人民卫生出版社, 2002.
[4] http://wenku.baidu.com/view/80cb8001e87101f69e319591.html.

第四章　粉体学

粉体属于固-气分散体系，分散相是固体，分散介质是气体，主要是空气。粉体是指无数个固体粒子的集合体，研究各种形状粒子集合体的性质及其应用的科学称为粉体学（micromeritics）。粉体粒子的大小一般是不均匀的，性质也各不相同，它是一个极其复杂的分散体系，具有较大的分散度、比表面积和表面自由能。

粉体包括“粉”和“粒”，小于 100μm 的粒子一般叫“粉”；大于 100μm 的粒子叫“粒”。当粉体的粒径小于 1μm 和 0.1μm 时，已经分别属于胶体分散系和纳米颗粒物质，其性质和研究方法均不同于大于 1μm 和 0.1μm 的粒子。

粉体学与药物制剂的关系非常密切，如药用辅料、原料药等本身就是粉体，散剂也是粉体。片剂压制时是按冲模容积的大小分剂量的，分剂量的准确性受到粉体的相对密度、流动性等因素的影响，而粉体的相对密度和流动性，又主要取决于粉体粒径的大小和形态。因此，掌握粉体的基本性质及其工艺过程中所表现的性质对于片剂的制造和研发颇为重要。

第一节　粉粒的大小及分布

粉体粒子的大小是粉体的基本性质，它决定了粉体的比表面积、溶解度、吸附性、密度、孔隙率和流动性等。粉体粒子的大小也称粒度，有粒子大小和粒子分布双重含义。

一、粒子径

粒子大小用粒子直径 d 表示，粒子直径简称“粒径”，有的称“粒度”。球形粒子的表面积、体积和粒子数等性质均可根据其粒子直径计算出：

球粒的表面积　$s=\pi d^2$　(4-1)

球粒的体积　$v=\pi d^3/6$　(4-2)

球粒的质量　$m=v\rho=\pi\rho d^3/6$　(4-3)

1mol 球粒的粒子数　$n=6M_r/(\pi\rho d^3)$　(4-4)

式中，M_r 为物质的相对分子质量；ρ 为物质的密度。

若 $n=N_A$（N_A 为 Avogadro 常数，即 $2.023\times10^{23}\text{mol}^{-1}$），代入式（4-4），则：

$$d=\left(\frac{6M_r}{N_A\rho\pi}\right)^{1/3} \tag{4-5}$$

粉体粒子的总表面积可用一个粒子的表面积 πd^2 与粒子数目 n 的乘积来表示 πd^2：

$$S_{总}=n\pi d^2=[6M_r/(\pi\rho d^3)]\pi d^2=6M_r/(\rho d) \tag{4-6}$$

从式（4-6）可以看出：粒子大小与总表面积成反比，即粒子越小，粒子的总表面积越大。

球形或立方体的单个质点的粒径可分别用球的直径或立方体的边长表示，但类似于球形或立方体的质点并不多，一般是不规则形的质点，其粒径根据测定方法的不同有 4 种不同的表示法。

1. 几何学径

几何学径是指在光学显微镜或电子显微镜下观察粒子几何形状所确定的粒子径，也可用库尔特记数法、筛分法等测定。几何学径包括长径、短径、定方向径、等价径、外接圆等价径 5 种表示方法。见图 4-1。

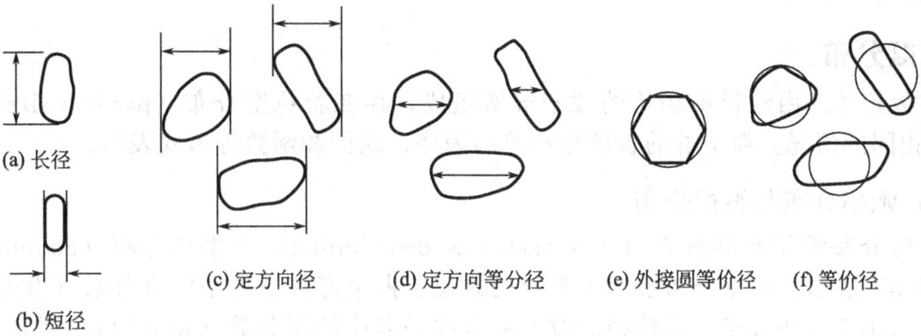

图 4-1 显微镜法测定粒径的表示方法

（1）长径 粒子最长两点之间的距离。

（2）短径 粒子最短两点间的距离。

（3）定方向径（Green 径） 全部粒子按同一方向测定的粒径，又分为定向接线径（Green 直径，即任意一定方向的二平行线外接质点时，二平行线的间隔）和定向等分径（Martin 直径，即从一定方向作一直线将面积二等分，此直线的长度）。

（4）等价径（equivalent diameter） 是与粒子投影面积相等的圆的直径。

（5）外接圆等价径（Heywood 直径） 是粒子投影外接圆的直径。

2. 比表面积径（volume-surface diameter）

是用吸附法或透过法测定粉粒的比表面积后推算出的粒子径。

3. 有效径（effect diameter）

在液相中与粒子沉降速率相等的球形颗粒的直径。该粒径是根据 Stokes 方程计算得出的粒径，所以也称 Stokes 径。

4. 平均粒径（mean diameter）

除上述方法外，还有若干其他表示方法。但就具体的粉粒来说，其中粒径是大小不等的，所以不能用某一个粒子的直径来表示粉粒的粒度，而只能用统计学方法算出粒子的平均粒径表示之，常用的表示方法如下。

（1）算术平均径（average diameter） 常以 d_{av} 表示，由各粒度范围的粒径之和除以粒子的总数求得。如 n_1、n_2、…、n_n 是粒径为 d_1、d_2、…、d_n 的粒子数，则算术平均径为：

$$d_{av}=\frac{n_1d_1+n_2d_2+\cdots+n_nd_n}{n_1+n_2+\cdots+n_n}=\frac{\sum(nd)}{\sum n} \tag{4-7}$$

（2）平均表面径（mean surface diameter） 常以 d_s 表示：

$$d_s=\sqrt{\frac{\sum nd^2}{\sum n}} \tag{4-8}$$

（3）平均体积径（mean volume diameter） 常以 d_v 表示：

$$d_v=\sqrt[3]{\frac{\sum nd^3}{\sum n}} \tag{4-9}$$

(4) 体积-面积平均径　常以 d_{vs} 表示：

$$d_{vs}=\frac{\sum nd^3}{\sum nd^2} \tag{4-10}$$

各种平均径只有在特定情况下才有实用意义。例如粉粒的充填、分剂量与平均体积径有关；粉粒的溶解、吸收与平均表面径有关；粉粒比表面积的计算则采用体积-面积平均径。

由若干粒子径的平均值表示的粒径，可以用个数径、长度平均径、平均面积径、平均体积径等表示。

二、粒度分布

大多数粉体是由粒径不相等的粒子群所组成，存在着粒度分布（particle size distribution）不相同的情况。粒子群的粒度分布可用表格、绘图和函数等形式表示。

（一）频率分布与累积分布

粒度的分布常用频率分布（frequency size distribution）和累积分布（cumulative size distribution）表示。频率分布表示各个粒径的粒子占全部粒子群中的百分数（微分型）；累积分布表示小于（或大于）某粒径的粒子占全粒子群中的百分数（积分型）。百分数的基准可用个数基准（count basis）、质量基准（mass basis）、面积基准（surface basis）、体积基准（volume basis）、长度基准（length basis）等来表达。测定基准不同粒度分布曲线不一样，表示粒度分布时必须注明测定基准。不同基准的粒度分布理论上可以互相换算。在粉体处理过程中实际应用较多的是质量和个数基准分布。计算机常用个数基准测定粒度分布后，利用软件直接转换成所需的其他基准。表 4-1 中列出用个数基准及质量基准表示的某粒子群的频率粒度分布和累积粒度分布。

表 4-1　频率粒度分布和累积粒度分布表

粒径/μm	频率分布		累积分布			
	质量/%	个数/%	质量/%		个数/%	
			>粒径	<粒径	>粒径	<粒径
<20	6.5	19.5	100.0	6.5	100.0	19.5
20～25	15.8	25.6	93.5	22.3	80.5	45.1
25～30	23.2	24.1	77.7	45.5	54.9	69.2
30～35	23.9	17.2	54.5	69.4	30.8	86.4
35～40	24.3	7.6	30.6	83.7	13.6	94.0
40～45	8.8	3.6	16.3	92.5	6.0	97.6
>45	7.5	2.4	7.5	100.0	2.4	100.0

频率分布与累积分布可用直方图或曲线表示，见图 4-2、图 4-3 所示。此种形式表示粒度分布比较直观。

用筛分法测定累积分布时，筛下小于某筛孔直径的累积分布叫筛下分布（undersize distribution）；大于某筛孔直径的累积分布叫筛上分布（oversize distribution）。筛上累积分布函数 $F(x)$ 和筛下累积分布函数 $R(x)$ 与频率分布函数 $f(x)$ 之间的关系式如下：

$$f(x)=\frac{\mathrm{d}F(x)}{\mathrm{d}x}=\frac{\mathrm{d}R(x)}{\mathrm{d}x} \tag{4-11}$$

即

$$F(x)+R(x)=1 \tag{4-12}$$

$$\int_0^x f(x)\mathrm{d}x=1 \tag{4-13}$$

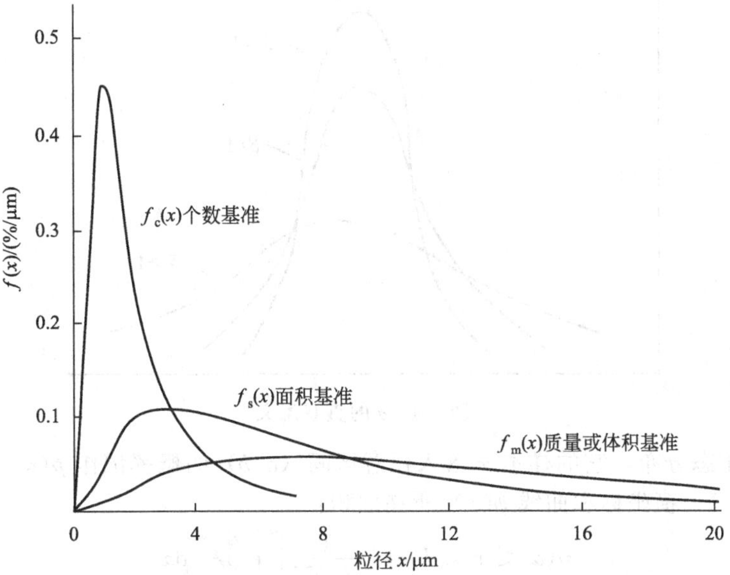

图 4-2　不同基准表示的粒度分布

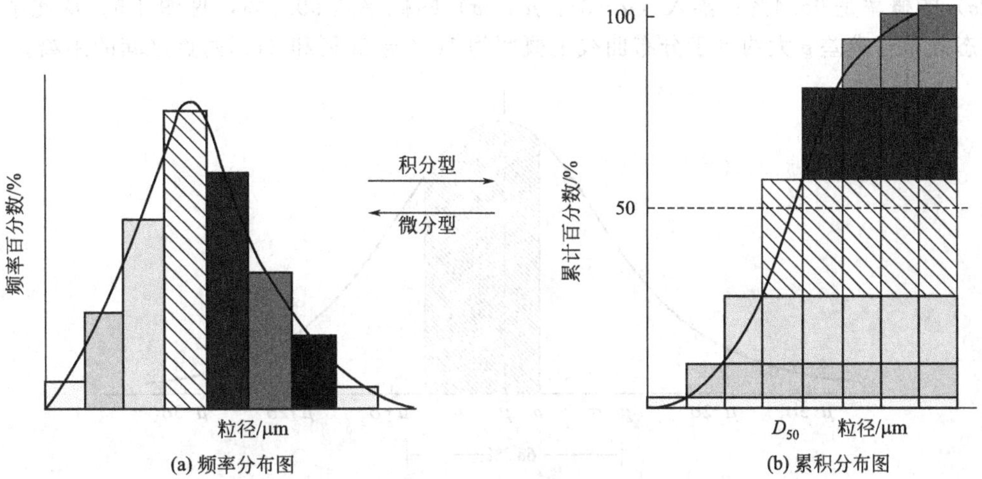

图 4-3　用直方图表示的粒度分布

(二) 粒度分布函数

常用的粒度分布函数有正态分布与对数正态分布。

1. 正态分布（normal distribution）

一般正态分布曲线由正态概率密度函数 $\varphi(x)$ 给出，即：

$$\varphi(x)=\frac{1}{\sigma\sqrt{2x}}e^{\frac{-(x-\mu)^2}{2\sigma^2}} \tag{4-14}$$

式中，x 是此分布抽出的随机样本值；μ 是均值，它代表粒度分布的中心趋势，正态分布其曲线对 μ 对称，分布的均值、中间粒径和众数相同，都等于分布曲线最高点对应的横坐标 $x_{0.50}$；σ 是标准差，它代表粒度分布的分散性和曲线胖瘦的程度，σ 越大曲线越胖，数据越分散，σ 越小，曲线越瘦，数据越集中。见图 4-4。

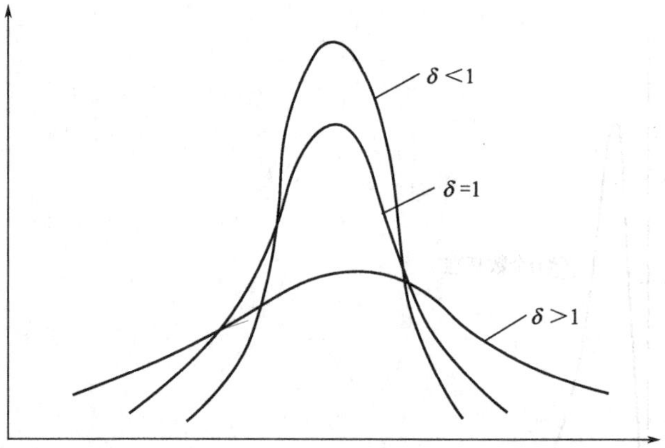

图 4-4 σ 的直观意义

对于任何正态分布，它的样本 x 落入任意区间 (a,b) 的概率记作 $p(a<x<b)$，p 等于直线 $x=a$，$x=b$，横坐标和曲线 $\psi(x)$ 所夹面积：

$$p(a<x<b)=\frac{1}{\sigma\sqrt{2x}}\int_{a}^{b}\mathrm{e}^{\frac{-(x-\mu)^{2}}{2\sigma^{2}}}\mathrm{d}x \tag{4-15}$$

经过计算，正态分布总体的样本落入（$\mu-\sigma$，$\mu+\sigma$）的概率是 68.3%；落入（$\mu-2\sigma$，$\mu+2\sigma$）的概率是 95.4%；落入（$\mu-3\sigma$，$\mu+3\sigma$）的概率是 99.7%，见图 4-5。从此结果得知正态分布标准差 σ 大约等于分布曲线上概率为 16%与 50%和 84%两点之间的距离。

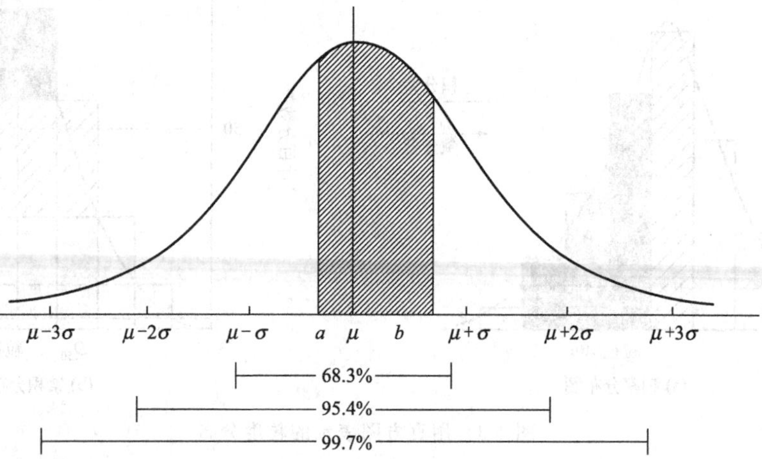

图 4-5 正态分布

均数 μ、标准差 σ 可用粒子大小的累积分布曲线来估计，累积分布曲线即是以累积百分频率的大小作纵坐标，粒子大小作横坐标所描曲线，如果是属于正态分布，在正态概率纸上所描累积分布点子应几乎在一直线上（在描点时要优先照顾 30%～70%范围内的点子，10%以下、90%以上的点子允许忽视），见图 4-6。

假定纵轴 50%、16%（或 84%）相对应的横坐标上的值 x 为 $x_{0.50}$、$x_{0.16}$（或 $x_{0.84}$），则均值 μ 和标准差 σ 的估计值为：

$$\mu\approx x_{0.50} \tag{4-16}$$

或

$$\sigma\approx x_{0.50}-x_{0.16} \tag{4-17}$$

$$\sigma\approx x_{0.84}-x_{0.50} \tag{4-18}$$

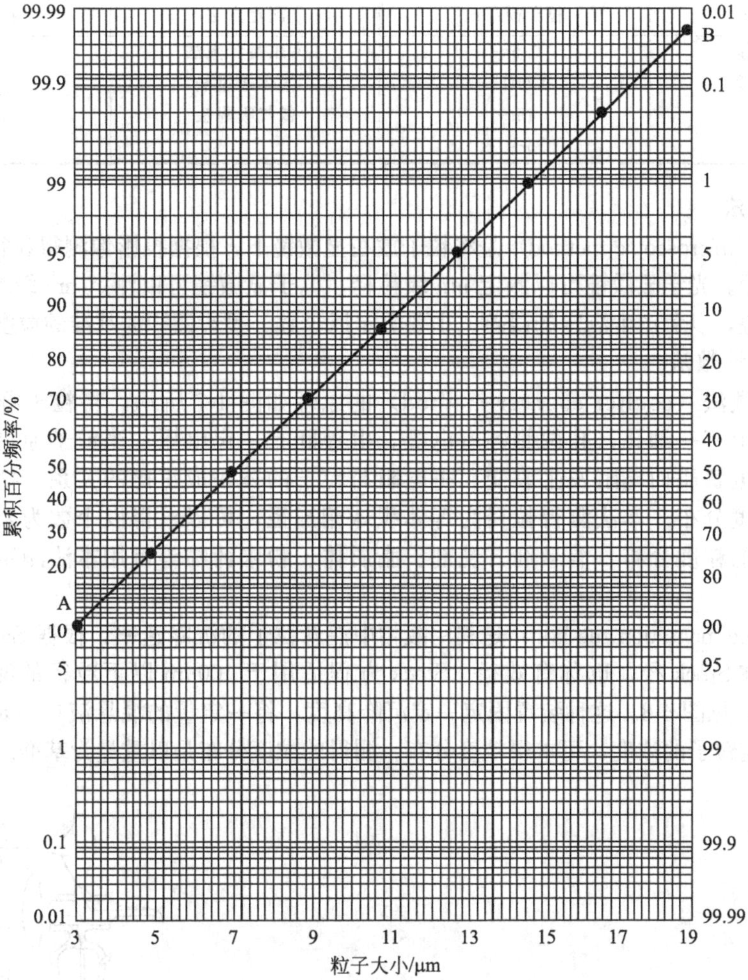

图 4-6 粒子大小-累积分布图（正态分布图）

或
$$\sigma \approx \frac{1}{2}(x_{0.84} - x_{0.16})/2 \tag{4-19}$$

药物制剂粉末的粒度分布符合正态分布的很少。

2. 对数正态分布（logarithmic normal distribution）

大多数粉体呈非对称分布，对数正态分布的概率密度函数 $\varphi(x)$ 为：

$$\varphi(x) = \frac{1}{\ln\sigma \sqrt{2\pi}} e^{\frac{(\ln x - \ln\mu)^2}{2(\ln\sigma)^2}} \tag{4-20}$$

式中，x、μ 和 σ 的定义同式（4-14）。

对数正态分布是药剂学上的一种重要的粒度分布，绝大多数药粒分布都符合这种分布，这类药粒的粒度分布图均出现偏斜与不对称。

三、 粒子径测定方法

粒子径的测定原理不同，用不同的测定方法，表 4-2 列出了粒度的测定方法与造用范围。

表 4-2　粒度测定方法与适用范围

测定方法	粒子径/μm	测定方法	粒子径/μm
光学显微镜	0.5～	库尔特计数法	1～600
电子显微镜	0.001～	气体透过法	1～100
筛分法	45～	氮气吸附法	0.03～1
沉降法	0.5～100		

1. 显微镜法

显微镜法（microscopic method）是将粒子放在显微镜下，根据投影像测得粒径的方法，主要测定几何学粒径。光学显微镜可以测定 μm 级粒径，电子显微镜可以测定 nm 级粒径。测定时避免粒子间的重叠，以免产生测定的误差。主要测定以个数、投影面积为基准的粒度分布。

2. 库尔特计数法

库尔特计数法（coulter counter method）的原理如图 4-7 所示。将粒子群混悬在电解质溶液中，隔壁上有一细孔，孔两侧各有电极，电极间有一定电压，当粒子通过细孔时，粒子体积排除孔内电解质而电阻发生改变。将电阻与粒子的体积成正比的关系，把电信号换算成粒径以测定粒度分布。本法测得粒径为等体积球相当径，可以求得以个数为基准的粒度分布或体积为基准的粒度分布。混悬剂、乳剂、脂质体、粉末药物等可用本法测定。

3. 沉降法

沉降法（sedimentation method）是利用液相中混悬粒子的沉降速率，根据 Stock 方程求出粒径的方法，此称 Stock 径，也称有效径。Stock 方程适用于 100μm 以下粒径的测定，常用 Andreasen 吸管法，见图 4-8。这种装置固定一定沉降高度，将一定量的混悬液在一定时间间隔内用吸管取出，测定粒子的浓度，可求得粒度分布。测得的粒度分布是以重量为基准。

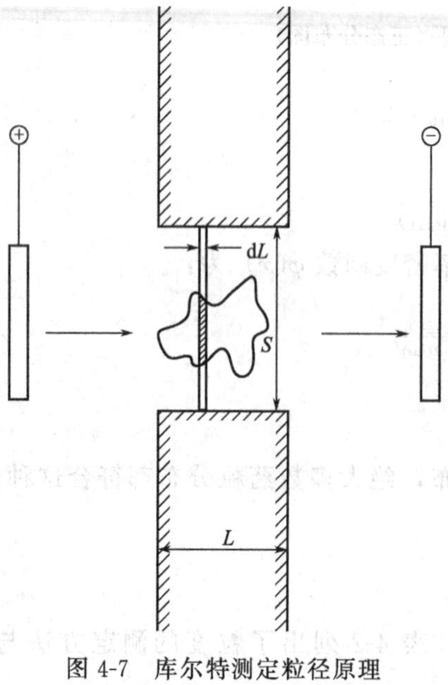

图 4-7　库尔特测定粒径原理

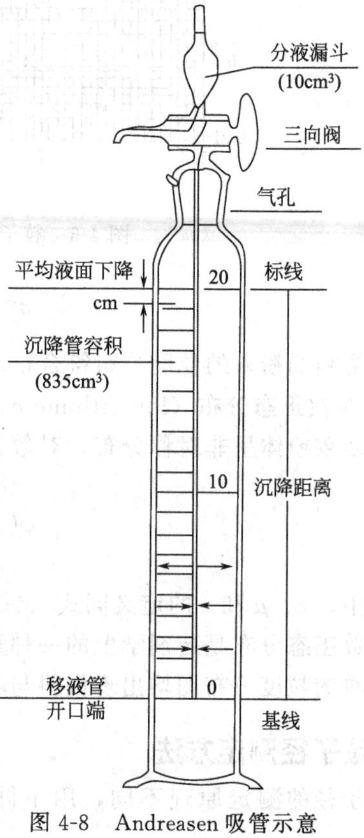

图 4-8　Andreasen 吸管示意

有效径的测定法还有离心法、比浊法、沉降天平法、光扫描快速粒度测定法等。

4. 比表面积法

比表面积法（specific surface area method）是利用粉体的比表面积随粒径的减少而迅速增加的原理，通过粉体层中比表面积的信息与粒径的关系求得平均粒径，但该方法不能求得粒度分布。可测定粒度范围为 100μm 以下。比表面积可用吸附法和透过法测定。

5. 筛分法

筛分法（sieving method）是粒径分布测量中使用最早、应用广、最简单和快速的方法。常用测定范围在 45μm 以上。

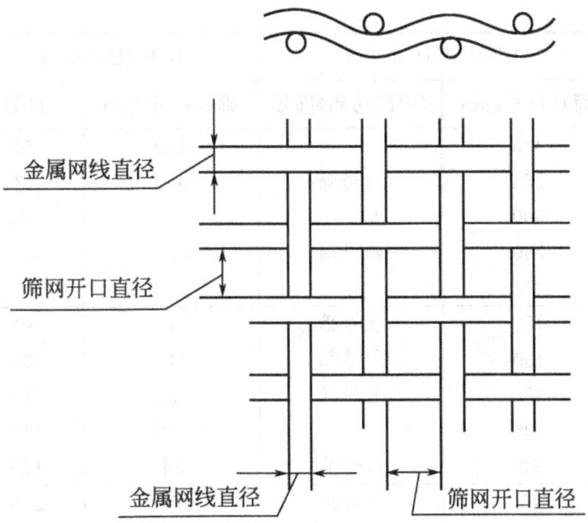

图 4-9 筛网尺寸的示意

（1）筛分原理 筛分法是利用筛孔将粉体机械阻挡的分级方法。将筛由粗到细按筛号顺序上下排列，将一定量粉体样品置于最上层中，振动一定时间，称量各个筛号上的粉体重量，求得各筛号上的不同粒级重量百分数，由此获得以重量基准的筛分粒径分布及平均粒径。

（2）筛号与筛孔尺寸 筛号常用“目”表示。“目”系指在筛面的 25.4mm 长度上开有的孔数。如开有 30 个孔，称 30 目筛，孔径大小是 25.4mm/30 再减去筛绳的直径，参见图 4-9。由于所用筛绳的直径不同，筛孔大小也不同，因此必须注明筛孔尺寸，常用筛孔尺寸是 μm。

各国的标准筛号及筛孔尺寸有所不同，《中国药典》根据 GB 312—80（优先数和优先系数）中 R40/3 系列规定了药筛的九个筛号。表 4-3 列出一些国家标准筛系的对照关系，我国常用的标准筛号与尺寸见表 4-4。

表 4-3 各国标准筛系比较

中国 GB 5330—85		日本 JISZ 8801		美国 A. S. T. M. -E-11-61		英国 B. S. 410	
筛孔尺寸/μm	《中国药典》筛号	筛孔尺寸/μm	目数	筛孔尺寸/μm	目数	筛孔尺寸/μm	目数
（上略）							
5600		5660	3.5	5660	3.5		
4750		4760	4.2	4760	4		
4000		4000	5	4000	5		
3350		3360	6	3360	6	3350	5
2800		2830	7	2830	7	2800	6
2360		2380	8	2380	8	2400	7
2000	一号筛	2000	9.2	2000	10	2000	8
1700		1680	10.5	1680	12	1680	10
1400		1410	12	1410	14	1400	12
1180		1190	14	1190	16	1200	14
1000		1000	16	1000	18	1000	16
850	二号筛	840	20	841	20	850	18
710		710	24	707	25	710	22
600		590	28	595	30	600	25
500		500	32	500	35	500	30

续表

中国 GB 5330—85		日本 JISZ 8801		美国 A. S. T. M. -E-11-61		英国 B. S. 410	
筛孔尺寸/μm	《中国药典》筛号	筛孔尺寸/μm	目数	筛孔尺寸/μm	目数	筛孔尺寸/μm	目数
425		420	36	420	40	420	36
355	三号筛	350	42	354	45	355	44
300		297	48	297	50	300	52
250	四号筛	250	55	250	60	250	60
212		210	65	210	70	210	72
180	五号筛	177	80	177	80	180	85
150	六号筛	149	100	149	100	150	100
125	七号筛	125	120	125	120	125	120
106		105	145	105	140	105	150
90	八号筛	88	170	88	170	90	170
75	九号筛	74	200	74	200	75	200
63		63	250	63	230	63	240
53		53	280	53	270	53	300
45		44	325	44	325	45	350
38		—	—	37	400	—	—
（下略）							

表 4-4 国内常用标准筛号与尺寸

目次	筛孔尺寸/mm	目次	筛孔尺寸/mm	目次	筛孔尺寸/mm
8	2.50	45	0.40	130	
10	2.00	50	0.355	150	0.112
12	1.60	55	0.315	160	0.100
16	1.25	60	0.28	190	0.090
18	1.00	65	0.25	200	0.080
20	0.900	70	0.224	240	0.071
24	0.800	75	0.200	260	0.063
26	0.700	80	0.180	300	0.056
28	0.63	90	0.160	320	0.050
32	0.56	100	0.154	360	0.045
35	0.50	110	0.140		0.040
40	0.45	120	0.15		

第二节 粉粒的形状与比表面积

一、粉粒的形状

粉粒的形状系指一个粒子的轮廓或表面上各点所构成的图像。由于粉粒的形状千差万别，描述粒子形状的术语也很多，如球形（spherical）、立方形（cubical）、片状（platy）、柱状（prismoidal）、鳞状（flaky）、粒状（granular）、棒状（rodlike）、针状（needle-like）、块状（blocky）、纤维状（fibrous）、海绵状（sponge）等，但除了球形和立方形等规则而对称的形状外，对于形状不规则的粉粒，可用显微镜测定长（l）、宽（b）、高（h），然后以扁平度（b/h）、延伸度（l/b）等描述其形状。也可用下面的方式描述，若粒径选用粒子的投影粒径（等价径）d_p，表面积为 s，体积为 v。s 和 v 分别与 d_p^2 和 d_p^3 成正比，则：

$$s=\phi_s d_p^2 \tag{4-21}$$

$$v=\phi_v d_p^3 \tag{4-22}$$

式中，ϕ_s 和 ϕ_v 都是比例系数，分别称为形状系数和体积系数。二者之比称为表面形状系数 ϕ，则：

$$\phi=\frac{\phi_s}{\phi_v}=\frac{s/d_p^2}{v_p^3}=\frac{sd_p}{v} \tag{4-23}$$

对于球形质点来说，由于 d_p 和其他粒径 d 相等，所以：

$$\phi_v=\frac{v}{d_p^3}=\frac{\frac{\pi d^3}{6}}{d^3}=\frac{\pi}{6} \tag{4-24}$$

$$\phi_s=\frac{s}{d_p^2}=\frac{\pi d^2}{d^2}=\pi \tag{4-25}$$

$$\phi=\frac{\phi_s}{\phi_v}=\frac{\pi}{\pi/6}=6 \tag{4-26}$$

对于立方形质点来说：

$$\phi_v=\frac{d^3}{d^3}=1 \tag{4-27}$$

$$\phi_s=\frac{6d^2}{d^2}=6 \tag{4-28}$$

$$\phi=\frac{\phi_s}{\phi_v}=\frac{6}{1}=6 \tag{4-29}$$

可见，球形、立方形粉粒质点 ϕ 均为 6。

由式（4-23）知，当粉粒质点一定时，单位体积的表面积越大，即质点越不规则，则 ϕ 越大。所以比表面积形状系数 ϕ 常用来描述粉粒质点的形状，简称形状系数，不规则质点的 ϕ 一般在 6.5～11 之间。

对于表面粗糙的质点，常用皱度系数表示表面形状。皱度系数是粉粒质点的真实表面积与其假设几何图形的表面积之比。

二、比表面积

北京大学教科书曾经推荐比表面积简称“比面”，但是现在各科技书刊称“比面”的很少，似乎可以推广使用这一简称。

粒子的比表面积（specific surface area）的表示方法根据计算基准不同可分为体积比表面积 s_v 和质量比表面积 s_m。

（一）体积比表面积

体积比表面积的定义是单位体积粉体的表面积，量的符号是“s_v”，单位符号是“cm^2/cm^3”。

$$s_v=\frac{s}{v}=\frac{\pi d^2 n}{\frac{\pi d^3}{6}n}=\frac{6}{d} \tag{4-30}$$

式中，s 是粉体粒子的总表面积；v 是粉体粒子的体积；d 是面积平均径；n 是粒子总个数。

（二）质量比表面积

质量比表面积的定义是单位质量粉体的表面积，量的符号是“s_m”，单位符号是“cm^2/g”。

$$s_m=\frac{s}{m}=\frac{\pi d^2 n}{\frac{\pi d^3\rho n}{6}}=\frac{6}{d\rho} \tag{4-31}$$

式中，m 是粉体的总质量；ρ 是粉体的粒密度；其他符号含义同式（4-30）。

比表面积是表征粉体中粒子粗细的一种量度，也是表示固体吸附能力的重要参数。可用于计算无孔粒子和高度分散粉末的平均粒径。比表面积不仅对粉体性质、而且对制剂性质和药理性质都有重要意义。

三、 比表面积的测定方法

直接测定粉体比表面积的常用方法有气体吸附法（gas adsorption method）和气体透过法（gas permeability method）。

（一）气体吸附法

具有较大比表面积的粒子是气体或液体的良好吸附剂。在一定温度下 1g 粉体所吸附的气体体积（cm^3）对气体压力绘图可得吸附等温线。被吸附在粉体表面的气体在低压下形成单分子层，在高压下形成多分子层。如果已知一个气体分子的断面积为 A，形成单分子层的吸附量为 V_m，可用式（4-32）计算该粉体的质量比表面积 s_m，常用的吸附气体为氮气。在氮气沸点－196℃下，氮气的断面积 A＝0.162nm^2/mol。

$$s_m = A \times \frac{V_m}{22400} \times 6.02 \times 10^{23} \tag{4-32}$$

式（4-32）中的 V_m 可通过 BET（Brunauer Emmett Teller）公式计算：

$$\frac{p}{V(p_0 - p)} = \frac{1}{V_m c} + \frac{c-1}{V_m c} \cdot \frac{p}{p_0} \tag{4-33}$$

式中，V 是在 p 压力下 1g 粉体吸附气体的量，cm^3/g；p_0 是实验室温度下吸附气体的饱和蒸气压，为常数，Pa；c 是表示第一层吸附热和液化热的差值的常数。

在一定实验温度下测定一系列 p 对 V 的数值，$p/[V(p_0 - p)]$ 对 p/p_0 绘图，可得直线，由直线的斜率与截距求得 V_m。

（二）气体透过法

气体透过法是气体通过粉体层时，由于气体穿过粉体层的孔隙而流动，所以气体的流动速率与阻力，受粉体层的表面积大小（或粒子大小）的影响。粉体层的质量比表面积 s_m 与气体流量、阻力、黏度等的关系可用 Kozeny-Carman 公式表示如下：

$$s_m = \frac{14}{\rho}\sqrt{\frac{A \cdot \Delta p \cdot t}{\eta \cdot L \cdot Q}}\sqrt{\frac{\varepsilon^2}{(1-\varepsilon)^2}} \tag{4-34}$$

式中，ρ 为粒子密度；η 为气体的黏度；ε 为粉体层的孔隙率；A 为粉体层断面积；Δp 为粉体层压力差（阻力）；Q 为 t 时间内通过粉体层的气体流量。

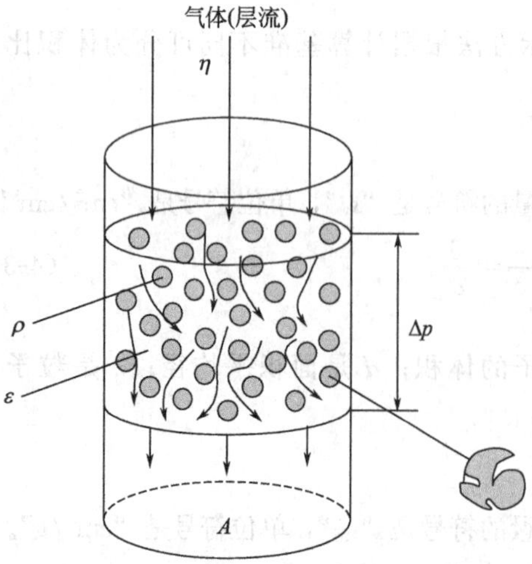

图 4-10 粉体层内气体透过示意及颗粒外部接触表面（粗线部）

气体透过法只能测定粒子外部的比表面积，粒子内部孔隙的比表面积不能测（见图 4-10），所以不适合用于多孔形粒子的比表面积的测定。

此外还有溶液吸附、浸润热、消光、热传导、阳极氧化原理等方法测定粉体的比表面积。

第三节 粉粒的密度及孔隙率

粉末的粒径、粒度分布、形状和比表面积是粉末的基本特性，从基本特性引出一些其他性质诸如密度和孔隙率。

一、 密度

粉体密度为单位体积粉体的质量。粉体是由众多的粒子组成，粉体存在孔隙，有两种形式：一种是粉体内部存在的孔隙（用 V_1 表示）；另一种是粒子之间的孔隙（用 V_2 表示）。根据将两种孔隙考虑在内与否，将粉体的密度分为以下三种：

1. 真密度 ρ

指除去微粉中的粒子间和粒子中孔隙或裂缝占有的体积后求出的密度。

$$\rho=\frac{m}{V_p} \tag{4-35}$$

式中，m 为粉体质量；V_p 为粒子真体积。

一些药物的真密度见表 4-5。

表 4-5 一些药物的真密度

药物	真密度	药物	真密度	药物	真密度	药物	真密度
氧化铝	4.0	沉降硫	2.0	明胶	1.27	硼砂	1.73
硼酸	1.3	滑石粉	2.6～2.8	白陶土	2.2～2.5	溴化钾	3.2
氧化汞	11.1	石蜡	0.90	碳酸镁	3.04	氯化钠	2.16
碱式碳酸铋	6.89	氯化钾	2.75	硫酸镁	1.63	蔗糖	1.6
碱式硝酸铋	4.9	碳酸钾	2.29	氧化镁	3.65	磺胺嘧啶	1.5
碳酸钙	2.9	碘化钾	3.13	氧化高汞	5.44	碘化银	5.67
氧化钙	3.3	硝酸银	4.35	碘化高汞	6.3	氧化银	5.59

2. 粒密度 ρ_g

指除去粒子间孔隙体积求得的密度，即粒子本身的密度。

$$\rho_g=\frac{m}{V_p+V_1}=\frac{m}{V_g} \tag{4-36}$$

式中，V_1 为粒子内孔隙所占的体积；V_p 为粒子真体积；V_g 为粉体粒体积。

3. 堆密度 ρ_b

指单位体积粉体的质量，也称松密度。

$$\rho_b=\frac{m}{V_p+V_1+V_2}=\frac{m}{V_b} \tag{4-37}$$

式中，V_2 为粒子间的孔隙所占的体积；V_b 为粉体总体积。

在药剂学中堆密度是最重要的参数。由于堆密度的大小影响着粉体的流动性和质量差异，因而其与胶囊剂的填充、散剂的分剂量及片剂的填充、压制等均密切相关。一般对于同一种粉体来说：真密度＞粒密度＞堆密度。

一些药物的真密度与堆密度见表 4-6。

表 4-6 一些药物的真密度与堆密度

药物	堆密度	真密度	药物	堆密度	真密度
重质碱式碳酸镁	1.01	6.9	苯巴比妥	0.34	1.3
轻质碱式碳酸镁	0.22	6.9	磺胺噻唑	0.33	1.5
重质碳酸镁	0.39	3.0	滑石粉	0.48	2.7
轻质碳酸镁	0.07	3.0			

二、孔隙率

孔隙率（porosity）是粉体层中孔隙所占有的比率。由于颗粒内、颗粒间都有孔隙，相应地将孔隙率分为质点内孔隙率、间隙孔隙率、总孔隙率等。

1. 总孔隙率 $\varepsilon_{总}$

是指粉体中各种孔隙的总体积和粉体总体积的比值。

$$\varepsilon_{总}=\frac{V_1+V_2}{V_b}=\frac{V_b-V_p}{V_b}=1-\frac{V_p}{V_b} \tag{4-38}$$

$$=1-\frac{\rho_b}{\rho} \tag{4-39}$$

2. 间隙孔隙率 $\varepsilon_{间隙}$

是指粉末质点间隙的孔隙率，为粉末质点间孔隙体积和粉体总体积的比值。

$$\varepsilon_{间隙}=\frac{V_2}{V_b}=\frac{V_b-V_g}{V_b}=1-\frac{V_g}{V_b} \tag{4-40}$$

$$=1-\frac{\rho_b}{\rho_g} \tag{4-41}$$

式中，V_b 和 ρ_g 分别为总体积和粒密度。

3. 质点内孔隙率 $\varepsilon_{质点内}$

可用相似方法求得。

$$\varepsilon_{质点内}=\frac{V_1}{V_g}=\frac{V_g-V_p}{V_g}=1-\frac{V_p}{V_g} \tag{4-42}$$

$$=1-\frac{\rho_g}{\rho} \tag{4-43}$$

式中，V_p 为粒子的总真实体积。

由以上各式可知，由真密度与堆密度可计算总孔隙率，由粒密度和堆密度可计算间隙孔隙率，由真密度和粒密度可计算质点内孔隙率。

固体制剂的孔隙率对制剂的崩解有一定的影响，即一般孔隙大者崩解速率快，因而测算微粒间的孔隙对控制片剂、颗粒剂的质量也较为重要。

【例 4-1】 氧化钙粉末的真密度为 3.203g/cm³，称量 131.2g 装入 100ml 量筒内，量得堆体积为 82.0cm³。求此粉末的总孔隙率。

【解】 质点的真体积 $V_p=131.3/3.203=41.0\text{cm}^3$

$$\varepsilon_{总}=\frac{V_b-V_p}{V_b}=\frac{82.0-41.0}{82.0}=0.5=50\%$$

【例 4-2】 有 1g 粉末，其真体积为 0.3cm³，质点内孔隙体积为 0.1cm³，质点间孔隙体积为 1.6cm³。求总孔隙率、间隙孔隙率和质点内孔隙率。

【解】 $V_p=0.3\text{cm}^3$，$V_1=0.1\text{cm}^3$，$V_2=1.6\text{cm}^3$

$$V_g=0.3+0.1=0.4\text{cm}^3$$

$$V_b=0.3+0.1+1.6=2.0cm^3$$

$$\varepsilon_{总}=\frac{V_1+V_2}{V_b}=\frac{0.1+1.6}{2.0}=0.85=85\%$$

$$\varepsilon_{间隙}=\frac{V_2}{V_b}=\frac{1.6}{2.0}=0.80=80\%$$

$$\varepsilon_{质点内}=\frac{V_1}{V_g}=\frac{0.1}{0.4}=0.25=25\%$$

【例 4-3】 某碘化钠片的质量是 0.3439g，测量其厚度及直径，而求得其总体积为 0.0963ml，已知碘化钠的真密度为 3.667g/ml，求其堆密度及总孔隙率。

【解】 分别代入式（4-37）和式（4-38）得：

堆密度为 $$\rho_b=\frac{0.3439}{0.0963}=3.571(g/ml)$$

总孔隙率为 $$\varepsilon_{总}=1-\frac{3.571}{3.667}=0.026(或 2.6\%)$$

即此碘化钠片的堆密度是 3.571g/ml，总孔隙率是 2.6%。

三、 粉体密度的测定方法

（一）真密度、粒密度的测定

真密度与粒密度的测定实质上是准确测定粉体的真体积和颗粒体积的问题。常用的方法是将粉体用液体或气体置换的方法测得。

1. 液浸法（liquid immersion method）

将粉体浸入液体中，采用加热或减压法脱气后，测定粉体排出液体的体积。求真密度时，将颗粒研细，消除开口与闭口细孔，使用易润湿粒子表面的液体；测颗粒密度时，使用与颗粒物质接触角大，难于浸入开口细孔的液体。

用比重瓶（pycnometer）（见图 4-11）测量真密度步骤如下：①称空比重瓶质量 m_0，然后加入约瓶容量 1/3 的试样，称其合重 m_s；②加部分浸液约至瓶体积的 2/3 处，减压脱气约 30min，真空度为 2kPa；③继续加满浸液加盖、擦干，称出（瓶＋试样＋液）质量 m_{aL}；④称比重瓶单加满浸液的质量 m_L，可按下式计算出颗粒真密度 ρ：

$$\rho=\frac{(m_s-m_0)\rho_l}{(m_L-m_0)-(m_{aL}-m_s)} \tag{4-44}$$

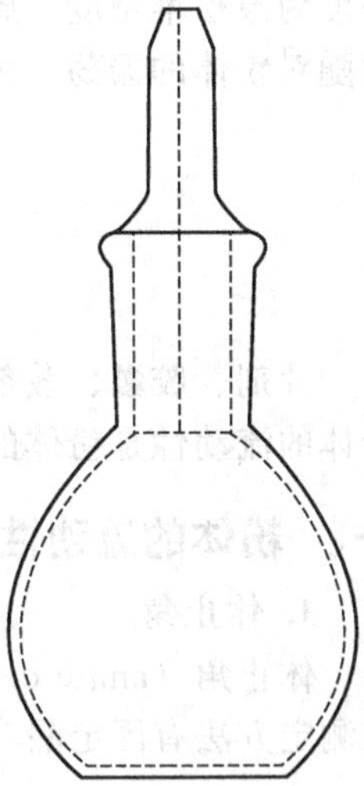

图 4-11 比重瓶

式中，ρ_l 为浸液密度。

当测颗粒密度时，方法相同，采用的液体不同，计算时用 ρ_g 代替 ρ。

2. 压力比较法

是根据 Boyle 定理建立起来的方法，本法与浸液法相比可避免样品的破坏（如润湿或溶解），常用于药品、食品等复杂有机物的测定，一般用氦气或空气。原理见图 4-12 所示，A、B 为装有气密活塞、体积相等的两个密闭室，若 B 室不装试样，关闭排气阀与连接阀，则两室活塞从①移至②时，两室压力相同，由 $p_0 \to p_1$；当 B 室装入试样后，重复同一操作，若 B 室活塞移至③（②和③之间的距离为 L_x）时，两室压力 p_1 相等，则②与③之间体积等于试样的体积。

除上述方法以外，还有气体透过法、重液分离法、密度梯度法以及沉降法等。

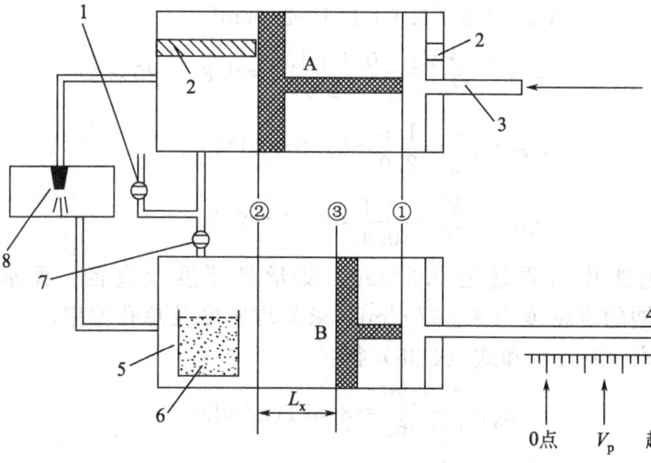

图 4-12　空气置换法测定真密度的原理

1—排气阀；2—固定件；3—比较用活塞；4—测定用活塞；5—样品杯；6—粉体样品；7—连接阀；8—压差计

（二）堆密度、振实密度

将粉体装入容器中所测得的体积包括粉体真体积、粒子内孔隙、粒子间孔隙等，因此测量容器形状、大小、装填速率及装填方式等影响粉体体积。装填时不施加任何外力所测得的密度为最松堆密度，施加外力而使粉体最紧充填状态下所测得的密度叫最紧堆密度。振实密度随对粉体的振荡（tapping）次数而发生变化，最终达到最紧密度。

第四节　粉粒的流动性

片剂、胶囊、散剂、颗粒剂的分剂量不仅与粒子大小有关，而且与粉体的流动性有关。粉体的流动性是粉体的重要性质。

一、粉体的流动性表示法

1. 休止角

休止角（angle of repose）是粉体堆积层的自由斜面与水平面所形成的最大角度。常用的测定方法有固定漏斗法、固定圆锥槽法、倾斜箱法、转动圆柱体法。见图 4-13。

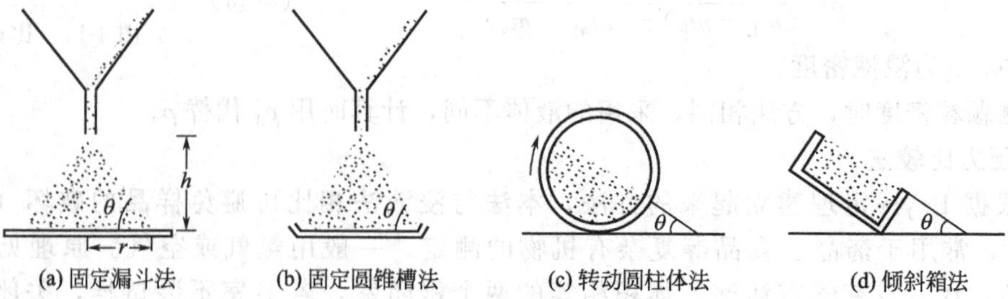

图 4-13　测定休止角的四种基本方法

（1）固定漏斗法　将漏斗固定于水平放置的绘图纸上，漏斗下口距绘图纸的距离为 h，将粉末倒入漏斗中，一直到漏斗下形成的圆锥的尖端接触漏斗的出口为止，圆锥体的直径（$2r$）可由绘图纸上测出。于是，$\tan\theta = h/r$，θ 即为休止角。

（2）固定圆锥槽法 将圆锥体底部的直径固定，例如可用固定大小的圆盒接受由漏斗漏下的粉末，漏斗中不断注入粉末直至得到最高的圆锥体为止。

（3）倾斜箱法 于矩形盒内装满粉末，将盒逐渐倾斜至粉体开始流出为止。盒子倾斜的角度即为休止角。

（4）转动圆柱体法 在圆柱体中装入粉体使半满，使在一水平面上转动，粉体与水平所成之角，即为休止角。

休止角是检验粉体流动性好坏的最简便的方法。休止角越小，流动性越好，一般认为$\theta \leqslant 40°$时可以满足生产流动性的需要。黏附性粉体（sticky powder）或粒子径小于100～200μm以下粉体的粒子间相互作用力较大而流动性差，相应地所测休止角较大。值得注意的是，测量方法不同所得数据有差异，重现性差，所以不能把它看做是粉体的一个物理常数。

2. 流量

单位时间内粉体由一定孔径的孔或管中流出的质量，叫质量流量（flow），流量是反映粉体流动性的重要方法之一。测定方法为在圆筒容器的底部中心开孔，把粉末装入容器内，测定单位时间内流出的粉末的质量。流量的单位是“质量/时间”或“体积/时间”，前者称质量流量，后者称体积流量。流速的单位是“距离/时间”。流量与流速单位是不同的。

3. 滑角

滑角（angle of slide）是将粉体铺在板面上，如铺在高6mm、宽33mm、长91mm的平板上，将板倾斜至能使90%粉体滑动时平板的倾斜角，即平板与水平面的夹角θ。实际上滑角与休止角是等价的。

滑角与粉体在平板上的摩擦系数μ、质点间内聚力c和重力加速度g之间按Culomb方程有如下关系：

$$Mg\sin\theta = \mu Mg\cos\theta + c \tag{4-45}$$

式中，M为粉体的质量。由图4-14知：

$$F = Mg\sin\theta = \mu Mg\cos\theta + c$$

$$= \mu Mg\frac{\sin\theta}{\tan\theta} + c = \frac{\mu F}{\tan\theta} + c$$

$$F - c = \frac{\mu F}{\tan\theta}$$

$$\tan\theta = \frac{\mu F}{F - c}$$

$$\lg\tan\theta = \lg\mu + \lg\frac{F}{F - c} \tag{4-46}$$

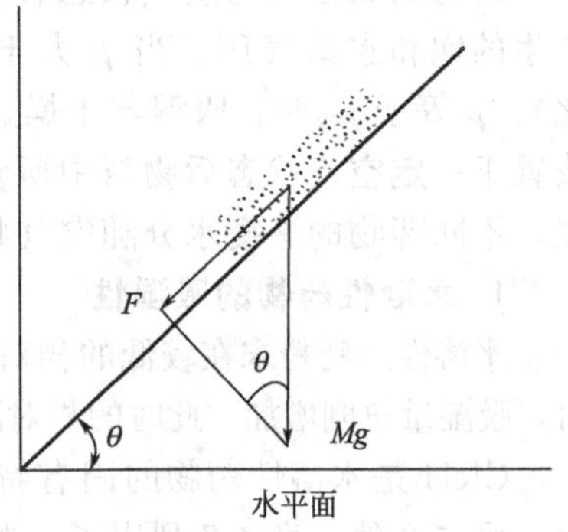

图4-14 Culomb方程中各变量间的关系

式（4-46）中$\lg\tan\theta$包括两项：①摩擦系数的对数（等式右边第一项）；②与质点间内聚力有关的变量（等式右边第二项）。通常c可以忽略不计。此式也可以从滑角或休止角求摩擦系数。

二、影响粉体流动性的因素

1. 粒度

在临界粒子径以上，粒径增加，休止角变小，粉体流动性增加。当粒径小于100μm时，粒子容易发生聚集，内聚力超过粒子重力，妨碍粒子的重力行为，此时流动性变差，休止角大幅度增加。

2. 粒子性质和表面性质

粒子表面越粗糙、形状越不规则，摩擦力越大，休止角就越大，流动性小。

3. 吸湿性

容易吸湿的粉末，休止角较大，不易流动。在一定范围内，休止角随水分增加而变大，但超过某一点（12%），又逐渐减小。

4. 加入其他物质

加入润滑剂或助流剂，可以改变粉体休止角，减小聚集力，改善粒子的表面状况，增加流动性。Gold 等测定了硬脂酸镁、滑石粉、玉米淀粉、微粉硅胶等助流剂对阿司匹林结晶、硫酸钙颗粒等的影响，结果证明硬脂酸镁、玉米淀粉、微粉硅胶在低浓度时可增加阿司匹林及硫酸钙颗粒的流动速率，用量过多，则降低流速。而滑石粉对上述物质的助流作用差。所以应注意助流剂或润滑剂的品种和用量的选择，用量最好在质量分数 1%或 1%以下。

5. 静电引力

Staniforth 等人发现几种片剂辅料混合前后，其荷电增加，而流动性下降，例如 Emdex（喷雾干燥的结晶性葡萄糖）混合前（未荷电）的流量为 3.123g/s，而混合后所带电荷增加为-3.29×10^{-7} C/g，流量为 0.717g/s，这表明粉末间的静电引力增加使粉粒内聚力增大，而使流量减小。

第五节　粉粒的吸湿性与湿润性

一、吸湿性

吸湿（moisture absorption）是固体表面吸附水分子的现象，这种性质称为吸湿性。药物粉末在湿度较大的空气中，容易发生吸湿，使粉末的流动性下降、固结、液化等，甚至促进化学反应的发生。

药物的吸湿性与空气状态有关。如用 p 表示空气中水蒸气分压，p_w 表示药物粉末表面产生的饱和水蒸气压。当 p 大于 p_w时，发生吸湿（吸潮）；p 小于 p_w时，发生干燥（风化）；p 等于 p_w时，吸湿与干燥达到动态平衡，此时的水分称平衡水分。可见将物料长时间放置于一定空气状态后物料中所含水分为平衡含水量。平衡水分与物料的性质及空气状态有关，不同药物的平衡水分随空气状态的变化而变化。

1. 水溶性药物的吸湿性

水溶性药物粉末在较低的相对湿度环境中，一般不会吸湿，但当相对湿度提高到某一数值时，吸湿量急剧增加，此时的相对湿度叫临界相对湿度（critical relative humidity，CRH）。

CRH 是水溶性药物的固有特征，是药物吸湿性大小的衡量指标。CRH 越小则越易吸湿，反之亦然。表 4-7 列出了一些药物在 37℃的临界相对湿度值。

表 4-7　一些药物的临界相对湿度（37℃）

药物	CRH/%	药物	CRH/%
果糖	53.5	硫酸镁	86.6
盐酸匹鲁卡品	59.0	苯甲酸钠	88.0
重酒石酸胆碱	63.0	对氨盐水杨酸钠	88.0
硫代硫酸钠	65.0	维生素 B_1	88.0
尿素	69.0	硝酸钾	90.3
枸橼酸	70.0	甲碳灭脓	92.0
苯甲酸钠咖啡因	71.0	氨茶碱	92.0
酒石酸	74.0	烟酰胺	92.8
氯化钠	75.0	安替比林	94.8
盐酸苯海拉明	77.0	半乳糖	95.5
水杨酸钠	78.0	维生素 C	96.0
葡萄糖	82.0	乳糖	96.9
青霉素 G 钾	82.0	碳酸氢钠	98.0
氯化钾	82.3	烟酸	99.5
蔗糖	84.5		

药物制剂的处方中，大多数为两种或多种药物或辅料的混合物。水溶性药物混合物的CRH值比其中任何一种药物的CRH值为低，更易于吸湿。根据Elder假说，水溶性药物混合物的CRH约等于各成分CRH的乘积，与各成分的量无关。即：

$$CRH_{AB}=CRH_A \cdot CRH_B \tag{4-47}$$

式中，CRH_{AB}表示A与B物质混合后的临界相对湿度；CRH_A表示A物质的临界相对湿度；CRH_B表示B物质的临界相对湿度。

表4-8列出了一些水溶性药物混合物的临界相对湿度。

表4-8 一些水溶性药物混合物的临界相对湿度

混合组分	各组分的CRH乘积/%	实测值/%	差值/%
蔗糖，乳糖	84.5×96.9=81.9	82.0	0.1
蔗糖，维生素B_1	84.5×88.0=74.4	72.6	1.8
硫酸镁，葡萄糖	86.6×82.0=71.0	70.5	0.5
酒石酸，氯化钠	74.0×75.0=55.5	55.0	0.5
枸橼酸，蔗糖	70.0×84.5=59.2	57.0	2.2
氯化钾，硝酸钾	82.3×90.3=74.3	78.5	4.2
氯化钾，氯化钠	82.3×75.0=61.7	71.0	9.3
酒石酸，枸橼酸	74.0×70.0=51.8	63.0	11.2
氯化钠，维生素B_1	75.0×88.0=66.0	73.4	7.4
维生素B_1，盐酸苯海拉明	88.0×77.0=67.8	75.0	7.2
对氨基水杨钠酸，苯甲酸钠	88.0×88.0=77.4	85.0	7.6

使用Elder方程的条件是各成分间不发生相互作用，因此含共同离子或水溶液中形成复合物的体系不适合。

CRH值的测定通常采用粉末吸湿法或饱和溶液法。散剂等粉状物料的操作室的相对湿度应控制在药物混合物的CRH值以下，以免吸湿而降低药物粉末的流动性。

2. 水不溶性药物的吸湿性

水不溶性药物的吸湿性在相对湿度变化时，缓慢发生变化，没有临界点。由于平衡水分吸附在固体表面，相当于水分的等温吸附曲线。水不溶性药物的混合物的吸湿性具有加和性。

二、润湿性

（一）润湿性

润湿（wetting）是固体界面由固-气界面变为固-液界面的现象，这种性质称为润湿性。粉体的润湿性对片剂、颗粒剂等固体制剂的崩解性、溶解性等具有重要意义。固体的润湿性由接触角θ表示，将液滴滴到固体表面时根据润湿性不同出现图4-15的情况。

图4-15（b）中A点表示气、液、固三相会合点，从该点出发，沿三个不同界面的切线方向存在着三种互相平衡的界面张力σ_L（气-液相间的界面张力）、σ_{Ls}（液-固相间的界面张

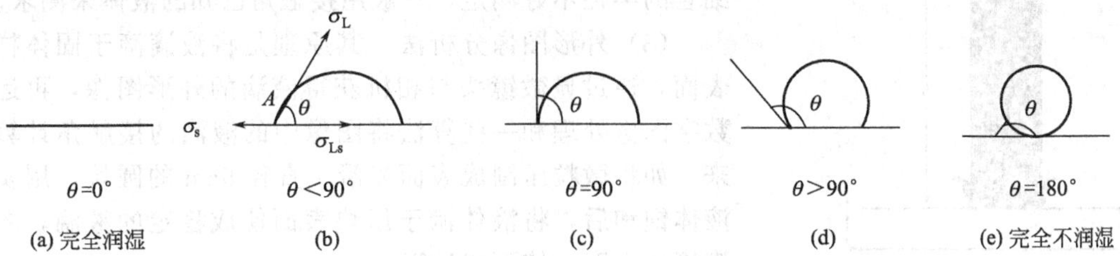

图4-15 液滴在固体表面所处状态与接触角θ的关系

力）和 σ_s（气-固相间的界面张力）。A 点液面的切线和固体面之间的夹角 θ 称为接触角。三力平衡的条件是：

$$\sigma_s=\sigma_{Ls}+\sigma_L\cos\theta \tag{4-48}$$

这就是 Young 公式。图 4-15（a）～（e）表示液滴在表面上所处的不同状态与接触角大小的关系。接触角小，容易被湿润，亲水性强；接触角大，不易被湿润，亲水性弱。当接触角 $\theta=90°$，是润湿与否的分界线；当 $\theta>90°$，不润湿；当 $\theta=180°$，完全不润湿。当 $\theta<90°$，部分润湿或润湿。表 4-9 为水滴在各种固体界面上的接触角。

表 4-9 水滴在各种固体界面上的接触角

物　　质	接触角/°	物　　质	接触角/°
阿司匹林	74	保泰松	109
水杨酸	103	强的松	43
吲哚美辛	90	氢化泼尼松	63
苯碱	48	地西泮	83
氨苯碱	47	地高辛	49
氨苄青霉素(无水)	35	异烟肼	49
氨苄青霉素(三水)	21	甲苯磺丁脲	72
咖啡因	43	乳糖	30
氯霉素	59	碳酸钙	58
氯霉素棕榈酸盐(α 型)	122	硬脂酸钙	115
氯霉素棕榈酸盐(β 型)	108	硬脂酸镁	121
磺胺嘧啶	71	玻璃	0
磺胺甲嘧啶	48	蜡	108
磺胺噻唑	53	水银	140
琥珀酰磺胺噻唑	64	苯甲酸	61.5
呋喃坦啶	69	硬脂酸	106

（二）接触角的测定方法

（1）量角法　将粉体压缩成平面，水平放置后滴上液滴直接由量角器测定。也可测定液滴的高度 h 和宽度 a，然后按下式计算接触角：

$$\tan\frac{\theta}{2}=\frac{2h}{a} \tag{4-49}$$

（2）液体渗入法　在圆筒管中精密充填粉体，下端用滤纸轻轻堵住后浸入水中，如图 4-16 所示，液体借毛细管作用上升到粉末质点的孔隙内，测定水在粉体层中上升的高度与时间，根据 Washburn 公式计算接触角：

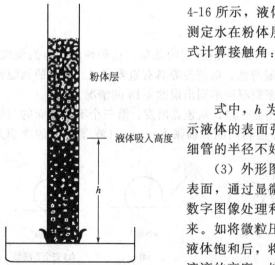

图 4-16　毛细管上升法测定接触角

$$h^2=\frac{r\sigma_L\cos\theta}{2\eta}t \tag{4-50}$$

式中，h 为 t 时间内液体上升的高度；σ_L 和 η 分别表示液体的表面张力与黏度；r 为粉体层内毛细管半径，毛细管的半径不好测定，一般用接触角已知的液体来测求。

（3）外形图像分析法　其原理是将液滴滴于固体样品表面，通过显微镜头与相机获得液滴的外形图像，再运用数字图像处理和一些算法将图像中的液滴的接触角计算出来。如将微粒压制成表面光滑、直径 5cm 的圆块，用实验液体饱和后，将液体滴于压块表面使成稳定的液滴，测定液滴的高度，按下式计算。

$$\cos\theta=1-\left[\frac{2Bh^2}{3(1-\varepsilon_{总})}\right]^{\frac{1}{2}}\quad(\theta<90°)\tag{4-51}$$

$$\cos\theta=-1+\left[(2-Bh^2)\frac{2}{3(1-\varepsilon_{总})}\right]^{\frac{1}{2}}\quad(\theta>90°)\tag{4-52}$$

$$B=\rho_L g/(2\sigma_L)$$

式中，h 为液滴高度；$\varepsilon_{总}$ 为压制品的总孔隙率；ρ_L 为液体密度；g 为重力加速度；σ_L 为液体表面张力。

第六节　粉体性质对片剂制备工艺及质量的影响

粉体粒子比表面积大，分散度大，会对制剂的制备工艺以及制剂的含量均匀性、稳定性、安全性和有效性等造成影响。

一、对含量均匀性的影响

原辅料粉末混合的均匀度与其粒径大小、分布、密度、形态等密切相关。当粒子的粒径或密度大小相差悬殊时，不容易混合均匀，在制备片剂过程中，随着生产设备的震动，也会产生分层现象，影响到混合的均匀度。粉末混合不均匀，就会对片剂含量均匀度造成影响。

二、对片重的影响

片剂生产过程中是靠调节冲模容积来分剂量，如果颗粒流动性不够好、粒度分布不均匀、形态不规则，就会影响到分剂量的准确性，从而造成片剂的片重不准确。可以通过加入润滑剂，改善粒子的表面状况提高其流动性；将形状不规则的结晶重新溶解后喷雾干燥，可改善其形状，获得较好的流动性。

三、对可压性的影响

粉体的粒径、形态会影响片剂的可压性。一般来讲，粒子细小，粒度分布均匀的粒子比表面积较大，粉体的可压性好，压出来的片剂硬度大，片重差异小。如果粒子粗大或大小不均，会使装量有差异，片重差异大，并使冲头压力分布不均，片剂硬度差，容易产生裂片。粒径在 400～800μm 的颗粒压片较为合适，片重差异小，颗粒流动性好，可压性好。

粒子的结晶形态也会影响到可压性。方晶对称性较好，能相互嵌合，可压性好，压出的片剂硬度大；片晶和针晶流动性差，可压性不高，需加工处理后压片。

四、对药物吸收的影响

对难溶性药物而言，粒子的大小会影响到药物的吸收。微粉化的原料药与普通原料药相比，具有较大的比表面积，溶出快，吸收好。如氯霉素，粒径 50μm 的粉末给药后 1h 即可达到血药浓度高峰，而 800μm 的粉末 3h 才达到血药浓度高峰。

疏水性强的药物，可以通过改善其润湿性来达到改善溶出速率的效果。

参考文献

[1] 殷恭宽主编．物理药学 [M]．北京：北京医科大学中国协和医科大学联合出版社，1993：425-467.

[2] 崔福德主编．药剂学 [M]．第 6 版．北京：人民卫生出版社，2008：316-334.

[3] 屠锡德，张均寿，朱家壁主编．药剂学 [M]．第 3 版．北京：人民卫生出版社，2002：145-176.

第五章　片剂的制备

制备片剂首先应根据药物的性质、临床用药的要求和设备条件等来选择适当的辅料和制备方法。制备片剂的主要单元操作是粉碎、过筛、混合（固体-固体、固体-液体）、制粒、干燥、整粒及压片。压片过程的三大要素是流动性、压缩成型性和润滑性。流动性好可以保证粉体的流动、充填等操作顺利进行，减小片重差异；压缩成型性好可防止裂片、松片等不良现象；润滑性好可防止片剂不黏冲，得到完整、光洁的片剂。

第一节　概　　述

一、颗粒结合机制

（一）制粒过程中粉末结合的机制

粉末之间的结合有黏附和内聚两种形式，黏附是指不同粉粒的结合或粉粒对固体表面的结合，而内聚是指同种粉粒的结合。就湿颗粒制备过程而言，颗粒间水分的存在可引起粉粒的黏附（呈钟摆状态），粉粒间有一部分空隙充满着液体，在固体湿润时形成的液桥以表面张力和毛细管吸力使粉粒结合在一起，当粉粒间的空隙都充满着液体，并延伸至孔的边缘时，颗粒表面的界面力及整个液体空间的毛细管吸力使粉粒结合在一起，此即称为毛细管状态。在钟摆状态和毛细管状态之间的过渡阶段称作索带状态。

当液面将粉粒完全包围时，虽然没有颗粒内部的引力存在，但粉粒仍可凭借液滴的表面张力而彼此结合。在干燥过程中，虽然可能保留一些剩余的水分，但在颗粒内可能形成固体架桥，这是由于颗粒的接触点或接触面上产生了类似于烧结的熔融物，或者由于以结合剂形式加入的黏合剂发生固化，或者由于溶解物质析出结晶所致。

在没有液体存在时，粉粒间的分子静电力都起吸引力的作用，化合价型的分子由于其作用范围极小可忽略不计。但范德华引力，即使在黏附表面相距100nm时仍具有很重要的意义。表面能可以用来衡量表面黏附力，当表面不受污染时，表面能为最大。在制颗粒过程中，由于摩擦或粒度的减小可能会产生静电力，电荷的多少取决于物料与运动的情况，使用离子型物料时，有表面极化的可能性。

如果粒子表面被易变形物料所包裹时（如蜡包衣），粒子依靠分子间力可形成更紧的接触，但结合力较弱。如果包裹材料为不易变形的物料，还得破坏这一层薄膜，否则难以黏结。颗粒中粉末之间静电力较弱，对颗粒的形成作用不大，而分子间力的作用很强，颗粒保持必要的强度，主要依靠分子间力。

（二）片剂内颗粒结合的机制

片剂的压制是在压力作用下把颗粒状或粉状药物压实的过程，最后成为具有一定孔隙率的压块。这种压块就其性质来说，在很多方面与实密体很相近，压块的结合是靠颗粒或粉末的黏结作用。颗粒在压实过程中产生熔化、聚结和黏合等作用，松散的结构变为相对均匀的固体，此时，颗粒间已不可能做相对运动。

片剂颗粒的结合与颗粒本身的一些条件有关，如接触表面积、相互交织作用、颗粒表面突起的啮合作用、颗粒的不均匀性等。压片时，开始阶段颗粒间接触面积急剧增加，在压力的继续作用下，颗粒黏结，比表面积减小，颗粒产生了不可逆的塑性形变，最后形成结实的片剂。片剂中颗粒的结合，与被压颗粒在压力作用下的形变行为密切相关，这就涉及原辅料的结构性质，如药物晶体的对称性、位错以及优先取向等对其形变和脆性断裂的影响，正是由于晶体的这些特性，决定了被压晶体物料的“可压性”。非晶体物料的形变，与压力作用下的时间以及产生塑性形变有关。

制备片剂的颗粒的组成十分复杂，根据其不同的特性在片剂压实成型过程中产生不同的形变，有的成型过程主要是塑性形变，有的主要是产生碎性断裂变为微细结晶，有的在压片过程中同时存在上述两种情况，因而其压片过程的规律也不尽相同。形变了的颗粒借助于分子间力、静电力而结合，其结合的具体细节，不同性质的药物和颗粒有不同机制。

1. 界面液层的影响

界面水的数量和分布影响颗粒的黏结和片剂的强度，就亲水性药物而言，由于颗粒表面存在不饱和的力场，能形成约 3nm 厚的吸附水膜，其结合致密而牢固，颗粒含水量大时，能形成更厚但不太牢固的水膜，分子间力的作用显著减弱，水膜在颗粒的接触界面有润滑作用，使颗粒活性增加，填装更紧密，水膜也可增强颗粒在压力作用下的可塑性。水膜越薄，分子间力的作用越强。

在片剂多孔结构中，毛细管系统充满了水，移去压力后，被挤压的毛细管力图复原，如毛细管径为 10nm 时，其吮吸力可达 4.7MPa，因此，即使毛细管很短，由于具有负压而致管壁收缩，故可使黏结力大为增强。

2. 静电力的作用

在压片过程中，由于颗粒的定位、表面摩擦和挤压等作用产生了颗粒的极化和表面电荷，当颗粒之间或颗粒与冲模之间接触时，处于表面的电荷吸引了大小相等的反电荷，形成了接触电位差，其大小取决于接触颗粒的表面导电性和电荷密度，由于表面导电性较大，故黏结力也较大。颗粒在金属表面的黏附，也是因为金属与电荷接近而极化，在其形成电场的作用下，产生强烈的黏附力，因此极性物质在金属表面的黏附力特别强。

3. 局部熔化理论

局部熔化是指片剂颗粒间接触支撑点部分熔融，结果颗粒间形成固体桥。有人从理论上分析认为，颗粒在压力作用下产生熔融是完全可能的。对于片剂内颗粒结合性能的研究，简单而有效的方法是剖视片剂成型后颗粒的形变，或者是通过测定抗张强度来获取片剂内颗粒结合的一些信息。

Shotton 曾用弹簧夹板压碎药片，药片表面出现下列现象：在药片受压区形变明显，在与夹板接触处出现楔形裂纹区，最初的破裂是受压后产生的剪切力的作用，而后分离为两半是由于拉张力的作用。对聚甲基丙烯酸酯片通过破碎试验，用正交偏光镜观察，证实了被压实区形成楔形。按上述方法压片后药片有两种情况：一是破碎发生于晶粒的界面，原来的晶粒仍保持原形，证明晶粒表面的黏结力弱于药片内药物晶粒内部的结合力；二是破碎发生在晶粒内部，表明晶粒之间的结合力较弱。

片剂内颗粒的结合与一些外力因素（如压制的压力）有密切关系，Train 曾用金属粉末做过试验，把小铅丸用压片机压成片形，其相对容积为 1，即说明铅丸已经发生塑性形变，但铅丸之间无黏合啮合现象，靠近冲模壁及冲端面部分，铅丸产生剪切形变，并且再熔结成一层铅皮，如果设法增加铅丸的剪切应变，就能制得很结实的铅片。这一实验有力地说明压制力对片剂结合强度的重要性。如果模圈填充药物结晶，其间就存在晶棱、晶面的互相接触，当压冲施加压力时，由这些面积有限的接触点、线、面支撑着载荷，也即这些点、线、面上存在着相当大的压力集中现象。在压力的继续作用下，晶体产生切变，新暴露的表面再黏结，晶体间承受载荷的接触面积因之增加，施加的压力愈大，则应力集中效应也愈大。片剂的结合取决于颗粒相互接触的面积，即有效支撑面积，后者与相对容积或孔隙率有直接关系。Walker 很早就得出相对体积与压制压力有如下的关系：

$$V_r = C - K\lg P_a \tag{5-1}$$

式中，C、K 为常数；V_r 为相对体积；P_a 为上冲压力。

Higuchi、Busse 等在研究磺胺嘧啶、阿司匹林、乳糖等的颗粒压片时，发现在某一范围内，片子强度和孔隙率之间有相关性。Shotton 等人对片剂的压制压力与结合强度的关系进行了研究，把蔗糖的晶料放在糖衣锅内包衣，制成圆形带鲜艳颜色的小丸，然后用较低的压力（平均 51.9MPa）压片，剖视，包衣及蔗糖颗粒基本原封不动，加大压制压力（平均 83.79MPa）时，颗粒已破坏，出现带色的碎片。由较低压力压制成的片剂受到压碎力作用时，片剂沿着晶粒的外周破碎，说明晶粒间的结合强度低于晶粒内部的结合强度，而用较高压力制成的片剂受到同样大小压碎力作用时，由于片剂内晶粒间结合的强度大于晶粒内部的结合强度，片剂系通过晶体内破碎，此时新生的表面再行黏住，对片剂强度的影响更为重要。

二、压力的传递与分布

（一）压力的传递

压片时由上冲（和下冲）加压，力在模孔内的传递较复杂。压力通过颗粒传递时可分解为两部分，一部分是垂直方向的传递力（轴向力 F_a、F_b），另一部分则是呈水平方向传递到膜孔壁的力（径向力 F_r）。

1. 压力的轴向传递

当用单冲压片机压片时，下冲位置固定，由上冲下降施加压力，上冲力（F_a）通过颗粒（药片）面传递到下冲，由于颗粒之间，尤其是颗粒与膜孔壁的摩擦，力有损失，所以上冲力（F_a）总是大于下冲力，即 $F_b < F_a$。下冲力与上冲力的比值称为冲力比，可直观地了解力沿轴向传递的情况。当用旋转压片机时，上冲和下冲都被导轨及压轮推动而做相对运动，上、下冲的压力接近。两种压片机压片时，压力传递及衰减情况见图 5-1、图 5-2，用两种压片机压制氯化钠片，测定上、下冲力，其结果列于表 5-1。

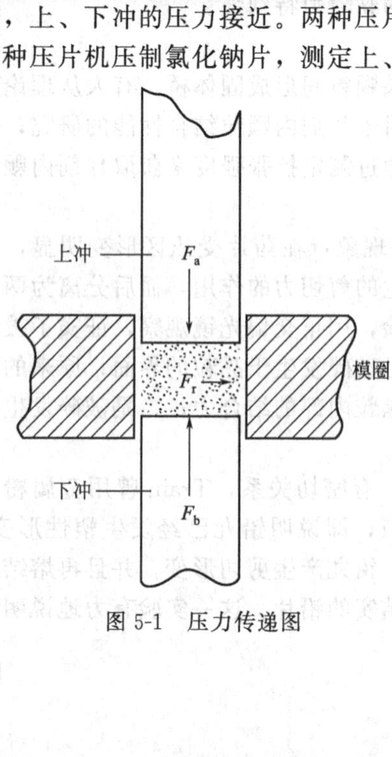

图 5-1 压力传递图

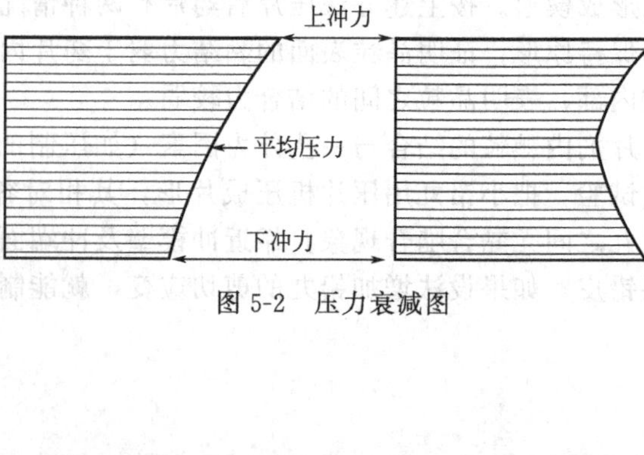

图 5-2 压力衰减图

表 5-1　氯化钠片上、下冲压力

上冲力 F_a/(kgf/cm²)	下冲力 F_b/(kgf/cm²)	冲力比 $R(F_b/F_a)$
	旋转式压片机	
2190	1980	0.90
1990	1810	0.91
1550	1400	0.90
630	550	0.88
	单冲压片机	
1970	1390	0.70
1570	1170	0.74
1300	960	0.74
550	480	0.78

注：1kgf/cm²＝98.0665kPa。

当压缩达到最高点时下冲力与上冲力之比称为压力传递率，有以下关系：

$$\ln\frac{F_b}{F_a}=-\frac{4\mu kh}{D} \tag{5-2}$$

式中，μ 为颗粒与模壁的摩擦系数；k 为径向力与上冲力之比，F_b/F_a；h 为成型物高度；D 为成型物直径。

压力传递率越高，成型物内部的压力分布越均匀，最高时 100%。

2. 压力的径向传递

当对置于密封容器的液体加压时，液体的任何部位及任何方向的压力均相同，但固体颗粒加压时，例如压片时由轴向施加压力，径向传递而产生径向力，及作用于模壁的压力。径向力由于受到颗粒间的摩擦、楔合等作用的影响，远小于轴向力，压制片剂时，径向力的大小以及径向力与轴向力的比和在压缩片剂的全过程中以轴向力对径向力作图所得曲线的形状等，都与被压缩的材料的压缩行为（又称压缩特性）有关。

当对不同的物料加压时，并以整个压缩周期中的径向力对轴向力作图，并假定冲和模孔壁为刚体并且没有摩擦时，可根据其压缩图谱不同而分为三个类型。

第一类为完全弹性体，如图 5-3 所示，当施加之力小于弹性极限时，轴向力增大，径向力也随之增大，轴向力与径向力成直线关系；轴向力降低，径向力随之降低，上行线与下行线往往重叠，并回到零点。对某种物质来说轴向力与径向力的比值为常数，称为“泊松比”。实际生产中，尤其在制片的原、辅料中没有完全的弹性体。

第二类为易产生塑性变形的固体，其压缩图如图 5-4 所示，其上行线与下行线不重叠，形成滞后回线。当压力较小时，轴向力与径向力呈线性关系，OA 段反应弹性变形过程；当

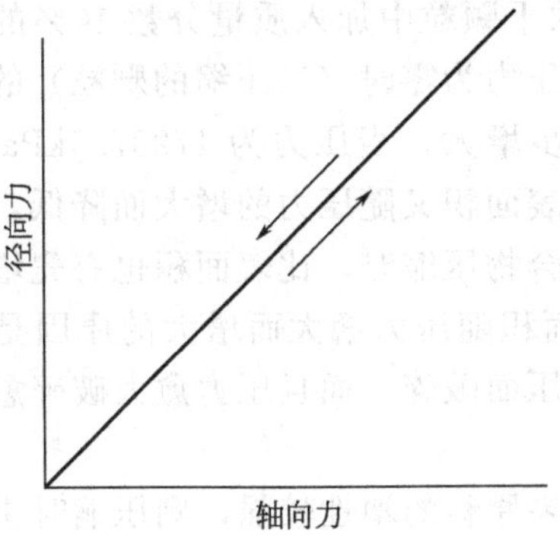

图 5-3　完全弹性体压缩图

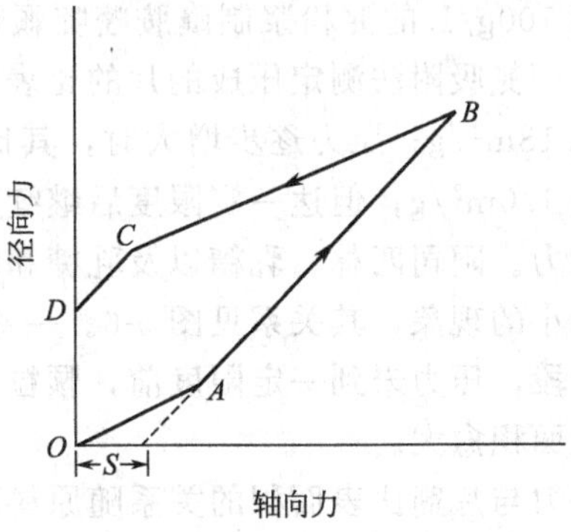

图 5-4　产生塑性变形的固体的压缩图

轴向力达到固体的屈服点 A 时，发生塑性变形，得 AB 线，反应塑性变形或颗粒的破碎过程；延伸 BA 线使与横轴相交而得 S 点，此点即代表屈服值。当达 B 点时解除施加的压力，此时，轴向力逐步降低，径向力也随之降低，但其速度慢；BC 段是弹性恢复阶段，与 OA 段平行；当达 C 点时，又出现另一屈服点，此后的 CD 段与 AB 段平行。但轴向力降低到零点后，径向力不恢复到零。DO 段为残余径向力（又称残余模壁压力），其大小反应物料的塑性大小，DO 段长，塑性大。

第三类为莫氏体（Mohr's body），适于各向同性的固体，片剂原、辅料均不属于这一类。

由此可知，上冲已抬起，压力已解除后，有残余径向力，又因药片与模孔壁间有一定摩擦力，所以将药片推出需要消耗一定的能量。

（二）压力分布

由于力在颗粒中的传递很复杂，颗粒之间及颗粒与模孔壁间都有摩擦力，所以压力在颗粒中的分布并不均匀，以致药片周边、片心及片面各部分的压力和密度的分布也不均匀。当用单冲压片机压片时，片剂面向下冲的一面承受的压力较小，而面向上冲的一面，尤其边缘处等压力较大，图 5-5 为碳酸镁压缩成型时的压力分布图（压实体的纵切面）。由图可知，面向下冲边缘处的压力最低，其原因是该处因受摩擦力的影响而致力的损失较多，中心部分因摩擦损失少，故在靠近下冲的轴心部位有一高压区。片剂的密度分布与压力分布相似。如果用旋转压片机压片，则上、下两面的压力相近，因此，压片效果好。

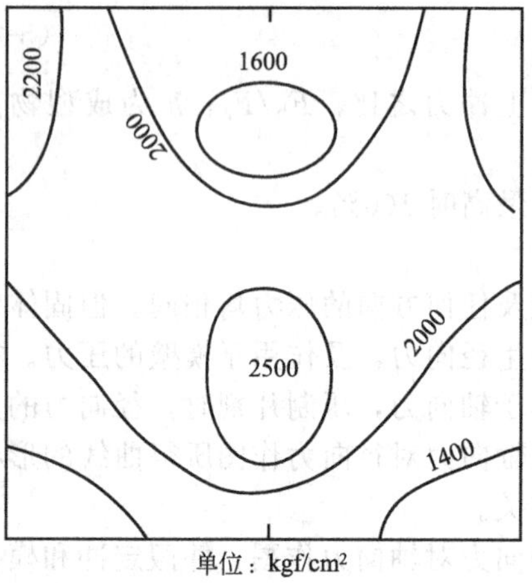

图 5-5　碳酸镁压缩成型时的压力分布

$1kgf/cm^2 = 98.0665kPa$

三、压缩成型

颗粒（结晶）在压缩过程中，其物理性状发生变化。

（一）压力与片剂比表面积的关系

此处所指的比表面积是指片剂的外表面以及内表面的总面积，即包括片剂的细小孔隙的壁的面积的总表面积。在固体颗粒受压并固结成型的过程中，比表面积发生变化，但并不是总是随着压力增大而减小。

用 100g/L 的淀粉浆制磺胺嘧啶颗粒，在 20 目的干颗粒中加入质量分数 10% 的淀粉后压片，用氮吸附法测定压成的片的比表面积，证明当压力为零时（未压缩的颗粒）的比表面积为 $0.18m^2/g$；压力逐步增大时，其比表面积也逐步增大，当压力为 17237.5kPa 时比表面积为 $1.0m^2/g$；但达一定限度后继续加大压力，比表面积又随压力的增大而降低，即有一临界压力。阿司匹林、乳糖以及乳糖和阿司匹林的混合物压缩时，比表面积也有先增大、然后又缩小的现象，其关系见图 5-6。一些片剂的比表面积随压力增大而增大的原因是在压缩的初阶段，压力未到一定限度前，颗粒（结晶）因受压而破碎，而且压力愈大破碎愈多，所以比表面积愈大。

压力与片剂比表面积的关系随原料不同而异。如果原料的塑性较强，则压缩时主要发生塑性变形，很少发生颗粒的破碎现象，其比表面积往往随着压力增大而变小，例如苯氧乙基青霉素钾及氯化钠在压片过程中其粒子大小无显著变化。

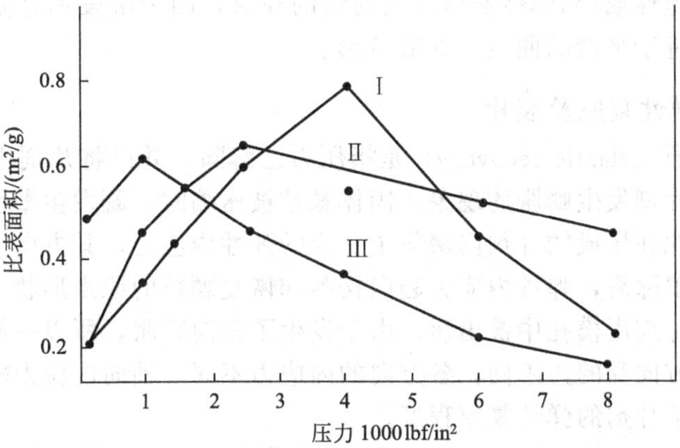

图 5-6　压力与比表面积的关系

$1lbf/in^2=6894.76Pa$

(二) 压力与相对体积的关系

随着压力的增大，由于颗粒破碎或发生弹性或/和塑性变形以及粒子间的距离缩短等，使其体积变小。设压成的片的厚度为 h_0，则平面片的体积为：

$$V_0=\frac{\pi}{4}Dh_0 \tag{5-3}$$

式中，D 为片剂的直径。

设用极大的压力压成的片的厚度为 h_∞，则此片的体积为：

$$V_\infty=\frac{\pi}{4}Dh_\infty \tag{5-4}$$

极大压力压成之片的密度已接近真密度，已基本无孔隙。

相对体积 V_r 是指压成之片的实际体积与无孔隙的片的体积之比值，即：

$$V_r=V_0/V_\infty \tag{5-5}$$

相对体积是可用于衡量压缩程度的参数，压缩程度愈大，相对体积愈小。一些原料在压缩时，以压力对相对体积作图，其曲线呈 S 形并明显地分为四段，见图 5-7。

第一段压力小，粒子因受压缩而移动并处于最合理的位置，排列得更紧密，例如小粒子落到大颗粒间的空隙中，使堆密度增大。

在第二段，压力稍大，粒子间的支撑点对压力有一定的抵抗力，在接触点处发生弹性变形和塑性变形，使体积变小的幅度增大。

在第三段，压力已足够大，大量粒子破碎并有塑性或/和弹性变形，使粒子间的孔隙更小，相对体积减小的幅度较大。粒子破碎时产生大量新的、未被污染（未吸附空气等）的表面，有较大的表面自由能，因此有较强的结合力。

在第四段，是粒子的结合过程，主要由于粒子的塑性或弹性变形而使体积进一步缩小，但其幅度不大。

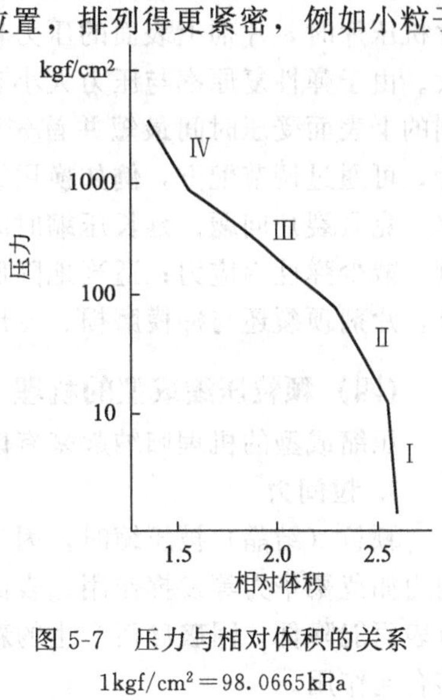

图 5-7　压力与相对体积的关系

$1kgf/cm^2=98.0665kPa$

实际上，在压缩过程中上述各种现象，如粒子的重新排列、接触点变形、破碎、固结等现象在各段都能发生。例如在第三段中某些物料被压缩时，有较多的破裂现象，但同时也有塑性或/和弹性变形以及固结的现象，四个阶段不是截然分开的，通过实验而作得的曲线是近于平滑的曲线，并似S形。

（三）片剂的弹性复原及裂片

片剂的弹性复原（elastic recovery）是指压力已解除，并已将片剂由模孔推出后，由于内应力的作用而使片剂发生膨胀的现象。固体颗粒被压缩时，既发生塑性变形，又有一定程度的弹性变形，因此在压成的片剂内聚集了一定的弹性内应力，其方向与压缩时受的外力的方向相反。当外力解除后，弹性内应力趋向松弛和恢复颗粒的原来形状，并使片剂的体积增大。经验证明，当片剂由模孔中推出后，由于发生了径向膨胀，所以一般不能再放入模孔之中。由于压缩时各方向受的力不同，各方向的内应力不同，轴向内应力较大，所以常用轴向的弹性复原率来表示片剂的弹性复原程度。

$$\text{片剂的弹性复原率}(\%)=\frac{\text{片剂膨胀后高度}-\text{片剂加压时高度}}{\text{片剂加压时高度}}\times 100$$

片剂膨胀后高度，可在片剂由模孔中推出并放置一定时间后用卡尺（或千分尺）测定；加压时的高度则需用位移传感器测定压片时冲的位移来测定。一般片剂由模孔推出后其体积因弹性复原而增大2%～10%，体积膨胀后可使片剂的硬度降低。

片剂的弹性复原率与原料及辅料有关，可定量地衡量颗粒的弹性，弹性过强，不能压制成合格的片剂，可为处方筛选等提供依据。例如在固定压力下，非那西丁的弹性复原率为4.3%，碳酸镁为8.0%，氯化钠仅为2.0%。前两种原料中各加入适量的淀粉后，可使其弹性复原率各降低到3.6%和2.0%以下，所以可调节配方以减少弹性复原率，改变可压性，增加片剂的硬度。

压片中常发生裂片，即片剂由模孔推出后，易因振动而使面向上冲的一层裂开并脱落，这一现象又称“顶裂”。过去认为裂片的原因是颗粒中的空气因压缩速度快以及冲与模孔之间的间隙小而不能排除，空气被压缩，解除压力后，又膨胀而造成裂片。所以压制细粉较多的颗粒或蜡状物料时，易于裂片。但是实际上空气不能排除并不是裂片的主要原因，例如有的颗粒中并无细粉末，但压片时仍有顶裂，有的药物压片前先减压并除去空气，并不能避免裂片。

裂片的主要原因是片剂的弹性复原以及压力分布不均匀。由压力分布图可知，用单冲压片机压片时，片剂上表面的压力较大；用旋转式压片机压片时，片剂上、下两面的压力均较大。由于弹性复原率与压力大小有关，所以在片剂上表面或上、下表面的弹性复原率高；片剂的上表面受压时间最短并首先移出模孔脱离模孔的约束，所以易由顶部裂开。如发生裂片，可通过调节配方，例如换用塑性较强的辅料，改用黏合力强的黏合剂等降低其弹性复原率，克服裂片问题；延长压缩时间，例如用二步压缩，增加物料被压缩时发生塑性变形的比例，减少弹性内应力；适当地降低压力，也可减少弹性内应力，都有助于克服顶裂现象。此外，片剂顶裂还与冲模磨损、变形等有关。

（四）颗粒压缩成型的机理

压缩成型的机理归纳起来有以下几个方面。

1. 粒间力

颗粒（结晶）被压缩时，因为变形或破碎等，使其间的距离缩短，接触面积增大，使粒间力如范德华力等发挥作用。表面能在成型中也起作用，旧的表面因吸附了空气、水分等以致表面能降低，因破碎而产生的新表面未被污染，表面能大，所以结合力更强。静电力也对结合起作用。

2. 机械力

又称啮合力。颗粒的形态和表面不规则，或因压缩而变形等，使被压缩后粒子相互嵌接而对结合发挥作用。当压力相同时，用树枝状结晶压出的片的硬度较普通结晶的大；在压制多层片时，一般应当用较小的压力压制片心或第一层，使其表面不至于过分光滑，再加入包衣材料或第二层颗粒并用较高的压力压制，这样有利于层与层间的结合，否则易于分层。

3. 熔融

(1) 物料压缩时产生热 原料被压缩时，由于粒子之间和粒子与冲模壁间的摩擦力，由于原料发生塑性和/或弹性变形等而产生热。实验证明产生的热量与压力大小以及压缩速度有关，压制 0.4g 的磺胺噻唑片时每片消耗约 8.364J 的能，可使片剂温度上升 5℃左右。一般认为压片时温度上升有限，不能使整个药片达到大多数药物的熔点。

(2) 原料受压而使熔点降低 原料受压时，其熔点发生变化，压力与熔融温度的关系符合下式（Clapeyron 式）：

$$\frac{dT}{dP}=T(V_L-V_S)/\Delta H \tag{5-6}$$

式中，T 为热力学温度；V_L 为熔融液体的容积；V_S为固体的容积，ΔH 为熔融热；P 为压力。

由上式可知，当物质的液态的容积大于固态的容积，即 $V_L > V_S$时，其熔点将随压力的增大而升高，大多数物质属于这一类；有的物质，例如水以及某些合金，其固态的密度小于液态，即 $V_L < V_S$，这一类物质的熔点随压力升高而降低。

Clapeyron 式是在理想状态，即物质的各个部位受的压力都相同时的状态。实际中的颗粒的形态不规则，表面多粗糙，受压缩时，其各部位受的压力并不均匀，颗粒间的实际接触面积仅为表观接触面积的 0.1%～0.01%，甚至更小。对被压缩的颗粒的应力进行分析可知，当接触点受压缩时，在另一些部位却产生张力。由式（5-6）可知，如果被压缩的物质的 $V_L < V_S$，则压缩时接触点处的熔点降低；如物质的 $V_L > V_S$，则压缩时某些部位产生张力，也可使该处的熔点降低。所以不论物质的 V_S 是否大于 V_L，受压缩时，某些部位的熔点都有降低现象。熔点降低的另一原因是两种以上组分形成低共熔混合物，例如去痛片中的氨基比林与非那西丁（1∶1）混合物的熔点降到 73℃左右。

(3) 局部温度升高的程度 由于制片原料的比热容都很低，而且导热性能很差，所以局部温度有可能升得很高。Higuchi 等将压制磺胺噻唑片的数据代入热传导的 Carslaw 式而得出：

$$\Delta T=0.046/f \tag{5-7}$$

式中，ΔT 为温度升高的度数；f 为压片时颗粒间的真实接触面积与表观接触面积的比值。由于 f 值很小，所以接触点处的温度可能升得很高，可以达到某些物质的熔点。

综上可知，原料受压时能产生热，使局部温度升高，使熔点较低的物料部分地熔融，压力解除后再结晶并在粒子间形成固体桥，将相邻粒子连接起来而使成型。阿司匹林的熔点虽为 133℃，但压缩时有熔融和再结晶的现象。当用相同的配方和相同的压力压片时，同系物中熔点低者的片剂的硬度大，说明片剂成型与熔融有关。

(4) 可溶性成分重结晶 制片的药物以及辅料有时是可溶性成分，常用的黏合剂多半可溶。压片时颗粒中必须含有适量水分，片剂中的可溶性成分溶于此少量水中并形成饱和溶液。压缩时，水（饱和水溶液）被挤到粒子之间，失水而在接合处结晶进而形成固体桥。

此外，与压力对熔点的影响相似，药物的溶解度也受压力的影响，可能在受压时溶解度增大，解除压力后析出结晶而形成固体桥。

(5) 其他　如微晶纤维素因氢键而结合等。

四、片剂的制备方法

片剂的制备方法按制备工艺分为两大类或四小类：

制粒压片法{湿法制粒压片法；干法制粒压片法}

直接压片法{粉末(结晶)直接压片法；半干式颗粒(空白颗粒)压片法}

(一) 湿法制粒压片法

湿法制粒压片法是将湿法制粒的颗粒经干燥后压片的工艺，其工艺流程如图 5-8 所示。

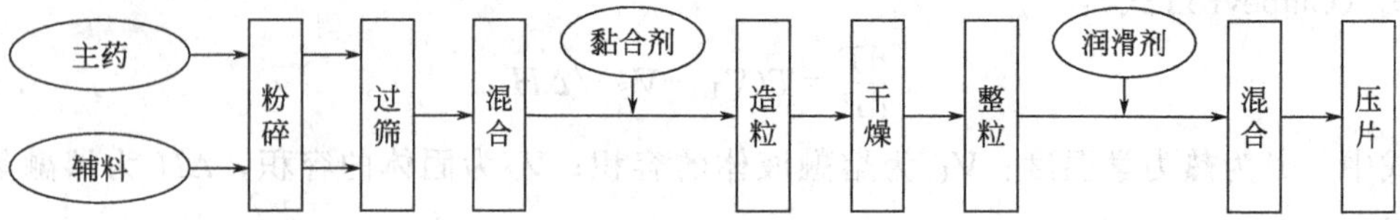

图 5-8　湿法制粒压片法工艺流程

湿法制粒是将药物和辅料的粉末混合均匀后加入液体黏合剂制备颗粒的方法。该方法靠黏合剂的作用使粉末粒子间产生结合力，由于湿法制粒的颗粒具有外形美观、流动性好、耐磨性较强、压缩成型性好等优点，因此是医药工业中应用最为广泛的方法，但一般不适合于热敏性、湿敏性、极易溶解性的药物。

(二) 干法制粒压片法

干法制粒压片法是将干法制粒的颗粒进行压片的方法，其工艺流程如图 5-9 所示。

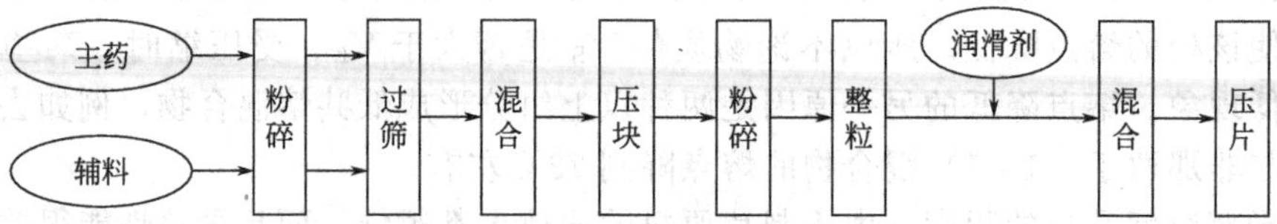

图 5-9　干法制粒压片法工艺流程

干法制粒是将药物和辅料的粉末混合均匀、压缩成大片状或板状后，粉碎成所需大小颗粒的方法。该法靠压缩力使粒子间产生结合力，其制备方法有压片法和滚压法。

干法制粒压片法系利用重型压片机将物料粉末压制成直径为 20～25mm 的胚片，然后破碎成一定大小颗粒的方法。

滚压法系利用转速相同的两个滚动圆筒之间的缝隙，将药物粉末滚压成板状物，然后破碎成一定大小颗粒的方法。

干法制粒压片法常用于热敏性物料、遇水易分解的药物，如阿司匹林。干法制粒时需要干黏合剂，以保证片剂的硬度或脆碎度合格，常用的为甲基纤维素、羟丙基甲基纤维素等。干法制粒方法简单、省工省时，但应注意由于高压引起的晶型转变及活性降低等问题。

(三) 粉末直接压片法

粉末直接压片法是不经过制粒过程直接把药物和辅料的混合物进行压片的方法。其工艺

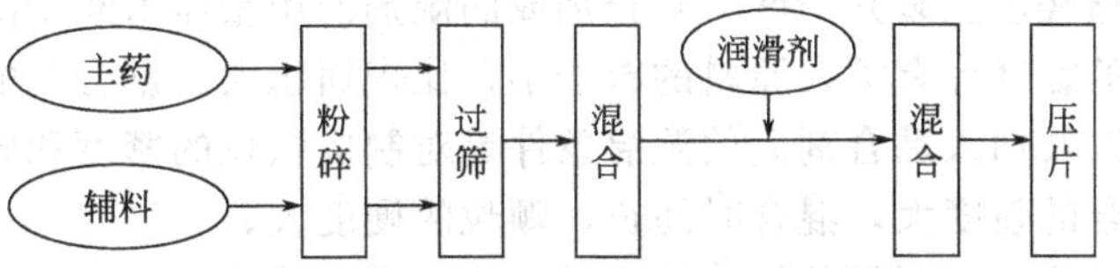

图 5-10 粉末直接压片法工艺流程

流程如图 5-10 所示。

粉末直接压片法省去了湿法制粒的步骤，因而具有省时节能、工艺简便、工序少、适用于对湿热不稳定的药物等突出优点。粉末直接压片法的另一优点是片剂崩解后颗粒为物料的一级粒子，并非制粒后的二级颗粒，因此增大了溶出表面积，加速了药物的溶出。直接压片工艺也存在一些不足之处，如粉末的流动性差、片重差异大，粉末压片容易造成裂片等问题，致使该工艺的应用受到了一定限制。近二十年来随着科学技术的迅猛发展，可用于粉末直接压片的优良药用辅料与高效旋转压片机的研制获得成功，促进了粉末直接压片的发展。目前，各国的粉末直接压片品种不断上升，有些国家高达 60%以上。

(四) 半干式颗粒压片法

半干式颗粒压片法是将药物粉末和预先制好的辅料颗粒（空白颗粒）混合后进行压片的方法。其工艺流程如图 5-11 所示。

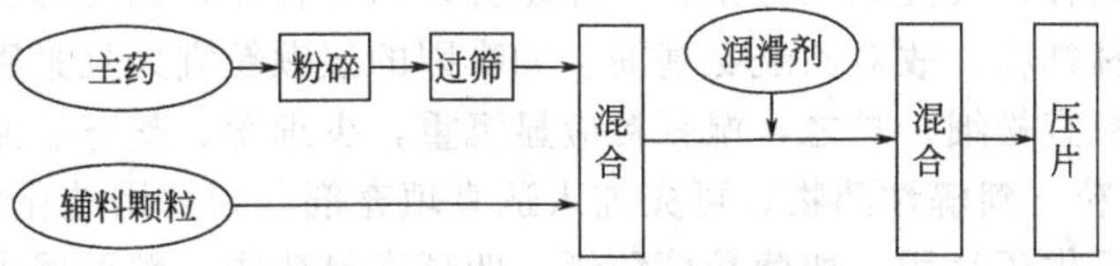

图 5-11 半干式颗粒压片法工艺流程

该法适合于对湿热敏感不宜制粒，而且压缩成型性差的药物，也可用于含药较少物料，这些药物可借助辅料的优良压缩特性顺利制备片剂。

第二节 普通片的制备

一、制粒

(一) 湿法制粒

片剂由颗粒或粉末相互牢固地结合在一起，在加压成型过程中，颗粒或粉末的物理化学性质和工艺性能决定了其变形阻力的大小和成型的难易，因此，在确定片剂制备工艺时，首先要研究和分析被压物体的这些性能。颗粒和粉粒的物理性能包括：粒度、形状、硬度、比表面积、真密度、亲水性、潮解性、电学性质、晶型和晶态等。

制粒除了改善药物与辅料的流动性外，还可增大物料的松密度，使空气易逸出，减少片剂的松裂现象。避免粉末分层，使产品中的药物含量准确。湿法制粒主要有以下七种。

1. 软材过筛制粒法

即先制成软材，过筛制成颗粒，湿颗粒干燥后再经过整粒而得。

(1) 制备软材 在已混合均匀的原辅料中加入适宜的润湿剂或黏合剂，用手工或槽式混合机混合均匀，制成软材。软材的干湿程度应适宜，生产中多凭经验掌握，以用手紧握能成团而不粘手，用手指轻压能裂开为度。黏合剂或润湿剂的用量需由经验决定，用量与原料的理化性质及黏合剂的黏度等有关，原料的粒子小，比表面积大，黏合剂的用量大。

黏合剂的用量以及加入黏合剂后的湿混条件等对制成颗粒的密度和硬度都有影响。黏合剂的用量多，湿混合的强度大，混合时间长，颗粒的硬度大。

（2）制湿颗粒　取以上制得的软材放在适宜的筛网上，小量生产时可由人工将软材压搓过筛网。大量生产时多用颗粒机进行制粒。制粒机常用摇摆式颗粒机、旋转式制粒机，还可用制粒新设备制粒，如螺旋式挤压制粒机、滚压式挤压制粒机、填压式挤压制粒机等，具体根据实际情况，选用合适的设备制粒。

在生产中，视情况不同分为一次制粒和多次制粒。用较细筛网制粒时一般只要通过筛网一次即得，但对有色的或润湿剂用量不当以及有条状物产生时，一次过筛不能得到色泽均匀或粗细松紧适宜的颗粒，可采用多次制粒法，即使用 8～10 目筛网，通过 1～2 次后，再通过 12～14 目筛网，这样得到的颗粒，比单次制粒法少用润湿剂 15%左右，例如口含碘片，经二次制粒后色泽比较均匀。一些黏性较强的药物制粒有困难时，也可采用分次投料法制粒，即将大部分药物（80%左右）和黏合剂置混合机中混合使成适宜的软材，然后加入剩余的药物，混合片刻，即能制得较紧密的湿颗粒。

湿粒的粗细和松紧需视具体品种加以考虑，如复方新诺明片形状大，颗粒应粗些；核黄素片形状小，颗粒应细小；吸水性强的药物如水杨酸钠，颗粒宜粗大而紧密。凡在干燥颗粒中需加细粉压片的品种，其湿颗粒宜紧密，如复方阿司匹林片，因在对乙酰氨基酚、咖啡因干颗粒中有阿司匹林细粉，故对乙酰氨基酚、咖啡因的湿颗粒宜大且紧密。凡用糖粉、糊精为辅料的产品湿颗粒宜松细。总之，湿颗粒应显沉重，少细粉、整齐且无长条。

① 以水润湿制粒。潮解性药物，可先加入适宜填充剂混匀，用纯化水适量制粒，干燥、整粒，加入润滑剂后供压片用。如葡萄糖酸钙、四环素等药物，都可用水湿润制粒。

② 以乙醇润湿制粒。药物粉末具有很强的潮解性或含量较小，可以选用预胶化淀粉为填充剂，用不同浓度的乙醇［30%～90%（体积分数）］，以喷雾形式加入制粒。

③ 黏性高分子化合物水溶液制粒。大多数药物粉末，当其加入或未加入填充剂时，黏结性不好，一般采用不同浓度的天然或合成的高分子水溶液制粒。

④ 以溶于有机溶剂的高分子化合物溶液制粒。有些情况下，水的存在可促进药物分解，此时应尽量避免应用水性结合剂，以前多应用乙基纤维素，但缺点较多，易黏附于搅拌机桨叶上，不易洗净，并且制成的片剂不易崩解，后来采用 PVP 的 50～100g/L 乙醇溶液，但 PVP 本身有引湿性，在湿度较高地区，成品保存困难。近年来应用较广泛的为取代度高的羟丙基纤维素或羟丙基甲基纤维素，其引湿性较 PVP 小，应用方便，常用浓度为 50～100g/L 乙醇溶液。

（3）湿颗粒干燥　湿颗粒制成后，应尽可能迅速干燥，放置过久湿颗粒也易结块或变形。干燥温度一般以 50～60℃为宜，如碘含片等温度过高可引起颗粒变色和药物变质。对热稳定的药物如磺胺嘧啶等干燥温度可适当提高到 80～100℃以缩短干燥时间。一些含结晶水的药物，如硫酸奎宁的干燥温度不宜高，时间不宜长，以免失去过多的结晶水，使颗粒松脆而造成压片困难。干燥时的温度应逐渐升高，否则颗粒表面干燥后结成一层硬膜而影响内部水分的蒸发，颗粒中如有淀粉或糖粉，骤遇高温时会引起糊化或熔化，不但使颗粒坚硬，而且制得的片剂不易崩解，糖粉与酸，尤其是枸橼酸共存时，遇稍高的温度即黏块。

颗粒干燥时所用的器具一般用烘盘。烘盘底部铺一层纸或布，将湿颗粒铺于其上，颗粒铺的厚度以不超过 2cm 为宜，对湿热不稳定的药物应铺薄些。在干燥过程中需定时翻动，并轮流交换上下烘盘，以便颗粒受热均匀，待颗粒有七成干时再翻动，以免破坏颗粒的完整性使细粉增加。在实践中颗粒干燥程度一般凭经验掌握，即用手紧握干燥，放松后颗粒不应黏结成团，手掌也没有细粉黏附，或以食指和拇指取干粒捻搓时应粉碎，无潮湿感觉即可。干燥设备的类型较多，生产中常用的有烘箱、烘房及流化床干燥等设备，可参阅第三章第五节干燥设备。

干颗粒的含水量对片剂成型及质量有很大影响，颗粒中所含水分应适宜且均匀。通常干燥后所含水分为1%～3%（质量分数），过多过少均不利于压片，但对有些品种应视具体情况而定，如四环素干颗粒含水量应在10%～12%（质量分数），而对氨基水杨酸钠应在15%（质量分数）左右，否则影响压片或崩解度。在生产中，有时以干燥时间及干颗粒的重量来控制水分，可以用水分快速测定仪测定颗粒中水分含量，其原理是利用红外线灯加热使水分蒸发，求得干粒中水分含量。

2. 转动制粒法

该法系在药物粉末中加入一定量的黏合剂，在转动、摇动、搅拌等作用下使粉末结聚成具有一定强度的球形粒子的方法。图5-12为经典的容器转动制粒机，即圆筒旋转制粒机、倾斜转动锅等。这种转动制粒机多用于药丸的生产，可制备2～3mm以上大小的药丸，但由于粒度分布较宽，在使用中受到一定限制，操作多为凭经验控制。

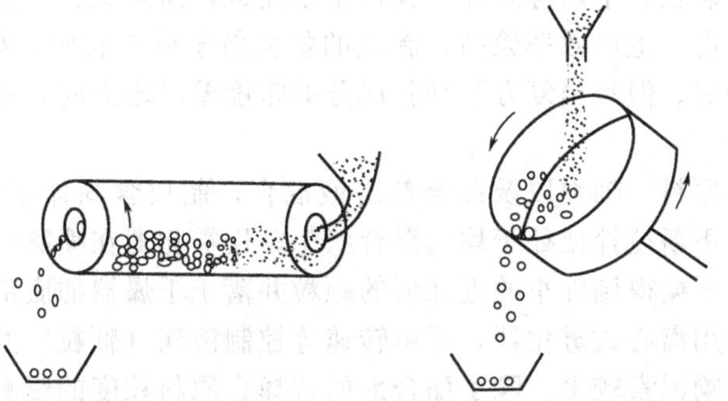

(a) 圆筒旋转制粒机　　(b) 倾斜转动锅

图5-12　转动制粒机示意

转动制粒过程经历母核形成、母核成长、压实三个阶段。①母核形成阶段：在粉末中喷入少量液体使其润湿，在滚动和搓动作用下使粉末聚集在一起形成大量母核，在中药生产中叫起模。②母核成长阶段：母核在滚动时进一步压实，并在转动过程中向母核表面均匀喷撒一定量的水和药粉，使药粉层积于母核表面，如此反复多次，可制得一定大小的药丸，在中药生产中称此为泛制。③压实阶段：在此阶段停止加入液体和药粉，在继续转动过程中颗粒内多余的液体被挤出表面或未被充分润湿的表层中，从而颗粒被压实形成具有一定机械强度的微粒。

近年来出现的离心转动制粒机，亦称离心制粒机，见图5-13。

在固定容器内，物料在高速旋转的圆盘作用下受到离心作用而向器壁靠拢并旋转，物料被从圆盘周边吹出的空气流带动，在向上运动的同时在重力的作用下往下滑动落入圆盘中心，落下的粒子重新受到圆盘的离心旋转作用，从而使物料不停地做旋转运动，有利于形成球形颗粒。黏合剂向物料层斜面上部的表面定量喷雾，靠颗粒的激烈运动使颗粒表面均匀润湿，并使散布的药粉或辅料均匀附着在颗粒表面层层包裹，如此反复操作可得所需大小的球形颗粒。调整在圆盘周边上升的气流温度可对颗粒进行干燥。

3. 高速搅拌制粒法

先将药物粉末和辅料加入高速搅拌制粒机的容器内，搅拌混匀后加入黏合剂，虽然搅拌

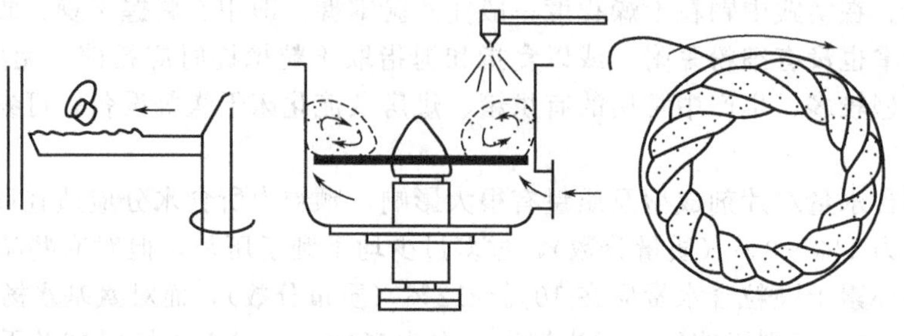

(a)　　(b)　　(c)

图 5-13　离心制粒机

器的形状多种多样，但其结构主要由容器、搅拌浆、切割刀所组成。搅拌制粒的机理是：在搅拌桨的作用下使物料混合、翻动、分散甩向器壁后向上运动，形成较大颗粒；在切割刀的作用下将大块颗粒绞碎、切割，并和搅拌桨的搅拌作用相呼应，使颗粒得到强大的挤压、滚动而形成致密且均匀的颗粒。

4. 流化床制粒法

该法可将混合、制粒、干燥等并在一套设备中完成，所以又称一步制粒法。本法简化了工序和设备，节省厂房，生产效率较高，制成的颗粒粒子分布较窄，外形圆整，流动性好，压出的片剂质量也较好。但是当复方制剂各成分的密度差异较大时，流化时有可能分离并导致片剂的均匀度不好。

有时还可将各种原料、辅料以及黏合剂溶液混合，制成含固体量约为 50%～60%（质量分数）的混合浆，不断搅拌使处于均匀混合状态，用雾化器在喷雾干燥器的热气流中雾化成大小合适的液滴，干燥得到细小的近球形的颗粒并落于干燥器的底部。此法进一步简化了操作流程，一般需使用离心式雾化器，可由转速等控制液滴（颗粒）的大小。

流化床制粒的影响因素较多，除了黏合剂的选择、原料粒度的影响外，操作条件的影响较大。如空气的空塔速度影响物料的流态化状态、粉粒的分散性、干燥的快慢；空气温度影响物料表面的润湿与干燥；黏合剂的喷雾量影响粒径的大小（喷雾量增加粒径变大）；喷雾速度影响粉体粒子间的结合速度及粒径的均匀性；喷嘴的高度影响喷雾均匀性与润湿程度等。

流化床制粒的特点是：①在一台设备内进行混合、制粒、干燥，甚至是包衣等操作，简化工艺、节约时间、劳动强度低；②制得的颗粒为多孔性柔软颗粒，密度小、强度小，且颗粒的粒度分布均匀、流动性、压缩成型性好。

5. 复合型制粒法

复合型制粒机是搅拌制粒、转动制粒、流化床制粒等各种制粒技能结合在一起，使混合、捏合、制粒、干燥、包衣等多个单元操作在一个机器内进行的新型设备，图 5-14 为各种制粒方式的示意。复合型制粒方法以流化床为母体进行多种组合，即搅拌和流化床组合的搅拌流化床型，转盘和流化床组合的转动流化床型，搅拌、转动和流化床组合在一起的搅拌转动流化床型等，图 5-15 为复合型制粒机的典型结构。这种方法综合了各种设备的机能特点，取长补短，功能多，占地面积小，省功省力，在自动化的实施中具有无可估量的价值。

6. 喷雾制粒法

喷雾制粒法是将药物溶液或混悬液喷雾于干燥室内，在热气流的作用下使雾滴中的水分迅速蒸发以直接获得球状干燥细颗粒的方法。该法在数秒钟内即完成药液的浓缩与

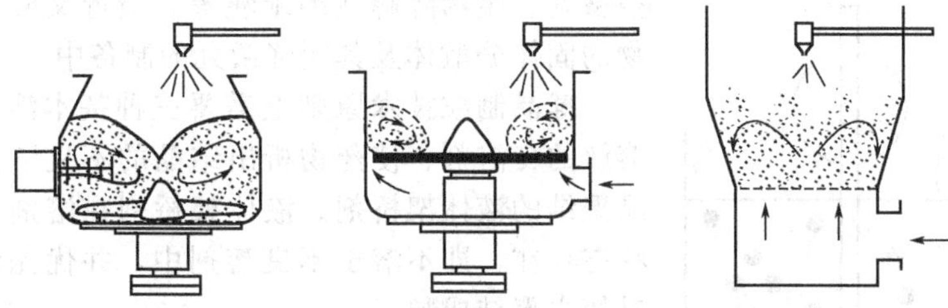

图 5-14　各种制粒方式的示意

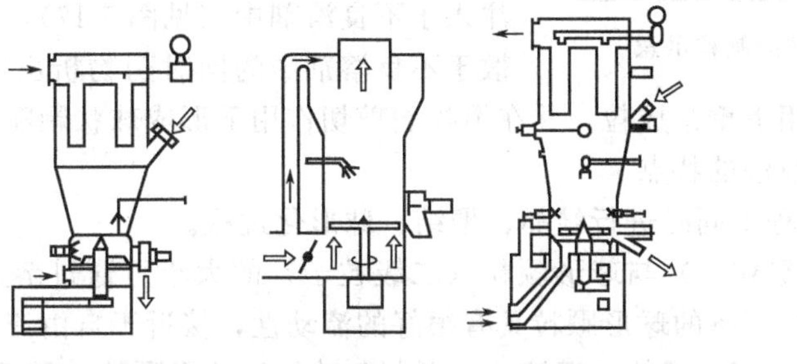

图 5-15　复合型制粒机示意

干燥，原料液含水量可达 70%～80%。如以干燥为目的时叫喷雾干燥；以制粒为目的时叫喷雾制粒。喷雾制粒有以下特点：①从液体原料直接得到粉状固体颗粒；②液滴干燥比表面积大，短时间内完成干燥，与热风接触时间短，适于对热敏感的药物的制粒；③粒度比较小，中空球状粒子较多，具有良好的溶解性、流动性和分散性；④适合于连续化大生产。但所需设备体积大，能量消耗大，费用较高。此外，黏性较大的物料容易黏壁，应用时应注意。

图 5-16 为喷雾制粒的流程示意。原料液由贮槽 7 进入雾化器 1 喷成液滴分散于热气流中，空气经蒸汽加热器 5 及电加热器 6 加热后沿切线方向进入干燥室 2 与液滴接触，液滴中的水分迅速蒸发，液滴经干燥后形成固体粉末落于器底，干品可连续或间歇出料，废气由干燥室下方的出口流入旋风分离器 3，进一步分离固体粉末，然后经风机 4 和袋滤器后放空。原料液的喷雾是靠雾化器来完成，因此雾化器是喷雾干燥制粒机的关键零件。常用雾化器有三种，即压力式雾化器、气流式雾化器、离心式雾化器。

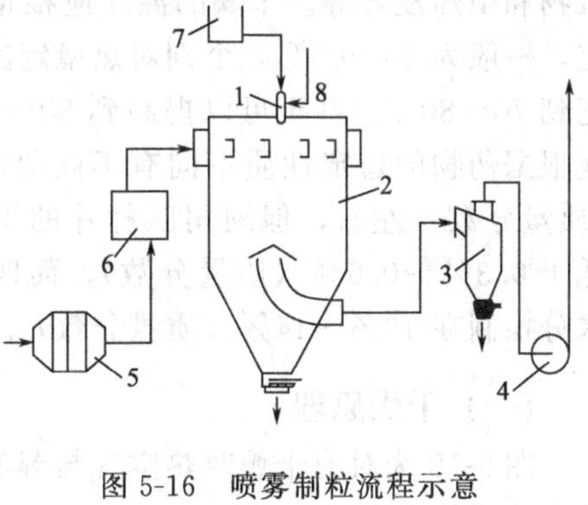

图 5-16　喷雾制粒流程示意

1—雾化器；2—干燥室；3—旋风分离器；4—风机；5—加热器；6—电加热器；7—原料液贮槽；8—压缩空气

7. 液相中晶析制粒法

液相中晶析制粒法是使药物在液相中析出结晶的同时借液体架桥剂和搅拌作用聚结成球形颗粒的方法。因为颗粒的形状为球状，所以也叫球形晶析制粒法，简称球晶制粒法。球晶制粒物是纯药物结晶聚结在一起形成的球形颗粒，其流动性、充填性、压缩成型性好，因此可少用辅料或不用辅料进行直接压片。近年来，该技术成功地应用于功能性微丸的制备，即在球晶制粒过程加入高分子共沉，研制了缓释、速释、肠溶、胃溶性微丸，漂浮性中

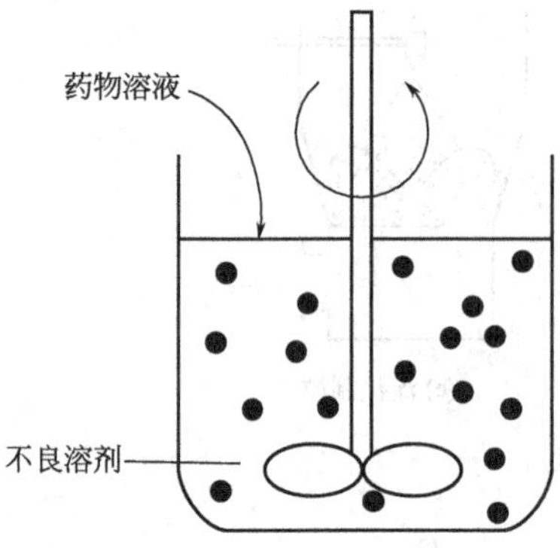

图 5-17 球晶制粒示意

空微丸、生物降解性纳米囊等。最近又应用于难溶性药物的固体分散体及其缓释微丸的制备中。

球晶制粒技术原则上需要三种基本溶剂，即使药物溶解的良溶剂、使药物析出结晶的不良溶剂和使药物结晶聚结的液体架桥剂。液体架桥剂在溶剂系统中以游离状态存在，即不溶于不良溶剂中，并优先润湿析出的结晶使之聚结成粒。

(1) 制备方法　先将药物溶解于液体架桥剂与良溶剂的混合液中制备药物溶液，然后在搅拌下将药物溶液注入于不良溶剂中（见图 5-17)，药物溶液中的良溶剂扩散于不良溶剂中的同时药物析出结晶，药物结晶在液体架桥剂的润湿作用下聚结成粒，并在搅拌的剪切作用下形成球状颗粒。

(2) 球晶制粒法的特点

① 在一个过程中同时进行结晶、聚结、球形化过程。

② 结晶（一级粒子）与球形颗粒（二级粒子）的大小可通过溶剂系统、搅拌速度及温度等条件来控制，制备的球形颗粒具有很好的流动性，接近于自由流动的粉体性质。

③ 利用药物与高分子的共沉淀法，可制备功能性球形颗粒，重现性好。

(二) 干法制粒

干法制粒适用于某些不宜应用湿法制粒的药物，例如遇水分解或受热变质的产品的生产，方法是将药物原粉添加适量粉状润滑剂或黏结剂，施加强大压力（186～784kPa)，压成块状或波形瓦楞状，然后破碎成颗粒。常见的有阿司匹林片的“大片法”制粒。其方法是将混合粉末置重型压片机上制成直径约为 2.5～5cm 的大片，然后破碎成颗粒，再次添加润滑剂后压片，这种方法除需要多次压片而费时外，需用的润滑剂数量较多，因而可能影响片剂的崩解和药物的溶出。大规模生产时，可采用配置机械加料的连续型装置——滚压制粒机。

二、干燥

干燥是利用热能将湿物料中的湿分（水分或其他溶剂）汽化，并利用气流或真空带走汽化了的湿分，从而获得干燥固体产品的操作。物料中的湿分多数为水，带走湿分的气流一般为空气。在制剂生产中需要干燥的物料多数为湿法制粒物和中药浸膏等。干燥的温度应根据药物的性质而定，一般为 40～60℃，个别对热稳定的药物可适当放宽到 70～80℃，甚至可以提高到 80～100℃。干燥程度根据药物的稳定性质不同有不同要求，一般为 3%（质量分数）左右，但阿司匹林片的干颗粒含水量应低于 0.3%～0.6%（质量分数），而四环素片则要求水分控制在 10%～14%（质量分数）之间。

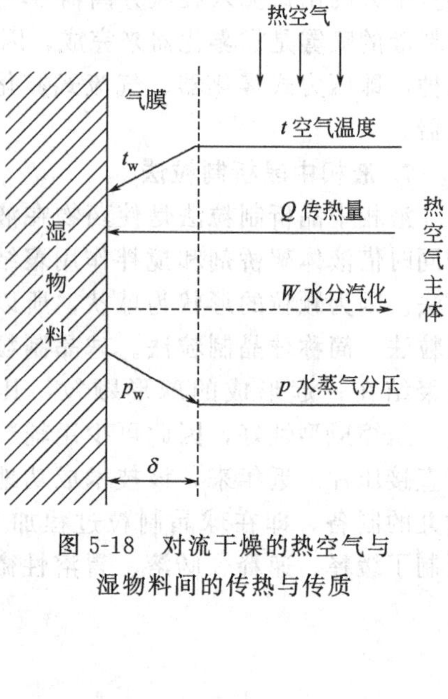

图 5-18 对流干燥的热空气与湿物料间的传热与传质

(一) 干燥原理

图 5-18 为对流干燥时热空气与湿物料之间发生传热和传质的示意。

物料表面温度为 t_w；湿物料表面的水蒸气分压为 p_w（物料充分润湿时 p_w 为 t_w 时的饱和蒸气压)；紧

贴在物料表面有一层气膜，其厚度为δ；气膜以外是热空气主体，其温度为t，水蒸气热空气分压为p。因为热空气温度t高于物料表面温度t_w，热能从空气传递到物料表面，其传热推动力是温差（$t-t_w$）。而物料表面产生的水蒸气压p_w大于空气中的水蒸气分压p，因此水蒸气从物料表面向空气扩散，其扩散推动力为（p_w-p）。这样热空气不断地把热能传递给湿物料，湿物料中的水分不断地汽化到空气中，直至物料中所含水分量达到该空气的平衡水分为止。因此物料的干燥是热量的传递和质量的传递同时进行的过程。

干燥过程得以进行的必要条件是被干燥物料表面所产生的水蒸气分压大于干燥介质中的水蒸气分压，即$p_w-p>0$，如果$p_w-p=0$，表明干燥介质与物料处于平衡状态，干燥即停止；如果$p_w-p<0$，物料反而吸潮。

（二）湿度与相对湿度

空气的湿度（H）系指单位质量干空气带有的水蒸气的质量（kg 水蒸气/kg 干空气）。湿度（H）与水蒸气分压（p）之间有如下关系。

$$H=0.622p_{总}/(p_{总}-p) \tag{5-8}$$

式中，$p_{总}$为湿空气的总压，Pa；0.622 为水的相对分子质量与空气的相对分子质量之比。

相对湿度（RH）是指在一定总压及温度下，湿空气中水蒸气分压p与饱和空气中水蒸气分压p_s之比的百分数，常用 RH（%）表示。即：

$$RH(\%)=p/p_s\times 100 \tag{5-9}$$

饱和空气的 RH=100%；未饱和空气的 RH<100%；绝干空气的 RH=0。因此空气的相对湿度直接反映空气中湿度的饱和程度。

（三）干燥方法

干燥方法的分类方式有多种。按操作方式分为间歇式、连续式；按操作压力分为常压式、真空式；按加热方式分为热传导干燥、对流干燥、辐射干燥、介电加热干燥等（详见第三章第五节）。

三、 整粒与混合

整粒的目的是使干燥过程中结块、粘连的颗粒分散开，以得到大小均匀的颗粒。一般采用过筛的方法进行整粒，所用筛孔要比制粒时的筛孔稍小一些，生产上多采用快速整粒机。整粒后，向颗粒中加入润滑剂和外加的崩解剂，进行“总料混合”。如果处方中有挥发油类物质或处方中主药的剂量很小或对湿、热很不稳定，则可将药物溶解于乙醇后喷洒在干燥颗粒中，密封贮放数小时后室温干燥。

四、 压片

（一）制颗粒压片

1. 干颗粒的处理

湿法软材过筛制粒后，在干燥过程中一部分颗粒彼此粘连结块，需经过筛整粒，加入润滑剂后压片。干颗粒的过筛一般用摇摆式制粒机，一些坚硬的大块和残料可用旋转式制粒机过筛或用磨碎机磨碎，由于颗粒干燥时体积缩小，所以筛网的孔径一般较制湿颗粒时所用的小，但在选用时也应考虑干颗粒的松紧情况，如颗粒较疏松，宜选用较大的筛网以免破坏颗粒和增加细粉；若颗粒较粗硬，过筛时一般选用 12～20 目筛。若处方中含挥发油或挥发性物质（如薄荷油、桂皮油、八角茴香油等），最好加于润滑剂与颗粒混匀后筛出的部分细粒中，混匀后再与全部干粒混合，这样可避免润滑剂混合不匀和产生花斑，在有色片剂中更应注意此种现象。此外，可用 80 目筛从颗粒中筛出适量细粉，用以吸收挥发油，再加于干粒中混匀。若所加的挥发性药物为固体（如薄荷脑）时可先用乙醇溶解，或与其他成分混合研磨共熔后喷射在颗粒上混匀，颗粒应置桶内密闭，贮放数小时，使挥发油在颗粒中渗透均匀，否则当挥发油吸附于颗粒表面时压片会产生裂片现象。

2. 片重计算方法

（1）按主药含量计算　经过处理的干颗粒由于一系列的操作原料有所损耗，所以应对其中的主药进行含量测定，然后根据含量计算片重。

片重＝每片含主药量/测得的颗粒主药百分含量

例如盐酸硫胺片，每片含盐酸硫胺 0.01g，制成颗粒后测得颗粒中的含量为 10%（质量分数），则片重应为 0.01/10%＝0.1g。

若片剂为复方制剂时，可按每片各主药所允许的误差（即标示量范围）计算重量合格范围，再在各主药合格的重量范围内选择共性合格范围，然后计算其平均值而得理论片重。

片重＝每片主药含量/测得颗粒中主药的百分含量×含量误差范围

（2）按颗粒重量计算

片重＝(干颗粒重＋压片前加的辅料重)/应压片数

投料时应计入原料的损耗，并可复核其含量。在中限以内时，不必调整片重；若含量高于或低于中限时则必须调整片重。生产中计算中限范围的公式为：

中限低限＝主药含量低限＋(主药含量高限－主药含量低限)/4

中限高限＝主药含量高限－(主药含量高限－主药含量低限)/4

例如，某药片主药含量为 0.2g，按含量允许±10%计算，则主药含量范围应为 0.18～0.22g。代入公式计算得：

中限低限＝0.18＋(0.22－0.18)/4＝0.19g/片

中限高限＝0.22－(0.22－0.18)/4＝0.21g/片

即中限范围为 0.19～0.21g/片。实际生产时制片重量应在此范围内，以保证制得的片剂药物含量符合药典规定的误差范围。

3. 压片

压片机主要有单冲压片机和旋转式（多冲）压片机，压片的基本过程相同。根据不同的特殊要求尚有二次（三次）压缩压片机、多层压片机和压缩包衣机等（详见第三章）。

单冲压片机的产量一般为 80 片/min，一般用于新产品的试制或小量生产，压片时是单侧加压（上冲加压），压力分布不够均匀，易出现裂片，噪声较大。旋转式（多冲）压片机的饲粉方式合理，片重差异较小，由上下相对加压，压力分布均匀，生产效率高，在目前的生产中广泛使用。

（二）干法压片

对流动性和可压性好，但对水或热不稳定的药物，可采用粉末直接压片、结晶药物直接压片和干法制粒压片。上述方法具有缩短工序、减少辅料用量和节能等优点。

1. 粉末直接压片

系不用制粒将粉末直接压片的方法。最近十几年来，由于一些新型填充剂和稀释剂的相继出现，进一步促进了粉末直接压片工艺的发展。在粉末直接压片中，可以解决粉末的流动性和可压性问题。

(1) 改变流动性和可压性的方法

① 改善原料的性能。当药物的剂量较大，且药物本身有良好的流动性和可压性时，直接压片不难。若药物的流动性和可压性不好，可通过适宜手段如改变粒子大小及其分布，来改变形态以改善其流动性和可压性，例如用重结晶法、喷雾干燥法等。但实际应用时也存在困难。

粉末直接压片的辅料除需符合以上要求外，还需要有较大的药品容纳量（即不因加入大量药品而致其流动性和可压性发生不良影响）。一般有两种类型处方组成的粉末用于直接压片：其一是主药占药片片重的绝对多数；其二是主药占片重的10%～20%。对于前者情况，药物粉末的可压性、流动性是决定能否成型的关键，后者需要添加压片辅料。

常用于直接压片的辅料品种有微晶纤维素、预胶化淀粉、乳糖、羧甲基淀粉钠、磷酸氢钙、微粉硅胶、山梨醇、甘露醇、木糖醇和麦芽糖醇等。国内外很多不同规格的粉末直接压片辅料参见第二章辅料部分。

预混辅料（co-processed）是指将两种或多种辅料通过某种操作，如共同干燥、喷雾干燥、快速干燥或共同结晶等预混合，使辅料在亚颗粒状态反应，产生功能协同作用，同时掩盖单个辅料的不足之处。经过这样处理，颗粒的流动性、可压性都明显优于简单混合的配方，十分有利于直接压片工艺的使用。预混辅料最早出现在20世纪80年代，第一个是微晶纤维素和碳酸钙的预混辅料，1990年出现了纤维素和乳糖的预混辅料Cellactose。一般研发一种预混辅料需要先选择合适的成分，然后通过实验确定它们合适的比例，再选择一种制备方法，获得最优产品，使之具有期望的物理化学参数，最后还要降低批与批之间的差异性，由于只是两种或多种辅料在颗粒水平上的简单物理处理，未发生化学变化，因此不用担心注册审批问题。很多预混辅料都申请了专利，表5-2是几大公司开发出的适用于直接压片的预混辅料。

表5-2　几种适用于直接压片的预混辅料

商品名	成　分	出品公司
Ludipress	93%的乳糖，3.5%的聚维酮K30，3.5%的交联聚维酮	德国BASF公司
Ludipress LCE	96.5%的乳糖，3.5%的聚维酮K30	德国BASF公司
Cellactose 80	75%乳糖+25%纤维素经喷雾干燥而成	德国美剂乐公司
MicroceLac 100	75%乳糖+25%微晶纤维素经喷雾干燥而成，各项指标略优于Cellactose 80	德国美剂乐公司
StarLac	85%一水乳糖，15%的玉米淀粉	法国Roquette公司

② 压片机的改进。根据粉末直接压片中易出现的问题，压片机的改进一般包括以下几个方面。

a. 改善饲粉装置。细粉末的流动性总是不及颗粒好，为了防止粉末在压片机的饲粉器中形成空洞或流动速度变化，可在饲粉器上加振荡装置，或加其他适宜的强制饲粉装置。

b. 增加预压机构。即改为二次压缩，第一步先初步压缩，第二步最终压成药片。由于增加了压缩时间，可克服可压性不够好的困难，并有利于排出粉末中的空气，减少裂片现象，增加了片剂的硬度。

c. 改善除尘机构。粉末直接压片时，产生的粉尘较多，有时有漏粉现象，所以应加装较好的除尘装置。

由于药品不接触水，过程不受热，片剂陈化效应小，产品崩解或溶出快，国外约有60%的品种已采用这种工艺。但是还存在一些缺点，压成的不合格片剂不能返工，再利用则可压性不好（可压性淀粉可以返工），稀释剂颗粒密度与粒度相差过大，与主药混合不匀易分层，外表相对来说不美观。

有人将布洛芬添加微晶纤维素后直接压片（采用二次压片法）：首先将布洛芬过 6 号筛，微晶纤维素过 5 号筛，然后按处方量精确称取以上粉末共置混合机内混合 20min，用 12mm 冲压成大片，再将大片用制粒机以 12 目尼龙筛打碎，加适量的润滑剂和助流剂混匀，检验合格后压成片剂。还有人报道了感冒通片的全粉末压片生产工艺处方（用量/万片）：人工牛黄、双氯芬酸(Ⅰ)、微晶纤维素各 15g，氯苯那敏（Ⅱ）75g，铝镁原粉（Ⅲ）100g，淀粉 80g，硬脂酸镁 15g。制法：取Ⅱ与等量的Ⅲ混合均匀后再与淀粉混匀，将剩余Ⅲ与Ⅰ混合均匀，再将上述两种混合物与其他主、辅料一起混匀，过 2～3 次 32 目尼龙筛，检验合格后，用 5.5mm 深凹冲模压片即可。采用全粉末压片工艺生产感冒通片，主药含量测定与理论值基本一致，素片外观、崩解时限、硬度等各项质量检查数据均优于湿法制粒工艺。

（2）粉末直接压片的评价参数　压片是一个非常复杂的机械过程，它涉及粉体的流动性、填充性和压缩成型性。由于各种药物的性质千差万别，影响这些性质的因素较多，压片过程常常带有一些盲目性和经验化。随着粉体技术的发展，有很多评价参数可以使处方设计和生产工艺从经验模式走向科学化。目前的评价参数包括粉末的粉体学性质和成片后的性质。粉体学性质包括流动性和压缩成型性（可压性），流动性指粉体像“液体”一样流动的特性，压缩性表示粉体在压力下减少体积的能力，成型性表示物料紧密结合形成一定形状的能力。成片后的性质包括片的硬度、抗张强度、弹性复原率、脆碎度和崩解时限。每一个参数都表示粉末特性和片特性的某一个方面。利用这些参数可以评价各种辅料和压片工艺。各项参数见表 5-3。

表 5-3　粉末直接压片的评价参数

参数		说明
流动性	休止角	粉体堆积层的自由斜面与水平面所形成的夹角，<30°时流动性很好，>45°时流动性差
	质量流量	将物料加入漏斗中，用全部物料流出所需的时间来描述。流量大，流动性好
	粒度分布	颗粒的大小、形状及分布影响其流动性，太小的粒子（<74μm，通过 200 目筛）会减小流动性。粒度分布太宽，粒子大小太悬殊，也会影响压片时的填充性
	均一度	根据粒度分布测定结果，计算筛下 10%及 60%所对应的粉径 D_{10} 和 D_{60}，均一度（D_{60}/D_{10}）反映粉粒的均匀程度，一般≥1，越接近于 1 越好。均匀性好的粉粒，压片时片重差异小，对小剂量药物尤为重要
	凝聚度	用系列标准筛（50 目，65 目，100 目）在一定的时间和一定的强度下振动，利用筛上的样品残留量通过以下公式计算：$凝聚度=\frac{W_{50目}+3/5W_{65目}+1/5W_{100目}}{W_{样}}\times 100\%$ 凝聚度反映粉粒间的静电引力，带有这种凝聚现象的粉末，是不能用来直接压片的，因为粉粒间的静电引力往往使物料形成架桥现象，造成进料障碍
压缩成型性（可压性）	压缩度	压缩度 $C=(1-松密度/振实密度)\times 100\%$ 反映粉粒的聚结性、松软状态。压缩度越小，其填充性越强，20%以下时流动性较好，可用于生产；压缩度越大流动性越差，当 C 值达到 40%～50%时，粉体很难从容器中自由流出
	川北方程中的参数	$\frac{N}{C}=\frac{1}{ab}+\frac{n}{b}$，$C$ 为体积减小度，即 $C=(V_0-V_n)/V_0$，a 为最终的体积减小度，b 为充填速率常数；a 反映流动性参数，值越小流动性越好；b 为反映充填速率的参数，其值越大充填速率越快，越容易进行均匀充填
	久野方程	$\ln(\rho_f-\rho_n)=-kn+\ln(\rho_f-\rho_0)$ 用 $\ln(\rho_f-\rho_n)$ 对 n 作图，根据图中测得的斜率、截距求算 k 值，k 是反映充填速率的参数，其值越大充填速率越快，越容易进行均匀充填

续表

参数		说明
片剂的性质	硬度	片剂的径向破碎力，普通片剂的硬度一般要求在 $5\sim8kgf/cm^2$ 范围，在一定压力下制得的片剂，其硬度越大压缩成型性越好，但片剂的直径或厚度不同时，硬度大小并不直观反映压缩成型性
	抗张强度	单位面积的破碎力 $T_s=\frac{2F}{\pi DL}$ F 为将片剂径向破碎所需的力；D，L 分别为片剂的直径和厚度。 如药物的不同处方在相同压力下制备片剂，其中某处方的抗张强度较大，或在较小的压力下可制成较大强度的片剂，说明该处方的结合力强、压缩成型性好
	弹性复原率 E_n	将片剂从模中移出后，由于内应力的作用发生弹性膨胀称为弹性复原，弹性复原率 E_R 是将片剂从模孔中推出后，弹性膨胀引起的体积增加值和片剂在最大压力下的体积之比： $E_R=\frac{V-V_0}{V_0}=\frac{H-H_0}{H_0}\times100\%$ V，H 分别表示推出片剂的体积和高度；V_0，H_0 分别表示最大压力下的片剂体积和高度
	脆碎度	反映片剂的抗磨损振动能力，检测方法见《中国药典》2010年版附录Ⅹ G，公式如下： $脆碎度=\frac{最初片质量-最终片质量}{最初片质量}\times100\%$ 减失重量不得过1%
	崩解时限	在规定的条件下全部崩解溶散或成碎粒，应全部通过筛网，检测方法见《中国药典》2010年版附录Ⅹ A，片剂规定要在15min内全部崩解

2. 结晶药物直接压片

有些结晶性药物如氯化钠、溴化钠、氯化钾等无机盐及维生素C等有机物质，呈正立方结晶，其流动性好且有较好的可压性，经过干燥过筛后即可直接压片。制备可溶片时可用本法。即在药物结晶中加入适宜的辅料（包括稀释剂、崩解剂和润滑剂）后，混合均匀，不制颗粒直接压片。

（三）空白颗粒法

如果片剂中含有对热不稳定而剂量又较小的药物时，可将辅料以及其他对湿热稳定的药物先用湿法制粒，干燥并整粒后，再将不耐热的药物与颗粒混合均匀后压片。仅用辅料制成干颗粒，再将药物与颗粒混合后压片的方法称为空白颗粒法。对湿热不稳定的小剂量药物一般应溶于适宜溶剂再与干颗粒混合，以利于混合均匀，但应注意仍可能产生不均匀的问题。

第三节 缓释、控释片的制备

一、概述

人们在应用常规片剂治疗疾病过程中，往往一天多次给药，不仅使用不便，而且体内血药浓度波动较大，有“峰谷”现象的产生。在峰浓度时，可能产生副作用，甚至中毒；在谷浓度时，由于低于治疗浓度，以致不能呈现疗效。临床应用的一些药物，尤其是那些治疗指数（治疗剂量/中毒剂量）窄、半衰期短的药物，可能更是如此。缓释、控释制剂可较持久地释放药物，减少用药频率，降低血药浓度峰谷现象，提高疗效，保证用药安全。

缓释制剂（sustained-release preparations）系指药物在规定释放介质中，按要求缓慢地非恒速释放，其体内外与相应的普通制剂比较，血药浓度平稳，峰谷波动百分率小，而且每24h用药次数可从3～4次减少至1～2次。缓释制剂是按一级速率规律释放药物，其释放量随时间的变化“先多后少”，属非恒速释放。

控释制剂（controlled-release preparations）系指药物在规定释放介质中，按要求缓慢地恒速或接近恒速释放，其体内外与相应的普通制剂比较，血药浓度更平稳，峰谷波动百分率更小，而且每24h用药次数可从3～4次减少到1～2次。控释制剂与缓释制剂的主要区别在于控释制剂是按零级速率规律释放药物，其释放量不受时间影响，释放速度是恒速或接近恒速，使得到更平稳的血药浓度，峰谷波动更小，直至基本吸收完全。

广义地讲，控释制剂包括控制释药的速度、方向和时间，靶向制剂、透皮吸收制剂等都属于控释制剂的范畴。狭义的控释制剂则一般是指在预定时间内以零级或接近零级速率释放药物的制剂，由缓释系统发展而来的控释系统在控制释药速率方面比缓释系统具有更严格的要求。控释系统能够控制药物释放速率使其符合药物动力学需要，药物以受控形式恒速释放或者被控制在作用器官等特定的吸收部位释放。在释放系统中研究最多、发展最快的是口服控释和缓释系统。一个良好的控释系统应能精密调控药物释放，改善药物在体内的动态行为，在减少用药剂量的基础上提高靶部位的药物浓度，进而最大限度地提高药物治疗指数，增加药物的疗效，减少药物的副作用。就材料、工艺技术等方面而言，生产出一个体外理想释药的口服控释系统已非难事，但不同的是，人们还不能完全掌握这些系统在体内的转运行为。根据体内动态行为设计释药系统是药剂学研究领域长期努力的目标。随着生物药剂学、药物动力学的迅速发展，人们对药物体内行为的认识逐步加深，为实现这一目标提供了可能。

二、缓释、控释片释药原理

缓释、控释片剂所涉及的释药原理主要有溶出、扩散、溶蚀、渗透压或离子交换作用。

（一）溶出原理

由于药物的释放受溶出速率的限制，溶出速率慢的药物显示出缓释的性质。根据Noyes-Whitney溶出速率公式，通过减小药物的溶解度，增大药物的粒径，降低药物的溶出速率，可使药物缓慢释放，达到长效作用。

具体方法有下列几种。

1. 制成溶解度小的盐或酯

例如青霉素普鲁卡因盐的药效比青霉素钾（钠）盐显著延长。醇类药物经酯化后水溶性减小，药效延长，如睾丸素丙酸酯，一般以油注射液供肌内注射，药物由油相扩散至水相（液体），然后水解为母体药物而产生治疗作用，药效约延长2～3倍。

2. 与高分子化合物生成难溶性盐

鞣酸与生物碱类药物可形成难溶性盐，其药效比母体药显著延长，例如*N*-甲基阿托品鞣酸盐、丙咪嗪鞣酸盐。海藻酸与毛果芸香碱结合成的盐在眼用膜剂中的药效比毛果芸香碱盐酸盐显著延长。胰岛素注射液每日需注射4次，与鱼精蛋白结合成溶解度小的鱼精蛋白胰岛素，加入锌盐成为鱼精蛋白锌胰岛素，药效可维持18～24h或更长。

3. 控制粒子大小

药物的表面积减小，溶出速率减慢，故难溶性药物的颗粒直径增加可使其吸收减慢。例如超慢性胰岛素中所含胰岛素锌晶粒较大（大部分超过10μm），故其作用可长达30h，含晶粒较小（不超过2μm）的半慢性胰岛素锌，作用时间则为12～14h。

（二）扩散原理

药物以扩散作用为主释放药物的过程，包括三个方面：①通过水不溶性膜扩散；②通过含水性孔道的膜扩散；③通过聚合物骨架扩散。

1. 通过水不溶性膜扩散

包衣制剂的释药机制是单纯的扩散释放，药物被包裹在惰性聚合物膜材中，释药速率符合 Fick 第一扩散定律。水不溶性膜材包衣的制剂，如以 CAP、EC 等为膜材料包衣的片剂、小丸装的胶囊剂或微囊制成的片剂等，其释药速率可用 Fick 定律为基础导出。

在完整的聚合物膜中，膜的穿透系数（P_m）在 $10^{-18}\sim10^{-19}\text{cm}^2/\text{s}$ 范围内被认为是合理的，当穿透系数 P_m 和膜厚度为常数时，释放量与膜内外浓度差呈正比，如果能维持在一常数，这时就是零级释放。

2. 通过含水性孔道的膜扩散

包衣膜中含有部分水溶性聚合物，如在 CAP 或 EC 中，加入一定量的 MC、PEG、PVP 等水溶性高分子材料组成的膜材料，在与体液接触时，水溶性聚合物溶于水，在膜上形成无数的孔道，溶解的药物可以通过这些水性孔道扩散，其释药速率方程仍可用 Fick 定律。包衣系统的释药规律往往不仅受到一种释药机制控制，而是几种释药机制的总和，最常见的是通过不溶性膜扩散和通过水溶性孔道共同起作用。

3. 通过聚合物骨架扩散

这类制剂中的药物是通过骨架中弯弯曲曲的孔道向外扩散而释放，该过程符合著名的 Higuchi 方程。其是基于以下的假设：①药物释放保持为稳态；②骨架中存在大量的药物；③理想的漏槽状态；④药物颗粒比骨架小得多；⑤扩散系数保持恒定，药物与骨架材料没有相互作用；⑥骨架中药物溶出速率大于药物的扩散速率，即扩散是限速步骤。由此得出药物从不溶性的骨架中经孔道释放的量与时间的平方根呈直线关系；骨架的空隙越多，药物释放越快；扭曲度越大，分子扩散所经路程越长，释放量越小。

4. 利用扩散原理达到缓控释作用的方法

（1）包衣　包衣既可用于完整的制剂，也可用于颗粒的包衣，对口服缓释制剂，以小丸或颗粒剂型包衣更为合理。将颗粒分成若干份，分别包上不同厚度或不同释药性能的衣料，然后按照一定比例组合在一起得到释药速率不同的缓释制剂，装入胶囊或压制成片。包衣颗粒衣层溶解后，其释药特性与不包衣相同，服药后混合颗粒释药曲线不是各组的单独曲线，而是各组的综合，组与组之间释药快慢因包衣厚度不同而异，同组各颗粒的释药也不尽相同，接近于正态分布曲线。因此，组与组之间的释药曲线头尾很大部分发生重叠，各组混合的释药曲线也就成了持久恒定的曲线

（2）制成微囊　使用微囊化技术制备缓控释制剂是新的方法。微囊是由囊材和囊心物组成的，囊材分为天然的、合成的和半合成的高分子材料，由囊材包裹药物形成的微囊，囊膜相当于半透膜，在胃肠道中水分可自由进入囊膜内，溶解囊内药物形成饱和溶液，通过扩散作用释放药物，释药速率由囊膜厚度、孔径及弯曲程度决定。

（3）制成不溶性骨架片　以不溶性的无毒塑料为骨架材料与药物制成的片剂，通过胃肠道将所含的药物释出，而片剂骨架无变化地随粪便排出。水溶性药物较适于制备此类骨架片。

（三）溶蚀与扩散、溶出结合

严格地讲，释药系统不可能只取决于溶出或扩散，只是因为其作为主要的释药机制大大超过其他过程，以致可以归类于溶出控制型或扩散控制型。某些骨架型制剂，如生物溶蚀型

骨架系统、亲水凝胶骨架系统，不仅药物可从骨架中扩散出来，而且骨架本身也处于溶蚀的过程。当聚合物溶解时，药物扩散的路径长度改变，这一复杂性则形成移动界面扩散系统。此类系统的优点在于材料的生物溶蚀性能不会最后形成空骨架，缺点则是由于影响因素多，其释药动力学较难控制。

通过化学键将药物和聚合物直接结合制成的骨架型缓释制剂，药物通过水解或酶反应从聚合物中释放出来。此类系统载药量很高，而且释药速率较易控制。

结合扩散和溶蚀的第三种情况是采用膨胀型控释骨架，即药物溶于聚合物中，聚合物为膨胀型。首先水进入骨架，药物溶解，从膨胀的骨架中扩散出来，其释药速率很大程度上取决于聚合物的膨胀速率、药物溶解度和骨架中可溶部分的大小。由于药物释放前聚合物必须先膨胀，因此这种系统通常可减小突释效应。

(四) 渗透压原理

利用渗透压原理制成的控释制剂，能均匀恒速地释放药物，比骨架型缓释制剂更为优越。以口服渗透泵片剂为例说明其原理和构造：片心由水溶性药物和水溶性聚合物或其他辅料制成，外面用水不溶性的聚合物，例如醋酸纤维素、乙基纤维素或乙烯-醋酸乙烯共聚物等包衣，成为半渗透膜壳，水可渗进此膜，但药物不能，一端壳顶用适当方法（如激光）开一细孔。当渗透泵片与水接触后，水即通过半渗透膜进入片心，使药物溶解成为饱和溶液，加之高渗透压辅料的溶解，渗透压可达 4053～5066kPa，而体液渗透压仅为 760kPa。由于膜内外存在很大的渗透压差，药物饱和溶液由细孔持续流出，其流出量与渗透进膜内的水量相等，直到片心内的药物完全溶解为止。

渗透泵型片剂片心的吸水速率决定于膜的渗透性能和片心的渗透压。从小孔中流出的溶液与通过半透膜的水量相等，片心中药物未完全溶解时，释药速率按恒速进行；当片心中药物逐渐低于饱和浓度，释药速率逐渐以抛物线式缓缓下降。只要膜内药物维持饱和溶液状态，释药速率恒定，即以零级速率释放药物。胃肠液中的离子不会渗透进入半透膜，故渗透泵型片剂的释药速率与 pH 无关，在胃中与在肠中的释药速率相等。

片心的处方组成、包衣膜的通透性、包衣膜的厚度、释药小孔的大小是制备渗透泵型片剂的关键因素

(五) 离子交换作用 (通过树脂进行交换)

1. 常用树脂

由水不溶性交联聚合物组成，聚合物链的重复单元上含有成盐基团，药物可结合在树脂上。

2. 作用机制

当带有适当电荷的离子与离子交换基团接触时，通过交换将药物游离释放出来。

$$树脂^{+}\text{-}药物^{-} + X^{-} \longrightarrow 树脂^{+}\text{-}X^{-} + 药物^{-}$$

$$树脂^{-}\text{-}药物^{+} + Y^{+} \longrightarrow 树脂^{-}\text{-}Y^{+} + 药物^{+}$$

式中，X^{-}、Y^{+} 为消化道中的离子，交换后，游离的药物从树脂中扩散出来。

三、缓释、控释制剂剂量设计

多剂量给药的制剂，制成适宜的缓释（或控释）制剂，可减少给药次数及血药浓度波动，有利于提高用药顺应性及安全性。但要得到理想的血药浓度时间曲线，则应将缓控释制剂的释药速率与体内药物的吸收和处置动力学相结合，即根据需要的血药浓度和给药间隔进行剂量的设计。

(一) 控释制剂

当控释制剂以零级速率释放药物时，控释制剂的维持剂量 D_m 等于释放速率 k_r^0 与维持时间 T 的乘积，即：

$$D_m = k_r^0 T \tag{5-10}$$

$$k_r^0 = kD_b \tag{5-11}$$

式中，k 表示消除速率常数；D_b 为产生希望疗效的体内药量。

如按希望达到的稳态平均血药浓度（最佳血药浓度）计算，则：

$$D_b = \frac{\overline{C}_{ss} V}{F} \tag{5-12}$$

$$k_r^0 = \frac{\overline{C}_{ss} Vk}{F} \tag{5-13}$$

式中，$\overline{C}_{ss}$ 为稳态平均血药浓度；V 为表观分布容积；F 为吸收分数。

为了很快达到有效血药浓度，需要给予速释剂量 D_f。一般来说，服用速释部分剂量后，药物在体内迅速吸收达到有效血浓，即其剂量 D_f 等于 D_b。

例如，已知某药最佳血药浓度 $\overline{C}_{ss}$ 为 4mg/L，$k=0.2h^{-1}$，$F=1$，$V=10L$，释药时间为 10h，试设计制剂中速释部分和控释部分药物用量。

根据式（5-10）、式（5-12）、式（5-13）得：

$$k_r^0 = \frac{4 \times 10 \times 0.2}{1} = 8(mg/h)$$

$$D_m = 8 \times 10 = 80(mg)$$

$$D_f = D_b = 4 \times 10/1 = 40(mg)$$

由于实际上速释部分吸收达到峰浓度需要一定时间 t_{max}，控释制剂也常以维持峰浓度 c_{max} 作为稳态平均血药浓度 $\overline{C}_{ss}$。如果该药在体内符合一室模型，则 t_{max} 和 c_{max} 的求算公式为：

$$t_{max} = \frac{2.303}{k_a - k} \lg \frac{k_a}{k} \tag{5-14}$$

$$c_{max} = \frac{Fk_a D_f}{(k_a - k)V} (e^{-kt_{max}} - e^{-k_a t_{max}}) \tag{5-15}$$

式中，k_a 为吸收速率常数。

由于在速释部分释放药物的同时，缓释部分同时也释放药物，所以对上面的公式要进行校正。即速释剂量的公式校正为：

$$D_f' = D_f - k_r^0 t_{max} \tag{5-16}$$

则控释制剂的总剂量 D_{tot} 为速释剂量与缓释剂量之和，表示为：

$$D_{tot} = D_f - k_r^0 t_{max} + k_r^0 T \tag{5-17}$$

例如，某药常规给药是每天 4 次，每次 20mg，现研制每天给药 2 次的控释制剂，试计算制剂中药物含量。（已知 $k=0.3h^{-1}$，$k_a=2.0h^{-1}$，$V=10L$，$F=1$）

根据常规给药的剂量与给药间隔，计算重复给药的平均稳态血药浓度。

$$\overline{C}_{ss} = \frac{FX_0}{kV\tau} = \frac{1 \times 20}{0.3 \times 10 \times 6} = 1.11(mg/L)$$

$$D_b = \overline{C}_{ss} V = 1.11 \times 10 = 11.1(mg)$$

$$k_r^0 = kD_b = 0.3 \times 11.1 = 3.33(mg/h)$$

$$D_m = k_r^0 T = 3.33 \times 12 = 39.96(mg)$$

如该药在体内符合一室模型，产生希望血药浓度所需的速释部分剂量可用式（5-14）、式（5-15）计算。

将已知的条件和计算得到的数据代入一室模型血药浓度公式中可解得 D_f：

$$t_{max}=\frac{2.303}{k_a-k}\lg\frac{k_a}{k}=\frac{2.303}{2.0-0.3}\lg\frac{2.0}{0.3}=1.12(h)$$

$$1.11=\frac{1\times2.0\times D_f}{(2.0-0.3)\times10}(e^{-0.3\times1.12}-e^{-2.0\times1.12})$$

则 $D_f=15.5$（mg）

如控释部分与速释部分同时释药，则代入式（5-16）和式（5-17）校正速释剂量：

$$D_f'=D_f-k_r^0t_{max}=15.5-3.33\times1.12=11.78\text{ (mg)}$$

$$D_{tot}=D_f'+D_m=11.78+39.96=51.74\text{ (mg)}$$

如果制剂设计控释部分是在速释部分释放后，血药浓度达峰值时释放的，则：

$$D_f'=D_f=15.5\text{ (mg)}$$

$$D_m=k_r^0(T-t_{max})=3.33\times(12-1.12)=36.2\text{ (mg)}$$

$$D_{tot}=15.5+36.2=51.7\text{ (mg)}$$

（二）缓释制剂

缓释制剂中缓释部分剂量与药物的半衰期及希望维持治疗血药浓度的时间有关。表 5-4 为不同半衰期药物，缓释时间分别为 6h、8h、12h 的缓释与速释剂量的比值。

表 5-4 不同半衰期药物的缓释速释剂量比

半衰期/h	缓释 6h	缓释 8h	缓释 12h
1	4.60	5.54	8.32
2	2.08	2.77	4.16
3	1.39	1.85	2.77
4	1.01	1.29	2.08
5	0.83	1.11	1.66
6	0.69	0.92	1.39
7	0.59	0.79	1.19
8	0.52	0.69	1.04
9	0.46	0.62	0.92
10	0.42	0.55	0.83

例如，某药的半衰期为 4h，常用剂量为 150mg，希望维持 12h 的治疗血药浓度，求其缓释剂量。

查表得 D_m/D_f 为 2.08，则缓释剂量 $D_m=150\times2.08=312$（mg）。

四、缓释、控释片剂的制备

在制备缓释、控释片剂中，由于采用的辅料、制备工艺不同，其制备方法也分为以下几个方面。

（一）骨架型缓释、控释片

1. 骨架片

（1）亲水性凝胶骨架片　凝胶骨架片主要骨架材料为羟丙基甲基纤维素（HPMC），其规格应在 4000mPa·s 以上，常用的 HPMC 有 K4M（4000mPa·s）和 K15M（15000mPa·s），还有甲基纤维素（400mPa·s，4000mPa·s）、羟乙基纤维素、羧甲基纤维素钠、海藻酸钠等。

用HPMC材料制备的片剂，水溶性药物的释放速率取决于药物通过凝胶层的扩散速率以及凝胶层的溶蚀速率，而水中溶解度小的药物，其释放速率基本上由凝胶层的逐渐溶蚀速率所决定。由于凝胶最后完全溶解，药物全部释放，因此生物利用度高。相对分子质量低的甲基纤维素使药物释放加快，因其不能形成稳定的凝胶层。阴离子型的羧甲基纤维素能与阳离子型药物相互作用而在肠道中加快药物的释放。

该类片剂的制备工艺与普通片差异不大，一般也采用湿颗粒法、干颗粒法及直接压片法等。

① 直接压片。将药物与聚合物及其他辅料混合后直接压片，由于药物原料及辅料粉末的粒度较小、流动性不易达到要求，而且空气湿度对聚合物材料的影响较大，因而此法通常用于实验研究，大规模生产用得不多。

② 干颗粒压片。将药物与聚合物及其他辅料混合后先压成薄片，再经粉碎制成一定粒度颗粒，整粒后加入助流剂等压片。

③ 湿颗粒压片。一般系将药物原料和聚合物粉末及其他辅料混合，用适当的润湿剂或黏合剂制软材，挤压过筛制颗粒、干燥、整粒并加入助流剂、润滑剂，混匀，压片。现举例如下。

非洛地平凝胶骨架片

【处方】

非洛地平	10g
Cremophor RH40	90g
磷酸钙	250g
HPMC	250g
苍耳胶	25g
瓜耳树胶	25g
硬脂酰富马酸钠	13g

【制法】 将非洛地平溶于表面活性剂Cremophor RH40，所得溶液与骨架材料HPMC、苍耳胶、瓜耳树胶和磷酸钙充分混合，用乙醇为润湿剂制粒，干燥，硬脂酰富马酸钠作润滑剂，每片含非洛地平10mg。

单硝酸异山梨醇酯凝胶骨架片

【处方】

5-单硝酸异山梨醇酯	40g
羟丙基甲基纤维素（Methocel E50）	200g
羟丙基甲基纤维素（Methocel K4M）	75g
羟丙基纤维素	25g
无水乳糖	65g
硬脂酸	6g
硬脂酸镁	6g
微粉硅胶	3g

【制法】 将两种规格的羟丙基甲基纤维素和羟丙基纤维素等辅料在相对湿度小于40%的环境中贮存24h以上。两种不同黏度的羟丙基甲基纤维素混合约1.5h，加羟丙基纤维素后混合1.5h，放置，将5-单硝酸异山梨醇酯和乳糖加入并混合，再加硬脂酸、硬脂酸镁和微粉硅胶混匀，直接压片，每片含5-单硝酸异山梨醇酯40mg。

(2) 蜡质类骨架片 这类片剂由不溶解但可溶蚀的蜡质材料制成，如巴西棕榈蜡、硬脂醇（酸）、聚乙二醇单硬脂酸酯、甘油三酯等。这类骨架片是通过孔道扩散与溶蚀控制释放，对被不透水的蜡质包裹的部分药物，可加入适当的表面活性剂以促进释放。

制备工艺有三种。

① 溶剂蒸发技术。将药物与辅料的溶液或分散体加入熔融的蜡质相中，然后蒸发除去溶剂，干燥混合制成团块后再制成颗粒，加入适当的辅料（如助流剂等）混匀后压片。

② 熔融技术。将药物与辅料直接加入熔融的蜡质材料中，温度控制在略高于蜡质熔点（约 90℃左右），熔融的物料铺开冷凝、固化、粉碎，或者倒入一旋转的盘中使成薄片再磨碎过筛形成颗粒。加入其他辅料、混匀、压片。制备的片剂，药物为非线性释放，若是在蜡质材料中加入 PVP 或聚乙烯月桂醇醚，则呈表观零级释放。如用巴西棕榈蜡与 PEG 混合物制成茶碱缓释片。还有在甘油三酯中添加胰酶和碳酸钙，胰酶与水分接触后活化而促进酯的蚀解作用，因钙离子为胰酶的促进剂，故酯的蚀解作用受碳酸钙控制。

③ 湿法制粒技术。药物与蜡质材料在适当温度下（约 60℃）混合，用有机溶剂的黏合剂（如玉米朊醇溶液）制粒，添加适当辅料（助流剂等）压片。此法制得的片剂释放性能稳定。由于天然蜡与脂质是一个复杂混合物，使用时必须熔融，应注意晶型的变化可使药物释放发生改变。

硝酸甘油缓释片

【处方】

硝酸甘油	0.26g
硬脂酸	6.0g
十六醇	6，6g
聚维酮（PVP）	3.1g
微晶纤维素	5.88g
微粉硅胶	0.54g
乳糖	4.98g
滑石粉	2.49g
硬脂酸镁	0.15g

【制法】 将 PVP 溶于硝酸甘油乙醇溶液中，加微粉硅胶混匀，加硬脂酸与十六醇，水浴加热到 60℃，使熔化。将微晶纤维素、乳糖、滑石粉的均匀混合物加入上述熔化的混合物中搅拌 1h。然后摊于盘中，室温放置 20min，待成团块时，用 16 目筛制粒。30℃干燥、整粒，加入硬脂酸镁，压片。

（3）不溶性骨架片　不溶性骨架材料有聚乙烯、聚氯乙烯、乙基纤维素等。由于该类材料在胃肠道不崩解、不溶解，所以药物释放后塑料整体骨架从粪便排出。其制备工艺如下。

① 直接压片。将缓释材料粉末与药物以及其他辅料混合均匀，压片。

② 湿法制粒压片。将缓释材料与药物混匀，用适当的溶剂（有机溶剂）或黏合剂制粒，适当温度下干燥，整粒、加入其他辅料压片。

氯化钾缓释片

【处方】

氯化钾	500mg
聚氯乙烯	320mg
滑石粉	20mg
硬脂酸镁	10mg

【制法】 氯化钾与聚氯乙烯充分混合后，加入滑石粉、硬脂酸镁，混匀压片，即得。

（4）多层骨架片 多层骨架片通常分为主药层和屏障层两部分。比较多见的为三层骨架片，其中上下两层均为屏障层，中间为主药层，边缘裸露在外。屏障层可为亲水性材料或疏水性材料，具体可根据药物性质及释药要求来选择。为了解决速释部分和控释部分的释放问题，有人研制了一种双载药骨架片，此类骨架片片心和厚包衣层均载有药物，片心载药骨架为 HPMC，衣层为药物的 Eudragit RS30D 树脂分散体，此衣层在电子扫描镜下光滑平整，药物释放曲线呈双相直线释放，因衣层释药迅速，片心释药缓慢，表现为前 4h 零级释放和后部均为零级释放，共同控制药物的释放速率。

有人研制了以伪麻黄碱盐酸盐为模型药物的多层扩散骨架片。该片包含三个叠层，上下层为不含主药的屏障层，中间层（M）由主药和疏水性辅料构成，其边缘裸露在外。由于屏障层构造不同，此类骨架片又可分为以下三种。①HMH 骨架型。上下屏障层均由亲水性材料（H）构成。②HML 骨架型。上下屏障层分别由亲水性材料及疏水性材料（L）构成。③LML 骨架型。上下屏障层均由疏水性材料构成。该给药系统的外观及释药过程见图 5-19。

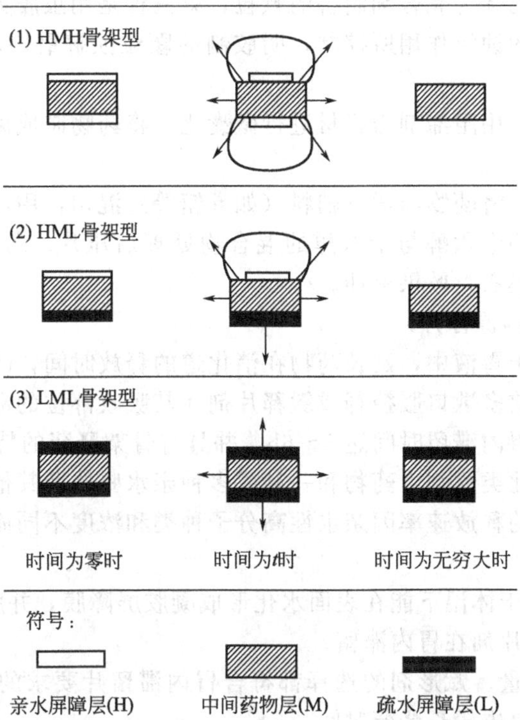

图 5-19 不同骨架系统药物扩散示意（箭头表示药物扩散方向）

在此系统中，药物的释放行为表现为两方面：其一药物从中间层四周向外释放，由于扩散路径延长，通常释药速率会逐渐减小；其二药物通过上下屏障层释放，随着释药时间延长，亲水性屏障层中的聚合物不断发生水化、膨胀、溶蚀，径向释药面积、药物扩散路径及扩散系数相应改变，在这些参数的共同影响下，有可能使药物通过此屏障层的释放速率发生变化，延缓了药物的扩散行为。因为药物在上下屏障层中的释放受很多因素影响，如辅料的类型、用量、黏度等，因此，很难定量地讨论其释放过程。通过试验的摸索，发现调整辅料的类型、用量及各层厚度至一定程度时，药物从中间层四周及上下屏障层释放的速率可恰好达到互补状态，在两者的综合作用下，药物可以恒速释放。

（5）异形骨架片 骨架片中药物的释放速率与程度不仅与辅料的性质与用量、药物性质、释放介质、机体情况等有关，而且与片剂的几何外形关系亦很密切。片剂传统上为双凸扁圆形，近年来这一传统已被打破，涌现出许多异形片，如长椭圆形、三角形、菱形、半球形、圆柱形等多种片。有人以茶碱为模型药物，以 HPMC E50 为骨架材料，选择三角形、半球形和圆柱体形三种模型，均采用粉末直接压片制备骨架片，考察了相同条件下不同几何外形水凝胶片的释药情况。研究结果表明，因片剂的径向释放速率和轴向释放速率不同，比表面积大小对释放行为影响很大，三角形片的释放最佳。对于不溶性骨架而言，随着药物溶出及扩散的进行，溶出前沿后移，扩散路径延长，导致药物释放速率下降，但同时，中间孔的存在，使得药物溶出途径增多，比表面积扩大，释药速率有所提高。对于可溶性骨架而言，随着骨架的溶蚀，外部释药面积逐渐下降，内部孔的孔径也在扩大，表面积增大，使得有效释药面积基本保持恒定，接近零级释放。

2. 缓释、控释颗粒（微囊）压制片

缓释颗粒压制片在胃中崩解，有很好的缓释作用，其制备方法有以下几种。

(1) 制粒混合压片　将三种不同释放速率的颗粒混合压片，一种是明胶为黏合剂制备的颗粒，另一种是用醋酸乙烯为黏合剂制备的颗粒，第三种是用虫胶为黏合剂制备的颗粒，药物释放受颗粒在肠液中的蚀解作用所控制，明胶制的颗粒蚀解最快，其次为醋酸乙烯颗粒，虫胶颗粒最慢。

(2) 制成微囊压片　用阻滞剂为囊材进行微囊化，将药物制成微囊，加入助流剂等辅料混匀，压片，即得。

(3) 制成小丸压片　将药物与适宜辅料（如乳糖等）混匀，用乙基纤维素水分散体制成小丸，有时也可用熔融的十六醇与十八醇的混合物处理后压片。若再用 HPMC 与 PEG400 的混合物水溶液包制薄膜衣，效果更佳。

3. 胃内滞留片（胃内漂浮片）

胃内滞留片能滞留于胃液中，延长药物在消化道的释放时间，改善药物吸收，可以提高制剂的生物利用度。目前多数口服控释或缓释片剂在其吸收部位的滞留时间仅为 2～3h，而制成胃内滞留片后可使胃内滞留时间达 5～6h，并具有骨架释药的特性，从而进一步提高某些药物的生物利用度。此类片剂由药物和一种或多种亲水胶体及其他辅料制成，亦称胃内漂浮片。该类片剂中药物的释放速率因亲水性高分子种类和浓度不同而异。因此，理想的胃内滞留片需具有如下特性：

① 片剂接触胃液后于体温下能在表面水化形成凝胶屏障膜，并膨胀保持原有片剂形状；

② 片剂的组成利于片剂在胃内滞留；

③ 主药的性质、用量、赋形剂的选择都符合胃内滞留片要求的体内外释药特性，如缓慢溶解、扩散，能维持胃内较长释药时间。

一般高黏度的亲水胶体的水合速率慢于低黏度的亲水胶体，且前者的密度小，膨胀体积大，利于片剂滞留于胃内。在选择时还应注意尽量采用能适应全粉末直接压片工艺的材料，否则用湿法制粒压片不利于片剂在胃内水化滞留。目前研究常用的亲水胶体有羟丙基纤维素、羟丙基甲基纤维素、羟乙基纤维素、甲基纤维素、乙基纤维素和羧甲基纤维素钠等。为了提高滞留能力，可添加具疏水性且相对密度小的酯类、脂肪醇类、脂肪酸类或蜡类（如单硬脂酸甘油酯、鲸蜡酯、蜂蜡等）。乳糖、甘露醇可加快释药速率，而聚丙烯酸酯Ⅱ、Ⅲ等的加入可减缓释药速率，有时还可加入十二烷基硫酸钠等表面活性剂增加制剂的亲水性。

胃内滞留片的制备工艺基本上与一般压制片相同，但必须考虑到片剂成型后有滞留作用的特点，在工艺上应采用相应的措施。首先在选择亲水性胶体及辅料时，在黏合性和流动性方面以尽量适应粉末直接压片或干法制粒压片为宜。若采用湿法制粒压片，不利于水化滞留。其次在压片时，压力大小对片剂成型后的滞留作用影响也很大，应既使片剂有合适的硬度，又使片剂内部保留有适当的空隙，以利于成型的片剂相对密度小于 1，且片剂表面的亲水性高分子颗粒间留有一定的孔隙有利于水化。由于材料、药物性质等不同，胃内滞留片的制备工艺有两种。

① 粉末直接压片。药物与漂浮材料及其他辅料混匀，压片。此法制得的片剂漂浮性能好。

② 制湿颗粒压片。药物与漂浮材料混匀，用适当黏合剂制软材、过筛制粒、干燥，加助流剂、润滑剂混匀、压片。

维生素 B_6 胃滞留片

【处方】

维生素 B_6	50mg
羟丙基甲基纤维素	50mg
丙烯酸树脂Ⅱ号	35mg
乙基纤维素	25mg
十八醇	65mg
十六醇	80mg
硬脂酸镁	10mg
黏合剂	适量
硬脂酸镁	适量

【制法】 将处方中组分过 80 目筛并充分混匀，加黏合剂，制软材，过 16 目尼龙筛，湿粒经干燥，加入硬脂酸镁压片，片剂硬度为 4～6kgf/cm^2。

【注解】 ① 本品为骨架型漂浮片，片剂相对密度为 0.813，小于胃液相对密度(1.004～1.01)，片剂漂浮于人工胃液中。

② 本品在人工胃液中 2h 累积释药 40%～50%，10h 达 90%以上，12h 药物释放完全，片剂仍漂浮于液面。

③ 在禁食和不禁食的条件，口服普通片 0.5h 后，大部分药物进入肠道，1～2h 已全都进入肠道，而口服漂浮片至 4～6h 尚能清晰地观察到其仍留在胃中。

4. 生物黏附片

生物黏附是指两种物质其中至少一种具有生物属性，在外力影响下，通过表面张力作用使两种物质界面较持久地紧密接触而黏在一起的状态。利用生物黏附膜吸收达到治疗目的的片剂称为生物黏附片。该片是由具有生物黏附性的聚合物与药物混合物组成片心，然后由此聚合物围成外周，再加覆盖层而成，见图 5-20。

生物黏附的机制有以下几种形式。

① 机械嵌合，即生物黏合物进入黏蛋白/组织中的空隙而不能逆向脱出。这种生物嵌合无化学键结合，仅高度流体性的生物黏合性物质能符合这种结合，外加作用力往往增加机械嵌合作用的黏合性。

② 生物黏合物与接触面基团发生化学反应生成共价键结合物，释药系统黏合为几分钟到几小时，而共价键作用过于持久强烈，因而不适用于给药系统。

③ 由不同吸引力构成的综合作用，其中有范德华力、氢键、静电荷吸引力和疏水键。

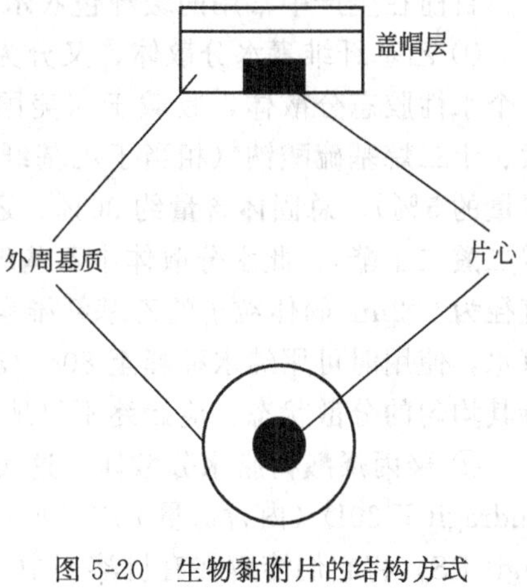

图 5-20 生物黏附片的结构方式

生物黏附片可用于口腔、胃肠道的特定区段，阴道、鼻腔、眼眶等，通过黏附于上皮细胞黏膜输送药物。由于剂型的特点加强了药物与黏膜接触的紧密性及持续性，利于药物的释放与吸收，故可用于局部治疗，也可用于全身，使药物直接进入大循环而避免首关效应。在生物黏附片所用的材料中，带较多阴离子的电解质，特别是带较多羧基与羟基残键的物质，其黏附性能优于中性或阳离子型多聚物。另外，水溶性聚合物的黏附性能不及水溶性多聚物。

生物黏附片的常用材料有：羧甲基纤维素钠、透明质酸、羟丙基纤维素、聚羧乙烯、硫酸右旋糖酐、聚苯乙烯磺酸等。而聚羧乙烯、羧甲基纤维素钠、羟丙基纤维素研究报道较多。生物黏附片在水介质中表面呈胶凝屏障而减慢药物的释放速率，表现为两个特性，即黏附与缓释、缓释的速率与药物及聚合物间共价键的裂解关系密切。释放过程，随不同的黏附材料的配方而有不同的动力学过程。

由于黏附片同样可以黏附于胃肠道黏蛋白或上皮细胞表面，故可延长药物在胃肠道的停留时间。另外，黏附材料的骨架作用可达缓释、控释目的，所以，口服黏附片适用于生物半衰期相对短暂的、在胃肠道中溶解度较小、具有特殊吸收部位以及吸收速率常数小的药物。

(二) 膜控型缓释、控释片

包衣技术属于制备口服缓释和控释制剂的方法之一，随着高分子科学的发展，新的包衣设备与技术的开发，促进了各种性能的聚合物材料不断应用到药剂学领域。应用包衣成膜技术制备缓释和控释新剂型拓宽了包衣技术的使用范围。缓、控释剂型是通过包衣膜来控制和调节药物在体内外的释放速率，所以衣材的选择、衣膜的组成对片剂缓、控释效果有直接的影响。缓、控释材料大多是一些高分子聚合物，难溶或不溶于水，具有良好的成膜性能和机械性能，不受胃肠内体液的影响。应用的材料有醋酸纤维素、乙基纤维素、聚丙烯树脂类、硅酮弹性体、肠溶材料以及交联海藻酸盐等。

1. 包衣膜的处方组成

(1) 溶剂或分散介质　溶剂或分散介质将包衣材料溶解或分散后均匀地包裹在片剂表面，成为均一光滑的膜。溶剂主要有有机溶剂和水两类，由于有机溶剂存在明显的不足，如有爆炸的危险、空气污染、有潜在的毒性、回收困难等，所以发展到目前，被誉为包衣工艺的第三个里程碑，即全部剔除有机溶剂，以水为分散介质的缓释、控释包衣液，成为缓、控释包衣制剂材料的主导。水分散体的最大优点为易操作、成膜快、固体含量高、黏度低、无毒害、包衣时间短。缓释包衣水分散体分为水不溶性聚合物的胶乳或伪胶乳和微粉混悬液两种类型。

目前在生产中常用的缓释包衣水分散体有如下几种。

① 乙基纤维素水分散体，又分为 Aquacoat 和苏丽丝两类。Aquacoat 是 FDA 批准的第一个水性胶态分散体，收载于《美国药典》。Aquacoat 处方含 25%（质量分数）乙基纤维素、十二烷基硫酸钠（相当于乙基纤维素量的 2.7%）、十六醇作稳定剂（相当于乙基纤维素量的 5%），总固体含量约 30%，还可加少量消泡剂和抗菌剂，使用前加适量增塑剂（如癸二酸二丁酯），此水分散体中乙基纤维素分散粒子为 0.1～0.3μm。苏丽丝处方含 250g/L 直径为 0.2μm 固体粒子的乙基纤维素水分散体，还含有油酸稳定剂、癸二酸二丁酯增塑剂、氨水，使用时可用纯水稀释至 80～150g/L，低速搅拌 15min 即可包衣，在包衣过程中为保持其均匀的分散状态，应始终不停地搅拌。

② 聚丙烯酸树脂水分散体，这类包衣材料有 Eudragit E 30D 和 Eudragit L 30D，如用 Eudragit E 30D（内含适量 PEG6000）水分散体包衣，这类材料中还有 Eudragit RT 和 Eudragit RS，将它们溶解在有机溶剂中（与水不相混溶），在快速搅拌下将聚合物溶液分散在

去离子水中，除去有机溶剂，进而得到稳定的胶乳，一般配成150g/L的Eudragit RL或RS的水分散液，用前加相当聚合物量10%的增塑剂。

③ 醋酸纤维素的水分散体，分散体中加质量分数1.9%的十二烷基硫酸钠作稳定剂，用前加适量的增塑剂。

④ 胃肠溶包衣材料的水分散体，将聚醋酸乙烯苯二甲酸酯中加适量的增塑剂和着色剂制成固体产品，用时加水配成混悬剂，并加入过量氨水，氨与部分包衣材料形成可溶性盐，从而使体系稳定不聚集，包衣时氨可从盐中蒸发除去，聚醋酸乙烯苯二甲酸酯又恢复酸的形式。

(2) 增塑剂及选用原则　为改善薄膜包衣机械性能差、较脆易断裂、难以获得良好缓释或控释性的包衣膜的状况，常在包衣处方中添加增塑剂以提高包衣材料的成膜性能，增强衣膜的柔韧性和强度。增塑剂主要是其插入聚合物链间，削弱大分子链间的相互聚集作用，使大分子链间形成的交联结构被破坏，从而使聚合物骨架延展和软化，增加运动性和柔性。选用的增塑剂其结构往往类似于它所增塑的聚合物，反映了两者的互溶性和柔性。生产实践中用下列方法来选择增塑剂：①比较增塑剂与聚合物系统的溶解度参数（以最大相容性为佳）；②测定特性黏数（增塑剂能使聚合物黏性增加）；③测定玻璃转化温度（增塑剂能降低聚合物的玻璃转化温度）。增塑剂的用量视包衣材料不同而异，一般增塑剂用量为15%～30%，其增塑效果最佳。

(3) 致孔剂　在渗透性差或无渗透性的缓释或控释膜的包衣液中加入一些致孔剂来增加包衣膜的通透性，以获得所需释药速率的包衣制剂。

一些水溶性物质如PEG、PVP、蔗糖、盐类以及其他水溶性成膜材料HPMC、HPC常被用作致孔剂，也可以将部分药物加在包衣液中作致孔剂，同时这部分药物又可起速释作用。在整个包衣膜的处方中，还有抗黏剂（如滑石粉、硬脂酸镁、二氧化硅等），以及着色剂、消泡剂、稳定剂等。

2. 缓释包衣的方法

缓释包衣总体上就是薄膜包衣，所以薄膜包衣的方法常被采用，如采用包衣锅滚转包衣法、空气悬浮流化床包衣法和压制包衣法等方法对缓释制剂进行包衣。锅包衣法，目前在生产上则常用一些改进的包衣锅如高效包衣锅、加挡板包衣锅及埋管式喷雾包衣锅。埋管式喷雾包衣即在普通包衣锅的底部装有通入包衣溶液压缩空气的埋管，由于喷雾包衣连续操作，可缩短包衣时间，但仅适用于以水为分散介质的混悬型包衣液。空气悬浮流化床包衣法常用于制备缓释包衣制剂。借助急速上升的空气流将片剂、颗粒、小丸剂等制剂在包衣室内悬浮流化，将包衣溶液或混悬液喷入流化床并雾化，包裹在制剂表面，由通入的热空气干燥，反复包衣直至达到要求的厚度。目前常用于悬浮包衣的流化床类型有：顶喷造粒和包衣两用的流化床、底喷包衣流化床及旋转式流化床等。压制包衣法是将聚合物包衣材料粉末加入适量辅料，制成颗粒后直接由包衣压片机包在片心表面。

3. 缓、控释包衣片类型

(1) 微孔膜包衣片　用胃肠道中不溶解的聚合物如乙基纤维素、聚丙烯酸树脂、醋酸纤维素、乙烯-醋酸乙烯共聚物等作为衣膜材料，并在其包衣液中加入少量作为致孔剂的物质如PEG、PVA、PVP、糖、盐和十二烷基硫酸钠等水溶性的物质，进行微孔膜控释剂的包衣。水溶性药物的释放速率完全由微孔包衣膜控制。

如磷酸丙吡胺缓释片。磷酸丙吡胺100mg，淀粉、糖粉等适量，以通常制片工艺制备，压成直径11mm的片心（其硬度4～6kgf/cm^2，20min内药物溶出80%），将低黏度乙基纤维素、聚甲基丙烯酸酯以及醋酸纤维素溶于丙酮中，加入一定量的PEG为致孔剂，邻苯二甲酸二乙酯、蓖麻油为增塑剂，配成包衣液。滚动时喷入包衣液，对包衣锅内的片心包衣。控制形成的微孔的厚度（衣膜增重约 15mg）以调节释药速率，包衣时要使室内湿度（RH）维持在 70%左右。

（2）肠溶膜控释片　将包肠溶衣的片剂再包上含药的糖衣即得。口服后，糖衣层中的药物在胃液中释放，在肠溶衣片心进入肠道后，衣膜溶解，片心中的药物释出，使释药时间延长。

如普萘洛尔长效控释片。将 60%的药物与羟丙基甲基纤维素制成骨架片心，然后用苯二甲酸羟丙基纤维素（或与乙基纤维素混合）包衣制成在肠道中释药的微孔膜包衣后，将其余的 40%的药物加到外层糖衣中包衣，制成肠溶膜控释片。

（3）膜控释小片　将药物与辅料按常规方法制粒，压制成直径约为 3mm 的小片，用缓释膜包衣后装入硬胶囊中即得。小片可包上不同缓释作用的包衣或包不同厚度，每粒胶囊可装入几片或更多不等。此类制剂是一种理想的口服控释剂型，体内外释药速率恒定。

如茶碱微孔控释小片，将无水茶碱粉末用 50g/L 羧甲基纤维素浆制粒，干燥、整粒，加入 0.5%（质量分数）硬脂酸镁压片，含茶碱 15mg、直径约为 3mm，用两种不同的包衣液，其中一种是乙基纤维素中加适量水溶性聚合物（如 PEG 类、聚山梨酯等）致孔剂，乙基纤维素与致孔剂的比例为 2∶1，以异丙醇和丙酮混合物为溶剂；另一种是用 Eudragit RL100 和 Eudragit RS100 为包衣材料，不加致孔剂，用流化床包衣法包衣。本品具有较好的缓释作用。

（4）膜控释小丸　膜控释小丸由丸心与控释薄膜衣两部分组成。丸心含药物与稀释剂、黏合剂等辅料，所用辅料与片剂的辅料大致相同。包衣膜亦有亲水薄膜衣、不溶性薄膜衣、微孔膜衣和肠溶衣。

微孔膜包衣的阿司匹林缓释小丸是以 40 目左右的蔗糖粒子为心核，以含适量乙醇的糖浆为黏合剂，在滚动下撒入 100 目的药物细粉，制成药物与糖心重量比为 1∶1 的含药丸心，干燥后，包以含致孔剂 PEG6000、增塑剂邻苯二甲酸二乙酯的乙基纤维素膜（丙酮/乙醇为溶剂），得直径为 1mm 左右的小丸，包衣增重 30%（质量分数）。

（三）渗透泵片

利用渗透压原理制成的渗透泵片，在体内可均匀恒速地释放药物。美国 Alza 公司于 1970 年即有渗透泵产品上市。其最大特点是均匀恒定释药，释药速率不受胃肠道因素的影响（如蠕动、pH、胃排空时间等），是最为理想的口服控释制剂。有单室泵型和双室泵型片剂。

1. 适合制备渗透泵片的药物

渗透泵片适用于治疗窗窄、生物半衰期短或刺激性大的药物，对水中不稳定的药物不适用，渗透泵对药物的水溶性有一定要求，包封于渗透泵中的药物溶解度应在 50～300g/L 范围内，以保持适当的恒速释药和零级释药分数。溶解度大于 300g/L 者，需要加入一些辅料使其溶解度降低。如地尔硫䓬 37℃的溶解度为在已二酸、枸橼酸等的存在下，将适量 NaCl 与地尔硫䓬一起制成片心，再包封于含致孔剂山梨醇的醋酸纤维素半透膜内，制成的渗透泵片遇水时，地尔硫䓬被 1mol/L 的 NaCl 溶液包围，且能保持 16h。当地尔硫䓬的溶解度降低为 155g/L 时，零级释药分数达到 4/5 以上，恒速释药可达 14～16h。溶解度太大而剂量又小的药物，即使制成渗透泵片，也难以恒速释药。溶解度小于 50g/L 者，可适当加入一些增溶剂以加快释药速率。如氟哌啶醇不溶于水，与增溶剂（无水枸橼酸）、缓释剂（PVP）和膨胀剂（交联 PVP）等一起制成含药 10mg 的渗透泵片，能以 0.83mg/h 的平均速率释药 12h。

2. 口服渗透泵片成膜材料的选择

口服渗透泵片常用的成膜材料为醋酸纤维素，醋酸纤维素的乙酰化率决定醋酸纤维素对水的渗透性。随着乙酰化率的增加，醋酸纤维素的亲水性逐渐减小，通过调整不同乙酰化率醋酸纤维素的比例，可以控制包衣膜的渗透性，从而控制药物的释放速率。采用特殊的包衣方法可以在片心表面形成醋酸纤维素不对称膜，使透膜水流量增大，溶解度较小的药物也可以获得较大的释药速率。在包衣膜中加入增塑剂可以调节包衣膜的柔韧性，使包衣膜能够耐受膜内片心中渗透剂所产生的较大渗透压，保证用药的安全性。常用的增塑剂有邻苯二甲酸酯、甘油酯、琥珀酸酯、苯甲酸酯、磷酸酯、己二酸酯、酒石酸酯等。在包衣膜内加入致孔剂，即多元醇及其衍生物或水溶性高分子材料，形成海绵状膜结构，药物溶液和水分子均可以通过膜上微孔，药物释放机制也遵循以渗透压差为释放动力的渗透泵式释药过程。常用致孔剂有 PEG400、PEG600、PEG1000、PEG1500、HPMC、PVA、尿素等，致孔剂在一定程度上可以增强膜的柔韧性，使制备工艺简化。

由于渗透泵制剂的特殊工艺要求，制备过程中要使用大量有机溶剂来完成包衣过程。近年来，随着人们环境保护意识的增强和对高分子材料水分散体包衣技术的深入研究，水分散体包衣技术在控释制剂制备方面得到广泛的应用。许多研究者已经尝试利用高分子材料水胶乳制备口服渗透泵片。

3. 渗透促进剂的选择

渗透促进剂是指能够产生渗透压的物质，包括促渗透剂和促渗透聚合物两部分，分别适用于单室渗透泵和多室渗透泵。促渗透剂包括硫酸镁、氯化镁、硫酸钾、硫酸钠、*d*-甘露醇、尿素、琥珀酸镁、酒石酸等。当药物本身的渗透压较小时，加入促渗透剂用来产生渗透压，维持药物释放；促渗透聚合物有吸水膨胀性，当与水或液体接触时可膨胀或溶胀，膨胀后促渗透聚合物的体积可增长 2～50 倍，促渗透聚合物可以是交联或非交联的亲水聚合物，一般以共价键或氢键形成的轻度交联为佳。常用的有：相对分子质量 0.3 万～500 万的聚羟甲基丙烯酸烷基酯，相对分子质量 1 万～36 万的 PVP，相对分子质量45 万～400 万的 Carbopol 羧酸聚合物，相对分子质量 8 万～20 万的 Goodrite 聚丙烯酸。

4. 释药孔径的设计

普通口服渗透泵片的表面有一个或多个释药孔，当置于含水的环境时，水分在渗透压差的作用下进入包衣膜内部，形成药物溶液或混悬液从释药孔中释放出来。释药孔径一方面要小得可以避免药物不受控制的释放，另一方面又要大得足以防止药片内的压力增加。因此释药孔径的设计对于口服渗透泵的释药速率有极大的影响。

早期文献曾报道，用机械钻孔来制备渗透泵片，这种方法不适用于机械化大生产，并且机械钻孔导致包衣膜破损影响渗透泵片的释药速率。目前，工业生产常采用激光打孔的方式。该方法使用激光作为致孔的能量来源，对包衣膜的损伤小，有文献报道，采用改进的冲头，在包衣前的片心上形成凹痕，包衣后直接形成释药孔。通过改进的压片机来制备释药孔径，可以将生产效率提高到每分钟 4 万～8 万片。

在包衣膜内加入致孔剂，改善膜的通透性，可以制成微孔型渗透泵。这种渗透泵的包衣膜表面没有释药孔，药物溶液可以通过海绵状膜上的微孔释放出来。通过对这种制剂释放机制的研究表明，药物释放的动力主要依靠包衣膜内外的渗透压力差。这种渗透泵的制备方法简化了渗透泵的制备工艺，也减少了由于单一释药孔所造成的局部药物浓度过高所引起的刺激性，因此这种制剂具有广阔的应用前景。

5. 口服渗透泵片的制备工艺

一般情况下，渗透泵片的处方组成如下。

(1) 半透膜包衣材料　常用的材料有醋酸纤维素、乙基纤维素、聚乙烯醇、聚氯乙烯、聚乙烯、乙烯-醋酸乙烯共聚物等。这些材料成膜后，仅能透过水，不能透过离子或药物。

(2) 渗透压活性物质　常用的有乳糖、果糖、葡萄糖、甘露糖、氯化钠、山梨醇、氯化钾等的不同混合物。这类物质起调节药室内渗透压的作用，其用量的变化影响到零级释药时间的长短。

(3) 推动剂　亦称为促渗透聚合物或助渗剂，因吸水膨胀而产生推动力，使片剂中心药物被推出释药小孔。渗透泵片构造和释药示意见图 5-21。

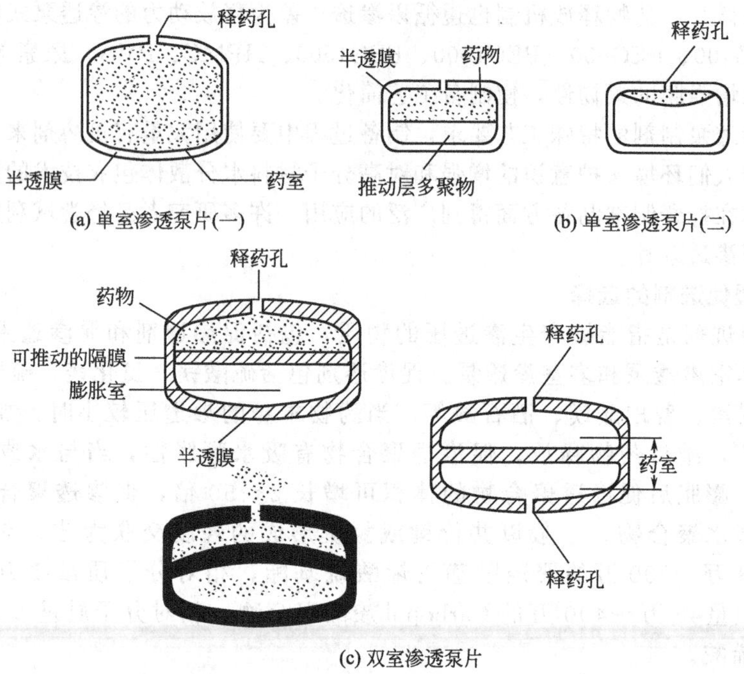

图 5-21　渗透泵片构造和释药示意

对于单室渗透泵片而言，其制备工艺与普通薄膜包衣片制备工艺类似。将药物与黏合剂、填充剂、促渗透剂等混合均匀后制粒，干燥，压成片心后包衣，用激光或其他方法在包衣膜表面形成释药孔。

多室渗透泵制剂在片心的制备上较为复杂，首先要选择适当的基质，使药物能够均匀地分散在基质中。基质必须具有足够的渗透压，使水分能够通过包衣膜进入膜内，同时基质在水分作用下能够形成易于流动的状态，使药物混悬液轻易地被推出释孔。阴离子水凝胶是目前应用最为广泛的基质，如甲基纤维素钠。聚氧乙烯和羟丙基甲基纤维素等高分子材料常被用来制备促渗透聚合物层，这些物质遇水膨胀后提供药物释放的动力，在促渗透聚合物层也可加入一些无机盐，以提高包衣膜内外的渗透压差。在制备片心时，采用特殊的压片机，首先将含药层压片，然后把促渗透聚合物加在含药层的上面进行二次压片，最终形成双层片。将双层片用常规的包衣方法进行包衣，并用适当方法制备释药孔，制备多室渗透泵。

盐酸维拉帕米渗透泵片

【处方】

1. 片心处方

盐酸维拉帕米（40目）	28.5g
甘露醇（40目）	28.5g
聚环氧乙烷（40目、相对分子质量500万）	0.6g
聚维酮	1.2g
乙醇	19.3ml
硬脂酸镁（40目）	1.15g

2. 包衣液处方（含每片主药120mg的片心）

醋酸纤维素（乙酰基值39.8%）	0.4725g
醋酸纤维素（乙酰基值32%）	0.1575g
羟丙基纤维素	0.225g
聚乙二醇3350	0.045g
二氯甲烷	17.55ml
甲醇	7.35ml

【制法】 将片心处方中前三种组分混合约5min，将聚维酮的乙醇液缓缓滴加到混合组分中，边加边搅拌约20min，用10目筛制粒，在50℃干燥约18h，10目筛整粒后，加入硬脂酸镁混匀后压片。要求片心硬度约9kgf/cm^{2}以上，每片含主药120mg，片重257mg。

将包衣液配好，以20ml/min的体积流量，用空气悬浮包衣技术包衣，包至片心上的衣层重为15.6mg。然后将包衣片在一定的条件下（RH50%、50℃）存放45～50h，再在50℃干燥箱中干燥20～25h，最后在片剂上下两面对称处均开一释药小孔，孔径为254μm。该片在人工胃液和人工肠液中的释药流量为7.1～7.7mg/h，释药持续时间17.8～20.2h。

第四节 中药片剂的制备

一、概述

中药片剂系指药材细粉或提取物与适宜的辅料均匀混合压制而成的片状固体制剂。一般供内服使用。中药片剂从20世纪50年代开始研究和生产，到目前为止中药片剂品种已达1000种以上，主要从中药汤剂、丸剂、中成药、中药单方和复方、经验方等经过剂型改革而制成。随着中药化学、制剂技术及制药设备方面的发展，中药片剂不论在品种上还是在数量上都会得到较大发展。

中药片剂的特点为：体积小，服用方便；工厂大规模生产，有利于降低成本；质量标准较其他剂型完善，保证了药效；由于包衣，改善了外观；不但有中药压制片、糖衣片，而且还生产了口含片、溶液片、泡腾片、微囊化片剂；有些中药片剂能用溶出度控制质量，有的已能测定其生物利用度，这都表明了中药片剂的质量在不断提高。当然，中药片剂也还存在许多方面的质量问题，如吸湿性强，尤其是浸膏片更为严重；有的中药片剂很难崩解；有些包衣片贮存期间产生裂片或包衣片面颜色退色。所有这些问题有待于以后经过一定方式加以改进或解决，如采用新技术、新工艺、新辅料等，力争使中药片剂有较大发展。

二、 辅料的选择

在制备中药片剂时，所用的辅料基本上与化学药物片剂相同。由于一些中药本身往往兼有辅料的作用，如浸膏可作黏合剂、细粉作为稀释剂和崩解剂，所以一般中药片剂中应用辅料比较少。

（一）润湿剂与黏合剂

1. 纯化水

凡药物有黏性或加水润湿产生黏性者均可用水制成颗粒。但水不易在粉末中均匀分布，可以雾状喷入。

2. 乙醇

中药片剂含浸膏较多，用水制粒时易黏结成块，故常用乙醇作润湿剂。一般采用高浓度的乙醇，因为低浓度的乙醇制成的软材黏性大。气温高时醇容易挥发，故用量应按季节而略有改变。

3. 淀粉浆

若中药粉末在用水不能达到制粒要求时可多用淀粉浆制粒，常用的浓度为 80～150g/L，如用淀粉浆黏性仍不足，可与适量糖浆合用。

4. 糖浆

常用浓度为 100～700g/L，必要时可与适宜浓度的羟丙基甲基纤维素的水溶液合用。

5. 炼蜜

炼制后的蜂蜜能使某些粉末具有适宜的黏合力，可作黏合剂用，也可用饴糖，一般使用浓度为 200～500g/L，作为黏合剂。

（二）崩解剂

中药片剂一般均含浸膏和中药细粉，其本身遇水能缓缓崩解或溶解，一般不需要加崩解剂。如需用崩解剂时常用淀粉（先经 100℃干燥 2h），用量为 5%～15%（质量分数）。必要时可采用其他性能更好的崩解剂。

（三）润滑剂

见第二章润滑剂。

三、 中药原料的处理

中药成分复杂，既含有效成分，更含有大量无效成分如纤维素、淀粉、糖类、树脂、树胶等。这些无效成分如处理得当可起到赋形剂的作用；若不做具体分析，把中药全部磨成粉，即使加入黏合剂，也难压成合格的片剂。其处理原则主要如下。

① 按处方选用合格的原料，按要求进行洁净、挑选、加工炮制和干燥等。

② 含淀粉较多的药材、细料药及矿物药可粉碎成细粉，作辅料加入稠膏中，如葛根、半夏、麝香、牛黄、石膏等。

③ 含挥发性成分较多的药材，应提取挥发性成分，其水溶液再经浓缩成膏状，如薄荷、陈皮等。如含有挥发性成分较小者亦可直接粉碎成细粉，如砂仁、藿香、广木香、连翘等。

④ 凡已知有效成分者，可根据有效成分特性进行提取，如黄芩苷、小檗碱、绿原酸等。

⑤ 含纤维较多或黏性较大的药材，均采用水煎煮再浓缩成稠膏备用，如茅根、大腹皮、丝瓜藤、丝瓜络、夏枯草、淡竹叶、大枣、熟地、桂圆肉等。

⑥ 含醇溶性成分（如生物碱、苷类等），可用不同浓度的乙醇以渗漉法、浸渍或热回流

等方法提取，回收乙醇再浓缩成稠膏。浸膏片、半浸膏片中的稠膏可浓缩至相对密度1.2～1.3。如为全浸膏片，必须将浓缩液喷雾干燥，或将稠膏真空干燥，或在常压下烘干，以喷雾干燥及真空干燥者较好。常压干燥的干浸膏较坚硬，板结，粉碎困难，压成的片剂易产生麻点及崩解困难。

⑦ 对有效成分不明确的中药材，一般均制成浸膏或磨粉后制片；对处方中的细料、贵重药、毒药等，为避免损失，一般不经提取，可粉碎后加入制片。

四、制备方法

（一）制颗粒

制粒可改善药物与辅料的流动性，减少片剂的松裂现象，避免粉末分层，使产品中药物含量准确。有如下几种方法。

1. 药材全粉末制粒

将处方中全部中药材（细料、贵重药材除外）混合粉碎为细粉，加适当黏合剂制软材，再制成颗粒。该法适用于药味少、剂量小、药材细粉有一定黏性的片剂。该法所用的黏合剂应适当，可用100～150g/L糖浆、50～100g/L阿拉伯胶浆或明胶浆、100～150g/L淀粉浆、200～500g/L饴糖等。

2. 浸膏与药材细粉混合制粒

将处方中的部分药材磨成细粉，部分提取浸膏，再将浸膏与药粉混合制粒。该法制粒可缩小片剂的体积，浸膏可全部或部分代替黏合剂。实践表明，用质量分数10%～20%药材磨粉，80%～90%药材提取浸膏，两者混合后制成的软材较为适宜。在制备尚感黏性不足时，可加适量其他黏合剂（如淀粉浆、糖浆等）制粒，也可将浸膏与药材细粉混合、干燥，再磨成细粉，用乙醇为润湿剂制颗粒。

3. 干浸膏制粒

将处方中全部药材制成浸膏（细料除外），干燥得干浸膏，再制粒。干浸膏制粒有以下三种情况：①若制得的干浸膏有一定黏性，可磨成20～40目大小颗粒。必要时加入挥发油或其他辅料即可压片。此法所制的颗粒较粗且硬，压成的片剂常有麻点、斑点或色泽不匀，如采用真空干燥法制得的浸膏则疏松易碎。②若浸膏粉黏性较差，不能制得良好片剂，则将浸膏磨成细粉（80～100目），用乙醇为润湿剂，迅速搅拌和制粒。此法制粒的工序虽较复杂，但制得的颗粒细一些，制成的片剂外表也美观。③若稠浸膏黏性太强或量多，须加部分稀释剂或药材细粉混匀，烘干后直接碎成颗粒。

4. 含挥发油药材制粒

应先用适宜的方法提取药材中的挥发油，然后加入至干燥的颗粒中。对挥发油较少的，可用少部分颗粒的细粉吸收挥发油，再与全部颗粒混合；也可将挥发油溶于乙醇中再喷洒于全部颗粒中，此法利于挥发油分散均匀。若挥发油量较多，可用吸收剂如氧化镁、碳酸钙(镁)、白陶土或处方中药材细粉吸收，然后与颗粒混合。

5. 药材有效部位制颗粒

有利于缩小片剂体积并可简化片剂制备工艺。有效部位可提取、干燥、制粒，也可将有效部位与适量淀粉混合，干燥后粉碎，加润湿剂制颗粒。

6. 含化学药物的中药制粒

有些中药片剂中可能含有一种或数种化学药物，一般将化学药物粉碎成细粉与药材细粉（或浸膏粉碎物）混合，加黏合剂（或润湿剂）制颗粒。对湿热不稳定的化学药物，可与中药颗粒混合均匀。

7. 喷雾制粒法

将中药材的浸出液（提取液）浓缩至适当密度，加入适当的黏合剂（或不加）后，喷雾干燥得颗粒；或用适当密度的稠浸膏，对化学药物或中药粉末进行流化喷雾制粒。喷雾制粒法可以解决中药浸膏片崩解难的问题。喷雾制粒法制备的片剂崩解时限符合药典片剂崩解时限的要求，节约了制粒过程中耗用的乙醇，使其干燥时间短，成本降低。

（二）干燥

湿粒干燥温度一般为60～80℃，以免颗粒软化而黏结成块。干粒水分含量通常在3%～5%（质量分数）之间。芳香性、挥发性以及含苷类成分的中药应控制在60℃以下，否则易使有效成分损失。

（三）过筛

中药干颗粒比化学药物的颗粒要求细些，因浸膏所制的颗粒本身较硬，如颗粒较粗则压成的片剂常出现花斑，所以一般选用14～22目筛或更细的颗粒压片。

（四）压片

干粒加入润滑剂或其他辅料混匀，经片重计算后即可进行压片。压片时片重计算方法：若处方中规定了每批药料数，药料的片数及片重未定时，可先称出颗粒的总重量相当于若干单服重量，再根据单服重量的颗粒重来决定每服的片数，求得每片的重量。

单服颗粒质量(g)＝干颗粒质量(g)/单服次数

片重(g)＝单服颗粒质量(g)/单服片数

若按原药材服用量及药材提取后所得浸膏重，并根据需要假定一天的服用片数，则片重可由下式求得。

原药材可服天数＝原材料质量/每日服用原材料质量

每日服用浸膏质量＝煎煮浓缩后所得浸膏质量/原药材可服天数

每片应含浸膏质量＝每日服用浸膏质量/每日服用片数

片重＝每片含浸膏质量＋平均每片加入辅料质量

$$=\frac{\text{煎煮浓缩后所得浸膏质量}\times\text{每日服用原药材质量}}{\text{原药材质量}\times\text{每日服用片数}}+\text{压片前平均每片加入辅料的质量}$$

例如，某中草药每天服用量为62.5g，现有20kg，经煎煮浓缩制成浸膏后质量为500g，若按每日服用6片（每3次，每次3片）计，则该中草药的片重应为：

片重＝500×62.5/(20×1000×9)＋压片前平均每片加入辅料的质量

＝0.174g＋压片前平均每片加入辅料的质量

民间单方验方用来制片时一般无单服剂量，可通过临床试验后再确定剂量与片重。

很多中药片剂在生产过程中常将部分药材浓缩成膏，而将另一部分药材磨成细粉，对于这一类的片重计算可由下式求得：

片重＝(干颗粒重＋压片前加入的辅料质量)/理论片数

例如，制备每片含原药材1g的穿心莲片1万片，所用原辅料为：穿心莲10kg，硬脂酸镁0.03kg。准备时将3kg穿心莲磨粉过80目筛，7kg穿心莲用水煎煮浓缩成膏，若水煎液出膏率为15%，膏中总固体为70%，原粉与膏混匀，制粒，60℃以下干燥后，加入硬脂酸镁压片，则：

片重＝(7000×15%×70%＋3000＋30)/1000＝0.376g

五、中药片剂生产中的问题与处理方法

随着制药行业新技术、新工艺、新辅料的发展，中药片剂不论在制剂品种上，还是在制剂质量上都得到了迅猛发展。但由于中药材的特殊性，提取、纯化难度仍然很大，这就使中药片剂不同程度地存在这样或那样的问题，有必要加以分析、研究，用适当的方法予以解决，以提供安全、有效、稳定的中药制剂，为中药片剂走向世界创造条件。

（一）松片

松片是压片时经常遇到的问题，会影响压片与包衣。松片主要与颗粒质量、压片机运行状况有密切关系。颗粒质量是压好片子的关键，因此，制粒工艺对于片剂质量尤为重要。影响颗粒质量的因素主要有以下几个方面。

1. 中药材成分的影响

有些中药材中含有大量的纤维成分，由于这些药材弹性大、黏性小，致使颗粒松散、片子硬度低。对此，在实际操作中可采用适宜的溶剂及方法，将此类药材中的有效成分提取浓缩，再进行颗粒制备，以降低颗粒弹性，提高可压性，进而提高片剂硬度；对含油脂量大的药材，压片亦易引起松片，如果这些油脂属有效成分，制粒时应加入适量吸收剂（如碳酸钙）等来吸油，如果这些油脂为无效成分，可用压榨法或其他脱脂法脱脂，减少颗粒油量，增加其内聚力，从而提高片子硬度。

2. 中药材粉碎度的影响

如果中药材细粉不够细，制成的颗粒黏性不强，易使片剂松散。因此，药粉要具有一定细度，这是制好颗粒、压好药片的前提。

3. 黏合剂与湿润剂的影响

黏合剂与湿润剂在制粒中占有重要地位，其品种的选择和用量正确与否，都直接影响颗粒质量。选择黏合剂、润湿剂应视药粉性质而定，如是全生药粉压片，应选择黏性强的黏合剂；如是全浸膏压片，而浸膏粉中树脂黏液质成分较多，则必须选用体积分数80%以上的乙醇作湿润剂。黏合剂用量太少，则颗粒细粉过多，会产生松片。

4. 颗粒中水分的影响

颗粒中的水分对片剂有很大影响，适量的水分能增加脆碎粒子的塑性变形，减少弹性，有利于压片，而过干的颗粒弹性大、塑性小，难以被压成片。但如果含水量太高，也会使药片松软，甚至黏冲或堵塞料斗，从而影响压片。故每一种中药片剂其颗粒含水量必须控制在适宜范围。另外，如果由于压片机运行时压力不足、压片机运行转速过快、冲头长短不齐而出现松片现象，可适当调大压力或减慢转速、更换冲头。如压力足够而仍出现松片现象，则应考虑其他原因，切勿强加压力，以免损害压片机。

（二）裂片

裂片是指片剂受到振动或经长时间放置而从腰间开裂或顶部脱落一层的现象。出现裂片主要与压力调节不当、颗粒粗细的均匀程度及压片时颗粒含水量有密切关系。压片时，压力大的部位弹性复原率高，加之颗粒的粗细、水分的影响，当素片出模后受到刮粉板轻微撞击后易开裂；颗粒过干时，因不易形成固体桥，内应力低，弹性复原率高，也易产生裂片。若减少压片机压力，可致片子硬度下降；而增加压力，可使素片弹性内应力增加，复原率高，也易裂片。其解决方法是：适当减慢转速，延长压缩时间，调节适当压力，减少弹性内应力。

（三）引湿或受潮

由于中药片剂多组分、多糖分的现状，所以中药浸膏片吸湿性强，常出现裂片或包衣退色，对此在提取成分时应尽可能纯化，减少不必要（或无效）的成分，在浸膏中加入适当稀

释剂，使片剂的吸湿性降低。包薄膜衣降低片剂的吸湿性，片剂包薄膜衣或是在包薄膜衣后再包糖衣，这样既解决吸湿问题，又解决了裂片现象。

(四) 硬度、崩解时限和溶出度问题

生产中多数中药片剂含有一定量的浸膏，若处理不当，易造成片剂硬度过大，出现片剂崩解时限和溶出度不合格。应加强中药浸膏片的处方、工艺研究，处方中某种成分的用量、工艺条件的拟定等都会对片剂的硬度有影响。

1. 片剂的硬度

一般情况下素片在包衣前硬度应不小于19.6N，不需要包衣的素片为防止其在包装和运输过程中松裂，硬度应不小于29.4N，影响中药片剂硬度的因素很多，但主要为以下三个方面。

(1) 生药　许多中药片剂，特别是含浸膏的片剂，常将处方中的某些生药直接粉碎后作为赋形剂使用。由于生药在产地、品种等方面有差异，就使得其物理性状也出现差异，从而影响片剂质量的稳定。因此，在生产中最好能控制生药的产地、品种。对于一些较难粉碎的原料，如富含纤维、树脂的原料，最好提取后用其浸膏。另外，片剂处方中生药比例应当适宜，一般不宜超过三分之一。

(2) 辅料　目前大多数中药片剂的辅料多采用传统辅料，如药用淀粉、糊精等，但淀粉可压性不好，若不添加其他黏合剂，硬度很难达到要求，而糊精因其黏性较强，在浸膏片中使用时易使片子过硬而影响崩解，因此一般不宜单独使用，可与淀粉等混合使用。像三硅酸镁、低取代的羟丙基纤维素（L-HPC）、羟丙基甲基纤维素（HPMC）等辅料，为解决中药片剂硬度不佳的问题提供了新的途径。其中HPMC在中药片剂中既可作黏合剂又可作崩解剂和薄膜包衣剂使用，对片剂的崩解、溶出度和防湿等方面效果明显，用其生产的药片在崩解、硬度、外观等方面均令人满意。

强力银翘片中含生药较多（约15%），用提取浸膏与150g/L淀粉浆混合后制粒、压片，片剂硬度不够，包衣过程中常出现掉屑、裂片、脱帽等现象。实验表明，用30g/L的HPMC乙醇溶液代替150g/L淀粉浆后，制粒、压片，素片质量得到明显提高。

葛根浸膏片随着羧甲基淀粉钠用量的增加，崩解时间缩短，葛根素的溶出加快，药物吸收好，提高了生物利用度。

对甲壳素在中药片剂中崩解性能的考察表明，以甲壳素为崩解剂制备肝炎宁和穿心莲浸膏片，并与以淀粉、CMC-Na、L-HPC及微晶纤维素为崩解剂的片剂进行比较，甲壳素的崩解性能最好。

在盐酸黄连素片剂中分别加入CMC-Na、L-HPC，结果两种片剂的溶出度参数T_{50}、T_d及m值间有极显著性差异（$P<0.01$），CMC-Na优于L-HPC。

在丹参浸膏粉中添加卡波姆制片，片剂硬度随卡波姆用量增加而增大，素片包衣成膜性明显改善，使原本难以进行薄膜包衣的中药浸膏片能够进行包衣。

(3) 制备工艺　在制粒过程中若润湿剂使用乙醇，特别是高浓度乙醇时，应尽快完成制粒，否则乙醇挥发后制出的颗粒中细粉过多，易产生松片。使用颗粒机制粒时应注意选择筛网的大小，网眼过大颗粒不均匀，压片时片重不稳定，过小又不易产生细粉，影响硬度。一般情况下片重在0.2g以下时选用20～18目，0.2～0.3g选用16～18目，0.3g以上选用14～16目。

2. 片剂的崩解

片剂的崩解直接关系到药效，因此《中国药典》对崩解时限有严格规定，在中药片剂中，特别是浸膏片中崩解问题是常遇到的问题，中药浸膏片与其他片剂的崩解相比，有其不同之处，它近乎于一个溶解过程，其表面的浸膏遇水会阻塞毛细管，阻止水分向其内部渗

透，因此中药片剂中浸膏片常常不是崩解而是“溶解”，其耗时也较长。可以用如下办法解决崩解问题。

(1) 辅料　选用崩解性较好的辅料，如 L-HPC、HPMC、微晶纤维素等，它们的优点在于在不影响片剂硬度的情况下可较好地改善崩解。

(2) 制备工艺　浸膏采用喷雾干燥后再与辅料混合制粒，也可采用空白颗粒法或分步制粒法等工艺，对崩解均有一定改善。

3. 片剂的溶出

片剂中药物溶出的快慢，直接影响吸收的好坏和药效的发挥。有资料报道，不同厂家生产的同一品种中药片剂，甚至同一厂家生产的不同批号的中药片剂的溶出速率存在极显著差异。

(五) 包衣问题的处理

包衣时衣层的厚度、颜色不均匀等原因造成片面花斑、片面高低不平、光亮度差异等外观质量问题。处理方法是将返工片去蜡后包上一层薄粉层，然后上糖层、色层，再打光（对片重为 0.25g 以下的合适），或者将要处理的药片置包衣锅内吹热风使之升温，再用加热的无色糖浆液滚动摩擦数分钟后，吹热风进行干燥，如此 4～6 次即可将蜡遮盖，使颜色变浅，片面更平，再上若干遍有色糖浆液，即可打光。

对于花斑，亦可采用“淡浆拉”的方法，即反复加淡色浆操作，延长操作时间，待包住后将色逐渐加深，转入正常操作。如果发现出现花斑的时间较迟，用“淡浆拉”时已无法挽救，可采用厚粉层的方法或洗去色层经干燥后重包粉层再上色。

中药片剂在包糖衣过程中经常出现烂片现象，解决的办法是用倍量浓度的明胶液包隔离层，待片子表面均匀润湿后，立即加入足量滑石粉，使片子表面完全覆盖并吸收多余水分，重复一次，在低温下（75℃左右）将片烘干，这样制得的素片在包衣时不会出现烂片。

一些富含油性及纤维性较强的全粉末或粉末中药制剂，常因硬度不够，在包糖衣过程中，特别是在包第一层时碎裂。解决的办法是用小型糖衣锅，并用 500～550g/L 的糖浆包第一层粉层，当第一层粉层包好后，后面的操作就不会发生碎裂。

参考文献

[1] 崔福德．药剂学 [M]. 第 6 版．北京：人民卫生出版社，2008：134-139，432-434.
[2] 张汝华．工业药剂学 [M]. 北京：中国医药科技出版社，1999：318-322.
[3] 张汝华，郑俊民．片剂的制造工艺和原理 [M]. 北京：人民卫生出版社，1991：6-24.
[4] 屠锡德，张均寿，朱家壁主编．药剂学 [M]. 第 3 版．北京：人民卫生出版社，2002：704-718.
[5] 罗明生，高天惠主编．药用辅料大全 [M]. 成都：四川科学技术出版社，1993：123-129.
[6] 朱玉玲主编．药物制剂技术 [M]. 北京：化学工业出版社，2010：210-218.
[7] 何仲贵．药物制剂注解 [M]. 北京：人民卫生出版社，2009：148-156.
[8] 刘莉，曲慧霞，鄂恒杰．中药片剂压片工艺面临的四大问题 [J]. 黑龙江医药，2011，24 (4)：572.
[9] 上海医药工业研究院药物制剂部，药物制剂国家工程研究中心．药用辅料应用技术 [M]. 第 2 版．北京：中国医药科技出版社，2002：66.
[10] 卢寿慈主编．粉体技术手册 [M]. 北京：化学工业出版社，2004：803-807.
[11] 张兆旺．中药药剂学 [M]. 第 2 版．北京：中国中医药出版社，2003：421.
[12] 范碧亭．中药药剂学 [M]. 上海：上海科学技术出版社，1997：421-422.
[13] 奚念朱，顾学裘．药剂学 [M]. 第 2 版．北京：人民卫生出版社，1987：319-326.
[14] 庄越．实用药物制剂技术 [M]. 北京：人民卫生出版社，1999：182-184.
[15] 邓树海．现代药物制剂技术 [M]. 北京：化学工业出版社，2007：251-257.
[16] 高鸿慈，陈华庭主编．实用药学计算 [M]. 北京：化学工业出版社，2007：97-99.

第六章 压片中存在的问题及处理

第一节 影响片剂成型和质量的因素

片剂的成型性直接影响片剂的质量，如硬度、崩解时限、溶出度等，甚至影响药效和安全性。影响片剂成型的因素主要有以下几个方面。

一、原辅料性质的影响

（一）可压性

可压性是指物料压成片剂的成型性能，它可用在温度较低并无熔融现象时，将物料压成一定硬度的片剂所需的压力来表示，所需压力小，其可压性好。药物一般兼具有弹性和塑性两种性能，塑性较强的药物受压易产生塑性变形，并可产生较强的结合力，所以一般可压性好，所压片剂的硬度也大；而弹性较强的药物，受压时产生较大的弹性变形，解除压力后，由于弹性复原，致使片剂硬度降低，甚至破碎，所以弹性大的药物可压性一般较差。

简易的可压性试验是将粉粒置于模圈内压成压块，由于模圈内径不变，松装粉粒只在轴向改变其高度，此时颗粒容量的改变用压实系数 K 来表示，其定义为压片机模圈填充颗粒的初始高度 h_2 对在一定压力下压成的压块（片剂）的高度 h_1 之比：

$$K=\frac{h_2}{h_1}$$

对大多数药物颗粒来说，在片剂的成型压力下，颗粒的压实系数 K 在 3～4 之间，但是对于异径颗粒及形态因子（shape factor）在 20 左右的颗粒来说，压实系数可以大到 9。有研究得出在 117.6MPa 下，下列药物粉末的 K 值为：氨基比林为 2，葡萄糖为 3，芦丁为 5.2。压实系数是一个很有工艺意义的因子，其值大，压实所需的时间要长，因而消耗的功也大，推片出模所需的功也大。

可压性对片剂的崩解有一定影响，水分（或水的稀溶液）能否透入片剂之中，是其崩解的前提条件，而水分的透入速度则与片剂的孔隙有关。可压性强的物料因压片时易产生塑性变形，所压片剂的孔隙径及孔隙率都较小，进而崩解性较差，溶出变慢。在某些药物中加入淀粉后压片，可使其孔隙率增大，其原因之一就是因为淀粉的可压性差。淀粉含量对片剂孔隙径和孔隙率的影响见表 6-1、表 6-2。

表 6-1 淀粉含量与片剂平均孔隙径的关系（压力为 490MPa）

片剂品种	淀粉含量/%	孔隙径/μm	片剂品种	淀粉含量/%	孔隙径/μm
阿司匹林	0	0.36	氧化镁	0	0.07
阿司匹林	5	0.72	氧化镁	5	0.27
阿司匹林	10	1.14	氧化镁	10	0.3

表 6-2 加入 10%（质量分数）淀粉所压片剂的孔隙率（压力为 100MPa）

药物	片剂孔隙率/%	药物	片剂孔隙率/%
阿司匹林	6.6	碳酸镁	33.4
磷酸钙	36.0	苯茚二酮	8.1
乳糖	16.3	蔗糖	14.7

(二) 熔点

压片过程中会产生热量，压力越大，压片速度越快，产生的热量就越多，致使局部温度升高而使原料部分熔融。当压力解除后，熔融部分再结晶成为"固体桥"，增加了片剂的硬度，所以熔点低的药物压出的片剂硬度较大。压片过程中产热并使温度升高的原因有：

① 颗粒受压时，颗粒的接触面上有滑动，因摩擦作用而产热，产生的热量的多少与原料性质有关；

② 原料受压产生弹性变形或/和塑性变形所消耗的能量转化为热能；

③ 加热时表面积发生变化消耗的能量；

④ 上冲由模孔中移出而产生的热；

⑤ 将药片由模孔中推出产生的热。

将几种熔点不同的脂肪酸分别与乳糖混合后压片，在压力相同时，片剂的强度与脂肪酸的熔点有关，熔点低者受压时熔融的多，产生的固体桥多。用电子显微镜观察阿司匹林片，可看到阿司匹林的熔融和再结晶的现象。

(三) 结晶形态与结晶水

结晶形态与压成片剂的硬度有关，一般立方晶系的结晶可压性强，便于直接压片，所压片剂质量较好；针状或鳞片状结晶在压片过程中易成层状排列，所压片剂易于燥；树枝状结晶在压片时可产生变形而相互嵌接，所以易于压成硬度较大的片剂，但其流动性较差，片重差异较大。对于结晶形状不宜直接压片的药物，可经粉碎制粒后压片。很多有机药物都存在多晶型，晶型不同其密度、熔点、溶解度及稳定性等有较大差别，因亚稳定型者溶解度较大，故在药剂中常被采用。结晶（颗粒）的形态，对流动性有很大影响，一般呈球形或接近球形者流动性好。某些药物中的结晶水与晶格的稳定性有关，失去结晶水可使结晶的结构发生变化，因而可压性也发生改变，所以失去结晶水对压片不利。

(四) 粒度

一般原料或颗粒的粒度小则比表面积和接触面积大，结合力强，所以压出的片剂硬度较大，一些细小的结晶状原料在贮存后发生粒子的聚结，已聚结的粒子不易重新分开，所以平常测得的粒度往往是聚结后的粒度，而不是原始粒度，但在加压过程中，此聚集体易重新分开并产生大量的新表面，这样的新表面结合力较强，所以压成的片剂硬度较大。淀粉是常用片剂辅料之一，而药物及淀粉等的粒度与压成片剂的孔隙率及透水性有关，一般粒度大，片剂的孔隙率大，透水性强，崩解和溶出较快。

固体药物的比表面积与其粒度成反比，同等重量的药物，其粒度越小，比表面积越大，则溶解越快，因此经常用减小粒度的方法来改善难溶性药物的溶出度以提高生物利用度。粒度及粒度分布对粉末的流动性影响很大，一般粒子太小，附着性大，流动性差，所以在压片之前，多需将粉末状原料加工成颗粒。粒度较大时，其流动性较好，如果向粒度大的粉末中加入大量细粉末，往往会使其流动性降低。只有当颗粒（或结晶）能均匀地流入压片机模孔中时，才能保证重量差异小。当颗粒的粒度分布较宽时，在压片过程中，易因振动而分层，粒度小者沉于饲粉器的底部，粒度大者在上层造成片重差异。

原料的粒度对混合的均匀度也有一定影响，若药物的剂量很小而粒度较大时，因其小粒子的量不足以在其他成分中充分分散，而难以混匀。粒度太大和粒度相差太大的两种成分混合时也往往不易混匀。

当用原料直接压片时，其粒度越小，片剂强度越大。有人研究了氯化钠、乌洛托品、阿司匹林的破碎方式以及片剂强度与原料粒度的关系，当使用的压片压力相同而氯化钠的粒度在120～400μm范围内时，氯化钠的粒度愈小，片剂强度愈大，片剂的强度与原料粒度的关系因片剂的破碎方式不同而异，沿结晶界面破碎的片剂（如阿司匹林）的强度与原料粒度无关，而跨过结晶界面破碎的片剂的强度与原料粒度有关。

（五）亲水性

压片时，原、辅料的亲水性或疏水性及它们在水中的溶解度，对片剂的崩解和溶出影响很大。片剂能被水润湿，水才能透入，疏水性原辅料表面与水性介质间的接触角大于90°，水不易透过片剂内部，难以发生崩解而使溶出降低。如果在疏水或难溶性药物中加入适量亲水或可溶于水的辅料或适宜的表面活性剂，则可改善片剂的崩解或溶出。

（六）可溶性成分的“迁移”

可溶性成分在湿颗粒中本已混合均匀，但在干燥过程中颗粒内部的可溶性成分随溶剂的挥发而转移了位置，逐步迁移到表面，使局部浓度增高，可溶性成分的迁移是造成片剂含量不均匀或着色片产生“色斑”的重要原因。

1. 影响可溶性成分迁移的因素

（1）干燥方法对可溶性成分迁移的影响　当用固定床干燥时，颗粒是在盘中铺成层状，置入热空气中干燥，水层由颗粒表面气化，因而下层颗粒中的可溶性成分可迁移到上层的颗粒中，即可在颗粒之间迁移，并造成可溶性成分在颗粒之间有差异，进而使片剂的均匀度变差。用流化床干燥时颗粒被流化，因其不是处于紧密接触的状态，所以不发生或较少发生粒子间迁移，虽然可溶性成分迁移造成片剂含量不均匀的可能性较小，但不能防止颗粒本身内部水分的迁移，因此流化干燥时，由于流化作用使颗粒之间有碰撞和研磨作用，由颗粒表面磨下含水溶性成分含量高的细粉较多。例如用氯化钠和白陶土制粒，用流化床干燥时，由流化床中清理出的细粉中的氯化钠含量高于平均含量2倍。

（2）加热方法对可溶性成分迁移的影响　如用微波加热时，水分可能在颗粒内部气化，因此有可能减少迁移。实验证明干燥温度对迁移的影响不大。

（3）颗粒大小对可溶性成分迁移的影响　颗粒粒子大小不同，在用固定床干燥后，可溶性成分的含量也可能有差异，因颗粒铺于盘中以及翻动过程中易于分层，小颗粒沉于底部，大颗粒留在上部。在干燥过程中，水溶性成分迁移到表面的大颗粒中，使大颗粒中含量较高。

（4）辅料对可溶性成分迁移有影响　如可溶性成分对辅料的亲和力大于溶剂（水），可防止或减少迁移。但此时药物的溶出和吸收也将受到影响。

2. 采取的措施

着色片剂的湿颗粒在干燥时很难防止可溶性色素在颗粒内迁移，所以很难防止色斑产生。在用固定床干燥时，经常翻动颗粒，能减少颗粒间的迁移，但不能防止颗粒本身的迁移。如将颗粒的粒径变小，其比表面积随之增大，可以使表面色素浓度降低，减轻颗粒内外的色差并减轻色斑。此外增加颗粒的塑性，使压缩时颗粒破碎少，也可减轻色斑。防止可溶性色素造成色斑的最根本方法是选用不溶性色素，如色淀。

二、压力的影响

压力是影响片剂成型和质量的重要因素，加压条件是影响片剂硬度的重要因素之一，包括压力大小和加压时间。

1. 压力大小

压片力大，使粒子间的距离更近，产生较多的塑性变形，粒子间接触面积增大，所压片剂的强度也受原料性质的影响。

氯化钠压片试验证明一定压力范围内压力愈大，片剂强度愈大。进一步研究证明，氯化钠片由模孔推出后有一定程度的弹性复原，使其强度发生变化，如在氯化钠片压出后立即测定其强度，则片剂的强度与压力的对数呈线性关系。在一定压力范围内，某些片剂的表面硬度也与压力呈线性关系，但当压力超过一定范围后，压力继续升高，表面硬度的变化变小。

2. 加压时间

延长压缩时间或增加压片时最高压力的持续时间，可增大某些片剂的强度。当压力与片剂的组成都相同时，加压时间愈长，片剂强度愈大。压片过程由加压、压力滞留、压力解除及推出药片等步骤组成。在药片推出后，由于物料的弹性，使因加压而产生的应变减低，发生弹性复原，片剂强度降低。延长加压时间、增加压力滞留时间、降低解除压力的速度可使弹性复原减少，其中，延长压力滞留时间及压力解除时间对片剂强度的影响更明显。

为了增加压力滞留时间，有人设计了二步压缩和三步压缩的压片机，可使加压时间由0.05s增加到0.22s，使片剂强度增大，国内有的压片机有预压设备，便于粉末直接压片时排出粉末中的空气等，也可延长加压时间。压片机的转速太快，加压时间太短，易出现因弹性复原而造成裂片倾向增大的现象，并使片剂硬度降低。

三、水分的影响

结晶水或颗粒中含有适量水分是片剂成型不可缺少的因素，颗粒中含适量水，在压片中能起到以下几个方面的作用。

1. 增加可塑性

某些原料干燥时其弹性较大，压成的片剂易于裂片；含有适量水分，可使其塑性增大。

2. 改变压实程度

颗粒中水分存在于孔隙中，颗粒的孔隙连接成毛细管，当颗粒受压时，毛细管中水分被挤出，并在颗粒表面成薄膜状，可以减少颗粒之间以及颗粒与模圈壁之间的摩擦力，可使颗粒排列更紧密，结合力增加，还可使压力传递更好，压力分布更均匀，所压片剂强度大。片剂的相对体积是指片剂的实际体积与质量相同但无孔隙片剂的体积的比值，无孔隙片剂的体积可由原辅料的真密度求出，或用很大压力下压成的片剂的体积代表，片剂的相对体积是衡量片剂压实程度的指标之一，相对体积越小，压实程度越大。用30～40目的氯化钠结晶压片，研究氯化钠结晶中的含水量与片剂相对体积的关系，在压片力相同时，氯化钠中的含水量较高时，其相对体积小，即压实程度高；含水量低时，相对体积大，即压实程度低。

3. 形成“固体桥”

含水溶性成分的颗粒中有适量水分有利于形成“固体桥”，可增大片剂的强度。氯化钠结晶含有一定量的水分，压成片后，在放置过程中失去部分水分，使片剂的强度增大，而增大的程度与原始含水量有关。

某非甾体抗炎药压片时，如加入淀粉及乳糖等辅料，原料中含有一定量的水，压成片后放置一段时间，片剂的强度因丢失水分而增大，证明该片的强度与初始含水量无关，含水量在2%～3.5%范围内，含水量愈高，失水后片剂强度愈大，但将上述配方中可溶性乳糖用不溶性微晶纤维素代替，则片剂的强度就不因失水而增大，片剂强度与初始含水量的关系不显著，这是因为配方中已没有可溶性成分，不会因失水而形成“固体桥”，若该片中含有水溶性成分，则可溶性成分可在粒子的结合处结晶，形成“固体桥”。

四、 黏合剂的影响

可压性差的药物难以成型，必须加入黏合剂以增加颗粒的内聚力促进片剂成型。

(一) 黏合剂的品种

品种不同，其黏度不同，结合力不同，所以用不同的黏合剂制成的片剂强度也不同，如用不同黏合剂制成磺胺噻唑片，当用量相同时，以明胶为黏合剂制成的片剂强度最大，见图6-1。淀粉浆为常用的黏合剂之一，应用广泛，其黏度可因制法不同而有区别，所制出的颗粒及片剂强度也不同，生产中使用淀粉浆的浓度应适当，有时因淀粉浆浓度太高，以致加入规定量淀粉浆之后制得的软材太干，不得不补加适量的水，此时易出现过湿现象，且制出的颗粒强度小，对片剂强度也有影响。

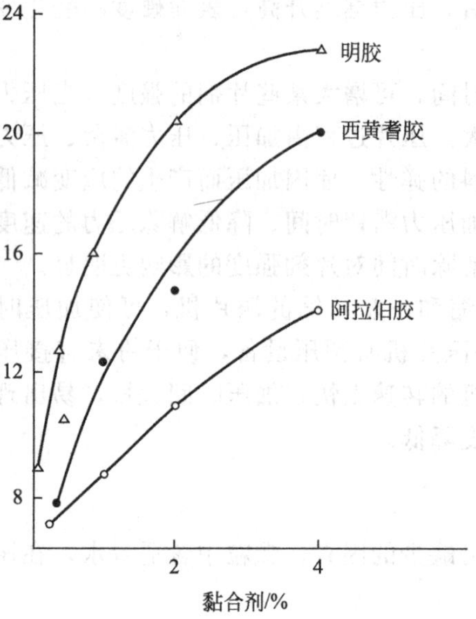

图 6-1 黏合剂对片剂强度的影响

1kgf=9.80665N，全书余同

淀粉加适量水加热到80℃制成浆后，如再加入适量α-淀粉酶保温使糊化后，其黏度降低，保温时间越长，黏度越低，制出的颗粒强度小，压成的片剂强度低。甲基纤维素可用作片剂的黏合剂，并可用不同的溶剂制备甲基纤维素溶液。如为防止阿司匹林水解，可用甲基纤维素的乙醇溶液制粒。还可用氯仿为溶剂，但溶剂不同，片剂强度也不同。

(二) 黏合剂用量

对大多数黏合剂来说，其浓度愈高，黏度愈大，制成片剂的强度愈大。例如用明胶为黏合剂制备土霉素片剂时，加入明胶的量越多，片剂强度越大。一般溶解度较小的药物其溶出度受黏合剂的影响较溶解度大者更为显著。

五、 润滑剂的影响

为保证压片过程能顺利进行，一般均需在颗粒或结晶中加入适宜的润滑剂。加入润滑剂后虽有利于压片，但也会对片剂的性质产生一系列影响。

1. 润滑剂降低结合力

润滑剂主要作用于颗粒（结晶）与模圈壁之间，降低颗粒（结晶）与模圈壁间的摩擦力，在实际生产中将润滑剂与全部颗粒混合均匀。加润滑剂虽有利于压片，但也会对片剂的性质产生一系列不良影响，颗粒表面黏附一些润滑剂，可削弱粒间结合力。在磺胺噻唑片中加入硬脂酸镁可使片剂强度降低，而降低的程度因润滑剂的品种不同而异，并随润滑剂的用量增大而增大。一般疏水性润滑剂的用量越多，片剂硬度越小，但在常用范围内（质量分数<1%）对片剂硬度的影响幅度不大，见图6-2。

2. 润滑剂用量及混合条件的影响

片剂的强度随着润滑剂加入量的增加而降低，但当硬脂酸镁等润滑剂达到一定量后，再继续增大用量，其强度不再降低或降低很小。此临界用量与原料及硬脂酸镁等润滑剂粒度有关。

颗粒中加入一定量的润滑剂后的混合时间对片剂的强度有影响。在乳糖及微晶纤维素中各加入质量分数1%硬脂酸镁，考察混合时间对片剂强度的影响，混合时间越长，片剂强度越低，直至达到某一时间后，再增加混合时间，片剂的强度不再继续下降，其原因为润滑剂的润滑效率随混合强度和时间的增加而增加，见图6-3。

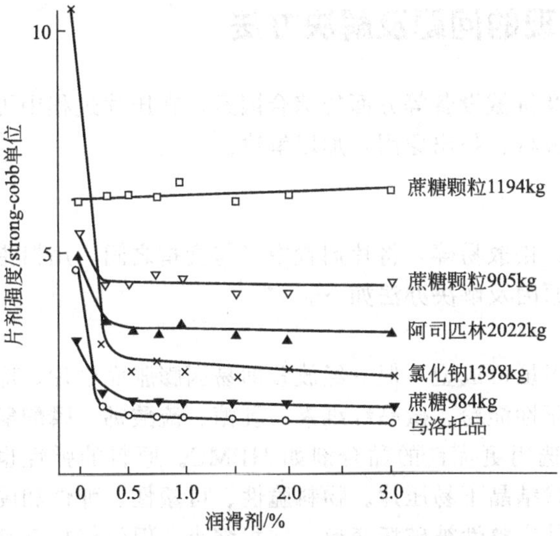

图6-2 润滑剂对片剂强度的影响

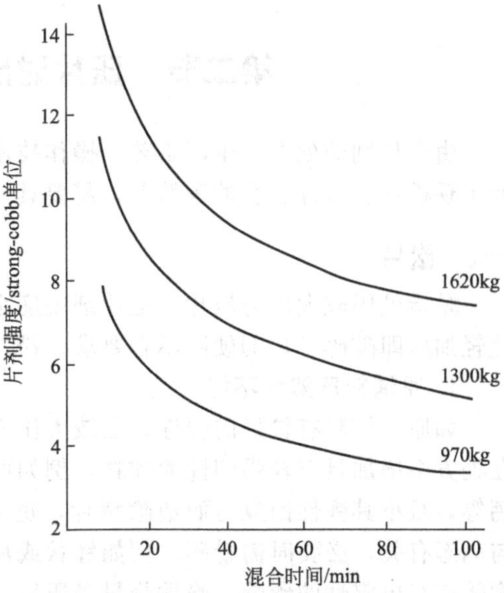

图6-3 乳糖加硬脂酸镁后混合时间对片剂强度的影响

影响片剂强度的润滑剂是一些“真正的润滑剂”，即用于降低颗粒与模圈壁之间的摩擦力的辅料，而常用的助流剂如滑石粉、硅酸铝等不降低片剂的强度，硅酸铝可增加阿司匹林及盐酸麻黄碱片的强度，滑石粉可增加乳糖片的强度，微粉硅胶和铝镁原粉可增加可压性淀粉的强度。

3. 助流剂和润滑剂的相互作用

助流剂和硬脂酸镁有相互作用，助流剂可干扰硬脂酸镁的润滑作用，同样硬脂酸镁对片剂强度的影响也受助流剂如滑石粉及微粉硅胶的干扰。当用硬脂酸镁作润滑剂时，如同时加入微粉硅胶，可削弱硬脂酸镁对片剂强度的不良影响而仍保持其润滑作用。

六、 崩解剂的影响

崩解剂的品种不同，其崩解作用不同。微晶纤维素为直接压片辅料，但有促进崩解的作用。当用磷酸氢钙二水合物为辅料压片时，如加入适量微晶纤维素，可增加其透入水的性能。某些以阳离子交换树脂为崩解剂的片剂，其崩解时间因加入适量微晶纤维素而缩短，在以玉米淀粉为崩解剂的片剂中，加入微晶纤维素也可使其崩解加快，如单独用本品为崩解剂，则其用量应达质量分数20%以上。

交联PVP的崩解作用可能与其吸水性有关，不论用湿法制粒还是干法制粒，其崩解作用均较淀粉和海藻酸钠好。用磷酸氢钙二水合物为辅料压片时，如加入交联PVP为崩解剂，片剂的崩解时间可因压力增高而缩短。

羧甲基纤维素、羧甲基纤维素的钠盐及钙盐等纤维素的衍生物也可用作片剂的崩解剂，羧甲基纤维素的聚合度以及取代度对片剂的崩解及溶出有影响。聚合度即包含的无水葡萄糖的单位数，取代度代表每个葡萄糖单体中取代羧甲基基团的平均数。取代度低、聚合度高的羧甲基纤维素钠有良好的崩解作用，其崩解作用随取代度的增加而降低。崩解剂的用量对片剂崩解有影响，崩解剂的用量多，崩解快，如阿司匹林中分别加入质量分数5%和10%的淀粉，并用相同压力压片，则含5%淀粉的片剂在50s内崩解，含10%淀粉仅需7s。

第二节　压片时出现的问题及解决办法

由于片剂的处方、生产工艺、操作技术及机械设备等方面的综合因素，在压片过程中可能出现松片、裂片、黏冲等情况，需要具体分析、找出原因，加以解决。

一、松片

是指虽用较大压力压片，但片剂硬度小，松散易碎，将片剂置中指与食指之间，用拇指轻轻加压即破碎，片剂硬度不合要求。松片原因及解决办法如下。

1. 原辅料压缩性不好

如原、辅料有较好的弹性，在较大压力下虽可成型，但一经放置即易因膨胀而松片。应在处方中增加具有较强塑性的辅料，例如可压性淀粉、微晶纤维素、乳糖、硫酸钙、磷酸氢钙等，减小其弹性回复力而消除裂片，也可选用更优良的黏合剂如HPMC。原料的弹性也与晶态有关，必要时需粉碎，例如针状或片状结晶不易压片。物料脆性、可塑性、弹性和硬度等亦有决定性的影响，脆性物料受压后，其完整性被破坏变形，体积缩小，但仍保持其完整性，这种变形是不可追溯的，所成的片剂亦比较坚硬。弹性物质受压时变形缩小，这种变形是可塑的，解压后因弹性而膨胀，故片剂疏松易裂。若药物过硬，既少脆性、又少塑性则亦难以压片。密度大压出的片剂虽有一定的硬度，但经不起碰撞和振摇，如次硝酸铋片、苏打片等往往易产生松片现象；密度小，流动性差，可压性差，需重新制粒。不同药物有不同的可塑性和弹性，压片时需用不同的压力

2. 润滑剂的影响

硬脂酸镁为最常用的润滑剂，但对一些片剂的硬度有不良影响，硬脂酸镁对以可压性淀粉为辅料的片剂硬度影响大，但硬脂酸及硬脂醇的不良影响小。

3. 水分的影响

完全干燥的颗粒有较大的弹性形变，所压成的片剂的硬度较差。含适量水分的颗粒压成的片剂硬度较好。含水量太少，过分干燥的颗粒具有较大的弹性、含有结晶水的药物在颗粒干燥过程中失去较多的结晶水，使颗粒松脆，容易松裂片；但过多的水分能减低硬度，所以颗粒含水量应适中。在制粒时，按不同品种应控制颗粒的含水量，如制成的颗粒太干时，可喷入适量50%～60%（体积分数）乙醇，混匀后压片。

4. 黏合剂或润湿剂的影响

黏合剂或润湿剂用量不足或选择不当，颗粒质松，细粉多，即使加大压力亦不能克服，可另选黏性较强的黏合剂或润湿剂重制颗粒。

硫酸钡660g、80g/L淀粉浆130ml、10g/L羧甲基纤维素胶浆65ml、淀粉颗粒适量、硬脂酸镁适量配制压成硫酸钡深弧度片。但贮存一定时间后片子发生裂片、松片现象，对黏合剂的种类及配比进行了实验：分别用80g/L淀粉浆与10g/L羧甲基纤维素胶浆混合液、

150g/L 淀粉浆、10g/L 淀粉浆与 50g/L 乙基纤维素、30g/L 乙基纤维素作为黏合剂，结果这四种混合剂仍产生松片、裂片、崩解度差的现象。对以 50g/L HPMC 与 100g/L 淀粉浆不同配比（1∶1，1∶2，1∶4，1∶5）制成的硫酸钡，在平行条件下进行体外崩解度及硬度检测，最后得出 50g/L HPMC 与 100g/L 淀粉浆按 1∶4 为最佳比例。改进后的处方为：硫酸钡 150g，50g/L HPMC 与 100g/L 淀粉浆为 1∶4 的黏合剂 45ml，干淀粉 83g（内加 53g，外加 30g），硬脂酸镁适量。

5. 冲头长短不一

由于片剂所受压力不同，受压小者产生松片。当下冲塞模时，下冲不能灵活下降，模孔中颗粒填充不足亦会产生松片，应调换冲头。

6. 压缩条件

压力大小与硬度密切相关，压缩时间也有重要意义。塑性变形的发展需要一定的时间，如压缩速度太快，塑性很强的材料的弹性变形的趋势也将增大，使之易于松片。压片机中加有预压装置对压片有利。另外片剂压好后放置于空气中太久，吸水膨胀也会造成松片，故应注意片剂的保存。

7. 药物粉碎细度

药物粉碎细度不够、纤维性或富有弹性药物或油类成分含量较多而混合不均匀，可采用将药物粉碎过 100 目筛、选用黏性较强的黏合剂、适当增加压片机的压力、增加油类药物吸收剂并充分混匀等方法加以克服。

二、 裂片

裂片又称顶裂，是指片剂由模孔推出后，因振动而使面向上冲的一薄层裂开并脱落的现象；有时甚至由片剂腰部裂为两片，但较少发生。发生裂片的原因，传统的解释是颗粒中细粉多，压缩前颗粒孔隙中有空气，由于压缩速度较快，又因冲和模孔壁间的间隙很小，压缩过程中空气不能顺利排出，被封闭于片内的空隙内，当压力解除后，空气膨胀而发生裂片。根据以上解释应除去颗粒中细粉或在压片机上增加预压设备，使空气易于逸出。但以上解释的科学性似有欠缺，不能解释很多现象，例如用微晶纤维素及可压性淀粉 100 目以上的粉末直接压片并不发生裂片，又如在压力较大时发生裂片，但适当地降低压力可以防止裂片，颗粒过分干燥易于裂片，调节含水量可以克服裂片问题。有人将发生裂片的颗粒用置于真空系统中的压片机压片，仍出现裂片。

裂片的重要原因是颗粒的压缩行为不适宜，由于颗粒有较强弹性，压成的片剂的弹性复原率高，又因压力分布不均匀等引起。用单冲压片机压片时，片剂的上表面压力较大，用旋转压片机压片时，片剂的上、下表面压力较大，由于弹性复原率与压力大小有关，所以片剂上表面或上、下表面的弹性复原率高，又由于物料产生塑性变形的趋势与受压时间有关，片剂上表面受压时间最短并首先移出模孔并脱离模孔的约束，所以易由顶部裂开。以此理论为指导可科学设计处方，防止裂片，并对前面所列出的问题做出合理解答。裂片原因及解决办法如下。

1. 药物本身的特性

原料药的结晶形状对片剂的成型有直接影响。如果原料药的晶体呈片状、针状或球状时，对晶体不做处理直接压片，很可能会出现裂片问题，可在压片之前将原料药充分粉碎，过 100 目或者更细的筛目。原料药的粒径小，比表面积大，所以结合力较强，压出的药片硬度较大。实验证明，乳糖、氯化钠以及乌洛托品等片剂的硬度都因原料药粒径减小而增大。

富有弹性的药物在压片时易裂片，可加入糖粉或用其他方法克服。因在制粒时部分糖粉熔化并被纤维吸收，减少了纤维的弹性。

2. 黏合剂和润湿剂选择不当

可压性差的药粉中加入黏合剂后，借助其表面张力和毛细管力使粉末黏结在一起。一般添加内聚力较高的亲水性高分子化合物，例如甲基纤维素、羟丙基甲基纤维素等。也可使用有一定渗透性的黏性强的胶浆，可渗入纤维或其他弹性强的药物粉粒内部，以改善其可塑性，例如明胶浆、阿拉伯胶浆、西黄耆胶浆、聚维酮等。颗粒中黏合剂的黏合力不够以及颗粒过细、过粗或细粉过多，可使模孔内的容量不均匀，可用黏性较好的颗粒掺和压片，或在不影响含量时筛去部分细粉，或与含细粉量少的颗粒掺和压片。

3. 含水量少

原料药的结晶水或颗粒粉末中适量的水分，是片剂成型不可缺少的条件，它使药粉颗粒增加可塑性，同时，在压缩过程中挤出的水分，能在粉料外表面形成薄层便于颗粒互相接近，产生足够的内聚力。颗粒中的水分一般控制在质量分数3%左右，过多或过少都会影响药片的硬度。颗粒中油性成分较多而减弱了颗粒间的黏合力，或因颗粒过分干燥及含结晶水的药物失去结晶水过多而引起。可先用吸收剂将油类成分吸收后再与颗粒混合压片，也可与含水分较多的颗粒掺和压片，或在地面洒一层水，将干颗粒铺于筛中，放在离地面较远的搁板上，使颗粒吸水后再压片，但不适于大量生产。

4. 车速过快

压片机转速过快，片剂受压时间过短，使片子突然受压而紧缩，接着又突然发生膨胀而裂片。

5. 压力过大

由于反弹力大而裂片；车速过快或冲模不符合要求，冲头有长短，中部磨损，其中部大于上下部或冲头向内卷边，均可使片剂顶出时造成裂片。

可调节压力与车速，改进冲模配套，及时检查调换。如复方甘草片等压力过大容易产生裂片，调整压力可解决。

6. 冲模不合要求

冲模使用过久，逐渐磨损，以致上冲与模圈不吻合以及冲头向内卷边，压力不均匀，可使片剂部分受压过大而造成裂片。模圈使用日久时，模孔中间因摩擦加大，致使中间直径大于口部直径，在片剂顶出时亦会裂片，调换模圈可解决。

三、黏冲

系指压片时冲头和模圈上常有细粉黏着，致使片剂表面不光、不平或凹痕。冲头上刻有文字或模线者尤易发生黏冲现象。

黏冲原因及解决办法。

1. 颗粒太湿

颗粒干燥不够，润滑剂用量不足或分布不均匀以及室内温度、湿度过高等均易产生黏冲。处理方法为重新干燥或适当添加润滑剂，室内保持干燥，控制颗粒水分在质量分数2%～3%左右。如颗粒中有挥发性物质不能用高温干燥时可摊成薄层，放置于干燥暖空气中，使湿度降至需要程度，加润滑剂即可压片。此时仍不免有挥发性物质的损失，但不致太多。含有引湿性药物的颗粒尤应防止吸潮。

2. 冲模表面粗糙

冲头表面损坏或表面光洁度降低，也可能有防锈油或润滑油，新冲模表面粗糙或刻字太深有棱角。可将冲头擦净、调换不合规格的冲模或用微量液状石蜡擦在刻字冲头表面使字面润滑。此外，如因机械发热而造成黏冲时应检查原因，检修设备。

3. 润滑剂用量不足或混合不匀

处理时，前者应加量，后者应充分混合，有些药物容易黏冲，开始压片时，可加大压力并适当增加润滑剂，黏冲现象可改善。

4. 原辅料细度差异大

原辅料细度差异大，造成混合不均匀或混合时间不当。解决办法：对原辅料进行粉碎、过筛，使其细度达到该品种的质量要求，同时掌握、控制好混合时间。

5. 黏合剂黏合力差

黏合剂浓度低或因黏合剂质量原因而造成黏合力差，细粉太多（超过10%以上）而黏冲。解决办法：用40目的筛网筛出细粉，重新制粒、干燥、整粒后，全批混合均匀，再压片。

6. 原料本身的原因

具有引湿性的原料易造成黏冲。解决办法：加入一定量的吸收剂（如加入质量分数3%的磷酸氢钙）避免黏冲。

四、 叠片

即两片叠在一起。压片时由于黏冲或上冲卷边等原因致使片剂黏在上冲，再继续压片时已装满颗粒的模孔成双片，或由于下冲上升位置太低，没有将压好的片剂及时送出而又将颗粒加于模孔中重复加压成厚片。这样，压力相对过大，机器易受损害。可调换冲头，用砂纸擦光或检修调节器进行解决。

五、 片重差异

片剂重量差异超过药典规定限度，其主要原因及解决办法如下。

1. 加料器不平衡

如双轨压片机的前后两只加料器高度不同，加颗粒的速度也不一样，以及加料器堵塞，黏性和引湿性强的药物流动不畅，加料器内的颗粒中混有纤维等异物时，致使加入模孔内的颗粒的量减少而影响片重。针对黏性或引湿性较强的药物应疏通加料斗、保持压片环境干燥，并适当加入助流剂解决；有大块药物混入颗粒时应过筛。

2. 颗粒粗细相差悬殊

颗粒粗细分布不匀，压片时颗粒流量不同，致使填入模孔内的颗粒粗细不均匀，或粗细相差太大，下料时由于设备抖动使粗细分层，从而填充时出现填充粗颗粒多则片轻，细颗粒多则片重。应将颗粒混匀或筛去过多细粉。如不能解决时，则应重新制粒。

3. 颗粒流动性不好

流入模孔的颗粒量时多时少，引起片重差异过大而超限。应重新制粒或加入适宜的助流剂，如微粉硅胶，改善颗粒流动性。如有细粉黏附冲头而造成吊冲时，可使片重差异幅度较大，此时下冲转动不灵活。应及时检查，拆下冲模，擦净下冲与模孔。

4. 冲头与模孔吻合性不好

下冲外周与模孔壁之间漏下较多药粉，致使下冲发生“涩冲”现象，造成物料填充不足。应更换冲头、模圈。

5. 车速过快，填充量不足

应减慢车速。

6. 上下冲长短不一

造成填料不一。逐一查找长短上冲或下冲，并更换。

六、 变色或表面花斑

1. 原辅料色差较大

复方制剂中原辅料颜色差别很大，在制粒前未经磨细或混匀，容易产生花斑，需返工处理，压片时用的润滑剂经细筛筛过并与颗粒充分混匀时可得到改善。

2. 颗粒松紧不一

颗粒过硬，或有色片剂的颗粒紧松不均时容易产生花斑，遇此情况时颗粒应松软些，有色片剂多采用酒精为润湿剂进行制粒（最好不用淀粉浆制粒），这样制成的颗粒粗细较均匀，松紧适宜，压成的片剂不容易出现花斑。

3. 冲头不干净

压片时上冲垢过多，随着上冲移动而落于颗粒中产生油点，可在冲头上装一橡皮圈以防油垢进入颗粒中，并应经常擦拭冲头和橡皮圈。

4. 与金属起反应

易引湿的药品如阿司匹林等在潮湿情况下与金属接触容易变色，可控制湿度和减少与金属表面的接触。

5. 黏合剂用量过多

颗粒过于坚硬、含糖类品种中糖粉熔化或有色片剂的颗粒因着色不匀、干湿不匀、松紧不匀或润滑剂未充分混匀，均可造成印斑。可改进制粒工艺使颗粒较松，有色片剂可采用适当方法，使着色均匀后制粒，制得的颗粒粗细均匀，松紧适宜，润滑剂应按要求先过细筛，然后与颗粒充分混匀。

七、 崩解迟缓

（一）原辅料性质

原辅料的亲水或疏水以及在水中的溶解度，与片剂的崩解和溶出关系很大，疏水性原辅料表面与水性介质间的接触角大（>90°），毛细管作用反向，不易使水性介质渗入片剂内部，使之难以崩解溶出。疏水性辅料中，以疏水性润滑剂最为常见，若药物疏水或难溶而辅料亲水或可溶，则可改善片剂的崩解溶出，其原理是改善整个片剂的亲水性，从而使水性介质能渗入片剂内部而崩解溶出。表面活性剂的加入，可改善片剂的润湿剂，防止药物粒子絮凝，使能保持较大的表面积。某些表面活性剂对药物的增溶作用，有助于片剂的崩解和溶出。

原辅料在压缩过程中，塑性变形的强弱和粒子的大小，对崩解溶出也有影响。塑性形变强和原辅料粒子小，在相同压力下，孔隙率和孔径都小，从而影响水性介质的渗入，导致不易崩解和溶出。

崩解剂的品种、用量和加入方法影响崩解迟缓也是显而易见的，一般认为羧甲基淀粉钠有较好的崩解作用，氢氧化铝片中加入质量分数5%淀粉或羧甲基淀粉钠，前者需29min崩解，后者不足1min则崩解。黏合剂也可使片剂崩解和溶出性能变差，但不同品种对片剂的崩解和溶出的影响不一致，用质量分数4%羧甲基纤维素制成的对乙酰氨基酚片的T_{50}为17min，质量分数4%海藻酸钠为黏合剂的片剂的T_{50}为19min，100g/L淀粉浆为黏合剂时崩解快，但溶出最慢。

（二）制备工艺

1. 压片力

一般情况下，压力愈大，片剂的孔隙率及孔隙径愈小，透入水分的数量和距离均较小，片剂崩解亦慢。因此，压片时的压力应适中，否则片剂过硬，难以崩解，也有些片剂的崩解时间随压力的增大而缩短。片剂以淀粉为崩解剂，当压力较小时，片剂的孔隙率大，崩解剂吸水后有充分的膨胀余地，难以发挥出崩解的作用，而压力增大时，孔隙率较小，崩解剂吸水后有充分的膨胀余地，片剂胀裂崩解较快。

2. 药物辅料的混合方法

药物在辅料中分散面积大则溶出速率快，特别是难溶性药物，混合方法不同，会得到不同的溶出速率。药物可溶于适宜的溶剂中再与填充剂混合均匀，然后除去溶剂，干燥后药物形成微小结晶混匀于辅料中。难溶性药物可采用填充剂研磨粉碎的方法以减小粉碎过程中药物小粒子重新聚结的内聚力。水溶性填充剂可改善某些难溶出药物的疏水性，可因辅料的迅速溶解而使药物呈细小微粒分散在溶出介质中，增大溶出表面积以加速溶解。这两种混合方法，一般来说，前一种方法较易分散且细而均匀，但由于挥散溶剂时，有可能使结晶增大，有时并不能明显改善溶出效果；而后一种方法可获得较好的溶出效果。将地高辛和氢化可的松与 20 倍量的乳糖等混合时，药物用溶剂分散混合虽可使溶出稍有改善，但幅度不大。用球磨机研磨混合后，再用湿法（以乙醇为润湿剂）制粒压成的片剂溶出速率下降，其原因是地高辛能溶于稀醇，湿粒干燥时地高辛析出结晶，粒子变大。总之，分散和混合方法不同，会产生不同的溶出结果。

3. 解决方法

片剂崩解迟缓的原因及解决方法见表 6-3。

表 6-3　片剂崩解迟缓的原因及解决方法

原　因	解 决 方 法
黏合剂黏性太强或选择不当	调整处方，降低浓度和黏性
黏合剂用量太多	减少用量
混合时间太长	控制好混合时间
干燥温度过高，时间太长，致使颗粒过干，过硬	降低干燥温度，严格控制颗粒水分在工艺要求范围内
干燥不充分	重新干燥，控制好颗粒水分
崩解剂选择不当	选用崩解作用较强的崩解剂
崩解剂用量不足	调整处方，增加用量
崩解剂干燥不充分	崩解剂使用前应充分干燥
崩解剂用量太多	调整处方，减少用量
压片压力太大	以适当压力压片

在生产中如遇到制成的颗粒压片崩解时限不合格，可采用以下 3 种方法解决：①加入崩解作用较强的崩解剂，如质量分数 2%～5% 的羧甲基淀粉钠；②在保证片剂成品质量的前提下，可按一定比例与崩解良好的颗粒混合均匀压片；③先加入一定量的崩解剂，然后再与崩解良好的颗粒混合。

八、片剂均匀度不合格

小剂量片剂中药物与辅料分散的均匀度比重量差异要求更严格，因为重量差异合格并不等于含量合格，而含量符合规定才能保证用药剂量的准确。影响片剂均匀度的因素主要是混合不匀和可溶性成分迁移两个方面。

（一）混合不匀

1. 成分的重量比对混合均匀度的影响

各成分间的重量比对混合均匀度起重要作用，当小剂量药物与其他药物或辅料混合时应特别注意。如果将量小的药物与量大的其他成分直接混合，一般不易混合均匀，用递加稀释法（配研法）可以混合均匀，但其含量波动仍较大，用溶剂分散法，即将量小的药物先溶于适宜的溶剂中再与其他成分混合，往往可以混合得很均匀，含量波动较小。例如地高辛含量较小，如将地高辛与辅料直接混合，均匀度不符合药典规定；用递加稀释法，产品的均匀度能符合药典规定，但波动仍很大。用溶剂分散法，成品均匀性好。

2. 原辅料粒子大小的影响

剂量小的药物的粒子较大时，其粒子数量不足以在其他成分中均匀分散，不能混合均匀，辅料的粒子太大，也不易混合均匀。所以在混合之前，必须经过粉碎，使各成分的粒子都比较小并力求大小一致。例如将乳糖制成 297～420μm 的颗粒，与粒径为 77～149μm 及 44μm 以下的乳糖粉末或碳酸氢钠粉末做混合实验，证明在相同的混合条件下，乳糖粉的粒度愈大，与乳糖颗粒混合的均匀度愈好。但是粒子大小对混合均匀度的影响受各成分重量比的影响，当乳糖粉末的含量达质量分数 50%时，细乳糖粉末也可与乳糖颗粒混合得很均匀。当一种成分的含量少时，粒子大小对混合均匀度的影响随之增大。

3. 粒子形态对混合均匀度的影响

粉末的粒子形态复杂、表面粗糙，则粒子间的摩擦力较大，混合均匀后不易再分离，有利于保持均匀状态。例如阿司匹林与乳糖混合时，如果用粉碎的阿司匹林和粉碎的乳糖混合，其均匀度较好，可能因为混合后不易再分离；如果将阿司匹林与喷雾干燥的乳糖（多呈球形）混合，由于在加工过程中再分离，难于保持均匀状态。原辅料吸潮，对混合的均匀度也有影响。

4. 空白颗粒孔隙率的影响

当用溶剂分散法将小剂量的成分与辅料或空白颗粒混合时，由于颗粒等的孔隙率不同，吸收的药物溶液量有差异，以致混合的均匀度不好。例如利血平溶于二氯甲烷中与用碳酸钙制成的空白颗粒混合时，在大的颗粒（12 目以下，22 目以上）中利血平含量高，而在较小颗粒（44 目以下，60 目以上）中的含量较低，大颗粒的孔隙率较高，小颗粒的孔隙率较低，利血平的含量变化与颗粒的孔隙率相当。在压片过程中由于振动大小颗粒易分层，小颗粒沉于底部，造成片重差异，使片剂的均匀度变差。

（二）可溶性成分迁移

这是造成片剂含量不均匀的重要原因之一。在干燥前，水分均匀地分布于湿粒中，在干燥过程中，颗粒表面的水分发生气化，使颗粒内外形成了温度差，因而，颗粒内部的水分向外表面扩散时，这种水溶性成分也被转移到颗粒的外表面，这就是所谓的迁移过程。在干燥结束后，水溶性成分就集中在颗粒的外表面，造成颗粒内外含量不均。当片剂中含有可溶性色素时，这种现象表现得最为直观，湿混时虽已将色素及其他成分混合均匀，但颗粒干燥后，大部分色素已迁移到颗粒的外表面，内部的颜色很淡，压成片剂后，片剂表面形成很多“色斑”。为了防止“色斑”出现，最根本的办法是选用不溶性色素，例如使用色淀（即将色素吸附于吸附剂上再加到片剂中）。上述这种颗粒内部的可溶性成分迁移，在通常的干燥方法中是很难避免的，而采用微波加热干燥时，由于颗粒内外受热均匀一致，可使这种迁移减少到最小的程度。颗粒内部的可溶性成分迁移所造成的主要问题是片剂上产生色斑或花斑，对片剂的含量均匀度影响不大，但是，发生在颗粒之间的可溶性成分迁移，将大大影响片剂的含量均匀度，尤其是采用箱式干燥时，这种现象最为明显。颗粒在盘中铺成薄层，底部颗粒中的水分将向上扩散到上层颗粒的表面进行气化，这就将底层颗粒中的可溶性成分迁移到上层颗粒之中，使上层颗粒中的可溶性成分含量增大。当使用这种上层含药量大、下层含药量小的颗粒压片时，必然造成片剂的含量不均匀。因此当采用箱式干燥时，应经常翻动颗粒，以减少颗粒间的迁移，但这样做仍不能防止颗粒内部的迁移。

采用流化（床）干燥法时由于湿颗粒各自处于流化运动状态，并不相互紧密接触，所以一般不会发生颗粒间的可溶性成分迁移，有利于提高片剂的含量均匀度，但仍有可能出现色斑或花斑，因为颗粒内部的迁移仍是不可避免的。另外，采用流化干燥法时还应注意由于颗粒处于不断的运动状态，颗粒与颗粒之间有较大的摩擦、撞击等作用，会使细粉增加，而颗粒表面往往水溶性成分较高，所以这些被磨下的细粉中的药物（水溶性）成分含量也较高，不能轻易地弃去，也可在投料时就把这种损耗加以考虑，以防止片剂中药物含量偏低。

参考文献

[1] 张汝华，郑俊民．片剂的制造工艺和原理［M］．北京：人民卫生出版社，1991：21-24.
[2] 朱玉玲主编．药物制剂技术［M］．北京：化学工业出版社，2010：221-223.
[3] 屠锡德，张均寿，朱家壁主编．药剂学［M］．第3版．北京：人民卫生出版社，2002：722-724.
[4] 崔福德主编．药剂学［M］．第6版．北京：人民卫生出版社，2008：316-334.
[5] 张文起．片剂崩解迟缓问题的探讨［J］．中国现代应用药学杂志，1999，16（3）：66.
[6] 于亮，马飞．片剂及其生产过程中常见问题和处理方法［J］．中国制药装备，2009，3：46-50.
[7] 李神革，田茂超．中药压片应注意的几个问题［J］．中国药业，2004，13（8）：19.

第七章　片剂的包衣

第一节　概　　述

片剂包衣是制剂工艺学中一种单元操作，即在片剂（片心、素片）的外周均匀地包裹上一定厚度的包衣材料。这种工艺是由 17 世纪的丸剂包衣演变而来的，自 1930 年报道薄膜包衣并于 1950 年应用于制药工业后，人们对包衣有了新的认识，不仅片剂包衣，颗粒剂、丸剂、胶囊剂及微囊的表面也可包裹上高分子材料的衣膜。

一、包衣的目的

① 掩盖片剂的不良臭味。

② 防潮、遮光、隔绝空气以增加药物的稳定性。

③ 控制药物在胃肠道的一定部位释放或缓慢释放，如胃溶、肠溶、缓控释等。

④ 将有配伍禁忌的药物分开，可将一种药物压成片心，片心外包隔离层后，再将另一种药物加于包衣材料中，也可将两种药物分别制成颗粒，包衣后混合压片。

⑤ 改善片剂的外观和便于识别，增加药物安全性。

⑥ 提高美观度。

二、包衣的种类

根据包衣材料的不同，片剂的包衣通常分为糖衣、薄膜衣、压制包衣等类型，其中薄膜衣又可分为胃溶性、肠溶性及不溶性三类。

三、包衣的质量要求

① 片心在外形上必须具有适宜的弧度，否则边缘部位难以覆盖衣层，甚至所包衣层在边缘处会发生断裂。片心应有一定的硬度，对包衣过程中所用溶剂的吸收量最低，片心的脆性要求最小，这比硬度更重要，以免因碰撞而破裂。

② 衣层应均匀、牢固，与药片不发生反应。

③ 片剂的崩解时限等检查应符合要求。

④ 经较长时间贮藏仍能保持光洁、美观、色泽一致，并无裂片、变色，不影响药物的崩解、溶出和释放。

第二节　包 衣 方 法

包衣装置分类如下：

包衣装置分类
- 锅包衣装置
  - 倾斜型
  - 水平型
- 转动包衣装置
  - 水平旋转圆板型
  - 倾斜皿型
- 流化包衣装置
  - 流化层型
  - 喷流层型
  - 流化转动型

一、滚转包衣

又称锅包衣法，是目前生产中最常用的方法，其设备包括包衣锅、动力部分、加热器及鼓风设备等。片剂在锅内保持良好的流动状态，是保证包衣质量的首要因素，而滚动情况和运动方式与包衣锅的转速和角度有关，转速又与包衣锅的直径有关。包衣锅安装的角度，即锅轴与水平所成的角度一般为45°，直接关系到片剂的交换和撞击情况，如角度大于45°，则片剂不能在锅中很好地翻滚，增加撞击，使片剂交换不好，加入的粉料和包衣材料也不能均匀撒布，黏附于片子上会使棱角包不平，难以成型，若角度小于45°，使锅内容量减少，同时翻滚不充分使干燥速度变慢。

包衣锅的转速直接影响包衣效率。锅上装有调速装置，调速的目的在于控制一定的离心力，产生的离心力应使锅内的片剂能转至最高点呈弧线运动落下，做均匀有效地翻转，使加入的衣料分布均匀。一般转速为20～40r/min，若转速过慢产生的离心力小，片剂没达到一定高度就落下，达不到片剂交换和滚圆的效果，使衣料分布不均匀；转速过快，产生离心力大，使片剂贴于锅壁不能落下，失去滚动翻转作用，同样起不到均匀包衣的作用。另外锅大时片剂所受离心力大，转速应慢，锅小时转速应适当加快。比较圆的片剂，转速应快些，对棱角大的片剂，转速不宜快。安装合理的包衣锅，应保证药片在翻转运动的过程中不形成死滞流，一旦某处积聚过多的包衣材料时能很快地分布均匀（见图7-1），糖衣锅的不同部位具有不同的滚动速度，即在锅的底部、背部和旋涡部等处速度较慢，故糖浆等加入后要进行搅动，如不及时改变这种不均匀运动状况，就可能使衣层的质量和厚薄不一。

包衣时，将片心置于转动的包衣锅中，加入包衣材料溶液，使溶液均匀分布到各个片剂表面上，必要时加入固体粉末以加快包衣过程，有时加入高浓度的包衣材料混悬液，加热，通风使干燥，按上法包若干次，直至达到要求。

传统的锅包衣法包糖衣，不仅工艺过程长，费时多，耗能大，而且粉尘飞扬，有碍操作者的健康，需有熟练技巧和有经验的操作者，才能使产品达到优质高产。因此，制剂生产部门十分重视改进设备，缩短工艺过程，提高包衣速度和产品质量。近年来包衣锅设备的改进有以下几种。

1. Freund式包衣锅

内部装上特殊挡板，增加片剂在锅内的翻动，见图7-2。还有在锅壁上开有数千个直径几毫米

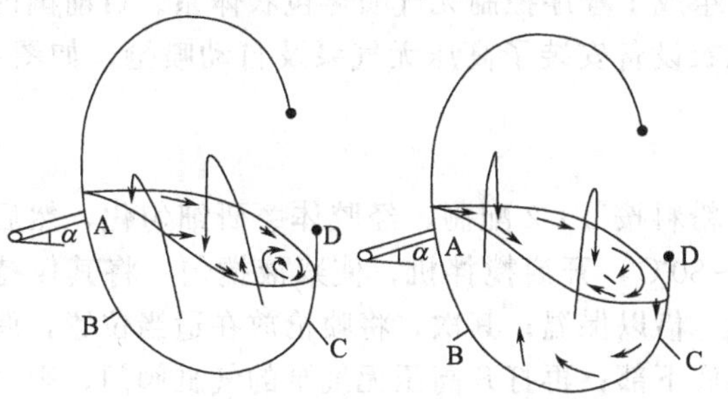

(a) 滚动混合不均匀　(b) 滚动混合均匀

图7-1 片剂在糖衣锅的滚动流线

A—锅背；B—锅底；C—锅口前沿；D—锅口

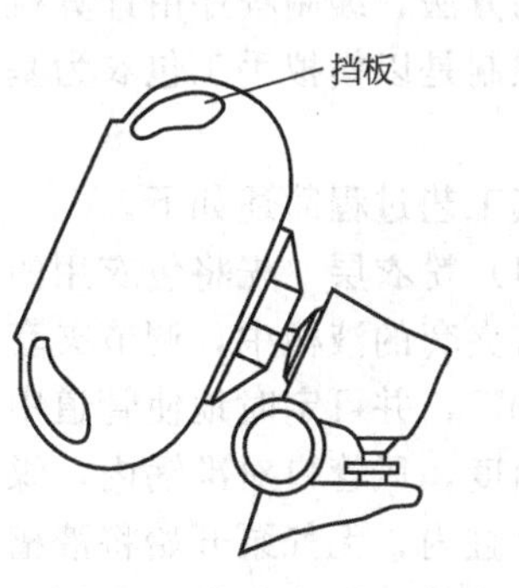

图7-2 改进的Freund式包衣锅

的小孔，这样就充分利用了热量，缩短了包衣时间，干燥速度可比传统的锅包衣法约快10倍。

2. 埋管式包衣法

其结构原理系在普通包衣锅的底部装有通入包衣溶液、压缩空气和热空气的埋管，包衣时，该管插入包衣锅中翻动着的片床内，包衣材料浆液由泵打出经气流式喷头连续地雾化，直接喷洒在片剂上，干热空气也伴随雾化过程同时从埋管吹出，穿过整个片床进行干燥，湿空气从排出口引出，经集尘滤过器滤过后排出。此法既可包薄膜衣，又可包糖衣，可用有机溶剂溶解衣料，也可使用水性混悬浆液的衣料。其喷雾系统为一内装喷头的埋管，其直径为100mm，包衣时，喷雾系统插入包衣锅中翻动的片床内，直接将包衣料喷在片剂上。包衣机旁有贮液槽配有搅拌器和管式泵。浆液从贮罐内打出经气流式喷火连续地雾化喷出，干热空气则伴随雾化过程同时从埋管吹出，穿透整个片床，这种干热空气系由送风机吹送，经热变换器加热，可用控制器按要求调节温度，需要时可调至90℃左右。干热空气吸湿后，从湿空气排出口引出，经集尘滤过器滤过后排出。

(1) 包薄膜衣　应在干燥状态下进行，喷出的雾化浆液需立即干燥。要能达到薄层多次、层层迅速干燥的目的，则埋管法很适宜，因热空气在片床中间通过，作用迅速，刚喷上浆的片心四周都有热气流，热气流穿过片床，则起到进一步干燥的作用。

将埋管插入片床并将导液管与喷头置于埋管中，在压缩空气作用下，喷头喷出的雾化液在埋管口与片床间形成所谓的“气囊”。由于埋管法喷雾距离受限制，则要求扩散程度、雾化区域尽可能达到最大，使片子受喷面上的浆液容易均匀黏附。因为整个包衣过程均在片床内进行，所以喷雾沫的飞散问题已无关紧要。包薄膜衣片的片心要有一定的硬度和抗磨损性能，尤其注意印字片心，因为薄膜包衣后，片心表面仍如片体原形，如有损伤，则瑕疵依然呈现。为此有时可将筛选过的片心，先以少量处方薄膜衣料的浆液进行手工处理。

(2) 包糖衣　常规糖衣自动包衣过程与手工操作原理相同，均由经验确定糖浆或混悬浆液的用量，分次上浆，并使其尽快在全部片心上均匀分布后进行干燥。用埋管法包糖衣时，可将常规上糖衣法改为连续上糖衣，以使包衣时间大大缩短。埋管法是连续上浆喷雾和干燥一步完成，水分很快气化，而不致渗入片心，由于连续上浆，混悬浆液在片面上分布均匀，因而撒粉阶段已无必要。

3. 程序控制无气喷雾包衣

无气喷雾系利用柱塞泵使液体在高压下雾化，有气喷雾是由液体泵如柱塞泵、齿轮泵、螺旋泵等将液体输出到喷枪口，由喷枪口周围的压缩空气使之雾化。

无气喷雾包衣是借压缩空气为动力，推动高压无气泵，使包衣的稠厚浆液雾化进行喷雾包衣的方法，编制程序由计算机自动控制，组成了程序控制无气喷雾包衣体系。目前国内的程序控制是以模拟手工包衣为基础的。其包衣设备安装了高压无气泵及自动喷抢，如图7-3所示。

其工艺过程简述如下。

(1) 粉衣层　先将包衣用的各种浆液与粉料按3∶2配制，经胶体磨研细匀化，然后加入带有夹套的液槽中，调节夹套水温约70～80℃，开启搅拌机，使浆液搅匀，将其保持约60～70℃，并可定时地使管道中的浆液回流，借以保温；其次，将喷枪放在适当位置，调节喷嘴角度，风管口对准锅内，煤气头处于锅底下部；再打开高压无气泵的气缸阀门，则气体进入气缸内，无气泵开始将液槽内的包衣浆液经稳压滤过器压入已清洗好的管道内；再打开电源总开关，依次启动包衣锅、风量开关、蒸汽阀门与排风开关，点燃煤气；最后按编好的程序，开启控制器电源开关、脉冲开关，控制器按程序开始进行工作。

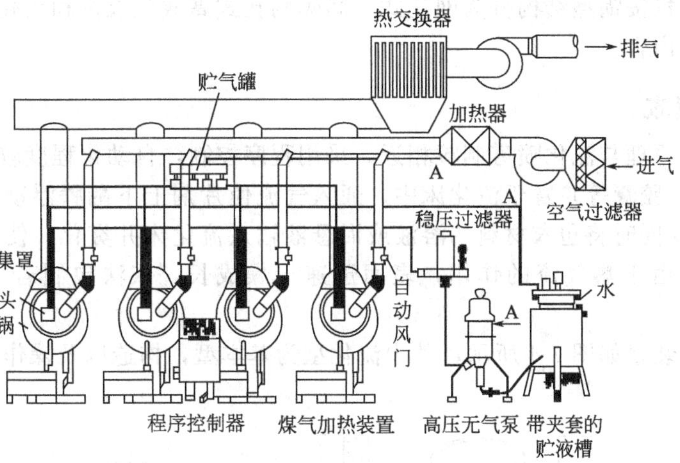

图 7-3 高压无气喷雾包衣示意

(2) 糖衣层　仅将包衣混悬浆液换成糖浆，操作步骤基本相同，打光仍用打光机单独进行。其他包衣片的操作过程和粉衣层操作过程相同，但需另编程序。

(3) 打光　不论采用传统的锅包衣或者采用改进的包糖衣的片剂都需要进行加蜡打光，使片剂表面光洁美观。打光可在包衣锅或在打光机中进行。在打光机中进行，由于打光机内衬帆布，增强了片剂摩擦，片剂容易打得光亮，打光效果更好。

4. 高效水平包衣

为改善传统的倾斜型包衣锅干燥能力差的缺点，开发了的新型包衣锅，其干燥速度快，包衣效果好，已成为包衣装置的主流。加入锅内的片剂随转筒的运动被带动上升到一定高度后，由于重力作用在物料层斜面上边旋转边滑下。在转动锅壁上装有带动颗粒向上运动的挡板，喷雾器安装于颗粒层斜面上部，向物料层表面喷洒包衣溶液，干燥空气从转锅前面的空气入口进入，透过颗粒层从锅的夹层排出。这种装置适合于薄膜包衣和包糖衣。

高效包衣机是由多组装置配套而成，整体除主体包衣锅外，大致可分为四大部分：定量喷雾系统，供气和排气系统，以及程序控制设备。定量喷雾系统是将包衣液按程序要求定量送入包衣锅，并通过喷枪口雾化喷到片心表面。该系统由液缸、泵、计量器和喷枪组成。定量控制一般是采用活塞定量结构，它是利用活塞行程确定容积的方法来达到量的控制，也有利用计时器进行时间控制流量的方法。喷枪是由气动控制，按有气和无气喷雾两种不同方式选用不同喷枪，并按锅体大小和物料多少放入 2～6 只喷枪，以达到均匀喷洒的效果。另外根据包衣液的特性选用有气或无气喷雾，并相应选用高压无气泵或电动蠕动泵。而空气压缩机产生的压缩空气经空气清洁器后供给自动喷枪或无气泵。

送风、供热系统是由中效和高效滤过器、热交换器组成。用于排风系统产生的锅体负压效应，使外界的空气通过过滤器，并经过加热后达到锅体内部。热变换器有温度检测，操作者可根据情况选择适当的进气温度。

排风系统是由吸尘器、鼓风机组成。从锅体内排出的湿热空气经吸尘器后再由鼓风机排出。系统中可以接装空气过滤器，并将部分过滤后的热空气返回到送风系统中重新利用，以达到节约能源的目的。进风和排风系统的管道中都装有风量调节器，可调节进、排风量的大小。

程序控制设备的核心是可编程序微机处理。一方面接受来自外部的各种检测信号，另一方面向各执行元件发出各种指令，以实现对锅体、喷枪、泵以及温度、湿度、风量的控制。

高效包衣机按锅型结构分为网孔式、间隔网孔式高效包衣机和无孔式高效包衣机，见本书第三章相应内容。

二、 流化包衣

流化包衣原理与流化喷雾制粒相近，采用程序控制，自动化程度较高，将待包衣的片心（小丸、颗粒、胶囊等）置于流化床中，通入气流使片剂上下翻腾浮动，处于流化状态（沸腾状态），与此同时将包衣材料的溶液或混悬液输入流化床并雾化，使片心等的表面黏附一层包衣材料，由于热气流的作用，表面迅速干燥成长，依法包制若干层，直至符合规定要求。

流化包衣装置如图 7-4 所示，其中流化型为基本型，构造以及操作与流化制粒设备基本相同。

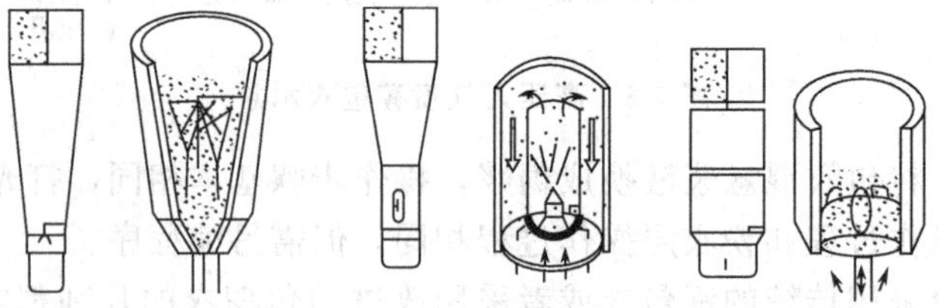

(a) 流化型包衣装置　(b) 喷流型包衣装置　(c) 流化转动型包衣装置

图 7-4　流化包衣装置

流化包衣装置的特点是：粒子的运动主要依靠气流运动，因此干燥能力强，包衣时间短；装置为密闭容器，卫生安全可靠。缺点是依靠气流的粒子运动较缓慢，因此大颗粒运动较难，小颗粒包衣易产生粘连。

喷流型包衣装置的特点是：喷雾区域粒子浓度低，速度大，不易粘连，适合小粒子的包衣；可制成均匀、圆滑的包衣膜。缺点是容积效率低，大型机的放大有困难。

流化转动型包衣装置的特点是：粒子运动激烈，不易粘连；干燥能力强，包衣时间短，适合比表面积大的小颗粒的包衣。缺点是设备构造较复杂，价格高，粒子运动过于激烈易磨损脆弱粒子。

三、 转动包衣

是在转动造粒机的基础上发展起来的包衣装置。将物料加于旋转的圆盘，圆盘旋转时物料受离心力与旋转力的作用而在圆盘上做圆周旋转运动，同时受圆盘外缘缝隙中上升气流的作用沿壁面垂直上升，颗粒层上部粒子靠重力作用往下滑动落入圆盘中心，落下的颗粒在圆盘中重新受到离心力和旋转力的作用向外侧转动。这样粒子层在旋转过程中形成麻绳样旋涡状环流。喷雾装置安装于颗粒层斜面上部，将包衣液或黏合剂向粒子层表面定量喷雾，并由自动粉末撒布器撒布主药粉末或辅料粉末，由于颗粒的激烈运动实现液体的表面均匀润湿和粉末的表面均匀黏附，从而防止颗粒间的粘连，保证多层包衣。需要干燥时从圆盘外周缝隙送入热空气。

转动包衣装置的特点是：

① 粒子的运动主要靠圆盘的机械运动，不需要用强大气流，防止粉尘飞扬；

② 由于粒子的运动激烈，小粒子包衣时可减少颗粒间粘连；

③ 在操作过程中可开启装置的上盖，因此可以直接观察颗粒的运动与包衣情况；

④ 缺点是由于粒子运动激烈，易磨损颗粒，不适合脆弱粒子的包衣；干燥能力相对较

低，包衣时间较长。

四、压制（干压）包衣法

常用的压制包衣机是将两台旋转式压片机用单传动配成一套，片心用一般方式压制，当片心从模孔中抛出时，由传递杯拣起，通过桥道输送到包衣转台上，桥道上有许多小孔眼与吸气泵相连接，吸除片子上的粉尘以除去在传递时片心颗粒对包衣颗粒的污染。在片心到达第二台压片机之前模孔中已填入部分包衣物料作为底层，然后片心置于其中，再加入包衣物料填满模孔并第二次压制成包衣片。在机器运转中不需中断操作即可抽取片心进行检查，即在最后压成包衣片前从包衣转台上使片心抛出。为了保证最后压成的所有片剂均含有片心，采用了一种电自动控制装置，以检出空白片。如发生片心未被拣起而未能送到包衣转台上时，机器设置的转撤器立即停车，将空白片抛出。有一种分路装置能将不符合要求的片子与合格的大量片子分开。压制包衣示意见图 7-5。

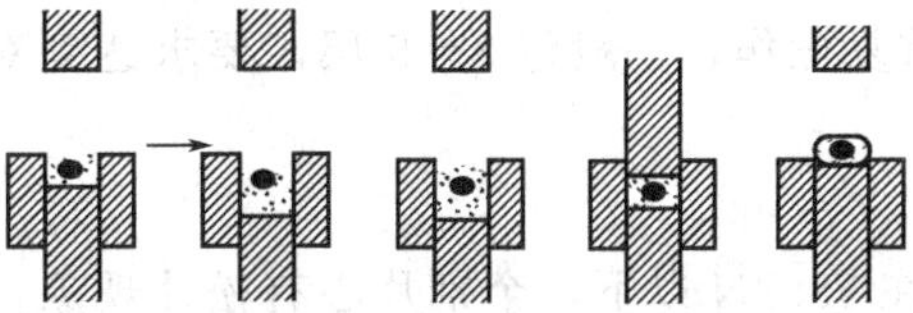

图 7-5 压制包衣示意

本法的优点是可将不稳定药物压制成片心，然后用空白颗粒压制外层，为包衣层，使片心与外界隔离，对有配伍禁忌的药物或有不同释药要求的两种药物可分别制粒，压制成内外层片。

第三节 包衣过程

一、糖衣

糖衣系指以蔗糖为主要包衣材料的包衣，有一定的防潮、隔绝空气作用，可掩盖不良气味，改善外观并易于吞服。糖衣层可迅速溶解，对片剂崩解影响不大。各衣层见图 7-6。操作工艺如下。

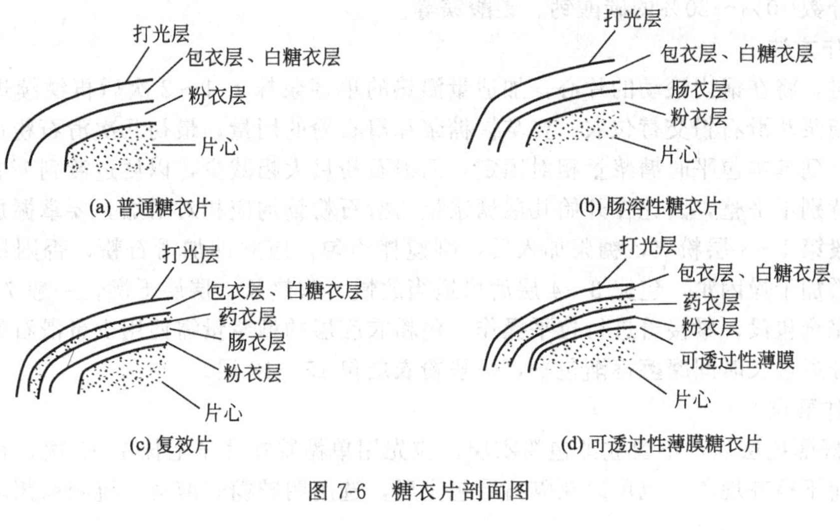

图 7-6 糖衣片剖面图

（一）隔离层

指在片心外包一层起隔离作用的衣层。隔离层常用材料有100～150g/L明胶浆、350g/L阿拉伯胶浆、100g/L玉米朊、150～200g/L虫胶乙醇液、纤维醋法酯（CAP）以及丙烯酸树脂等。对一般片剂，大多数不必包隔离层，但有些片剂含有酸性、水溶性或吸潮性成分，为防止糖浆中水分吸至片心不易吹干，引起片剂膨胀而使片衣裂开或使糖衣变色，就需用一层胶状物将药物与糖衣层隔开，隔离层还起到增加片心硬度、牢固性、黏结性等作用。

1. 操作方法

操作时将一定量的片心置包衣锅中转动，再加入一定量的糖浆，使迅速分散均匀（用戴橡皮手套的手迅速搅动，使糖浆均匀分布在片剂表面），立即加入滑石粉，使片心不感觉潮湿为止。先吹入冷风，再吹热风（温度30～50℃），使胶浆中水分蒸发，并使片衣干燥。重复操作2～3次，至片心表面均匀分布一层糖浆和滑石粉的混合物为止。然后包隔离层，每次使用一定量的隔离层包衣液，待其很快而均匀地分布在片剂表面上后，立即吹热风加热干燥，保持一定时间，干后重复操作，一般包3～5层，要求达到对水的隔离作用，但又不影响片剂的崩解度。

2. 操作要点

① 由于片心硬度一般在58.8N以下，个别片心有松片现象，若直接包隔离层，极易使片心在糖衣锅中流动时发生烂片而影响片剂质量，故需先包上2～3层糖衣层，以增加片心硬度和耐磨性。

② 滑石粉加入的时间应在第1、第2层糖浆搅拌均匀后立即加入，用量以片心不感觉潮湿为止，加入过迟会使水分渗入片心，使片子难以干燥，极易造成糖衣片贮存期间产生裂片或变色潮解。

③ 操作时要注意每层充分干燥后再包下一层。干燥的温度应适当，不能过高或过低。过低时干燥速度慢，不易除尽水分；过高时除使某些药物的效价降低或稳定性下降外，还会使水分蒸发过快，引起衣面粗糙不平，影响衣层打光。干燥与否主要凭经验，听锅内片子运动的响声及用指甲在表面刻划痕，以有坚硬感和无印痕为准。

（二）粉衣层

指在包完隔离层后，为使片剂的棱角包没，片面平整，在包衣时加入较多的撒粉作为填料形式衣层。不需包隔离层的片剂可直接包粉衣层，粉衣层的常用材料为滑石粉，滑石粉中含有质量分数10%～20%的碳酸钙、碳酸镁等。

1. 操作方法

操作时，将在锅内滚动的片心，加适量温热的单糖浆抹上1～2次后再继续进行粉衣操作，使用糖浆和滑石粉交替包衣，要掌握糖浆和滑石粉的用量，最初几次滑石粉量随糖浆量逐步增加，到基本包平时糖浆量相对固定，而滑石粉量大幅减少，以便过渡到糖衣层。中药片剂表面特别不平整，因此在开始几层糖浆量与滑石粉量均应相对增加，要掌握加滑石粉的时机，一般第1～3层粉衣，糖浆加入后，刚搅拌均匀，应立即加滑石粉，否则易使水分进入片心，增加干燥困难，包完3～4层后可适当放慢。吹热风、层层干燥，一般7～9次可使片剂棱角完全包没，紧接着进行拉平操作，包粉衣底层的糖浆量需使用少量滑石粉，使片面不平整部分通过长时间摩擦逐渐包平，一般粉衣层包15～18层。

2. 操作要点

① 包好隔离层后，不要立即包粉衣层，应先用单糖浆在片子上抹1～2次，否则会出现粉衣层片面不整齐现象。也可以在隔离层包完后，选用明胶糖浆溶液、桃胶糖浆溶液或阿拉

伯胶糖浆溶液，同时撒粉在片心上再挂一层底衣，以便隔离层和粉衣层能够牢固黏合。

② 应薄层多加，层层干燥，干燥后再包下一层，热风温度不超过 60℃，一般采用两头低、中间高，这样保持片心表面温度在 22～32℃之间。开始时温度逐渐升高，到基本包平后开始下降。

③ 辅料的用量。撒粉的目的是弥补蔗糖的脆性，增加衣层的塑性，并可使包衣的过程增快；但撒粉过多，可降低糖的黏结力，造成粉衣脱片剥落。开始时撒粉量可稍多些，待片心棱角基本饱满圆整、粉层厚度达到一定标准后，应在减少糖浆用量的同时，将撒粉时间逐步往后移，以利于片面平整，待药片流动时，再行吹风，以免糖衣锅壁粗糙及生成小颗粒脱落。

(三) 糖衣层

指在粉衣层的外面用单纯的糖浆湿润并干燥（不加滑石粉），使片心包上一层蔗糖粉结晶形成的衣层。

1. 操作方法

操作时，每次加入单糖浆后，用手帮助搅拌，使片心表面均匀湿润，吹入热风，待片剂表面略干后，停止加热或吹冷风干燥，一般包 10～15 层即可使片面细腻光滑。

2. 操作要点

① 包糖衣温度不宜过高，温度过高可使水分蒸发快，片面糖结晶易析出，使片面粗糙，出现花斑；也不宜使用热糖浆，否则使成品不亮，打光不易进行。

② 糖浆加入量应随温度降低而相应递减，使糖衣片面孔隙徐徐缩小，此时，锅不必加热，糖浆用量适合润湿片面即可，吹风干燥时间约 7～10min。

(四) 有色糖衣

糖衣片具有一定的特征颜色便于互相鉴别，并可使片面鲜艳美观。在完成糖衣层操作后，药片表面出现细腻的白霜，遇水蒸气时片面即出现光泽，此时可进行有色糖衣层操作。每次加入有色糖浆，其色素浓度应逐渐由浅到深，加入量应保证全部药片湿润，并层层干透，以免片面产生深浅花斑。最后几道有色糖浆用量要少，色要浅，然后缓缓晾干。一般情况下需要停止转动并将糖衣锅口封闭，其间间隔片刻翻动一次，这样既可避免在连续不断的滚动下糖粉掉下或衣层撞破，又可防止粘连成团。一般包 8～15 层。

(五) 打光

为使糖衣片更加美观、亮泽，可在糖衣外涂上极薄一层蜡，国内一般采用虫蜡，还可加入少量硅油，使片面更光亮。

1. 操作方法

操作时，以虫蜡筛后细粉作为打光材料，在有色糖衣层包完接近干燥时，停止包衣锅转动并盖上锅盖，翻动数次使锅内温度降至室温，使剩余水分缓慢散失，这样才可析出微小结晶，片面干燥后，再开锅，撒入蜡粉，在糖衣锅内滚转 30min，使糖衣片相互摩擦而产生光泽，再慢慢撒入余下蜡粉，直至片面极为光亮。蜡粉用量每万片约 5～10g。

2. 操作要点

① 打光的关键在于掌握糖衣片的干湿度，湿度大、温度高，片面不易发亮，小型片要较大片更干燥些。

② 为防止片剂打滑，蜡粉应分次撒入，蜡粉用量要适当，若加蜡过多可使片面出现皱皮。

二、薄膜衣、半薄膜衣

(一) 薄膜衣

指在片心之外包一层比较稳定的高分子衣料，包薄膜衣后，使片心与外部隔离，不受空气中水分、氧气等作用，不易吸潮变质，掩盖片心药物特有的气味外溢。

同糖衣片相比薄膜衣有以下特点：①操作简便，由于直接用片剂包衣且不需加热，使工艺时间缩短，可节约厂房设备及包衣物料；②薄膜衣使片重增加仅2%～5%（质量分数），对贮存、运输、包装均方便；③能根据高分子衣料的性质，制成胃溶、肠溶和缓释、控释制剂；④几乎不影响药片崩解。薄膜衣包衣溶液主要由三部分组成，即聚合物成膜材料、增塑剂和溶剂。此外还有表面活性剂作为消泡剂，以防止片面薄膜上形成气泡。

1. 包衣材料

(1) 薄膜衣料　一般为高分子材料，具有以下特点：①能形成美观的薄膜，对光线及水分有良好的屏蔽作用；②能在胃液或肠液中迅速溶解；③能溶解或分散于适宜的溶剂中，并可以水为分散介质，聚合物分散于其中；④性质稳定，无毒、无不良臭味。高分子材料的结构、相对分子质量大小等不同，对其成膜性能、溶解性和稳定性都有一定影响。如单一材料不能满足时，可使用两种以上薄膜衣料以弥补其不足。

常用的薄膜衣材料有：纤维素衍生物，如羟丙基甲基纤维素（HPMC）、羟丙基纤维素（HPC）、乙基纤维素（EC）、羟乙基纤维素（HEC）、羧甲基纤维素钠（CMC-Na）、甲基纤维素（MC）；PEG类，包衣时制成250～500g/L的乙醇溶液；PVP，常用50g/L PVP溶液，可与20g/L PEG6000及50g/L甘油单醋酸酯合用；丙烯酸树脂类，常用的有丙烯酸树脂Ⅰ、Ⅱ、Ⅲ、Ⅳ；聚乙烯缩乙醛二乙胺醋酸酯（AEA）；玉米朊（参见第二章辅料）。

(2) 增塑剂　系指增加包衣材料塑性的物料。增塑剂和薄膜衣料应有相容性，不易挥发并且不向片心渗透。常用的水溶性增塑剂有丙二醇、甘油、PEG等，非水溶性有甘油三醋酸酯、蓖麻油、乙酰化甘油酸酯、邻苯二甲酸酯、硅油和司盘等，其用量可根据需要调整。

(3) 溶剂　其作用是溶解成膜材料和增塑剂，并将其均匀分散到片剂表面。常用的溶剂有乙醇、甲醇、异丙醇、丙酮、氯仿等，必要时可用混合溶剂。

(4) 着色剂与蔽光剂　常用的色素有水溶性、水不溶性和色淀（lakes）等三类，色淀是用氢氧化铝、滑石粉或硫酸钙等惰性物质使水溶性色素吸着沉淀而成。常用蔽光剂为二氧化钛（钛白粉），包薄膜衣时，一般将蔽光剂混悬于包衣液中应用。

2. 包衣液及雾化条件的影响

在薄膜包衣中，要求雾滴在片心表面均匀散布，并形成一层厚度均匀的光滑连续的薄膜。雾化过程中的许多因素都会影响雾滴到达片心表面后的命运。因此，若对雾化过程不加以适当的控制，就会造成最终形成的薄膜衣的缺陷，比如粘连、结块或过于粗糙等。

(1) 气压喷雾中影响雾滴粒径分布的因素　气压喷雾指雾化的能量来自于高速气流，这股气流与一股将被雾化的溶液相撞产生雾滴，薄膜包衣中影响雾化过程的因素如下。

① 决定雾化过程所产生的雾滴大小的因素有：雾化器的设计、包衣液的性质以及雾化过程产生时的条件。

② 溶液的黏度、表面张力和密度越大，形成的雾滴粒径就越大。

③ 由高速高压气体传递给液体的方式是影响雾化过程的很重要的因素。

④ 雾化气体和液体之间的相对速率在很大程度上决定着雾滴粒径的大小，这是由于这一相对速率不同所产生的剪切速率也不同。

⑤ 气/液质量比增大，雾滴的粒径随之减小，但增大到4∶1后，质量比再增加雾滴粒

径不再减小。

⑥ 液体的流动速率除了会影响气/液质量比外，还将在其他方面影响雾化过程。

⑦ 预先加热被雾化的液体，会减小它的黏度，雾滴的粒径也随之减小。

⑧ 使用不同的雾化器以及蒸发和聚结的程度不同，将会导致整个液雾轴向和径向上的雾滴粒径的差异。

(2) 影响薄膜包衣中雾滴粒径分布的因素

① 处方因素。影响雾滴在一个复式喷嘴中的形成的处方因素很多，包衣液的密度、表面张力及黏度性质对雾滴的形成影响最大。

② 工艺因素

a. 雾化气体压力。

b. 包衣液流动速率（喷雾速率）。

c. 喷枪到片心、颗粒、小丸床的距离。

d. 喷枪设计。

e. 液雾的形状。

f. 液雾中心的径向距离。

g. 液体喷嘴直径。

h. 雾化气体的质量流量。

i. 包衣溶液的预加热。

(3) 聚合物溶液浓度的影响（黏度效应）

① 黏度在喷雾薄膜包衣中的影响。溶液浓度的改变会显著影响某一特定喷枪中所产生的雾滴粒径分布情况，浓度越低（即黏度越低），所产生的小粒径的雾滴（$<25\mu m$）就越多；反过来，浓度越高，大粒径的雾滴就越多。这是由于黏度越大，对雾化过程中新的表面积形成的阻力就越大。

② 包衣溶液预加热对雾化过程的影响。由于预先把包衣溶液加热将会减小其黏度，因此可以采用预先加热包衣液的方法来减小雾滴的粒径。然而，有人曾将包衣液在Schlick喷枪中雾化，发现雾化前将包衣液加热至37℃对雾滴的粒径没有太大的影响，对此可以从两个方面进行解释。首先，加热降低溶液的黏度对雾滴粒径的减小程度影响非常小；其次，当雾滴被释放出来时，溶液的黏度已经又恢复到了未加热前的情况。与周围冷空气的速率相比，包衣液流过喷枪的液体出口的速率相对较小，因此在喷枪内都会发生热交换，这就使包衣液在离开喷嘴之前已被降温，另外包衣液离开喷嘴时，会形成一股直径很小的圆柱状液流，这股液流立即被体积相当大的冷空气包围，由于热量的交换，致使包衣液在被加速并粉碎成雾滴之前又一次被降温。

(4) 雾化气压　在包衣液的不同喷雾速率时，雾化气的压力增加，雾滴的粒径变小。实验表明当雾化气压低于276kPa时，其对粒径的影响是很显著的，当气压逐渐降至69kPa后，雾滴的粒径急剧增大。雾化气压在276～414kPa之间时，气压对粒径的影响相对较小。

雾化气压越高，最小粒径的雾带内的雾滴总质量就越大，而最大粒径的雾带内的雾滴总重量就越小，因此，雾滴的粒径范围变小。例如，气压为414kPa时，只有质量分数为10%的雾滴粒径大于$65\mu m$，而当气压降至69kPa时，粒径大于$65\mu m$的雾滴质量分数达到56%。可以看到，雾化气压不同，粒径的频率分布情况也会改变。雾化气压越小，粒子的质量分布就更为均匀，同时，粒径小于$10\mu m$的雾滴的重量频率不复存在。

(5) 包衣液流量　喷雾流量对薄膜包衣溶液雾化的影响，液体通过喷枪的流动速率也会影响雾滴的粒径。在不同型号的喷枪中，不同的雾化气压以及不同溶液黏度下，喷雾流量对雾滴粒度分布有影响。增大喷雾流量将会增大雾滴的粒径，这是由于增大喷雾流量就会减小气/液质量比，因此也将减小单位质量的液体在雾化过程中所获得的能量。通常我们可以看到，当雾化气压降低或溶液浓度（黏度）增大时，喷雾流量的增大对雾滴粒度的增加就更为显著。因此，可以得出这样的结论：在薄膜包衣过程中，喷雾流量增加，会使雾滴的粒径增大，这种增大的程度取决于溶液的黏度及雾化气压的大小。

3. 薄膜包衣方法

(1) 滚转包衣法（锅包衣法） 与包糖衣所用设备基本相同，只是在包衣锅壁上加上用金属制的挡板，以利于药片转动。包衣锅应有良好的通气装置，以排除多余的有毒、易燃溶剂。

操作时，先将片剂筛去细粉，放入锅内，开动机器，将包衣材料细流加入或喷雾加入，使片面迅速湿润，一边打开排气系统，一边吹入缓和的热风，其温度在50℃以下，干燥后继续包第二层，如此重复操作，但薄膜衣材料溶液用量要逐渐递减，直至达到一定厚度为止。如果操作中发现有碎屑由锅壁上掉落，黏附在片面上，必须迅速将药片移至另一干净的锅内。最后两次加料不用吹风，使干燥速率变慢，以保持片面光滑，不宜置锅内滚转太久，以免衣层鼓壳。大多数薄膜需要一个固化期，其时间的长短可因材料、方法、厚度而异。固化可在室温或略高于室温的环境下进行，通常保存于室温6～8h，然后在50℃下放置12h，即可除去残余溶剂，从而避免衣层起泡鼓壳。

由于纤维素衍生物和丙烯酸树脂水分散体包衣材料的广泛应用，迫切要求干燥效率更高的薄膜包衣装置的供应。应用一般的糖衣锅包薄膜衣不理想，锅内空气交换效率低，气路不能密闭，有机溶剂逸出污染环境并形成不安全因素。因此对糖衣锅进行了必要的改进，由英国Manesty和美国Thomas Engineering厂制造的快速包衣锅，多边形锅沿水平轴旋转，四周为多孔壁，热风由上方引入，由锅底部的排风系统排出，锅内有挡板以提高交换效率，水分散体薄膜喷雾装置由蠕动测定系统、喷雾管道部件及喷枪组成。蠕动测定系统以蠕动泵的驱动电机为电子调速单相电容运转电动机，可顺、逆向旋转，无级调速范围大（6～900r/min），流量范围广（20～200mL/min），配上调好的枪，即能获得满意的雾化状态。水分散相薄膜喷雾要求蒸发加快、干燥时间短，因此要提高进入包衣滚筒的热风温度，一般温度要控制在70～80℃范围。

(2) 空气悬浮包衣 此为薄膜包衣最为可靠的方法之一，将片心置于包衣室中，热空气流直接把片心向上吹起呈现悬浮状态，然后雾化系统将包衣液喷洒在片心上，片心在一段时间内要保持悬浮状态，当到达气流的顶峰时，就已经接近干燥了，此时包衣室底部的片剂不断进入主气流又被悬浮包衣，已包过衣的片剂则从顶部沿着包衣室的壁降落下来，再次进行包衣，这种包衣操作是连续的，包衣机是一个密闭系统以便能够安全地使用和回收有机溶剂。

如果药片悬浮起来，能均衡地接触到喷洒的包衣溶液，并保持包衣溶液喷洒速度为恒定，则喷洒时间及衣层增重有线性关系，即衣层厚度与增重的立方根成正比。应用空气悬浮包衣法包薄膜衣，时间短，一般约需25～45min，质量比糖衣锅为佳，但机器的设备费用及能量消耗较大，对大规模生产比较适合。对水溶性薄膜包衣材料，其处方组成比较简单，一般为聚合物、水、色素或增塑剂。

包衣操作要点为：①包衣之初，仔细检查片心，因为此时片子处于易损状态，开始时用低喷雾速度，片心应预热，扁平片不宜包衣，因其易于叠堆成团，鼓面片如果边缘太薄太锐也不宜应用，同时要求片心硬度较高，因其需要较长时间滚转；②要保证排气引风系统的高效率，进风量比其他包衣法也要大；③锅内片床温度应稳定在37～40℃，如果床温上升，则可能是包衣液体加入量不足或温度太高，会使喷出的液体过早干涸或使片剂表面不平；如床温下降则可能是液体喷出太快、进风太凉或风量不足，应及时纠正，否则水分易透入片心。

(二) 半薄膜衣

半薄膜衣是糖衣片与薄膜衣片两种工艺的结合，即先在片心上包裹几层粉衣层和糖衣层(减少糖衣的层数)，然后再包上2～3层薄膜衣层。这样既可克服薄膜衣片不易掩盖片心原有颜色和不易包严片剂棱角的缺点，又不过多增大片剂的体积。其衣层牢固，保护性能好，没有糖衣片易引湿发霉和包衣操作复杂等缺点，有利于降低成本，但仍不如糖衣片光亮美观。

三、 肠溶衣

肠溶衣片是指在胃中保持完整而在肠道内崩解或溶解的包衣片剂。包肠溶衣的原因是由药物性质和使用目的所决定的：①遇胃液能起化学反应、变质失效的药物；②对胃黏膜具有较强刺激性的药物；③有些药物如驱虫药、肠道消毒药等希望在肠内起作用，在进入肠道前不被胃液破坏或稀释；④有些药物在肠道吸收或需要在肠道保持较长的时间以延长其作用。选择肠溶衣料即是利用它们在不同pH溶液中溶解度不相同的特点。

(一) 肠溶材料

1. 虫胶

主要成分是罂子桐酸（9,10,16-三羟基软脂酸）和紫胶酸的酯类，可制成150～300g/L乙醇溶液包衣。

2. 纤维醋法酯（CAP）

一般配成含CAP 80～120g/L的乙醇丙酮混合液，成膜性能好，常与其他增塑剂或疏水性辅料如虫胶或十八醇等配合使用。

3. 丙烯酸树脂

为丙烯酸和甲基丙烯酸酯等的共聚物，常用的肠溶材料有Eudragit L100和S100，是甲基丙烯酸和甲基丙烯酸甲酯和乙酯的共聚物，国内生产的有丙烯酸树脂Ⅱ、Ⅲ号，二者均可用聚乙二醇或蓖麻油为增塑剂。

4. 羟丙基甲基纤维素酞酸酯（HPMCP）

不溶于水也不溶于酸性缓冲液，其薄膜衣在pH5～6之间能溶解，是一种从十二指肠上端就能开始溶解的肠溶衣材料，其效果比CAP好。

(二) 肠溶衣包制法

1. 肠溶糖衣工艺

包衣方法开始时与糖衣片相同，先将片心包隔离层和数层粉衣层，待棱角包没后，片面平整光洁，停止加热，只吹入热风，控制温度在35℃以下，待片面干燥时，用喷枪喷入肠溶衣材料溶液（注意操作室不能有明火），不断快速搅拌，使溶液分布均匀后，吹热风干燥，如此间歇喷雾，直至将肠溶衣材料喷完为止。如发现片与片之间有粘连时，可撒入少许滑石粉，喷完干燥后抽样测定崩解时限（经人工胃液试验2h不变者为合格）。如符合规定，可继续包粉衣层、糖衣层、有色糖衣层等，如此包至所需层数为止，一般8～10层即可。

2. 肠溶半薄膜衣

即在片心上先包2～3层粉衣层后，喷入肠溶衣材料，至符合崩解要求为止。肠溶衣的空气悬浮包衣法同包薄膜衣法。

用高效糖衣机进行丙烯酸树脂肠溶包衣的操作要点。

① 将药片放入高效糖衣机内，启动空气压缩机，使贮风瓶压力恒定，启动排风及送风机，先使药片做短暂翻动，把药片中的颗粒细粉吹走，打开蒸汽阀，按动开关，使药片在缸中慢慢翻动，并预热至 50℃左右。

② 将程控计时器的选择开关置“Film”位置，喷涂数字选择开关和干燥数字选择开关调整到合适的位置，气动压缩泵调整到一定的压力。

③ 开启气动压缩泵液体通道的阀门，微型喷枪即会喷射液体。注意调整微型喷枪的喷射角度和高度，使其喷涂效果最佳。操作过程中应密切注意药片的湿润程度，一旦发现有黏结现象，应及时调整喷涂时间、干燥时间和温度以及转速，以达到理想效果。

第四节　包衣过程中出现的问题及解决办法

包衣质量直接影响包衣片的外观及内在质量，包衣片心的质量（如形状、硬度、水分等）较差，所用包衣物料或配方组成不合适或包衣工艺操作不当等原因，可使包衣片在生产过程或贮存过程中发生一些问题，应当分析原因，采取措施，加以解决。

一、糖衣片

包糖衣相当程度上依赖于操作者的实际经验和技能，在操作细节方面存在不少问题，可影响片剂的质量。

（一）糖浆的配制

包衣用的糖浆是浓糖浆，一般为 730g/L 左右，冬天气温低，糖浆浓度可适当降低，夏天气温高糖浆浓度应适当提高。糖浆最好临用前配制，加热时间不能太长，以避免产生转化糖。如果糖浆浓度低或转化糖浓度过高（引湿性强）都会导致包衣时干燥不彻底，水分贮留在衣层内，当温度升高时变为气体而膨胀，使衣层脱落，发生“掉皮”现象。

（二）粘锅现象

在包粉衣层时，有时会出现片子粘锅现象。其主要原因如下。

（1）加入糖浆过多，糖浆浓度太高，黏性大　处理办法为降低糖浆浓度，减少糖浆用量。一般糖浆浓度和用量宜分别控制在 730g/L 和每 10kg 片子用糖浆 20～22ml。

（2）搅拌不均匀　特别在锅温较低时容易发生。处理办法为操作时先用适当力度将片子搅拌均匀，再通入热风使片子干燥。

（3）锅温过低　锅温过低则糖衣锅与糖浆之间温差较大，在短时间内不能协调，造成粘锅现象。处理办法为锅内温度不宜过低，最好控制在 35～40℃，在操作时要用适当力度勤翻搅匀。

（三）糖浆、滑石粉不粘锅现象

包衣过程中有时锅壁局部无糖浆和滑石粉，形成区域性黏附，若暴露面过大，可导致片剂摩擦变色和花斑。其主要原因如下。

（1）锅壁上白蜡未洗净　处理办法为用 100℃水洗净锅壁或将锅上涂一层糖浆，再撒上一层滑石粉干燥后再用。

（2）电炉使用过早　在包第 1 层时锅壁和片子的温度均较冷，当用电炉加热时，锅壁的温度迅速上升，使积在锅壁上的糖浆因受热黏性变小，流动性变大，被温度较低的片子完全带走，使滑石粉也黏附不上。处理办法为在包第 1 层时只吹热风，不用电炉或电炉温度低些，使片子和锅壁的温度均匀上升，等充分干燥后，锅壁就会粘上糖浆和滑石粉，表面变为粗糙。从第 2 层开始就可放心用电炉加热了。

(3) 包衣锅的角度太小 因为片子在锅内呈弧线运动，锅的角度太小，片子的下降速度加快，对锅心部分的冲击力大，致使这一部分粘不上糖浆和滑石粉。处理办法为将锅的角度适当放大（35°～40°），片子的下降速度变慢，锅心部分就会粘上糖浆和滑石粉。

(四) 片子出现暗边和着色不匀的问题

包衣时，有时出现暗边和着色不匀，说明滑石粉没有把片子的棱角包住，这将影响片子的贮藏、有效期及美观。其主要原因如下。

(1) 粉衣层包得太薄 滑石粉没有把片子的棱角包住，处理办法为继续包粉衣层，直到完全包住片心。

(2) 包衣锅的角度太小 片子在包衣锅内呈弧线运动，锅体转动把片带到一定高度，然后沿锅心部缓慢下降，呈摩擦滚动方式。当包衣锅的角度小时，造成片子向心力小，下降的速度很快，由摩擦滚动变为碰撞滚动，片子的棱角部分碰撞最多，糖浆在棱角部分分布很少，滑石粉也因糖浆的多少而厚薄不一，使片子棱角部分粉衣层太薄而出现暗边和着色不匀。处理办法为把包衣锅调整到最佳角度。包衣锅角度一般为 35°～40°。

(3) 片心太厚 如果压制的片心太厚，粉衣层将难以将其包住，处理办法为将片心压制成合适的厚度。

(五) 糖衣变色

有些糖衣片在贮藏一段时间后，就会产生花斑，失去光泽。其主要原因如下。

(1) 浸膏量太大 浸膏具有极强的引湿性，在生产的各个环节都可能吸收水分，使片心的含水量升高后渗透到衣层，使糖衣变色或破坏。处理办法为：从制粒开始，压片、包衣、包装各个环节都要防潮干燥；在包粉衣层时，先用玉米淀粉包两层可大大降低片心的引湿性，然后再用 200g/L 阿拉伯胶糖浆或 150g/L 明胶糖浆包几层隔离层。

(2) 片心中含有大量油性成分或挥发性成分 油性成分或挥发性成分具有很强的渗透性或挥发性，极易渗透到衣层，使糖衣变色，影响药品质量。处理办法为降低包衣温度，以减少挥发性成分的挥发；在包粉衣层时，先用玉米淀粉包两层可大量吸收片心中的油性成分防止其渗透，再用 200g/L 阿拉伯胶糖浆包几层隔离层。

(六) 打光困难

片子包完色层后，即可进行打光。在片子干湿度合适的情况下，加入适量蜡粉，5min 左右片子开始变亮，并发出“沙沙”的声音，表示打光顺利，但有时加蜡 10min 后片子亮度也无多大改变，甚至还会变得粗糙，即使延长时间也无法改变，或者片子总是在锅中打滑，其主要原因如下。

(1) 片子表面粗糙，糖的结晶太粗，致使片子光亮度难以合格 处理办法为：包有色糖衣时锅内温度降低到室温，这样使片子表面水分缓慢挥发，蔗糖在片子表面析出细小均匀结晶，则片子表面平整细腻，便于打光。

(2) 片子湿度太大 当加入蜡粉时，由于片子太湿，蜡粉极易粘在片子表面形成小颗粒，致使片子表面粗糙打不光亮，蜡粉越多越严重。处理办法为：停止打光，擦去片子表面所黏附的少量蜡粉，继续干燥，待片子干湿度合格后再打光。

(3) 片子太干或蜡粉受潮，造成片子打滑 处理办法为：将湿毛巾（拧干）放入锅中，增加片子湿度，或用湿毛巾（拧干）擦拭锅壁，用干燥蜡粉打光，即可。

（七）掉皮现象

在包衣过程中，有时出现掉皮现象。其主要原因如下。

（1）糖浆含量低　易造成干燥不完全，出现掉皮。处理办法为单糖浆含量一定要控制在650～750g/L范围内。

（2）包衣过程中未能达到层层干燥，水分在衣层内的贮留量较大，锅内的温度又在升高，导致水分因受热由原黏附在衣层变为气化膨胀，造成排挤，迫使衣层在不受外来力的情况下自行脱落“掉皮”。处理办法为包衣过程中每层都应达到干燥的要求后，再包下一层。

（3）操作时为了省时，单糖浆配量较大，使其贮存过久且过分地暴露，蔗糖部分形成转化糖，转化糖的引湿性强，包衣时易出现掉皮。处理办法为单糖浆应现配现用，一次用完。

（八）糖衣片的吸潮

虽然片剂包糖衣的目的之一是隔绝空气和湿气，但有时效果不佳，尤其是中药浸膏的糖衣片，常因吸潮而变质。糖衣对湿气的隔绝作用可通过实验进行测定，简单的方法是将糖衣片置于一定温度和相对湿度下若干时间，测定片重以求出吸湿量。

（九）糖衣的龟裂

若包衣不当，包衣片常因气温及湿度等的变化而出现衣层龟裂现象。其原因可能与衣层的透湿性有关，透入水后，片剂体积变化、胀裂；还可能与衣层太脆缺乏韧性有关，应调节包衣材料的配方，例如加入适宜的增塑剂；还可能与膨胀系数有关，衣层的膨胀系数与片剂不同，则易因温度变化而发生裂片。

（十）糖衣片的色斑

着色的糖衣片经常出现色斑，即色素在片剂的表面分布不均匀，颜色深浅不一致。发生色斑的主要原因是可溶性色素在干燥过程中“迁移”，目前国内已少用可溶性色素，如采用不溶性色素，可防止色素迁移。国外常用的“色淀”（lake）是由氧化铝、滑石粉或硫酸钙吸附色素制成。着色片的色泽深浅不一致，还可能与片剂表面不平滑等有关。

二、薄膜衣片

（一）影响薄膜衣形成的因素

片心与薄膜的结合包括膜材的内聚黏结和膜材与药片表面的黏附。薄膜本身的内聚黏结程度对于薄膜质量的影响是最主要的，天然或合成的薄膜衣材料系大分子聚合物，由许多不同层次、不同形式的结构单元所组成，它们具有各自的运动性能，通过改变配方可以调节这些材料的结构，从而获得良好的薄膜。其中对膜材内聚性能的影响主要有以下几个方面。

1. 聚合物的结构

聚合物虽然是一些简单结构单元的重复，但实际上它通常是一个庞杂的混合物，一般只能说其组成、结构大体如何。其结构构型、有序性及结晶度、相对分子质量分布及大小、极性基团、链的规整度、支链等都会影响聚合物的内聚性能。结晶使分子受晶格束缚，难于运动。相对分子质量愈大，大分子自身间的内聚力愈大，溶解性愈差。线性分子较之网状分子易溶，有较好的扩散性。大分子间的作用力也影响薄膜的强度和内聚性能，如极性小的聚合物，分子间力小，链上又没有较大的侧基，运动较自由，显示弹性。带有极性基团者，分子间力较前者为大，链上取代基较大者如甲基丙烯酸甲酯，强度稍大，纤维素则具有较高的强度。链的刚柔性影响链运动的自由，从而影响薄膜的机械性能，如聚乙烯醇和纤维素分子与水的亲和性差不多，但前者溶于水而后者不溶，就是因为前者的链较柔顺。

2. 溶剂效应

溶剂效应与包衣操作和薄膜衣片的生物利用度有密切关系。药用的薄膜包衣材料应易在胃肠道溶解，一般含有相应的官能团，含有脂肪族非极性链和取代的极性链。在不同 pH 水性介质中，高聚物的官能团解离，根据解离度的不同，薄膜衣表现出胃溶性、肠溶性、速溶或缓慢溶解的性质。脂肪族的聚合物，纯晶态的聚合物，只含有不电离基团或含有比例很高不解离基团的聚合物，不管水性介质 pH 多少，都不溶解。

聚合物的官能团与溶解性质和薄膜的形成有关。如果线型聚合物在溶解时能解离，则电离的基团会相互排斥，使聚合物产生拉伸作用。聚合物的缔合度越大，链的电荷越多，则链越不易卷缩成团，链的电荷增加，溶剂效应越显著，随之溶液的黏度也增加。极性溶剂对极性聚合物为良溶剂，对非极性聚合物为不良溶剂。聚合物和低分子溶剂只能部分互溶，其互溶情况与低分子的部分互溶双液体系极其相似，当低于临界溶解温度时就会发生分层现象。

聚合物和所用溶剂在溶解度参数上要相近，且氢键强弱为同一等级，则可望两者相溶。聚合物的相对分子质量呈现多分散性，在工艺上应用时往往是数种聚合物合用，因此其溶解度问题就较为复杂，大多数情况下，是以非极性聚合物为主，添加少量另外一种极性聚合物。如果薄膜包衣材料在溶剂中具有最大的溶剂化作用，聚合物的链就可能舒展开来，对包衣的成膜性和强度可能都有好的效果。这种特性在生产上可以通过黏度来反映，测定黏度可以对比溶剂对聚合物溶剂化作用的效果。至于薄膜包衣溶液的黏度究竟以多少为宜，因聚合物类型而异。总之，在保证聚合物最大限度溶剂化的前提下，根据经验确定适合于操作的最佳黏度范围。包衣溶液的黏度越大，其在片剂表面的延伸越不均匀，片剂易于互相黏着，很难获得平滑的表面；黏度过低，衣层形成慢，特别是在包衣的初期溶剂易于浸入片心。因此在实际应用上要选黏度适宜的溶剂，一般是将良溶剂与不良溶剂混合调节应用，如 CAP，丙酮为良溶剂，水和乙醇都是不良溶剂，其间存在一个最小黏度的混合比，如果黏度适度即可选择应用。

3. 增塑剂

增塑剂系指不具挥发性、沸点较高、与聚合物不分离、能改变聚合物机械性能的物质。聚合物与增塑剂借分子间力结合形成复合物或分子聚集体，从而降低链与链段之间的摩擦力，减少脆性，增加韧性和成膜性，也可改善流动性。如以丙烯酸树脂为例，其常用的增塑剂有苯二甲酸二丁酯及蓖麻油等，处方为：

丙烯酸树脂 L100	70g
苯二甲酸二丁酯	7g（增塑剂）
蓖麻油	7g（增塑剂）
滑石粉	8g（固体填料）
硬脂酸镁	8g（固体填料）

以上包衣材料可用丙酮、异丙醇或醇-水混合液（60：40）或醇液作为溶剂。调节塑性的方法通常有两种：一是外增塑作用，其间产生物理化学缔合；二是内增塑作用，使聚合物内部化学结构改变。在选择增塑剂时有三点需加以考虑。

（1）配伍相容性　应用增塑剂的目的在于降低包衣材料的玻璃化温度，使其柔软而有韧性，因此，增塑剂与聚合物应有相似的分子间力，二者结构愈相似，降低玻璃化转变温度愈显著，其增塑作用愈好，如水溶性的纤维素的酯类，因有很大比例的—OH，可选用含—OH的甘油、丙二醇、醇类和含—OH 的增塑剂。脂肪族非极性聚合物可加蓖麻油、玉米油、液状石蜡、邻苯二甲酸二丁酯等。此外，增塑剂与聚合物应有相容性，二者溶解度参数相近，如系统简单，聚合物与增塑剂又具有相同的官能团，对二者都易溶的溶剂较宜选择，包衣后一般不会产生聚合物与增塑剂分离的现象；如系统复杂，聚合物不止一种，化学构型和极性不同，配伍的问题就显得复杂，如选用一种共沸混合物为溶剂，上述问题就可以克服，复合溶剂中各组分的蒸气压在薄膜干燥温度下应该相近，这样才能保证膜的均匀性。

(2) 稳定性　增塑剂的稳定性与膜的物理和机械稳定性密切相关。外增塑剂与聚合物的结合是靠分子间力和互溶性，故不易在薄膜中分离或蒸发损失，因此一般应用外增塑剂。增塑剂的相对分子质量较大时，其蒸气压与扩散速度较低，形成的薄膜也较稳定。纤维素聚合物因刚性较大，一般要用质量分数30%～60%的增塑剂，但柔性较好的聚合物或共聚物的增塑剂用量很少超过质量分数10%～20%，一般只用质量分数0.3%～0.05%。

(3) 潮解性及水溶解度　增塑剂的潮解性影响薄膜衣的吸水能力和防水能力，增塑剂的水溶解度也很重要，特别在其用量较大时，影响药物的稳定性。

4. 分散性固体填料

薄膜包衣最浪费之处在于有机溶剂的应用，有些已有专门的装置用于溶剂的回收，薄膜包衣材料溶液的浓度通常为20～100g/L，在薄膜包衣材料溶液中添加不溶性填料（或称延展剂），可降低薄膜分子排列的有序性，因而具有增塑效果，同时膜的密度和固体含量增加，机械强度和热稳定性也增加。

5. 胶凝作用

薄膜包衣溶液蒸发后，在某一临界固体浓度下，可形成凝胶，凝胶的出现最重要的征兆是在恒温下，随着时间的增长黏度增加。薄膜包衣溶液含聚合物浓度较低，在溶剂蒸发前布朗运动很激烈，包衣时随着溶剂的蒸发，分子间碰撞的动能减少，胶粒互相黏着并形成网状结构，由于大多数药剂工艺上应用的聚合物包衣材料的链是不对称的，因此形成了无序的三维网络，孔隙中包含着有机溶剂。薄膜包衣后，薄膜的形成是挥发性溶剂不断蒸发，成为凝胶样聚集体的最后阶段，故在应用自动喷雾系统时，应防止溶剂过早地蒸发，以免将凝胶化了的包衣材料喷到片心表面，最好应用无气的喷雾技术。

（二）薄膜包衣存在的问题及解决办法

1. 碎片粘连和剥落

由片剂相互粘连引起，重新分离时从一个片面上剥下衣膜碎片粘在另一片面上。轻者为小片称碎片粘连，重者为大片称剥落。都是由于加浆太快，未能及时干燥引起，发现个别粘连时即时纠正，将粘连者剔除后继续包衣，否则需洗除、剥落、干燥后重包。

2. 起皱和“橘皮”膜

主要由干燥不当引起，衣膜尚未铺展均匀，已被干燥。滚包时有皱纹出现，即有起皱现象，喷雾时高低不平有如“橘皮”样粗糙面。出现这些现象或先兆时应立即控制蒸发速度，并且在前一层包衣的衣层完全干燥前继续添加适量的包衣溶液，以消除这种现象。若是由成膜材料的性质引起，则改换材料。

3. 起泡和桥接

表面的气泡或刻字片衣膜标志模糊，表明膜材料与片心表面之间附着力下降，留有空间，前者称为起泡，后者称为桥接。为纠正此现象，需改进包衣浆配方，增加片心表面粗糙度或在片心内添加一些能与衣膜内某些成分形成氢键的物质，如微晶纤维素类，以提高衣膜与片心表面的黏着力。在操作中，降低干燥温度，延长干燥时间，也有利于克服起泡和桥接现象。

4. 色斑和起霜

色斑是指可溶性着色剂在干燥过程中迁移到表面不能均匀分布引起的斑纹。起霜是指有些增塑剂或组成中有色物在干燥过程中迁移到包衣表面，使呈灰暗色且不均匀的现象，有色物料在包衣浆内分布不均，也会显示色斑现象。因此，在配料时，必须注意着色剂或增塑剂与成膜材料间的亲和性及在溶剂中的互溶性，并缓慢干燥。

5. 出汗

衣膜表面有液滴或呈油状薄膜。原因主要是包衣溶液的配方不当，组成间有配伍禁忌，必须调整配方予以克服。片剂包衣过程中可能发生的问题和解决方法见表7-1。

表7-1　片剂包衣过程中可能发生的问题和解决方法

包衣类别	问题	原　因	解决方法
糖衣片	糖浆不粘锅	锅壁上蜡未除尽	洗净锅壁或将锅壁涂一层糖浆，撒一层滑石粉再用
	色泽不匀	片剂粗糙不平； 有色糖浆用量过少，加之未搅匀； 温度太高，干燥过快，糖浆在片面上析出过快，衣层未经适当干燥，即加蜡打光	针对原因予以解决，如可用浅色糖浆，增加所包层数"勤加少上"并控制温度；洗去蜡料，重新包衣
	膨胀、磨片或剥落	片心层或糖衣层未充分干燥，崩解剂用量过大	注意干燥，糖浆用量不宜过多
	龟裂或爆裂	糖浆与滑石粉用量不当，温度太高，干燥过快，析出粗糖晶，使片面留有裂缝	控制糖浆和滑石粉的用量及其递减幅度，注意干燥温度，视不同品种也可在浆液中酌加塑性衣料
	露边与麻面	包衣料用量不当，温度过高或吹风过早	注意糖浆和粉料用量适当，糖浆以均匀湿润片心为宜，粉料以能在片面均匀黏附一层为佳，片面不见水分和产生光洁时，开始吹风
	粘锅	加糖浆过多，黏性大，搅拌不匀	糖浆的含糖量应恒定，一次用量不宜过多，锅温不宜过低
	印字	字迹与糖衣层之间附着力小	改进可食性油墨的附着力
薄膜衣、半薄膜衣片	起泡	固化条件不当，干燥速度快	掌握成膜条件和适宜干燥速度
	皱皮	干燥不当，或成膜剂的影响	选择适当干燥条件和成膜剂
	剥落	不同片剂表面与衣料理化特性影响了黏着性，两次包衣间的加料间隔过短，有时与包衣物料的浓度直接有关	掌握衣料特性，调节间隔时间，适当降低包衣液的浓度
	花斑	包衣处方中的增塑料、染料及其他附加剂用量不当，在干燥期间溶剂将可溶性物料带到衣膜表面	调节空气、温度、流量、减慢干燥速度
肠溶衣片	不能完全通过胃部	包衣物料选择和塑性脆性量配比不当，衣层与药物结合强度低或衣层厚度不够均匀	除经质量检验针对情况予以调整外，尚应考虑生理因素，最好选择包衣物料的溶解pH值能完全通过胃部，又能在十二指肠部位崩解溶出，使药物吸收
	"排片"	包衣物料与药物结构较强，或衣层过厚或久贮变性	找出排片的原因

参考文献

[1]　张汝华，郑俊民．片剂的制造工艺和原理［M］．北京：人民卫生出版社，1991：68-82．

[2]　朱玉玲主编．药物制剂技术［M］．北京：化学工业出版社，2010：231-235．

[3]　屠锡德，张均寿，朱家壁主编．药剂学［M］．第3版．北京：人民卫生出版社，2002：744-751．

[4]　郑俊民主译．片剂包衣的工艺与原理［M］．北京：中国医药科技出版社，2001：158-179．

[5]　黄惠华．片剂在包衣中出现问题及解决办法［J］．中国医院药学杂志，1998，18（8）：381．

第八章 片剂的质量评价

第一节 片剂质量评价的目的与意义

为保证片剂的疗效，对片剂可进行物理、化学和生物学三方面的检查。物理方面包括外观、重量差异限度、硬度、脆碎度、崩解时限等；化学方面的检查，包括主药的含量测定、含量均匀度检查；生物学方面的检查应符合国家制定的药品卫生标准。

片剂的质量检查包括半成品检查和成品检查。半成品检查即在压片过程中，定时抽查片剂的外观、硬度、重量差异、崩解时限等，以便随时对质量问题进行改进。包装过程中也应抽样检查，检查包装封口是否严密，标签、品名、规格、批号、包装数量等是否相符。成品检查在包装完毕后进行，抽取若干样品，检查其包装，并对标签、数量进行核实，做相关质量项目检查。

第二节 片剂的质量检查项目

一、外观

片剂外观应完整光洁、色泽均匀，有适宜的硬度，以免在包装、贮运过程中发生磨损或破碎。检查方法：抽取样品 100 片，平铺于白底板上，置于 75W 光源下 60cm 处，在距离片剂 30cm 处以肉眼观察 30s，检查结果应符合下列规定：色泽一致，杂色点 80～100 目杂色点应小于 5%，对包衣片有畸形者不得大于 0.3%。

二、片重差异

片剂的生产过程中，是以冲模容量来确定片剂的剂量，被填充颗粒的均匀度、颗粒的质量流量（g/min）等因素都会引起容量的变化，从而造成片剂的重量差异。因此对片剂要进行片重差异检查，对于某些可以掰开半片服用的片剂，也可以对其掰开半片的重量差异进行检查。

（一）片重差异限度的检查

按照现行《中国药典》对片重差异限度检查，应符合规定。

检查法　取供试品 20 片，精密称定总重量，求得平均片重后，再分别精密称定每片重量，每片重量与标示片重相比较（无标示片重的片剂，与平均片重相比较），按表 8-1 中的

表 8-1 《中国药典》2010 年版规定的片重差异限度

标示片重或平均片重	重量差异限度	标示片重或平均片重	重量差异限度
0.3g 以下	±7.5%	0.3g 及 0.3g 以上	±5%

规定，超出重量差异限度的不得多于 2 片，并不得有一片超出限度 1 倍。

糖衣片的片心应检查重量差异并符合规定，包糖衣后不再检查重量差异。除另有规定外，其他包衣片应在包衣后检查重量差异并符合规定。

（二）半片重量差异检查

对于某些可以掰开半片服用的片剂，可以对其半片的重量差异进行检查。如法国施维雅药厂生产的格列齐特缓释片（达美康）片，因为这个片剂可以半片服用，所以要求检查半片重量差异限度。

检查法　取 30 片，掰开为两个半片，每 1 个半片（30 个半片），计算“平均半片质量”，每半片质量与平均半片质量相比较，超过平均半片质量±15%的片数应不得多于一个，并不得有一个超过平均半片质量的±25%，应符合规定。

（三）片重差异限度计算

片重差异限度检查系指任意抽取一定的样本数，比较每一片重量与该样本均值接近的程度。

检查的计算方法有如下两种。

第一种是先把最重和最轻的某个片剂与片剂的平均重量比较，计算最大正和负的重量差异度，如都在规定范围内，其余制剂就不必每个一一计算，如有超过，再计算次大正或负的重量差异度。计算式为：

$$\text{差异度}(\%)=\frac{R-A}{A}\times 100 \tag{8-1}$$

式中，R 为某一片样本重量；A 为平均片重。

第二种先求出片剂的平均重量 $\overline{m}$，再求出重量差异允许范围，然后把制剂的重量与此范围比较，来判定是否合格，计算式如下：

$$\text{重量允许范围}=\overline{m}\pm\overline{m}\times\text{重量差异限度}(\%) \tag{8-2}$$

式(8-1) 来源于国家标准 GB/T 8170—2008《数值修约规则与极限数值的表示和判定》，该标准第 4.2.2.2 称：基本数值 A 带有相对极限上偏差值 $+b_1\%$ 和相对极限下偏差值 $-b_2\%$，指实测值或其计算值 R 对于 A 的相对偏差值$[(R-A)/A]$从 $-b_2\%$ 到 $+b_1\%$ 符合要求，计为“$A^{+b_1}_{-b_2}\%$”。式(8-1) 和式(8-2) 计算结果应该一致，但由于数值修约的关系，少数情况下可出现偏差。最好使用第一种方法计算，保持与国家标准一致。

文献指出，用式(8-2) 介绍的方法计算，结果判为不合格的药品，改用式(8-1) 计算，又变为合格的约占四分之一。

《药品生产质量管理规范实施指南》一书的计算公式为：

$$(G_{\min}-G_{20})/G_{20}\times 100\% \tag{8-3}$$

$$(G_{\max}-G_{20})/G_{20}\times 100\% \tag{8-4}$$

式中，$G_{\min}$ 为被检片剂最小质（重）量；$G_{\max}$ 为被检片剂最大质（重）量；G_{20} 为被检片剂 20 片平均重量。

式(8-3) 为片剂最小重量差异限度公式；式(8-4) 为片剂最大重量差异限度公式。《药品生产质量管理规范实施指南》一书的计算公式与国家标准是一致的。

日本、英国、美国计算重（装）量差异限度公式，以标示量为准，采用统计学计算方法，而我国采用制剂的平均重（装）量为标准，采用非统计学方法计算。

检查操作时，平均片重 0.30g 以下的片剂，应使用检定分度值 0.1mg 的分析天平；平均片重≥0.30g 的片剂应使用检定分度值 1mg 的分析天平。称量及计算平均片重 $\overline{m}$ 均保留 3

位有效数字。表 8-1 中片剂平均重或标示片重准确至十分位，如果片剂平均重量是 0.295g，应按 0.30g 的重量差异限度±5%计算。

【例 8-1】 某种片剂，抽检 20 片，总重 9.082g，各片重（g）如下：0.433、0.463、0.450、0.471、0.448、0.448、0.446、0.435、0.475、0.452、0.452、0.447、0.476、0.442、0.458、0.471、0.475、0.460、0.442、0.438，试计算最大正、负重量差异度。

【解】

$$平均片重=\frac{9.082}{20}=0.454(g)$$

根据式(8-1)，最大正差异度(%)=(0.476−0.454)×100/0.454=4.85%

最大负差异度(%)=(0.433−0.454)×100/0.454=−4.63%

本片最大正、负差异度在规定范围±5%之内，片重差异限度符合《中国药典》（2010 年版）规定。

三、 含量均匀度

含量均匀度是指小剂量或单剂量的固体制剂、半固体制剂和非均相液体制剂，如片剂每片含量符合标示量的程度。每片标示量不大于 10mg 或主药含量小于每片重量 5%的片剂均应检查含量均匀度。复方制剂仅检查符合上述条件的组分。

在生产过程中，某些小剂量的片剂由于工艺或设备的原因，可能引起含量均匀度的差异，检查均匀度的目的是控制每片含量的均一性，以保证药物剂量的准确。

《中国药典》（2010 年版）收载的含量均匀度检查法是用两次抽检法，以标示量为参照值，以标示量（100）和样本均值之差的绝对值（A）及标准差（S）这两个统计参数为判定标准的计量抽检法。一般含量均匀度很好或很差的药品，在第一次检查时就能做出判定；如果含量均匀度为介于好坏之间的中等产品，则需要进行复试。

凡检查含量均匀度的制剂，一般不再检查重量差异。

均匀度检查法：除另有规定外，取供试品 10 片，照各品种项下规定的方法，分别测定每片以标示量为 100 的相对含量 X，求其均值 $\overline{X}$ 和标准差 $S\left[S=\sqrt{\frac{\sum(X-\overline{X})^2}{n-1}}\right]$ 以及标示量与均值之差的绝对值 $A(A=|100-\overline{X}|)$；如 $A+1.8S\leqslant15.0$，则试品的含量均匀度符合规定；若 $A+S>15.0$，则不符合规定；若 $A+1.8S>15.0$，且 $A+S\leqslant15.0$，则应另取 20 片复试。根据初、复试结果，计算 30 片的均值 $\overline{X}$、标准差 S 和标示量与均值之差的绝对值 A，如 $A+1.45S\leqslant15.0$，则供试品的含量均匀度符合规定，若 $A+1.45S>15.0$，则不符合规定。

如该品种项下规定含量均匀度的限度为±20%或其他数值时，应将上述各判断式中的 15.0 改为 20.0 或其他相应的数值，但各判断式中的系数不变。

在含量测定与含量均匀度检查所用方法不同时，而且含量均匀度未能从响应值求出每片含量的情况下，可取供试品 10 片，按该品种含量均匀度项下规定的方法，分别测定，得仪器测得的响应值 Y（可为光密度、峰面积等），求其均值 $\overline{Y}$。另由含量测定法测得以标示量为 100 的含量 X_A，由 X_A 除以响应值的均值 $\overline{Y}$，得比例系数 $K(K=X_A/\overline{Y})$，将上述诸响应值 Y 与 K 相乘，求得每片以标示量为 100 的相对含量（%）$X(X=KY)$，同上法求 $\overline{X}$ 和 S 以及 A，计算，判定结果，即得。

【例 8-2】 奋乃静片含量均匀度的检查：取奋乃静片（标示量为 2mg）10 片，检查含量均匀度，测得其单剂含量分别为 1.8mg、1.9mg、2.0mg、2.1mg、2.2mg、2.3mg、2.1mg、1.9mg、1.8mg 和 2.0mg，计算该片剂的含量均匀度是否符合规定。

【解】 根据以上数据列表计算如下：

编号	含量	相对含量	平均值	测定值-平均值	(测定值－平均值)^2
1	1.8	90		−10.5	110.25
2	1.9	95		−5.5	30.25
3	2.0	100		−0.5	0.25
4	2.1	105		4.5	20.25
5	2.2	110	100.5	9.5	90.25
6	2.3	115		14.5	210.25
7	2.1	105		4.5	20.25
8	1.9	95		−5.5	30.25
9	1.8	90		−10.5	110.25
10	2.0	100		−0.5	0.25

$$A=|100-\overline{X}|=|100-100.5|=0.5$$

$$S=\sqrt{\frac{\sum(X-\overline{X})^2}{n-1}}=8.32$$

$$A+1.80S=0.5+1.80\times8.32=15.5$$

因为 $A+1.80S>15.0$，而 $A+S<15.0$，应另取 20 片复试。

假定另取 20 片复试，其含量恰为上述数据重复 2 次，参照以上解法，按 30 片计算，得到：平均值 $\overline{X}=100.5$

$$A=|100-\overline{X}|=0.5$$

$$S=8.02$$

$$A+1.45S=0.5+1.45\times8.02=12.1$$

按 30 片计算，$A+1.45S<15.0$，该片剂的含量均匀度符合《中国药典》（2010 年版）规定。

四、硬度与脆碎度

片剂在包装和运输过程中会受到外力的冲击而发生震动、撞击、摩擦，如硬度不够，就会发生裂片。为保证质量，需进行硬度检查。

（一）硬度检查

1. 硬度（hardness）

按相关学科的定义，硬度是指表面硬度，一般用“压痕”（indentation）法测定，即用一坚硬的圆锥体，用一定的力在材料表面“压痕”，由压痕的大小及深浅确定材料的硬度，本法可以用来测定片剂的表面硬度，反映片剂抗磨损的能力。也有人用钻孔法测定片剂内部的硬度。

硬度一般是指片剂的径向破碎力，单位是牛顿或千牛顿（N，kN）；也有采用千克（kg）作单位，但千克是质量的单位，不是力的单位。过去工程上一直沿用“千克力（kgf）”作为力的单位，尽管现在还在继续使用，但是不推荐。

中华人民共和国制药机械行业标准（JB/T 20104—2007 片剂硬度仪）对片剂硬度（hardness）给出的定义是：采用机械动力对比剂施以挤压直至破碎，片剂承受的压力值。

2. 破碎强度（crashing strength）

是指药片立于两个压板之间，沿片剂直径方向加压，测定使其破碎所需之压力为破碎强度。如果考虑到片剂的厚度以及直径等，可采用下列公式求得片剂的抗张强度 S_T（tensile strength）

$$S_T=\frac{2P}{\pi DT} \tag{8-5}$$

式中，P 为径向加压使片剂破碎所需的力 N；D 为片剂的直径，m；T 为片剂的厚度，m。

抗张强度在科研论文中为通用术语。抗张强度的单位 Pa（帕），即单位面积上的力，$1Pa=N/m^2$。

现在已有仪器孟山都（Mensanto）硬度测定器，见图 8-1。孟山都硬度测定器由装有两个柱塞和中间有压缩弹簧的圆筒组成，其下柱塞与被测的片剂接触，上柱塞受螺栓加压通过弹簧传到片剂上，当弹簧受压时，筒上的指针即沿着刻度移动，指出片子破裂时的压力。

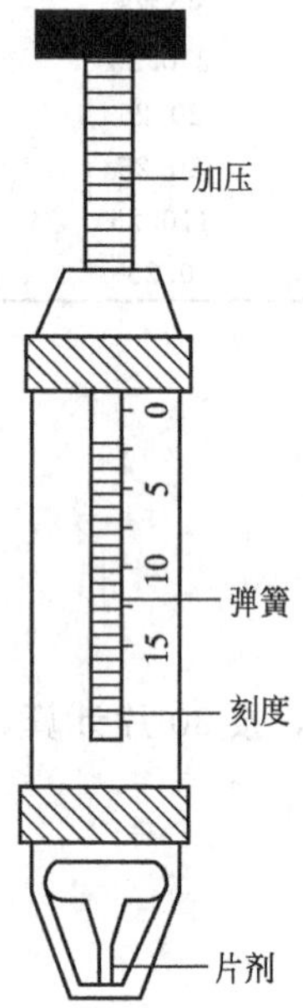

图 8-1　孟山都硬度测定器

一般认为用孟山都测定片剂的硬度以不低于 40N 为理想，实际上也会因片剂的大小、种类和应用要求不同而有较大的变异范围。例如要求药物释放快的片剂，所需硬度比较低（10～20N），含片及包衣片则要求比较高（40～60N 或大于 60N）。德国 Rohm pharm 制药厂对薄膜包衣的片心要求硬度不低于 60N。

除了孟山都测定器外，还有 Pfize、Erweka、Strong-Cobb 等多种测定器。Pfizer 硬度测定器的机械原理与普通的手动握力钳相似，当片剂在测定器的钳口破裂时，指示器即在刻度盘记出，其指针停留在片子破裂时的读数上。

近年天津大学天发公司研制的 YD 系列片剂硬度计，仪表上有上述四种单位可任选一种，即 N、kgf、kp、SC，后两者美国在使用，1kp＝9.807N＝1.4 Strong-Cobb，在硬度计说明书上把法定计量单位“N”排在首位是正确的，“SC”是 Strong-Cobb 的缩写。

（二）脆碎度检查

片剂脆碎度检查用于检查非包衣片的脆碎情况及其他物理强度，如压碎强度等。其检查装置为内径约 286mm，深度 39mm，内壁抛光，一边可打开的透明耐磨塑料圆筒（见图 8-2）。筒内有一自中心轴套向外壁延伸的弧形隔片（内径 80mm±1mm，内弧表面与轴套外壁相切），使圆筒转动时，片剂产生滚动，圆筒固定于同轴的水平转轴上，转轴与电动机相连，转速为每分钟（25±1）转，每转动一圈，片剂滚动或滑动至筒壁或其他片剂上。

检查法　片重为 0.65g 或以下者取若干片，使其总重约为 6.5g；片重大于 0.65g 者取 10 片。用吹风机吹去脱落的粉末，精密称重，置圆筒中，转动 100 次。取出，同法除去粉末，精密称重，减失重量不得过 1%（质量分数），且不得检出断裂、龟裂及粉碎的片。本试验一般仅做 1 次。如减失重量超过 1%时，应复检 2 次，3 次的平均减失重量不得过 1%，并不得检出断裂、龟裂及粉碎的片。

如果供试品的形状或大小使片剂在圆筒中形成不规则滚动时，可调节圆筒的底座，使与桌面成约 10°的角，试验时片剂不再聚集，能顺利下落。

对泡腾片或咀嚼片等易吸收的制剂，操作时应注意防止吸潮（通常控制相对湿度小于 40%）。

五、 崩解时限

崩解时限系指口服固体制剂在规定条件下全部崩解溶散或成碎粒，除不溶性包衣材料或破碎的胶囊壳外，应全部通过筛网。如有少量不能通过筛网，但已软化或轻质上漂且无硬心者，可作符合规定论。

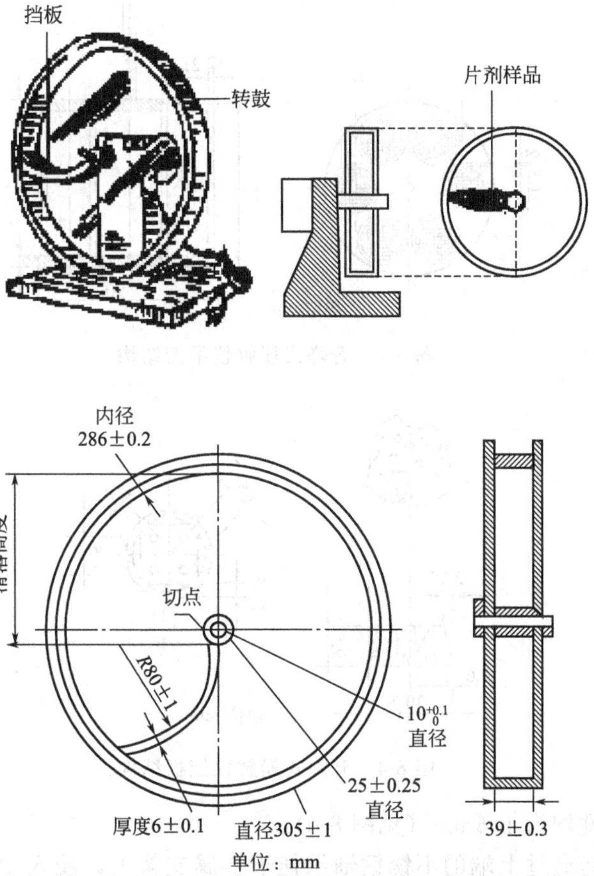

图 8-2 片剂脆碎度检查仪

各国药典都规定了崩解时限的测定方法和标准，一般均采用吊篮法，即将药片置于底部有适宜孔径的筛网的玻璃管中，将玻璃管（连同片剂）置于37℃的规定介质中并按规定的幅度和频率做上、下运动，测定片剂破碎且全部粒子都能通过筛网所需的时间，药典对可以选用的崩解介质都做了规定。

凡规定检查溶出度、释放度、融变时限或分散均匀性的制剂，不再进行崩解时限检查。下面是《中国药典》2010 年版关于片剂检查崩解时限装置及检查法的相关内容。

仪器装置　采用升降式崩解仪，主要结构为一能升降的金属支架与下端镶有筛网的吊篮，并附有挡板。升降的金属支架上下移动距离为 55mm±2mm，往返频率为每分钟 30～32 次。

吊篮　玻璃管 6 根，管长 77.5mm±2.5mm，内径 21.5mm，壁厚 2mm；透明塑料板 2 块，直径 90mm，厚 6mm，板面有 6 个孔，孔径 26mm；不锈钢板 1 块（放在上面一块塑料板上），直径 90mm，厚 1mm，板面有 6 个孔，孔径 22mm；不锈钢丝筛网 1 张（放在下面一块塑料板下），直径 90mm，筛孔内径 2.0mm；以及不锈钢轴 1 根（固定在上面一块塑料板与不锈钢板上），长 80mm。将上述玻璃管 6 根垂直置于 2 块塑料板的孔中，并用 3 只螺丝将不锈钢板、塑料板和不锈钢丝筛网固定，即得（见图 8-3）。

挡板　为一平整光滑的透明塑料块，相对密度 1.18～1.20，直径 20.7mm±0.15mm，厚 9.5mm±0.15mm；挡板共有 5 个孔，孔径 2mm，中央 1 个孔，其余 4 个孔距中心 6mm，各孔间距相等；挡板侧边有 4 个等距离的 V 形槽，V 形槽上端宽 9.5mm，深 2.55mm，底

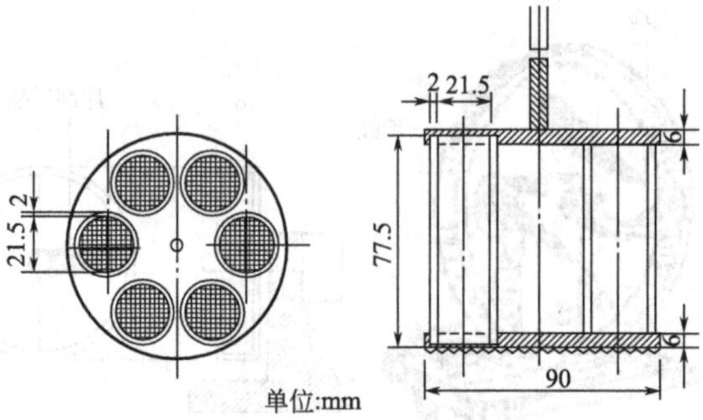

图 8-3　升降式崩解仪吊篮结构

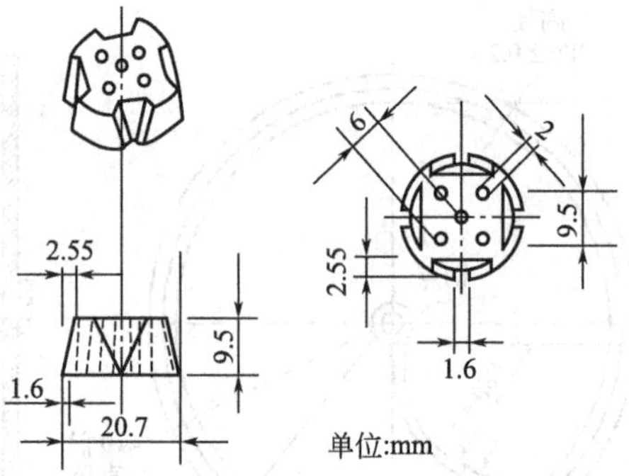

图 8-4　升降式崩解仪挡板结构

部开口处的宽与深度均为 1.6mm（见图 8-4）。

检查法　将吊篮通过上端的不锈钢轴悬挂于金属支架上，浸入 1000ml 烧杯中，并调节吊篮位置使其下降时筛网距烧杯底部 25mm，烧杯内盛有温度为 37℃±1℃的水，调节水位高度使吊篮上升时筛网在水面下 15mm 处。

除另有规定外，取供试品 6 片，分别置上述吊篮的玻璃管中，启动崩解仪进行检查，各片均应在 15min 内全部崩解。如有 1 片不能完全崩解，应另取 6 片复试，均应符合规定。

薄膜衣片，按上述装置与方法检查，并可改在盐酸溶液（9→1000）中进行检查，应在 30min 内全部崩解。如有 1 片不能完全崩解，应另取 6 片复试，均应符合规定。

糖衣片，按上述装置与方法检查，应在 1h 内全部崩解。如有 1 片不能完全崩解，应另取 6 片复试，均应符合规定。

肠溶衣片，按上述装置与方法，先在盐酸溶液（9→1000）中检查 2h，每片均不得有裂缝、崩解或软化现象；继将吊篮取出，用少量水洗涤后，每管加入挡板 1 块，再按上述方法在磷酸盐缓冲液（pH6.8）中进行检查，1h 内应全部崩解。如有 1 片不能完全崩解，应另取 6 片复试，均应符合规定。

含片，除另有规定外，按上述装置和方法检查，各片均应在 30min 内全部崩解或溶化。如有 1 片不能完全崩解，应另取 6 片复试，均应符合规定。

舌下片，除另有规定外，按上述装置和方法检查，各片均应在 5min 内全部崩解并溶化。如有 1 片不能完全崩解，应另取 6 片复试，均应符合规定。

可溶片，除另有规定外，水温为 15～25℃，按上述装置和方法检查，各片均应在 3min 内全部崩解并溶化。如有 1 片不能完全崩解，应另取 6 片复试，均应符合规定。

结肠定位肠溶片，除另有规定外，按上述装置照各品种项下规定检查，各片在盐酸溶液

(9→1000) 及 pH6.8 以下的磷酸盐缓冲液中均应不释放或不崩解，而在 pH7.5～8.0 的磷酸盐缓冲液中 1h 内应全部释放或崩解，片心亦应崩解。如有 1 片不能完全崩解，应另取 6 片复试，均应符合规定。

泡腾片，取 1 片，置 250ml 烧杯中，烧杯内盛有 200ml 水，水温为 15～25℃，有许多气泡放出，当片剂或碎片周围的气体停止逸出时，片剂应溶解或分散在水中，无聚集的颗粒剩留。除另有规定外，同法检查 6 片，各片均应在 5min 内崩解。如有 1 片不能完全崩解，应另取 6 片复试，均应符合规定。

六、 溶出度与释放度

(一) 溶出度

溶出度系指活性药物成分（药物）从片剂、胶囊剂或颗粒剂等制剂在规定条件下溶出的速率和程度，即将某一固体制剂的一定量置于溶出仪的吊篮中，在规定的时间内测定溶出的量。溶出度是控制固体制剂内在质量的重要指标之一。凡检查溶出度的制剂，不再进行崩解时限的检查。

溶出度测定适用于：①水中难溶性的药物制剂；②水中虽易溶，但处方与工艺造成阻碍药物溶解释放的制剂；③治疗剂量与中毒剂量接近的药物制剂；④缓释制剂、控释制剂、肠溶制剂、透皮贴剂等。

如果溶出度测定的全部样品（$n>6$）均在 15min 内溶出 85%以上，则可不将溶出度列入质量标准。

溶出度测定方法各国药典收录情况不同，中、美、英、日四国药典收录情况见表 8-2。

表 8-2 中、美、英、日四国药典收录溶出度的方法

药典	测定方法
中国	转篮法、桨法、小杯法
美国	转篮法、桨法、流池法、往复筒法、圆筒法、桨碟法、往复架法
英国、欧洲	转篮法、桨法、桨碟法、流池法
日本	转篮法、桨法、流池法

日本新药固体制剂研究中，溶出度方法是一项必不可少的检测项目，同时，在溶出度试验中，日本原则上按照 ICH 要求，采用国际通用方法。

《美国药典》溶出度测定方法最多，溶出度测定的品种数也最多。

从表 8-2 可以看出转篮法、桨法测定溶出度各国药典都采用。下面介绍《中国药典》3 个溶出度测定法。

1.《中国药典》溶出度测定法

(1) 第一法 通常叫转篮法，简称“篮法”。

转篮法适用于：胶囊、丸剂、片剂、漂浮的制剂；但不适用于：崩解型片崩解后颗粒下沉的片剂，或黏性易堵塞筛网的制剂。

转篮装置见图 8-5。

测定法 测定前，应对仪器装置进行必要的调试，使转篮底部距溶出杯的内底部 25mm±2mm。分别量取经脱气处理的溶出介质，置各溶出杯内，实际量取的体积与规定体积的偏差应不超过±1%，待溶出介质温度恒定在 37℃±0.5℃后，取供试品 6 片（粒，袋)，分别投入 6 个干燥的转篮内，将转篮降入溶出杯中，注意供试品表面上不要有气泡，

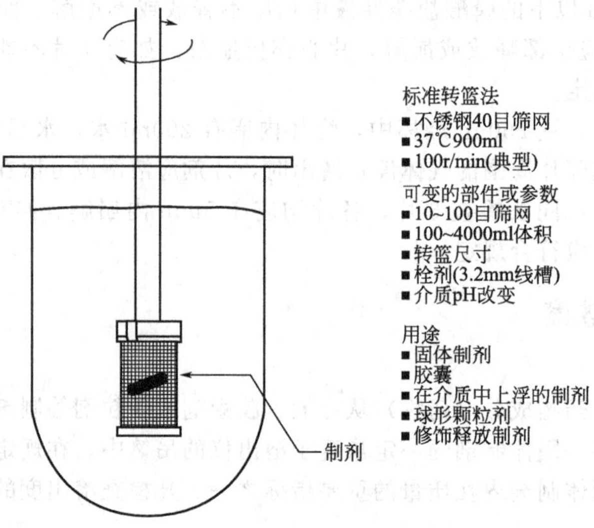

(a)

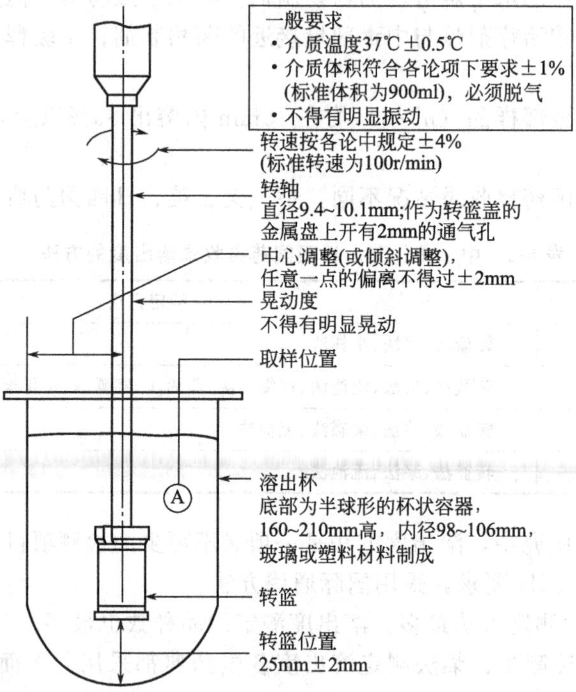

(b)

图 8-5　转篮装置图

按各品种项下规定的转速启动仪器，计时；至规定的取样时间（实际取样时间与规定时间的差异不得过±2%），吸取溶出液适量（取样位置应在转篮顶端至液面的中点，距溶出杯内壁不小于 10mm 处；须多次取样时，所量取溶出介质的体积之和应在溶出介质的 1%之内，如超过总体积的 1%时，应及时补充相同体积的温度为 37℃±0.5℃的溶出介质，或在计算时加以校正），立即用适当的微孔滤膜滤过，自取样至滤过应在 30s 内完成。取澄清滤液，照该品种项下规定的方法测定，计算每片（粒，袋）的溶出量。

测定时先降转篮，再开电机。

结果判定 符合下述条件之一者，可判为符合规定：

① 6片（粒，袋）中，每片（粒，袋）的溶出量按标示量计算，均不低于规定限度（Q）；

② 6片（粒，袋）中，如有1～2片（粒，袋）低于Q，但不低于$Q-10\%$，且其平均溶出量不低于Q；

③ 6片（粒，袋）中，有1～2片（粒，袋）低于Q，其中仅有1片（粒，袋）低于$Q-10\%$，但不低于$Q-20\%$，且其平均溶出量不低于Q时，应另取6片（粒，袋）复试；初、复试的12片（粒，袋）中有1～3片（粒，袋）低于Q，其中仅有1片（粒，袋）低于$Q-10\%$，但不低于$Q-20\%$，且其平均溶出量不低于Q。

以上结果判断中所示的10%、20%是指相对于标示量的百分率（%）。

【例8-3】 取地高辛片（标示量为2.5mg/片）6片，按药典方法测定溶出度。经60min后取样，测定，测得6片的溶出量分别为1.50mg、1.70mg、1.65mg、1.73mg、1.75mg和1.58mg，判断该片剂的溶出度是否符合规定。已知本品的溶出限度为65%。

【解】 首先计算各片的溶出度和6片的平均溶出度。

根据：

$$溶出度(\%)=\frac{溶出量}{标示量}\times 100$$

第一片的溶出度(%)=1.50×100/2.50=60.0

第二片的溶出度(%)=1.70×100/2.50=68.0

同理计算得各片的溶出度分别为：66.0%、69.2%、70.0%和63.2%，再求出6片的平均溶出度为66.1%。

判断结果：已知规定限度$Q=65\%$，其中有2片低于规定限度65%，但不低于65%－10%，且其平均溶出度不低于规定限度，该片剂的溶出度仍可判为符合《中国药典》(2010年版）规定。

(2) 第二法 浆法。

将转篮换成搅拌浆，其他装置和要求与转篮法相同，见图8-5和图8-6。浆法适用于：①片剂、胶囊、丸剂；②崩解型片崩解后颗粒下沉的片剂，底部易形成“锥形堆积”——应使用浆法。

测定时是先降搅拌浆，再加入样品，后开电机。

测定法 测定前，应对仪器装置进行必要的调试，使浆叶底部距溶出杯的内底部25mm±2mm。分别量取经脱气处理的溶出介质，置各溶出杯内，实际量取的体积与规定体积的偏差应不超过±1%，待溶出介质温度恒定在37℃±0.5℃后，取供试品6片（粒，袋），分别投入6个溶出杯内（当品种项下规定需要使用沉降篮或其他沉降装置时，可将片剂或胶囊剂先装入规定的沉降装置内。沉降篮的形状尺寸见《中国药典》2010年版二部附录Ⅹ C溶出度测定法项下图3所示），注意供试品表面上不要有气泡，按各品种项下规定的转速启动仪器，计时；至规定的取样时间（实际取样时间与规定时间的差异不得过±2%），吸取溶出液适量（取样位置应在转篮顶端至液面的中点，距溶出杯内壁不小于10mm处；须多次取样时，操作同第一法），立即用适当的微孔滤膜滤过，自取样至滤过应在30s内完成。取澄清滤液，照各品种规定的方法测定，计算每片（粒，袋）的溶出量。

结果判定 同第一法。

(3) 第三法 小杯法。

小杯法为缩小版浆法，适用于小剂量的片剂、胶囊、丸剂，一般仅供UV-VIS测定（紫外可见吸收光谱），如用HPLC测定，一般应采用篮法或浆法。

小杯法装置见图8-7、图8-8。

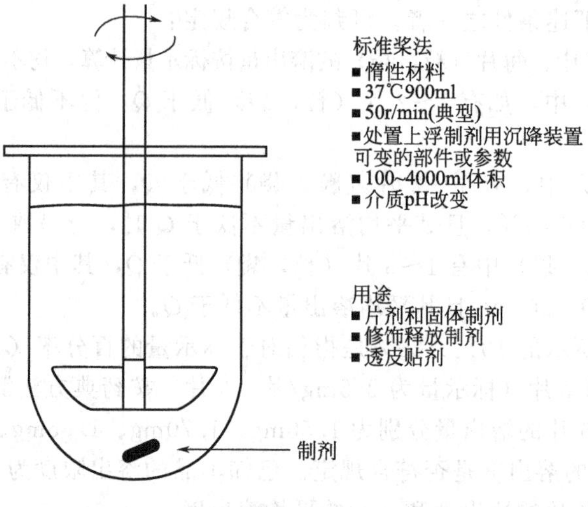

(a)

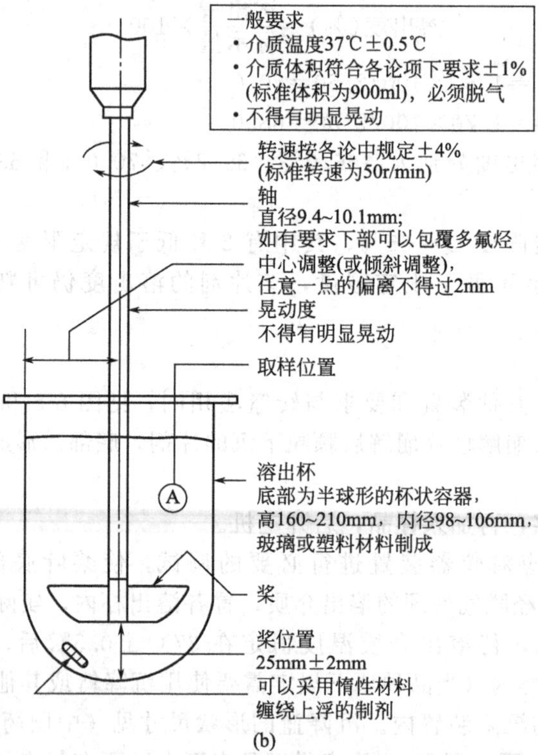

(b)

图 8-6　桨法装置图

小杯法溶出杯为 250ml 的杯状容器，内径 62mm±3mm，高 126mm±6mm，其他要求同第一法。

测定法　测定前，应对仪器装置进行必要的调试，使桨叶底部距溶出杯的内底部 15mm±2mm。分别量取经脱气处理的溶出介质，置各溶出杯内，实际量取的体积与规定的偏差不超过±1%（当品种项下规定需要使用沉降装置时，可将片剂或胶囊先装入规定的沉降装置内），以下操作同第二法，取样位置应在桨叶顶端至液面的中点，距溶出杯内壁不小于 6mm 处。

结果判定　同第一法。

《中国药典》溶出度测定法的溶出条件和注意事项如下。

① 溶出度仪的适用性及性能确认试验。除仪器的各项机械性能应符合上述规定外，还应

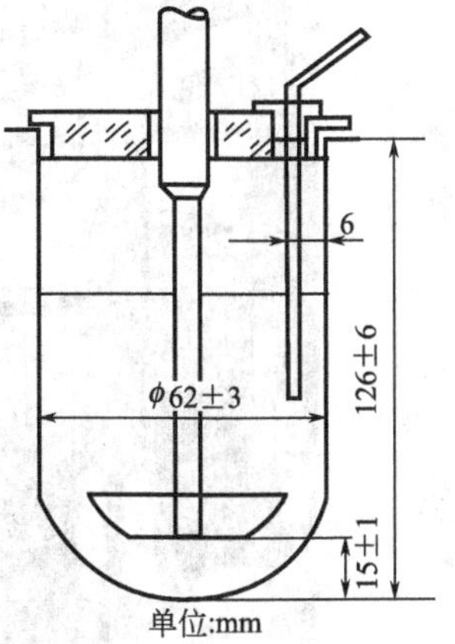

图 8-7　小杯法仪器装置

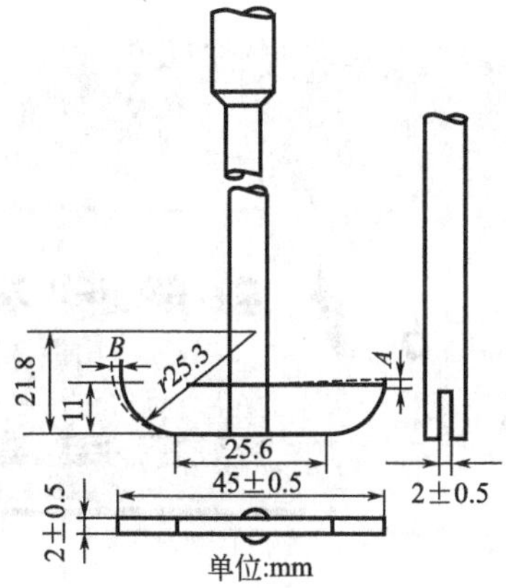

图 8-8　小杯法搅拌浆结构

采用溶出度标准片对仪器进行性能确认试验，按照标准片的说明书操作，试验结果应符合标准片的规定。

② 溶出介质。应使用各品种规定的溶出介质，并应新鲜制备和经脱气处理（溶解的气体在试验中可能形成气泡，从而影响试验结果，因此溶解的气体应在试验之前除去。可采用下列方法进行脱气处理：取溶出介质，在缓慢搅拌下加热至约 41℃，并在真空条件下不断搅拌 5min 以上；或采用煮沸、超声、抽滤等其他有效的除气方法）；如果溶出介质为缓冲液，当需要调节 pH 时，一般调节 pH 至规定 pH±0.05 之内。

③ 如胶囊壳对分析有干扰，应取不少于 6 粒胶囊，尽可能完全地除尽内容物，置同一溶出杯内，用该品种规定的分析方法测定每个空胶囊的空白值，做必要的校正。如校正值大于标示量的 25%，试验无效；如果校正值不大于标示量的 2%，可以忽略不计。

2. 其他国家药典流池法测定溶出度方法

流池法是将样品置圆柱形小室，溶出介质在泵的推动下通过样品池使该药物溶出，该法适用于所有的固体制剂或埋植制剂，特别是缓释制剂，介质的体积流量是 4～32ml/min。

流池法示意图及仪器分别见图 8-9、图 8-10。

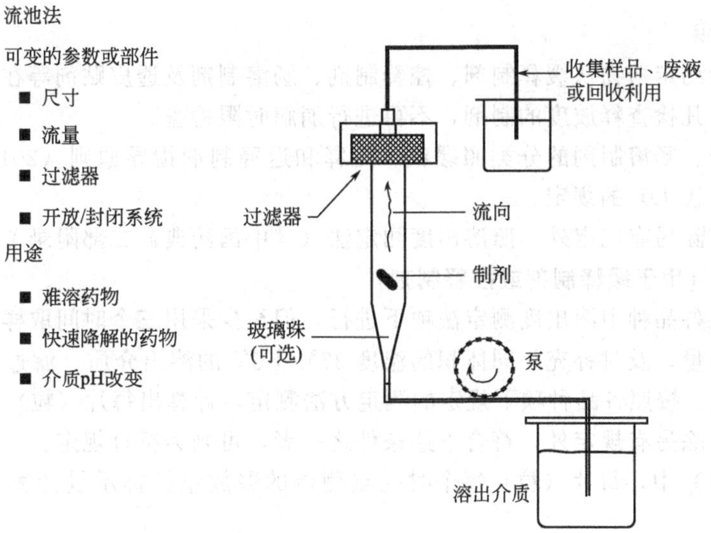

图 8-9　流池法示意

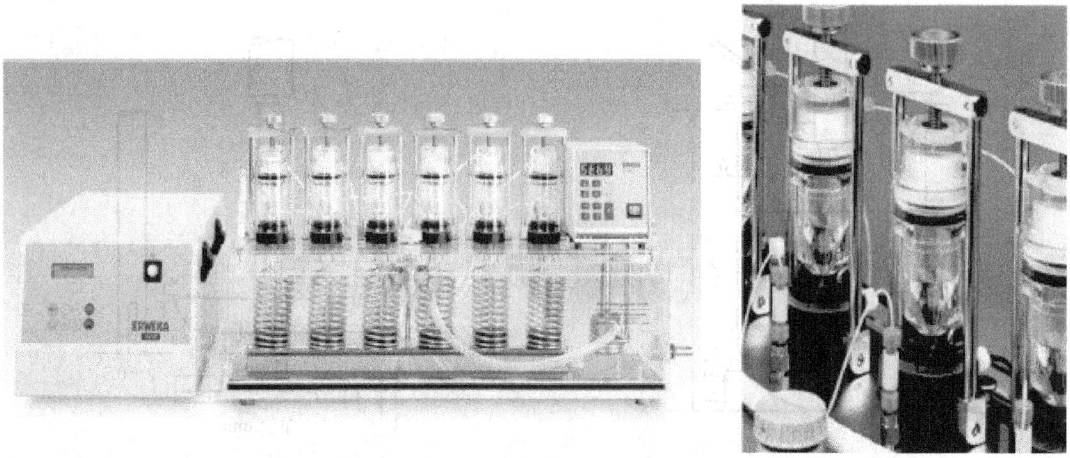

图 8-10　流池法仪器

流池法没有国产仪器，目前仅有一个进口品种在使用。

3. 光纤原位实时在线溶出度试验仪

该仪器不需要取样，随时随地可以通过仪器测定溶出情况。仪器见图 8-11。

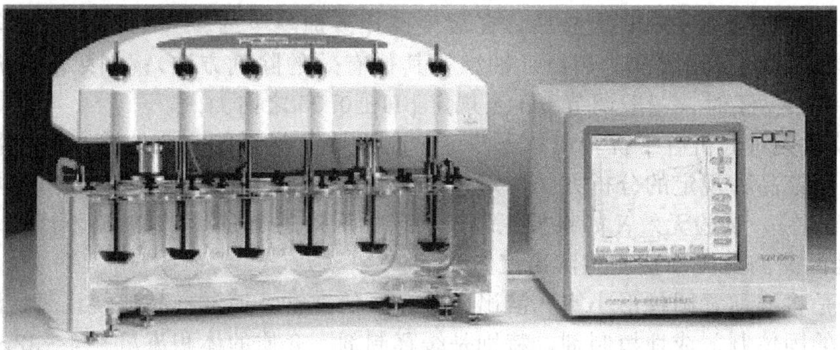

图 8-11　光纤原位实时在线溶出度试验仪

(二) 释放度

释放度系指测定药物从缓释制剂、控释制剂、肠溶制剂及透皮贴剂等在规定条件下释放的速率和程度。凡检查释放度的制剂，不再进行崩解时限检查。

缓释、控释、肠溶制剂的分类照缓释、控释和迟释制剂指导原则（2010 年版《中国药典》二部附录ⅩⅨ D）的规定。

仪器装置　除另有规定外，照溶出度测定法（《中国药典》二部附录Ⅹ C）项下所示。

1. 第一法　(用于缓释制剂或控释制剂)

测定法　照各品种中溶出度测定法项下进行，但至少采用三个时间取样，在规定取样时间点吸取溶液适量，及时补充相同体积的温度 37℃±5℃的溶出介质，滤过，自取样和滤过应在 30s 内完成，按照各品种项下规定的测定方法测定，计算出每片（粒）的释放量。

结果判定　除另有规定外，符合下述条件之一者，可判为符合规定：

① 6 片（粒）中，每片（粒）每个时间点测得的释放量按标示量计算，均未超出规定范围；

② 6 片（粒）中，每个时间点测得的释放量，如有 1～2 片（粒）超出规定范围，但未

超出规定范围10%，且每个时间点测得的平均释放量未超出规定范围；

③ 6片（粒）中，在每个时间点测得的释放量，如有1～2片（粒）超出规定范围，其中仅有1片（粒）超出规定范围的10%，但未超出规定范围20%，且其平均释放量未超出规定范围，应另取6片（粒）复试；初、复试的12片（粒）中，每个时间点测得的平均释放量，如有1～3片（粒）超出规定范围，其中仅有1片（粒）超出规定范围10%，但未超出规定范围20%，且其平均释放量未超出规定范围。

以上结果判断中所示超出规定范围的10%、20%是指相对于标示量的百分率（%），其中超出规定范围10%是指：每个时间点测得的释放量不低于低限的－10%，或不超过高限的＋10%；每时间点测得的释放量应包括最终时间测得的释放量。

2. 第二法（用于肠溶制剂）

(1) 方法1：酸中释放量　除另有规定外，介质为0.1mol/L盐酸溶液750ml，注入每个溶出杯，实际量取得的体积与规定体积的偏差应不超过±1%，待溶出介质温度恒定在37℃±0.5℃后，取供试品6片（粒），分别投入6个溶出杯中（当品种项下规定需要使用沉降装置时，可将片剂或胶囊剂先装入规定的沉降装置内），注意供试品不得有气泡，按各品种项下规定的转速，启动仪器，2h后在规定取样点吸取溶液适量，滤过，自取样至滤过应在30s内完成，按各品种项下规定的方法测定，计算出每片（粒）的酸中释放量。

缓冲液中释放量测定　上述酸液中加入温度37℃±0.5℃的0.2mol/L磷酸钠溶液250ml（必要时用2mol/L盐酸溶液或2mol/L氢氧化钠溶液调节pH至6.8），继续运转45min或按各品种项下规定的时间，在规定取样点吸取溶液适量，滤过，自取样至滤过在30s内完成，按各品种项下规定的方法测定，计算出每片（粒）的缓冲液中释放量。

(2) 方法2：酸中释放量测定　除另有规定外，量取0.1mol/L盐酸液900ml，注入每个溶出杯中，照方法1酸中释放量项下进行测定。

缓冲液中释放量测定　弃去上述各溶出杯中酸液，立即加入温度为37℃±0.5℃的磷酸盐缓冲液（pH6.8）(取0.1mol/L盐酸溶液和0.2mol/L磷酸钠溶液，按3∶1混合均匀，必要时用2mol/L盐酸或2mol/L氢氧化钠溶液调节pH至6.8）900ml，或将每片（粒）转移入另一盛有温度为37℃±0.5℃磷酸盐缓冲液（pH6.8）900ml的溶出杯中，照方法1缓冲液中释放量项下进行测定。

结果判定　除另有规定外，符合下列条件之一者，可判为符合规定。

酸中释放量：

① 6片（粒）中的每片（粒）释放量均不大于标示量的10%；

② 6片（粒）中有1～2片（粒）释放量大于10%，但其平均释放量不大于10%；

缓冲液中释放量：

① 6片（粒）中的每片（粒）释放量按标示量计算应不低于规定限度（Q），除另有规定外，Q应为标示量的70%；

② 6片（粒）中如有1～2片（粒）低于规定Q，其中仅有1片（粒）低于Q－10%，但不低于Q－20%，且平均释放量不低于规定限度Q时，应另取6片（粒）复试；初、复试的12片（粒）中，如有1～3片（粒）低于Q，其中仅有1片（粒）低于Q－10%，但不低于Q－20%，且其平均释放量不低于Q。

以上结果判断中所示超出规定范围的10%、20%是指相对于标示量的百分率（%）。

（三）片剂溶出度测定中溶出参数的计算

测定固体剂型一系列时间药物的溶出百分数后，对实验数据进行处理，获得若干参数用以描述药物或药物制剂在体外的溶出的规律，或作为规定制剂的控制指标等。寻求特性参数的方法主要有以下几种。

1. 单指数模型

药物溶出百分率与时间关系符合单指数方程：

$$y=y_{\infty}(1-e^{-kt}) \tag{8-6}$$

式中，y 为 t 时间的累积溶出百分率；y_{∞} 为药物溶出的最大量，通常为 100％或接近 100％。将式(8-6) 整理取对数得：

$$\lg(y_{\infty}-y)=\lg y_{\infty}-\frac{kt}{2.303} \tag{8-7}$$

用 $\lg(y_{\infty}-y)$ 对 t 作图为一直线，用一元线性回归求直线回归方程，从直线斜率求出 k，k 值大小可反映溶出速率快慢。将 $y=50\%$ 代入回归方程，可求得释放 50％所需的时间 $t_{0.5}$。

【例 8-4】 已知有两种不同厂家生产的含同样药物的缓释片剂经释放度研究，累积释放百分率结果见表 8-3。

表 8-3 不同时间的药物累积溶出百分率

时间/h		1	2	3	4	6	7	8	10	12	13	14	18	19	20
A片	y	12	30		48	67		78		88		92	98	100	100
	$y_{\infty}-y$	88	70		52	33		22		12		8	2	00	
B片	y	30	46	58	73	83	88	92	96	99	100	100			
	$y_{\infty}-y$	70	54	42	27	17	12	8	4	1	0	0			

试比较两种片剂的溶出快慢。

【解】 根据式(8-7)，以 $\lg(y_{\infty}-y)$ 对时间 t 进行线性回归，A 片剂与 B 片剂的方程分别为

A 片：$y=-0.0902x+2.0641$ 解得：$k_A=-2.303\times(-0.0902)=0.208$

B 片：$y=-0.1572x+2.0866$ 解得：$k_B=-2.303\times(-0.1572)=0.362$

由上可知 $k_B>k_A$，即 B 片释放速率大于 A 片。

2. 对数正态分布模型

药物释放速率以单指数模型拟合时，在半对数坐标纸上各点若不成直线，可以试用对数正态分布模型：

$$Y=\varphi[(lgt-\mu)/\sigma] \tag{8-8}$$

式中，σ、μ 为对数正态分布模型的参数，μ 为对数均数，σ 为对数标准差。若制剂的溶出百分率符合对数正态分布模型，σ、μ 可以反映溶出过程的特征。通常 σ、μ 值大，溶出速率慢。亦可用均数 m 和标准差 s 表示，m 值大的制剂药物溶出缓慢。

累积溶出百分率用对数正态分布模型拟合的方法如下：先求出各时间（t）的累积溶出百分率 Y，再在对数正态分布概率纸中以正态分布坐标（即纵坐标）为累积溶出百分率，对数坐标（即横坐标）表示时间，作图。如果各点能连成直线，即表示该制剂的释放规律符合对数正态分布模型。确定各点在对数正态分布概率纸上成一直线，即可求出 σ、μ、m 和 s 各参数。在图上查出直线在纵坐标上 0.5 和 0.16（或 0.84）的对应横坐标值，用 $t_{0.50}$、$t_{0.16}$ 或 $t_{0.84}$ 表示，计算 σ、μ 及 m、s 的公式如下：

$$\mu=\lg t_{0.50} \tag{8-9}$$

$$\sigma=\lg t_{0.50}-\lg t_{0.16} \tag{8-10}$$

$$m=\lg^{-1}(\mu+1.151\sigma^2) \tag{8-11}$$

$$s=m[\lg^{-1}(2.303\sigma^2)-1]^{\frac{1}{2}} \tag{8-12}$$

【例 8-5】 某药厂生产的阿司匹林片用转篮法测得该片的溶出速率数据，见表 8-4。

表 8-4　阿司匹林片的溶出速率数据

时间/min	2	4	6	10	20	30	40	50	60	70	80	90	100	200
累积溶出百分率 y	6	16	25	39	58	71	77	81	86	88	90	92	93	97
未溶出百分率($y_\infty-y$)	94	84	75	61	42	29	23	19	14	12	10	8	7	3

【解】 设 y_∞ 为 100%，则未溶出百分率为 $y_\infty-y$，以 $y_\infty-y$ 值对 t 在半对数坐标纸上作图得一条曲线。该片的释放规律不符合单指数模型。将上述数据在对数正态概率纸上以 $Y-t$值作图，连接各点为一直线，见图 8-12。图中纵坐标为 50%、16%处所对应的横坐标为 15.2 和 4.1，即 $t_{0.50}=15.2$min、$t_{0.16}=4.1$min，将其代入式(8-9)、式(8-10) 计算得 $\mu=1.1818$，$\sigma=0.5691$，再将 σ、μ 代入式（8-11）得 $m=35.85$，再将 m 代入式（8-12）得$s=76.63$。

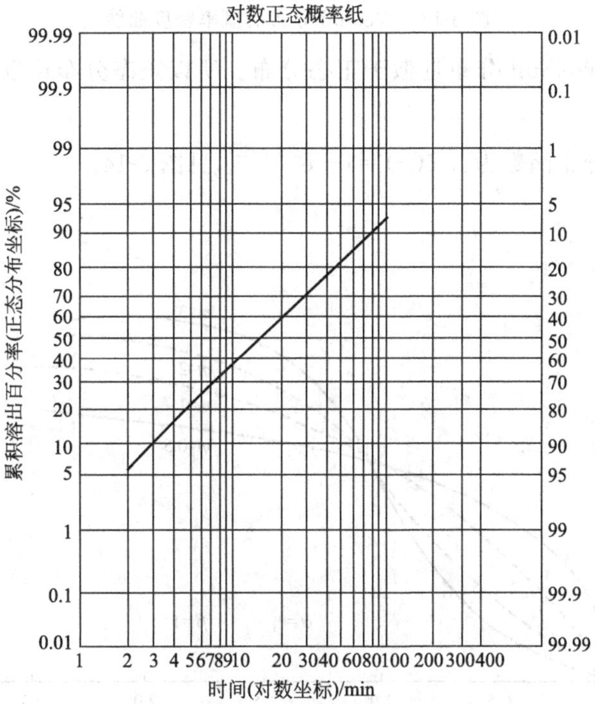

图 8-12　阿司匹林累积溶出百分率在对数正态分布纸上作图

3. 威布尔（Weibull）分布在医药学中的应用

常用 Weibull 分布分析药品的有效期、溶出度和严重疾病患者的存活期等。Weibull 分布是一种连续型分布，其概率密度函数为：

$$f(x)=\begin{cases}\dfrac{m}{\beta}(x-\alpha)^{m-1}e^{\frac{-(x-\alpha)^m}{\beta}}, & (x\geqslant\alpha,\ m>0,\ \beta>0)\\ 0, & (其他)\end{cases}$$

式中有三个参数：m 为形状参数，α 为位置参数，β 为尺度参数，当固定其中两个参数，让另一个参数变化时可以得出三种不同的分布图形，见图 8-13 的曲线，这种分布有三个参数：m、α、β。

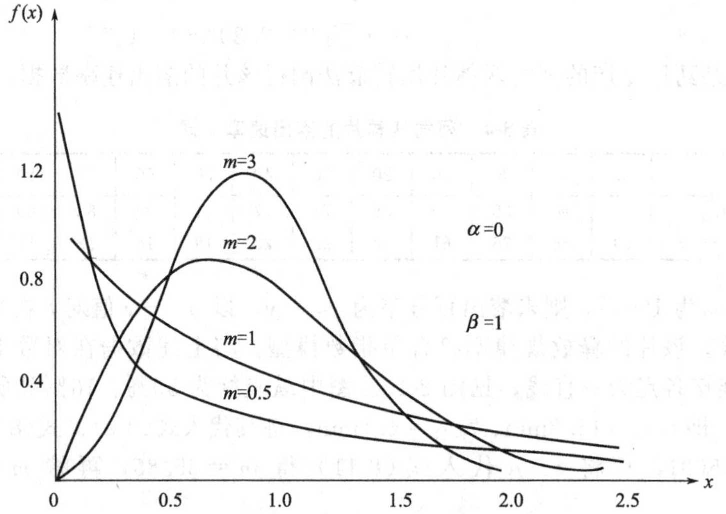

图 8-13　Weibull 分布的概率密度曲线

当 $m=3.5$ 时，Weibull 分布近似于正态分布。所以正态分布可以看成是 Weibull 分布的一个特例。

Weibull 分布的分布函数为：$F(x)=1-e^{-\frac{(x-\alpha)^m}{\beta}}$，见图 8-14。

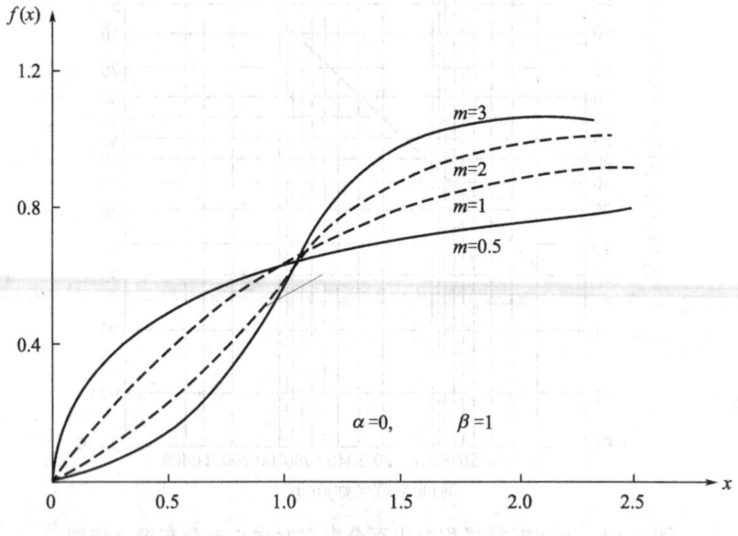

图 8-14　Weibull 分布的分布曲线

由图 8-14 可以看出：当 $m\leqslant1$，分布函数的图形向上凸，当 $m>1$ 时图形为 S 形。正是凭借形状参数的调节，使 Weibull 分布函数可以概括许多不同类型的情况，因此它在药学研究中具有广泛的用途。

Weibull 概率纸的用法：将分布函数式改写为 $1-F(x)=e^{-\frac{(x-\alpha)^m}{\beta}}$

两边取对数得：$\ln[1-F(x)]=-\frac{(x-\alpha)^m}{\beta}$，变形得：$0-\ln[1-F(x)]=\frac{(x-\alpha)^m}{\beta}$

即：$\ln1-\ln[1-F(x)]=\frac{(x-\alpha)^m}{\beta}$，即：$\ln\frac{1}{1-F(x)}=\frac{(x-\alpha)^m}{\beta}$

两边再取对数得：$\ln\ln\frac{1}{1-F(x)}=m\ln(x-\alpha)-\ln\beta$

当 $\alpha=0$ 时（例如药物分解 0～30%时，$\alpha=0$），上式变为 $\ln\ln\frac{1}{1-F(x)}=m\ln x-\ln\beta$，作变量代换，令 $y=\ln\ln\frac{1}{1-F(x)}$，$x=\ln x$，则上式变为：$y=mx-\ln\beta$。这样一来，Weibull 分布函数 $F(x)$ 的图形可以通过数学变换就转化为直线。由变量转换中的函数尺所制成的坐标纸称为 Weibull 概率纸。见图 8-15。

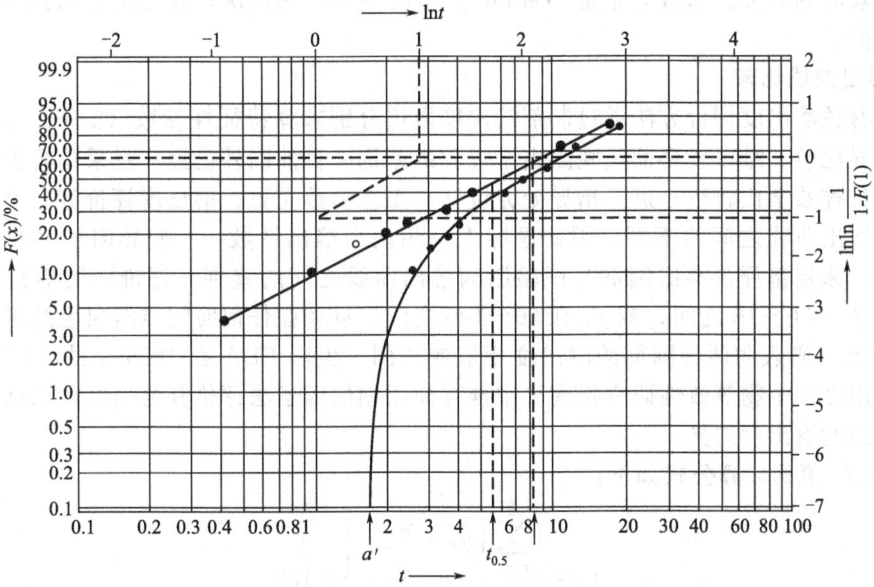

图 8-15 Weibull 概率纸和［例 8-6］数据的参数图估

在实际应用中常用 Weibull 方程：$\ln\ln\frac{1}{1-F(t)}=m\ln t-\ln\beta$（其中 t 表示时间，$\alpha=0$）。

【例 8-6】 用转篮法测得某药片在不同时间的累积溶出百分率如表 8-5 所示，问此数据可否用 Weibull 分布说明其溶出规律？

表 8-5 某药片不同时间的累积溶出百分率

t/min	20	25	30	35	40	50	60	90	120	180
t'	2.0	2.5	3.0	3.5	4.0	5.0	6.0	9.0	12.0	18.0
t''	0.4	0.9	1.4	1.9	2.4	3.4	4.4	7.4	10.4	16.4
$F(t)$/%	4.6	11	19	22	27	31	42	59	72	86

注：$t'=0.1t$，$t''=t'-1.6$。

【解】 Weibull 概率纸 t 尺的范围为 0.1～100，本例的 t 值超过 100，因此作 $t'=0.1t$ 变换，以［t'_i，$F(t)_i$］描点，如图 8-15 中的黑点“•”，得曲线，顺势延长之与 t 尺交于 $\alpha'=1.6$，再作变换 $t''=t'-1.6$，又以［t''_i, $F(t)_i$］描点，如图 8-15 中的圆圈“○”呈直线趋势，可以认为数据服从 Weibull 分布，凭目测可以拟合直线。

求 α：既然 t'-1.6 与 $F(t)$ 呈直线关系，则 $\alpha'=1.6$，$\alpha=1.6\times10=16$。

求 m：通过 m 点作直线平行于所拟合的直线，交于 Y 轴，从交点作平行于横坐标的直线交于 $\ln\ln\frac{1}{1-F(t)}$ 坐标，得 $m=1.03$。

求β：由拟合直线与X轴的交点作垂线，交于t坐标的8，得$\eta'=8$，$\eta=10\eta'=10\times8=80$，$\beta=\eta^m=80^{1.03}=91.24$。由此得该药片的溶出经验公式为：

$$F(x)=1-e^{\frac{-(x-16)^{1.03}}{91.24}}$$

式中$\alpha=16$min，表明该片要16min后才开始溶出。

令$F(t)=0.5$，即溶出50%，解之得$t=72$min，即半溶出期$t_{0.5}$为72min。

由图8-15估计得$t_{0.5}=(5.7+1.6)\times10=73$min。

Weibull分布与药物失效（如降解、溶出等）时间密切相关，而指数分布与正态分布也与药物失效时间有关。指数分布是Weibull分布的一种特殊情况，正态分布可用Weibull分布高度近似。

4. 溶出曲线比较

上述有关溶出度评价方法通过制剂溶出度数据分别求算特征性参数（如k、$t_{0.5}$、t_d等）后进行差异比较，难以较全面反映溶出全过程的差别。目前国外已经广泛采用溶出曲线比较的方法（又称数学比较法）进行指导处方设计、工艺参数变更、溶出度评价等。由于直观上很难判断溶出曲线之间的不同，因此国际上采用两个溶出系数——变异因子（f_1）与相似因子（f_2）来定量评价参比制剂与试验制剂溶出曲线之间的差别。评价两制剂相似性的标准是：当f_1在0～15之间，或f_2在50～100之间，且和在任何时间点溶出度的平均误差均不超过15%，则表明两种制剂的溶出度相似或相同。美国FDA在1999年的《口服固体制剂生物利用度和生物等效性研究指南》中推荐使用相似因子法评价其溶出度，以确定仿制品与对照药品的溶出度差异。

f_1和f_2值的计算公式如下：

$$f_1=\left\{\frac{\sum_{t=1}^{n}|\overline{R_t}-\overline{T_t}|}{\sum_{t=1}^{n}\overline{R_t}}\right\}\times100 \tag{8-13}$$

$$f_2=50\lg\left\{\left[1+\frac{1}{n}\sum_{t=1}^{n}w_t(\overline{R_t}-\overline{T_t})^2\right]^{0.5}\times100\right\} \tag{8-14}$$

式中，n为取样点数目；$\overline{R_t}$和$\overline{T_t}$分别为在t时间点的参比制剂与试验制剂平均累积溶出百分率；ω_t为不同时间点的权重系数，可根据不同时间点溶出度的重要性设定不同的值，当无法确定大小时，ω_t可设为1。

【例8-7】 如某单位研制的双嘧达莫缓释片与进口制剂的不同时间累积溶出百分率如下：

时间 h	1	2	4	5	8
M_t(试验制剂)	14.27	33.31	56.00	67.68	77.46
M_t(参比制剂)	20.22	35.09	61.29	73.95	86.22

试用相似因子（f_2）评价两制剂是否相似。

【解】 根据式(8-14)：

$$\sum_{t=1}^{n}w_t(\overline{R_t}-\overline{T_t})^2+=(14.27-20.22)^2+(33.31-35.09)^2+(56.00-61.29)^2$$

$$(67.68-73.95)^2+(77.46-86.22)^2$$

$$=182.6$$

$$f_2 = 50\lg\left(1+\frac{1}{5}\times 182.61\right)^{-0.5}\times 100$$

$$=50\lg 16.33$$

$$=60.65$$

由计算结果可知 f_2 为 60.65，在 50～100 之间，表明研制的双嘧达莫缓释片与进口制剂的溶出度相似。

七、 微生物限度检查

微生物限度检查系检查非规定灭菌制剂及其原料、辅料受微生物污染的程度。检查项目包括细菌数、霉菌数、酵母菌数及控制菌检查。

微生物限度检查应在环境洁净度 10000 级（相当于我国现行版 GMP 的静态 C 级）下的局部洁净度 100 级（相当于我国现行版 GMP 的静态 B 级）的单向流空气区域内进行。检验全过程必须严格遵守无菌操作，防止再污染。单向流空气区域、工作台面及环境应定期按《医药工业洁净室（区）悬浮粒子、浮游菌和沉降菌的测试方法》的现行国家标准（GB/T 16292～16294—1996）进行洁净度验证。

供试品检查时，如果使用了表面活性剂、中和剂或灭活剂，应证明其有效性及对微生物无毒性。

除另有规定外，《中国药典》检查法中细菌及控制菌培养温度为 30～35℃；霉菌、酵母菌培养温度为 23～28℃。检验结果以 1g、1ml、10g、10ml、10cm² 为单位报告，特殊品种可以最小包装单位报告。

具体的微生物限度检查方法及方法验证参见 2010 年版《中国药典》二部附录Ⅺ J 和 2010 年版《中国药品检验标准操作规范》351～407 页。

（一）药典对微生物限度要求

①《中国药典》2010 年版二部附录片剂通则项下规定：口腔贴片、阴道片、阴道泡腾片和外用可溶性片等局部片剂按微生物限度检查法检查，应符合规定。

②《中国药典》2010 年版一部附录片剂通则项下规定，微生物限度照微生物限度检查法检查，应符合规定。

（二）口服给药制剂微生物限度标准。

1. 化学药与不含药材原粉的制剂(一部和二部是相同的)

细菌数：每 1g 不得过 1000cfu；每 1ml 不得过 100cfu。霉菌和酵母菌数：每 1g 或 1ml 不得过 100cfu。大肠埃希菌：每 1g 或 1ml 不得检出。

2. 含药材原粉的制剂(一部)

细菌数：每 1g 不得过 10000cfu（丸剂每 1g 不得过 30000cfu）；每 1ml 不得过 500cfu。霉菌和酵母菌数：每 1g 或 1ml 不得过 100cfu。大肠埃希菌：每 1g 或 1ml 不得检出。大肠菌群：每 1g 应小于 100 个；每 1ml 应小于 10 个。

3. 含豆豉、神曲等发酵原粉的制剂（一部）

细菌数：每 1g 不得过 100000cfu；每 1ml 不得过 1000cfu。

霉菌和酵母菌数：每 1g 不得过 500cfu；每 1ml 不得过 100cfu。

大肠埃希菌：每 1g 或 1ml 不得检出。

大肠菌群：每 1g 应小于 100 个；每 1ml 应小于 10 个。

4. 动物组织与脏器口服制剂

含动物脏器（包括提取物）及动物类原药材粉（蜂蜜、王浆、动物角、阿胶除外）的口服给药制剂（一部），含动物组织（包括提取物）的口服给药制剂（二部），每 10g 或 10ml 还不得检出沙门菌。

（三）局部给药制剂

1. 阴道、尿道给药制剂（一部和二部标准一样）

细菌数：每 1g、1ml 或 $10cm^2$ 不得过 100cfu。

霉菌和酵母菌数：每 1g、1ml 或 $10cm^2$ 应小于 10cfu。

2. 其他局部给药制剂

细菌数：每 1g、1ml 或 $10cm^2$ 不得过 100cfu。

霉菌和酵母菌数：每 1g、1ml 或 $10cm^2$ 不得过 100cfu。

金黄色葡萄球菌、铜绿假单胞菌：每 1g、1ml 或 $10cm^2$ 不得检出。

八、生物利用度和生物等效性

生物利用度是指经血管外给药后，测得药物进入体循环的相对数量和相对速率。在实际工作中，经常要对药物吸收的程度进行测定，以评价药物的生物有效性。当药物由静脉给药时，药物直接进入血液认为是 100%吸收。当由血管外途径给药时，药物可能并不完全进入血液，即认为吸收不完全。

绝对生物利用度（$F_{绝对}$），即药物经血管外给药时的吸收程度与静脉给药时的相对比值。

$$F_{绝对}(\%)=\frac{受试制剂给剂量\,D\,后的血中药物总量}{静脉注射剂量\,D\,后的血中药物总量}\times 100 \tag{8-15}$$

相对生物利用度（$F_{相对}$），即指与标准制剂相比，试验制剂中药物被吸收的相对程度。

$$F_{相对}(\%)=\frac{受试制剂给剂量\,D\,后的血中药物总量}{静脉注射剂量\,D\,后的血中药物总量}\times 100 \tag{8-16}$$

（一）由血药浓度计算生物利用度

以不同途径给药（对人或实验动物）后，在不同时间测取血药浓度，通过血浓-时间曲线，可求得曲线下面积。从用药到药物在体内完全消除整个过程，测得的曲线下面积以 $AUC_{0\to\infty}$ 表示，则受试制剂 B 与标准制剂 A 相比的生物利用度可由下式计算：

$$F(\%)=\frac{(AUC_{0\to\infty})_B}{(AUC_{0\to\infty})_A}\times 100 \tag{8-17}$$

$$AUC_{0\to\infty}=AUC_{0\to t}+AUC_{t\to\infty} \tag{8-18}$$

式中，$AUC_{0\to t}$ 为时间由 0 至 t 时的血浓-时间曲线下面积，面积可按梯形规则计算而得，即：

$$AUC_{0\to t}\sum_{i=0}^{n-1}\left[\frac{c_i+c_{i+1}}{2}\times(t_{i+1}-t_1)\right] \tag{8-19}$$

式中，n 为实验中从时间 0 到 t 测定的次数。$AUC_{t\to\infty}$ 指时间 t 到无穷大时的血浓-时间曲线下面积。

实验测定血药浓度一般只能实际测到 t 时，如果 t 时以后，血药浓度与时间的半对数为一直线，则 $AUC_{t\to\infty}$ 可用下式计算：

$$AUC_{t\to\infty}=\frac{c_t}{k} \tag{8-20}$$

式中，c_t 为 t 时的血药浓度；k 为消除速率常数，可从直线斜率求算（也可从文献查得）。

静脉注射时 $AUC_{0\to\infty}$ 的计算可按式（8-20），此时 C_t 需改为 C_0，即静脉注射 0 时的血药浓度。

【例 8-8】 给一批志愿者每人口服某药物片剂 100mg，测得的数据见表 8-6，给同一批志愿者每人静脉注射同一种药物 100mg，并测得 $t=0$ 时的平均血药浓度为 13.0μg/ml。由实验数据求得 $k=0.15h^{-1}$，并且在 $t=6h$ 后，血药浓度对时间的半对数图线为一直线。求该药片剂的绝对生物利用度。

表 8-6 血液内药物浓度

n	时间/h	平均血药浓度/(μg/ml)	n	时间/h	平均血药浓度/(μg/ml)
0	0.0	0.0	8	3.0	6.9
1	0.25	2.2	9	4.0	6.2
2	0.5	3.8	10	6.0	4.8
3	0.75	5.0	11	8.0	3.5
4	1.0	5.8	12	12.0	1.9
5	1.5	6.8	13	18.0	0.8
6	2.0	7.1	14	24.0	0.3
7	2.5	7.1			

【解】 静脉注射后，血浓-时间曲线下总面积为：

$$(AUC_{0\to\infty})_A=\frac{13.0}{0.15}=86.7(\mu g\cdot h/ml)$$

口服其药片剂后，由 0 到 6h 血药浓度曲线下面积按式（8-19）计算为：

$$\begin{aligned}(AUC_{0\to6})_B=&\frac{2.2+0}{2}\times(0.25-0)+\frac{2.2+3.8}{2}\times(0.5-0.25)+\frac{5.0+3.8}{2}\times(0.75-0.5)+\\&\frac{5.8+5.0}{2}\times(1.0-0.75)+\frac{6.8+5.8}{2}\times(1.5-1.0)+\frac{7.1+6.8}{2}\times\\&(2.0-1.5)+\frac{7.1+7.1}{2}\times(2.5-2.0)+\frac{6.9+7.1}{2}\times(3.0-2.5)+\\&\frac{6.2+6.9}{2}\times(4.0-3.0)+\frac{4.8+6.2}{2}\times(6.0-4.0)\\&=0.275+0.75+1.1+1.35+3.15+3.475+3.55+3.50+6.55+11\\&=34.70(\mu g\cdot h/ml)\end{aligned}$$

口服片剂后的 $AUC_{6\to\infty}$ 可按式（8-20）计算：

$$AUC_{6\to\infty}=\frac{4.8}{0.15}=32(\mu g\cdot h/ml)$$

则口服片剂，时间由 0→∞时的血药浓度曲线下总面积为：

$$(AUC_{0\to\infty})_B=34.7+32=66.7(\mu g\cdot h/ml)$$

该口服片剂绝对生物利用度按式(8-20）计算，即：

$$F_{绝对}(\%)=\frac{66.7}{86.7}\times100=76.9$$

即该药口服片剂的绝对生物利用度为 76.9%。

【例 8-9】 某药以血药浓度法测定生物利用度数据见表 8-7。经作图求得该药的生物半衰期为 9.6h，求该药的相对生物利用度为多少？

表 8-7　某药的血药浓度曲线下面积

n	时间/h	标准制剂血药浓度曲线下面积(A)	受试制剂血药浓度曲线下面积(B)
0	0	0	0
1	1	0.7	0.3
2	2	1.24	0.73
3	3	1.1	0.5
4	6	0.7	0.4

【解】　已知该药 $t_{1/2}=9.6\text{h}$

则消除常数 $k=0.693/9.6=0.072\ (\text{h}^{-1})$

标准制剂 A 的血药浓度曲线下面积为：

$$(\text{AUC}_{0\to\infty})_\text{A}=(\text{AUC}_{0\to6})_\text{A}+(\text{AUC}_{6\to\infty})_\text{A}=\sum_{i=0}^{n-1}\left[\frac{c_i+c_{i+1}}{2}(t_{i+1-t_i})\right]+\frac{c_t}{k}=\frac{0.7+0}{2}\times(1-0)+\frac{1.24+0.7}{2}\times(2-1)+\frac{1.1+1.24}{2}\times(3-2)+\frac{0.7+1.1}{2}\times(6-3)+\frac{0.7}{0.072}$$

$$=0.35+0.97+1.17+2.7+9.72=14.91$$

受试制剂 B 的血药浓度曲线下面积为：

$$(\text{AUC}_{0\to\infty})_\text{B}=\frac{0.3+0}{2}\times(1-0)+\frac{0.73+0.3}{2}\times(2-1)+\frac{0.5+0.73}{2}\times(3-2)+\frac{0.4+0.5}{2}\times(6-3)+\frac{0.4}{0.072}$$

$$=0.15+0.515+0.615+1.35+5.56=8.19$$

受试制剂 B 的相对生物利用度为：

$$F_{相对}(\%)=\frac{(\text{AUC}_{0\to\infty})_B}{(\text{AUC}_{0\to\infty})_A}\times100=\frac{8.19}{14.91}\times100=54.9$$

即该药的相对生物利用度为 54.9%。

(二) 由积累尿药量计算生物利用度

通常原形药物的尿排泄和代谢都是一级速率过程，其速率取决于体内药量。以单剂量给药后在足够长时间内，从尿中排泄的原形药物总量（AU）可用下式表示：

$$\text{AU}=f\text{D} \tag{8-21}$$

式中，D 为吸收药量；f 为尿中原形药物回收总量占吸收药量的分数。

若以 $(\text{AU})_\text{B}$ 表示受试制剂在尿中排泄原形药物总量，以 $(\text{AU})_\text{A}$ 表示标准制剂在尿中排泄原形药物总量，则：

$$(\text{AU})_\text{B}=f_\text{B}D_\text{B}$$
$$(\text{AU})_\text{A}=f_\text{A}D_\text{A}$$

上两式相除得：

$$\frac{(\text{AU})_\text{B}}{(\text{AU})_\text{A}}=\frac{f_\text{B}D_\text{B}}{f_\text{A}D_\text{A}} \tag{8-22}$$

假定 $f_\text{B}=f_\text{A}$则上式可写成：

$$\frac{(\text{AU})_\text{B}}{(\text{AU})_\text{A}}=\frac{D_\text{B}}{D_\text{A}} \tag{8-23}$$

即假定吸收药量中从尿中原形药物出现的分数相同，则尿中回收的原形药物总量之比，即为生物利用度。

$$F_{相对}(\%)=\frac{D_B}{D_A}\times 100=\frac{(AU)_B}{(AU)_A}\times 100 \tag{8-24}$$

$$F_{绝对}(\%)=\frac{(AU)_{血管外给药}}{(AU)_{静脉注射}}\times 100 \tag{8-25}$$

式中，AU 即尿中排泄的原形药物累积总量，可以下式求得：

$$AU=\sum_{i=1}^{n} c_i v_t \tag{8-26}$$

式中，n 为测定次数；c_i 为每次测定的尿中原形药浓度；v_t 为每次尿液收集的体积。

【例 8-10】 给同一批受试者静脉注射青霉素 G 钾，剂量为 500mg，剂量的 80%可以从尿中以原形回收得到。如以同样剂量肌内注射，尿中以原形回收的为 280mg，求青霉素 G 钾肌内注射的绝对生物利用度？

【解】 按式(8-25)

$$F_{绝对}(\%)=\frac{280}{500\times 80\%}\times 100=70$$

即青霉素 G 钾肌内注射的绝对生物利用度为 70%。

除上述简单、直观的计算方法外，还可应用统计矩法、卷积法等估算药剂的生物利用度，并已有相关的计算机软件使之变得快速而准确（例如 3P97，WINNONLIN 等软件）。

九、 生物等效性统计分析方法

按照《药品注册管理办法》的要求，化学药品注册的口服固体制剂需要进行生物等效性研究，片剂生产企业改变处方和生产工艺也需要进行生物等效性研究。

生物等效性是指两种药物制剂临床疗效、不良反应与毒性的一致性。其评价方法是临床随机对照试验与生物利用度试验两种，前者采用≥100 对病例的临床随机对照试验进行评价，后者以≥18 例受试者生物利用度比较试验进行评价。

生物利用度是生物等效性评价的间接指标，应用的前提是药物临床疗效与毒副反应与被吸收进入体循环的速度与程度有相关关系。生物利用度研究的最常用方法是血药浓度法。受试者分别给予试验制剂和参比制剂，测定血药浓度，获得药动学参数 AUC、c_{max}（峰浓度）、t_{max}（达峰时）后，进行生物等效性统计分析。

（一）等效性检验标准

制剂生物等效性标准：供试制剂与参比制剂的 AUC 对数比值的 90%可信限在 0.80～1.25 置信区间内；供试制剂与参比制剂的 c_{max}对数比值的 90%可信限在 0.70～1.43 置信区间内；供试制剂与参比制剂的 AUC、c_{max}的双向单侧 t 检验均得到 $P<0.05$ 的结果，$t_1\geqslant t_{1-\alpha}$（$\nu$）与 $t_2\geqslant t_{1-\alpha}$（$\nu$）同时成立；$t_{max}$经非参数法检验无差异，则供试制剂与参比制剂具有生物等效性，供试制剂与参比制剂为生物等效性制剂。

（二）方差分析

方差分析是常用的组间差异检验的显著性检验方法，用于评价受试制剂组与参比制剂组的组内和组间差异，即个体间、试验周期间、制剂间的差异。方差分析也是其他统计分析方法的基础。方差分析中通常将把握度（$1-\alpha$）设为 80%，$\alpha=0.2$，显著性水平为 0.05。

方差分析应用的条件是：试验设计的随机性、方差齐性、统计模型的可加性、残差的独立性和正态性等。在生物等效性评价中对应的要求为：受试者选择与分组的随机性、受试制剂组与参比制剂组的误差来源和影响因素相等或相当、误差的作用具有可加性且不交互影响、评价指标为正态分布。

生物等效性评价的药动学指标中 AUC 与 c_{max} 为非正态分布，接近对数正态分布，其变异随平均值增大而增大，经对数转换后可成为正态分布或接近正态分布的参数，使其数据趋于对称，变异与平均值无关。此外，生物等效性评价主要比较制剂间各动力学参数平均值的比值，而不是比较差值，平均值的比值经对数转换后可成为平均值的差值。

如，AUC：

$$AUC = FD/(kV)$$

式中，k 与 V 是受试者个体生物因素对测定值 AUC 的影响，其影响不具有可加性条件，经对数转换后，上式则成为如下的线性公式：

$$\ln AUC = \ln F + \ln D - \ln k - \ln V \tag{8-27}$$

又如 c_{max}：

$$c_{max} = \frac{FD}{V} e^{-kt_{max}}$$

经对数转换后，成为如下的线性公式：

$$\ln c_{max} = \ln F + \ln D - \ln V - kt_{max} \tag{8-28}$$

（三）双单侧 t 检验法（two one side t-test）

以双单侧 t 检验法进行可信限检验，判断制剂间的主要药动学参数 $AUC_{0\to t}$ 或 $AUC_{0\to\infty}$、c_{max} 平均值的差异是否在允许范围内。双单侧 t 检验法进行等效性检验是国际上通行的标准方法，其他方法虽可使用，但均以双向单侧 t 检验法结果为准。

双向单侧 t 检验法的检验假设为：

无效假设 H_0

$$\overline{X_T} - \overline{X_R} \leqslant \ln r_1 \tag{8-29}$$

$$\overline{X_T} - \overline{X_R} \geqslant \ln r_2 \tag{8-30}$$

备选假设 H_1

$$\overline{X_T} - \overline{X_R} > \ln r_1 \tag{8-31}$$

$$\overline{X_T} - \overline{X_R} < \ln r_2 \tag{8-32}$$

检验统计量为

$$t_1 = \frac{(\overline{X_T} - \overline{X_R}) - \ln r_1}{S\sqrt{n/2}} \tag{8-33}$$

$$t_2 = \frac{\ln r_2 - (\overline{X_T} - \overline{X_R})}{S\sqrt{n/2}} \tag{8-34}$$

式中，$\overline{X_T}$、$\overline{X_R}$ 分别为供试制剂与参比制剂的 AUC 或 c_{max} 的对数均值（原始数据经对数转换）；r_1 与 r_2 分别为管理部门定出的生物等效的低侧界限与高侧界限，如检验的参数为经对数转换的 AUC 时，r_1 与 r_2 分别为 0.8 与 1.25，检验的参数为经对数转换的 c_{max} 时，r_1 与 r_2 分别为 0.7 与 1.43；S 为来自方差分析的样本误差均方的平方根；n 为样本数。

按假设检验理论，t_1 与 t_2 均服从自由度 $\nu=n-2$ 的 t 分布，临界值 $t_{1-\alpha}(\nu)$ 可由 t 单侧分位数表得到，当 $t_1 \geqslant t_{1-\alpha}(\nu)$ 与 $t_2 \geqslant t_{1-\alpha}(\nu)$ 同时成立，则拒绝 H_0，接受 H_1，认为制剂间生物等效。

（四）90%置信区间分析

按下式计算供试制剂与参比制剂的动力学参数比值的 90%置信区间对数值：

$$\overline{X_T} - \overline{X_R} \pm t_{0.1}(\nu) \times S\sqrt{2/n} \tag{8-35}$$

式中，$t_{0.1}(\nu)$ 由 t 值表查得，计算值经反对数即为供试制剂与参比制剂的动力学参数比值 90%可能存在的范围。

生物等效性评价的三个指标 AUC、c_{max}、t_{max}中，前两个指标服从对数正态分布，相应的统计检验分析方法发展得比较成熟，t_{max}作为反映药物吸收速率的指标，其重要性常被研究者忽略，统计检验分析方法也常照搬 AUC、c_{max}的方法。但实际上 t_{max}是根据实测值得到的，是一种离散的计数资料，符合单参数泊松分布，不具有可加和性，也就不具有方差分析的基础，不适宜进行方差分析，因而，建立在方差分析基础上的双单侧 t 检验法和 90%置信区间法也不适用于 t_{max}的统计检验。根据 t_{max}的分布特点，宜采用非参数检验法的秩和检验。

采用非参数检验法的秩和检验虽然考虑到了 t_{max}的分布特点，但由于秩和检验法是一种差异性而非双单侧 t 检验法和 90%置信区间法的等效性检验，因此，对于两种制剂 t_{max}存在差异的情况（例如普通制剂和缓释制剂进行比较，研究者希望获得统计检验存在差异的结论），秩和检验法能作出两制剂 t_{max}存在差异的统计判断。而对于两种制剂 t_{max}统计分析的目的是生物等效性检验时（例如两种普通制剂间或两种缓释制剂间的 t_{max}比较，研究者希望获得统计检验生物等效的结论），秩和检验法仅能作出尚不能认为两制剂 t_{max}存在差异的统计判断，并不能得到两制剂在 t_{max}上生物等效的统计结论。考虑到后一情况在生物等效性评价中更常见，因此有必要发展适当的评价 t_{max}生物等效性的统计检验方法，并探索适合的等效界值。

【例 8-11】 为了考查仿制药苯磺酸氨氯地平片（T）与某制药有限公司生产的苯磺酸氨氯地平片（R）是否生物等效，对 20 名健康男性受试者，进行单剂量口服 5mg 苯磺酸氨氯地平后的血药浓度-时间数据进行分析，计算的主要药物动力学参数列于表 8-8，作生物等效性评价。

表 8-8 受试者单剂量口服苯磺酸氨氯地平的药物动力学参数

受试者	服药顺序	c_{max}/(ng/ml)		t_{max}/h		$AUC_{0\to t}$/(ng·h/ml)		F_1/%
		T	R	T	R	T	R	
1	T/R	4.50	4.88	5	6	243.86	256.36	94.9
2	T/R	5.19	5.40	8	6	223.36	228.92	91.9
3	T/R	3.55	3.62	6	5	233.09	223.33	104.0
4	T/R	3.65	3.45	6	4	121.35	140.32	85.3
5	T/R	3.31	2.81	6	12	182.15	96.14	181.9
6	T/R	3.53	4.21	6	6	172.59	216.96	78.4
7	T/R	2.75	2.54	6	8	132.59	134.69	92.9
8	T/R	3.03	2.94	8	8	147.56	166.94	83.1
9	T/R	2.54	2.38	6	6	109.60	103.45	101.0
10	T/R	3.08	2.01	6	6	123.25	130.00	87.8
11	R/T	3.63	3.57	6	6	135.88	155.67	94.8
12	R/T	3.40	3.54	8	6	190.86	183.84	104.7
13	R/T	3.62	4.28	6	6	169.38	199.25	86.8
14	R/T	3.90	5.26	6	4	216.26	258.33	87.5
15	R/T	3.15	3.88	8	8	151.16	197.26	72.6
16	R/T	3.59	3.53	6	8	164.33	192.27	87.6
17	R/T	2.88	2.92	5	5	122.94	112.04	106.7
18	R/T	2.67	2.60	8	8	110.66	128.11	78.0
19	R/T	2.37	3.28	24	6	135.80	151.51	99.1
20	R/T	2.87	3.48	8	4	127.87	184.52	72.2
均数		3.36	3.53	7.4	6.4	160.73	173.00	94.6
$\pm s$		0.67	0.93	4.0	1.9	42.07	48.87	22.9

1. $AUC_{0\to t}$的等效性评价

（1）方差分析 将表 8-8 中 $AUC_{0\to t}$值进行对数转换（$\ln AUC_{0\to t}$）后，按交叉试验设计的方差分析方法进行分析，结果列于表 8-9 与表 8-10。

表 8-9 $AUC_{0\to t}$测试结果与数据处理（1）

受试者	周期	试验制剂 T		参比制剂 R		F/%
		AUC_T	$\ln AUC_T(X_T)$	AUC_R	$\ln AUC_R(X_R)$	
1	T/R	243.86	5.4966	256.36	5.5466	94.9
2	T/R	223.36	5.4088	228.92	5.4334	91.9
3	T/R	233.09	5.4514	223.33	5.4087	104.0
4	T/R	121.35	4.7987	140.32	4.9439	85.3
5	T/R	182.15	5.2048	96.14	4.5658	181.9
6	T/R	172.59	5.1509	216.96	5.3797	78.4
7	T/R	132.59	4.8873	134.69	4.9030	92.9
8	T/R	147.56	4.9942	166.94	5.1776	83.1
9	T/R	109.60	4.6968	103.45	4.6391	101.0
10	T/R	123.25	4.8142	130.00	4.8675	87.8
11	R/T	135.88	4.9118	155.67	5.0477	94.8
12	R/T	190.86	5.2515	183.84	5.2141	104.7
13	R/T	169.38	5.1321	199.25	5.2946	86.8
14	R/T	216.26	5.3765	258.33	5.5542	87.5
15	R/T	151.16	5.0183	197.26	5.2845	72.6
16	R/T	164.33	5.1019	192.27	5.2589	87.6
17	R/T	122.94	4.8117	112.04	4.7189	106.7
18	R/T	110.66	4.7065	128.11	4.8529	78.0
19	R/T	135.80	4.9112	151.51	5.0207	99.1
20	R/T	127.87	4.8510	184.52	5.2178	72.2
均数		160.73	5.0488	173.00	5.1165	90.1
总和			100.9762		102.3296	

表 8-10 AUC_{0-t}测试结果与数据处理（2）

受试者	$(X_T)^2$	$(X_R)^2$	$(X_T+X_R)^2$	周期 1(P_1)	周期 2(P_2)
1	30.2126	30.7648	121.9523	5.4966	5.5466
2	29.2551	29.5218	117.5533	5.4088	5.4334
3	29.7178	29.2540	117.9418	5.4514	5.4087
4	23.0275	24.4422	94.9183	4.7987	4.9439
5	27.0899	20.8465	95.4646	5.2048	4.5658
6	26.5318	28.9412	110.8935	5.1509	5.3797
7	23.8857	24.0394	95.8500	4.8873	4.9030
8	24.9420	26.8075	103.4655	4.9942	5.1776
9	22.0599	21.5213	87.1590	4.6968	4.6391
10	23.1765	23.6926	93.7353	4.8142	4.8675
11	24.1258	25.4793	99.1916	5.0477	4.9118
12	27.5783	27.1868	109.5288	5.2141	5.2515
13	26.3385	28.0328	108.7161	5.2946	5.1321
14	28.9068	30.8491	119.4802	5.5542	5.3765
15	25.1833	27.9259	106.1477	5.2845	5.0183
16	26.0294	27.6560	107.3462	5.2589	5.1019
17	23.1525	22.2680	90.8323	4.7189	4.8117
18	22.1511	23.5506	91.3821	4.8529	4.7065
19	24.1199	25.2074	98.6426	5.0207	4.9112
20	23.5322	27.2254	101.3807	5.2178	4.8510
总和	511.0166	525.2126	2071.5819	102.3680	100.9378

校正因子：$C=\frac{(\sum X_T+\sum X_R)^2}{40}=\frac{(100.9762+102.3296)^2}{40}=1033.3312$

总离差平方和：$SS_{总}=\sum(X_T)^2+\sum(X_R)^2-C=511.0166+525.2126-1033.3312=2.8980$

个体间离差平方和：$SS_{个体间}=\frac{\sum(X_{T+}X_R)^2}{2}-C=\frac{2071.5819}{2}-1033.3312=2.4598$

周期间离差平方和：$SS_{周期间}=\frac{(\sum P_1)^2+(\sum P_2)^2}{20}-C=\frac{102.3680^2+100.9378^2}{20}-1033.3312=0.0511$

制剂间离差平方和：$SS_{制剂间}=\frac{(\sum X_T)^2+(\sum X_R)^2}{20}-C=\frac{100.9762^2+102.3296^2}{20}-1033.3312=0.0458$

误差离差平方和：$SS_{误差}=SS_{总}-SS_{个体间}-SS_{周期间}-SS_{制剂间}=2.8980-2.4598-0.0511-0.0458=0.3413$

各因素的自由度：

$V_{总}=40-1=39$，$V_{个体间}=20-1=19$，$V_{周期间}=2-1=1$，

$V_{制剂间}=2-1=1$，$V_{误差}=39-19-1=18$，

均方 $MS=\frac{SS}{V}$

因此：

$$MS_{个体间}=\frac{2.4598}{19}=0.1295;MS_{周期间}=\frac{0.0511}{1}=0.0511$$

$$MS_{制剂间}=\frac{0.0458}{1}=0.0458;MS_{误差}=\frac{0.3413}{18}=0.0190$$

统计量：

$$F_{个体间}=\frac{MS_{个体间}}{MS_{误差}}=\frac{0.1295}{0.0190}=6.8158$$

$$F_{周期间}=\frac{MS_{周期间}}{MS_{误差}}=\frac{0.0511}{0.0190}=2.6895$$

$$F_{制剂间}=\frac{MS_{制剂间}}{MS_{误差}}=\frac{0.0458}{0.0190}=2.4105$$

依据 F 值及误差的相关自由度，查方差分析用 F 值表，得：

$$F_{0.05(1,18)}=4.41,F_{制剂间}=2.4105<4.41$$

$$F_{0.05(1,18)}=4.41,F_{周期间}=2.6895<4.41$$

$$F_{0.05(19,18)}=2.20,F_{个体间}=6.8158>2.20$$

当 F 值大于 $F_{0.05}$ 时认为差异有统计意义，所以对于 $AUC_{0\to t}$，试验制剂与参比制剂间、试验周期间的差异没有统计意义，仅个体间存在显著差异（$P<0.1$）。方差分析结果见表 8-11。上述计算比较复杂，可以采用计算机处理，直接输入有关数据，即可得出结果，以上采用计算机处理其结论一致。

可以采用计算机专业的统计分析软件，如 SPSS（Statistical Package for the Social Science）和 SAS（Statistical Analysis System），它们在国际学术界有条不成文的规定：凡是用 SPSS 和 SAS 统计分析的结果，在国际学术交流中可以不必说明算法。因此，考虑到工作效率和算法的可靠性、通用性以及可比性，不应自己编程进行计算和采用简单的功能有限的软件，如 Excel。

表 8-11　$AUC_{0\to t}$经对数转换（$lnAUC_{0\to t}$）后方差分析结果

误差来源	SS	ν	MS	F	临界值
个体间	2.4598	19	0.1295	6.8158	$F_{0.05(19,18)}=2.20$
周期间	0.0511	1	0.0511	2.6895	$F_{0.05(1,18)}=4.41$
制剂间	0.0458	1	0.0458	2.4105	$F_{0.05(1,18)}=4.41$
误差	0.3413	18	0.0190		
总变异	2.8980	39			

（2）双单侧 t 检验　$AUC_{0\to t}$对数均值分别为$\overline{X}_T=5.0488$和$\overline{X}_R=5.1165$，并将样本误差均方的平方根。

$$S=\sqrt{0.0190}=0.1378, n=20, r_1=0.8, r_2=1.25$$

代入式(8-33) 和式(8-34) 式，求得：

$$t_1=\frac{(\overline{X}_T-\overline{X}_R)-\ln r_1}{\frac{S}{\sqrt{n/2}}}=3.572, t_2=\frac{\ln r_2-(\overline{X}_T-\overline{X}_R)}{\frac{S}{\sqrt{n/2}}}=6.674$$

由自由度 $\nu=20-2=18$，$\alpha=0.05$，查 t 值表（单侧），得 $t_{1-0.05}$ (18) $=1.73$。t_1和 t_2均大于 1.73，接受生物等效的假设检验，即两制剂吸收程度生物等效。

（3）90%置信区间法　根据式(8-35)，查 t 值表，得 $t_{0.1}$ (18) $=1.734$，则：

上限　$-0.0677+1.734\times0.1378\times\sqrt{2/20}=0.0066$，其反对数为 1.0079

下限　$-0.0677-1.734\times0.1378\times\sqrt{2/20}=0.1421$，其反对数为 0.9124

即受试制剂与参比制剂 $AUC_{0\to t}$ 比值的 90%置信区间为 91.24%～100.797%，在 80%～125%的范围之内。结果表明，以 $AUC_{0\to t}$为评价指标，试验制剂与参比制剂生物等效。

2. c_{max}等效性评价

（1）方差分析　参照$AUC_{0\to t}$的等效性评价项下方差分析方法，将表 8-8 中 c_{max}值进行对数转换（$\ln c_{max}$），得 X_T和 X_R；按交叉试验设计的方差分析方法进行分析，结果见表 8-12。方差分析结果显示，两制剂间无显著性差异。

表 8-12　c_{max}经对数转换（$\ln c_{max}$）后的方差分析结果

误差来源	SS	ν	MS	F	临界值
个体间	1.7537	19	0.0923	8.1681	$F_{0.05(19,18)}=2.20$
周期间	0.0794	1	0.0794	7.0265	$F_{0.05(1,18)}=4.41$
制剂间	0.0149	1	0.0149	1.3186	$F_{0.05(1,18)}=4.41$
误差	0.2034	18	0.0113		
总变异	2.0514	39			

（2）双单侧 t 检验　c_{max} 的对数均值分别为$\overline{X}_T=1.946$ 和$\overline{X}_R=1.2286$，并将 $s=\sqrt{0.0113}=0.1063$，$n=20$，$r_1=0.7$，$r_2=1.43$ 代入式(8-33) 和式(8-34)，求得：

$$t_1=\frac{(\overline{X}_T-\overline{X}_R)-\ln r_1}{\frac{S}{\sqrt{n/2}}}=9.59, t_2=\frac{\ln r_2-(\overline{X}_T-\overline{X}_R)}{\frac{S}{\sqrt{n/2}}}=11.65$$

由自由度 $\nu=20-2=18$，$\alpha=0.05$，查 t 值表（单侧），得 $t_{1-0.05}$ (18) $=1.73$。t_1和 t_2

均大于 1.73，接受生物等效的假设检验。表明以 c_{max} 为评价指标，试验制剂与参比制剂生物等效。

(3) 90%置信区间　根据式（8-35），查 t 值表 $t_{0.1}$（18）=1.734，则：

上限：$-0.0340+1.734\times0.1063\times\sqrt{2/20}=0.0243$，其反对数为 1.0246

下限：$-0.0340—1.734\times0.1063\times\sqrt{2/20}=0.0923$，其反对数为 1.0967

即受试制剂与参比制剂 c_{max} 比值的 90%置信区间为 102.46%～109.67%，在 80%～125%的范围之内。结果表明，以 c_{max} 为评价指标，试验制剂与参比制生物等效。

3. t_{max} 等效性评价

t_{max} 等效性评价是用非参数统计中符号秩（等级）检验方法（Wilcoxon）进行，该法主要用于配对资料的检验，其计算步骤如下：

① 将配对差数按其绝对值大小，从小到大排列并写上秩（等级）；

② 在各秩前按差数之正、负，标上正负号；

③ 计算正号或负号之总和，两者中较小者称为 T。

④ 以 T 值与 Wilcoxon 成对比较表进行比较，以判定差别是否有显著意义。

对表 8-8 中 t_{max} 值的计算列于表 8-13。

表 8-13　t_{max} 的非参数计算过程和结果

受试者	T	R	差值 d=T−R	秩次	负号序值	正号序值
1	5	6	−1	1	1.5	
2	8	6	2	3		5.5
3	6	5	1	2		1.5
4	6	4	2	4		5.5
5	6	12	−6	10	10	
6	6	6	0			
7	6	8	−2	5	5.5	
8	8	8	0			
9	6	6	0			
10	6	6	0			
11	6	6	0			
12	8	6	2	6		5.5
13	6	6	0			
14	6	4	2	7		5.5
15	8	8	0			
16	6	8	−2	8	5.5	
17	5	5	0			
18	8	8	0			
19	24	6	18	11		11
20	8	4	4	9		9
序值和					22.5	43.5

注：1. 编铁：本例中的 9 例受试者两制剂的 t_{max} 相同，其差值为“0”，实际上只有 11 例参加比较。故只需将这 11 对数据编铁，表中 1、3 对数据之差的绝对值均为 1，编秩依次为 1、2，取平均秩次为 $\frac{1+2}{2}=1.5$。其他依此类推。

2. 计算正、负符号秩的和值，取绝对值较小的为 T。

3. 比较判断：由 $n=11$，$\alpha=0.05$，查符号秩检验表（Wilcoxon 成对比较表）得 $T_{0.05}$（11）=11。

从表中计算知，较小的 T 值是 22.5，$22.5>T_{0.05}$（11）=11，$P>0.05$。表明受试制剂与参比制剂的 t_{max} 无显著差异。

4. 生物等效性评价结论

20名受试者口服5mg苯磺酸氨氯地平受试制剂（片剂）后，t_{max}为（7.4±4.0）h，c_{max}为（3.36±0.67）ng/ml，$AUC_{0\to t}$为（160.73±42.07）ng·h/ml；口服某制药有限公司生产的苯磺酸氨氯地平片（参比制剂）后，t_{max}为（6.4±1.9）h，c_{max}为（3.53±0.93）ng/ml，$AUC_{0\to t}$为（173.00±48.87）ng·h/ml。经方差分析表明两种制剂的药物动力学参数无显著差异（$P>0.05$），进一步用双单侧t检验和90%置信区间进行分析均显示两种制剂的c_{max}和$AUC_{0\to t}$生物等效，t_{max}应用非参数法秩和检验也无显著差异。结果表明：两种制剂在吸收程度和吸收速度方面生物等效。

参考文献

[1] 葛许恒．对制剂重（装）量差异检查计算和限度表示的讨论［J］．中国药学杂志，1994，29（4）：2351-2351.

[2] 中国化学工业制药协会，中国医药工业公司主编．药品生产质量管理规范实施指南［M］．北京：化学工业出版社，2001：207-207.

[3] 林宁主编．生物药剂学与药物动力学．［M］．北京：中国中医药出版社，2011：347-366.

第九章 片剂制备与注解

第一节 普通压制片

普通压制片是指将药物与辅料混合压制而成的、未包衣的普通片剂（与包衣片相对而言，亦称其为素片或片心），片重一般为0.1～0.5g，服用时以水送下，经胃肠道吸收而发挥其治疗作用。

复方阿司匹林片

【处方】

阿司匹林	268g
对乙酰氨基酚	136g
咖啡因	33.4g
淀粉	266g
淀粉浆（150～170g/L）	85g
滑石粉（质量分数5%）	25g
轻质液体石蜡	2.5g
酒石酸	2.7g
共制	1000片

【制法】 将咖啡因、对乙酰氨基酚与1/3量的淀粉混匀，加淀粉浆（150～170g/L）制软材10～15min，过14目或16目尼龙筛制湿颗粒，于70℃干燥，干颗粒过12目尼龙筛，整粒，将此颗粒与阿司匹林混合均匀，最后加剩余的淀粉（预先在100～105℃干燥）及吸附有液体石蜡的滑石粉，共同混匀后，再过12目尼龙筛，颗粒经含量测定合格后，用12mm冲压片，即得。

【注解】

① 处方中的液体石蜡为滑石粉质量分数的10%，可使滑石粉更易于黏附在颗粒的表面上，在压片震动时不易脱落。湿度不宜过高，以免阿司匹林发生水解，淀粉的剩余部分作为崩解剂而加入，应注意混合均匀。

② 阿司匹林遇水易水解成对胃黏膜有较强刺激性的水杨酸和醋酸，长期应用会导致胃溃疡。因此，本品中加入相当于阿司匹林量1%的酒石酸，可在湿法制粒过程中有效地减少阿司匹林的水解。

③ 本品中三种主药混合制粒并干燥时易产生低共熔现象，所以采用分别制粒的方法，并且避免阿司匹林与水直接接触，从而保证了制剂的稳定性。阿司匹林水解受金属离子的催化，因此必须采用尼龙筛网制粒，同时不得使用硬脂酸镁，因而采用5%（质量分数）的滑石粉作为润滑剂；阿司匹林的可压性极差，采用了较高浓度的淀粉浆（150～170g/L）作为黏合剂。

④ 阿司匹林具有一定的疏水性（接触角73°～75°），必要时可加入适宜的表面活性剂，如聚山梨酯-80等，加快其崩解和溶出（一般加入质量分数0.1%即可有显著的改善）。为了防止阿司匹林与咖啡因颗粒混合不均匀，可将阿司匹林制成干颗粒，然后再与咖啡因的颗粒混合。

⑤ 有专利报道复方阿司匹林片主要辅料的筛选和组成及其制备方法。辅料组成含有黏合剂、润滑剂、助流剂，用50～150g/L的聚维酮（PVP）K30/30%～70%（体积分数）乙醇溶液作黏合剂，经沸腾干燥制粒机于50℃一步制备阿司匹林的单独颗粒，用50～150g/L羟丙基甲基纤维素水溶液作黏合剂经沸腾干燥制粒机于60℃一步制备对乙酰氨基酚和咖啡因的混合颗粒，内外加总量为1%～5%（质量分数）十二烷基硫酸钠，外加4%～12%（质量分数）微晶纤维素。通过筛选主要辅料和优化工艺条件，解决了复方阿司匹林片压片时黏冲、碎片、贮存期间游离水杨酸超标的问题。

参考文献

［1］ 崔福德．药剂学［M］．第6版．北京：人民卫生出版社，2008：156.

［2］ 管小明．复方阿司匹林片主要辅料的筛选和组成及其制备方法［P］．CN102988372A. 2013-3-27.

维生素C片

【处方】

维生素C	100g
可压性淀粉	18g
微晶纤维素	16g
微粉硅胶	5g
枸橼酸	0.5g
硬脂酸镁	2g
共制	1000片

【制法】 将维生素C、可压性淀粉、微晶纤维素、微粉硅胶、枸橼酸和硬脂酸镁置混合器中，混合均匀，过40目筛2～3次，将全粉末直接压片，即得。

【注解】

① 维生素C为白色结晶或结晶性粉末，无臭、味酸，久置渐变黄色，在水中易溶，在乙醇中略溶，在氯仿和乙醚中不溶。维生素C为主药，可压性淀粉为黏合剂，微晶纤维素为稀释剂，兼具有黏合和崩解的作用，微粉硅胶为助流剂，硬脂酸镁为润滑剂，枸橼酸为稳定剂。

② 为避免在湿润状态下分解变色，应尽量缩短制粒时间，采用糊精作固体黏合剂，加醇（50%体积分数）湿润后制成颗粒，在60℃以下干燥。也可用60g/L淀粉浆作黏合剂制成软材，以沸腾干燥制成颗粒。

③ 维生素C在贮存期间易氧化变质，故应对其原料进行颜色检查。维生素C易被光、热、氧等破坏，在金属离子的催化下更易被氧化，制备时总与金属筛网等接触，为保证产品质量，应对所有辅料进行铁盐检查。枸橼酸可与铁离子形成配位化合物，应避免铁离子与维生素C作用而变色。

④ 有人以预胶化淀粉-乳糖（5：4）作为稀释剂，选用酒石酸与谷胱甘肽联合应用为抗氧剂，以聚维酮K30的稀醇溶液为黏合剂制备的维生素C片质量最好。也有人比较了制备维生素C的三种不同处方设计，结果以无水乙醇为润湿剂的处方设计成品质量稳定、颜色

好，但辅料要求高，生产成本高；以稀乙醇为润湿剂的处方设计成品质量性稳定，外观颜色较好；以淀粉浆为润湿剂的处方设计成品质量稳定较差，外观偶见色斑、颜色易变黄。

⑤ 专利报道高稳定性的维生素C片是由维生素C、淀粉、糊精、枸橼酸、依地酸二钠、60g/L淀粉浆、滑石粉、可压性淀粉、硬脂酸镁按质量分数组成，其处方按质量分数计为淀粉5%～15%、糊精2.5%～5.5%、枸橼酸0.5%～1.0%、依地酸二钠0.005%～0.2%、60g/L淀粉浆4%～12%、滑石粉2.2%～6.5%、可压性淀粉0.15%～0.6%、硬脂酸镁0.8%～1.8%。

参考文献

[1] 孟爱红，付建，刘存领．维生素C片剂的处方研究［J］．齐鲁药事，2012，31（10）：611.

[2] 李正富，王文俊．制备维生素C片不同处方设计的比较［J］．中国执业药师，2011，8（1）：34.

[3] 庞华兵．一种高稳定性的维生素C片及其制备工艺［P］．CN102614143A. 2012-8-1.

第二节 糖 衣 片

糖衣片指以蔗糖为主要包衣材料的包衣片，有一定防潮、隔绝空气的作用，可掩盖不良气味，改善外观并易于吞服。糖衣层可迅速溶解，对片剂崩解影响不大，是目前广泛应用的一种片剂包衣方法。《中国药典》对糖衣片崩解时限的要求为1h，是普通素片的4倍。

维C银翘片

【处方】

金银花	180g
连翘	180g
荆芥	72g
淡豆豉	90g
芦根	108g
桔梗	108g
甘草	90g
淡竹叶	72g
牛蒡子	108g
马来酸氯苯那敏	1.05g
对乙酰氨基酚	105g
维生素C	49.5g
薄荷素油	1.08ml
共制	1000片

【制法】 以上十三味药中，连翘、荆芥、金银花分别提取挥发油，药渣与淡竹叶、淡豆豉、芦根、桔梗、甘草加水煎煮2次，每次2h，滤过，合并滤液。牛蒡子用60%（体积分数）乙醇加热回流提取2次，每次4h，滤过，合并滤液，回收乙醇，加入石蜡使溶解，冷却至石蜡浮于液面，除去石蜡层。合并上述药液，浓缩至适量，喷雾干燥，干浸膏粉与适量辅料、上述挥发油及薄荷素油混匀，制成颗粒。对乙酰氨基酚、马来酸氯苯那敏和维生素C与适量的辅料混匀，制成颗粒，与上述颗粒压制成1000片，包糖衣。

【注解】

1. 维C银翘片

为《中国药典》2010年版一部新收载的品种，是由金银花、连翘、荆芥等9味中药材经提取得到提取物与对乙酰氨基酚、马来酸氯苯那敏、维生素C、薄荷素油等药物与适量的辅料经制粒、压片等工艺制备而成的中西药复方制剂，原为卫生部《中药成方制剂》标准第十四册收载，新质量标准较原标准有较大提高，故在制法上要求更为严格。因片剂中含有挥发油，故在压片过程中易出现裂片现象，片剂放置时挥发油也易挥散损失，直接影响疗效。同时维生素C由于具有烯二醇结构，容易发生氧化降解反应，促使维C银翘片的色泽发生变化，水和中药提取物中存在的重金属离子是维生素C氧化变色的主要因素。

2. 提高挥发油稳定性研究

维C银翘片处方中连翘、荆芥、金银花等药材均含有挥发油，挥发油通常是采用喷洒的方式喷入干颗粒中，闷置一段时间后压片。这种加入方式虽然简便、易行，并且挥发油也基本能被吸收，但是在贮存过程中难以保证挥发油的稳定性，影响药物疗效的发挥。对*β*-环糊精包合颗粒剂中的挥发油工艺的研究表明，颗粒剂原工艺将挥发油直接喷洒在干颗粒上，闷24h分装，挥发油基本上没有损失，但挥发油在贮藏过程中损失较大，不能长期保证挥发油含量而影响产品质量，改为*β*-环糊精包合挥发油后，经60℃恒温加速试验48h，挥发油仍保留64.8%，而直接喷油的颗粒恒温加速实验后与对照品在TLC图谱上没有对应的斑点，挥发油全部损失。

采用微粉硅胶对挥发油进行吸附，并在多次混合之后加入薄荷素油和挥发油，将其混合物进行压制，包糖衣。这种处理方法有利于改善压片状态，减少裂片，能够克服由于挥发油直接喷入造成的颗粒可压性降低、成品率下降、损伤冲模的缺点。

3. 提高维生素C在制剂中稳定性的研究

有人研究了提高维生素C稳定性的措施，通过控制重金属含量、水分，同时采用新的包装材料及新的包衣工艺有效地解决了维生素C的变色问题。有人将处方中中药提取物混匀，乙醇作为润湿剂，制软材，制粒，西药部分混匀后用50g/L丙烯酸树脂乙醇溶液制软材，制粒，将两部分压制成双层片，此法能够明显提高制剂中维生素C的稳定性。

4. 专利报道一种维C银翘片的制备方法

(1) 挥发油包裹物的制备　取连翘、荆芥、金银花分别提取得到挥发油，合并，混匀。另取*β*-环糊精对挥发油混合液进行包合，得*β*-环糊精包合物。

(2) 干膏粉的制备　取连翘、荆芥、金银花药渣与淡竹叶、淡豆豉、芦根、桔梗、甘草加水煎煮1～4次，每次1～4h，滤过，合并滤液，得滤液1；牛蒡子用30%～95%（体积分数）乙醇加热回流提取1～3次，每次2～6h，滤过，合并滤液，回收乙醇。加入适量石蜡使溶解，冷却至石蜡浮于液面，除去石蜡层，得滤液2。合并上述滤液1和2，浓缩，干燥，即得干浸膏粉。

(3) 片剂制备　取干浸膏粉、对乙酰氨基酚和维生素C微粒混匀，制成颗粒，干燥，加入马来酸氯苯那敏和*β*-环糊精包合物，混匀，加入薄荷油，压制成片，包隔离层，包糖衣。即得。

参考文献

[1] 国家药典委员会编．中华人民共和国药典（一部）[M]．北京：中国医药科技出版社，2010：1139.

[2] 于得才，李红英．维C银翘片制备工艺研究探讨 [J]．中国实验方剂学杂志，2011，17（3）：240.

[3] 潘琦，何兰茜，余勋荣．环糊精包结银翘解毒颗粒剂中挥发油的实验研究［J］．云南中医学院学报，1999，22（4）：1.
[4] 马坤芳，任勇，王宣等．银翘挥发油β-环糊精包合常数的测定研究［J］．中国中药杂志，2004，29（8）：739.
[5] 郭晓，郭先珍．维C银翘片制备工艺的改进［J］．中成药，2004，26（6）：504.
[6] 于洪英，李泰琴，尹东峰．维C银翘片制备工艺的研究［J］．中国医药指南，2012，10（28）：64.
[7] 高缘，张建军，屠锡德．复方维生素C银翘双层片的制备及其稳定性研究［J］．中国医药工杂志，2001，32（4）：163.
[8] 邹武斌．一种中药制剂维C银翘片及其制备方法［P］．中国专利，CN102614400A. 2012-8-1.

复方丹参片

【处方】

丹参	450g
三七	141g
冰片	8g
共制	1000片

【制法】以上三味，丹参加50%（体积分数）乙醇加热回流1.5h，提取液，过滤，滤液回收乙醇并浓缩至适量，备用；药渣再次用50%（体积分数）乙醇加热回流1.5h，提取液经过滤，滤液回收乙醇并浓缩至适量，备用；药渣加水煎煮2h，煎液过滤，滤液浓缩至适量；在丹参稠膏中加入粉碎后的三七粉末，然后混合搅拌、制粒、干燥、整粒，得颗粒；将冰片研细后与整粒的颗粒进行混合，压成1000片，包糖衣，即得。

【注解】

1. 工艺的研究

（1）丹参浸膏中丹参酮Ⅱ$_A$稳定性研究　丹参醇提液在室温、不避光条件下，含量几乎无变化，醇提液在70℃水浴中加热不同时间后，醇提液半衰期为185h，浓缩工艺的样品70℃水浴恒温放置一定时间，丹参酮Ⅱ$_A$在水溶液中的半衰期为54.5h。在干燥过程中，丹参酮Ⅱ$_A$降解迅速，80℃半衰期为4.5h，100℃半衰期为2.5h。从丹参提取得到膏粉，共计加热230h，丹参酮Ⅱ$_A$全部损失。其中，在蒸发、干燥过程中，丹参酮Ⅱ$_A$损失最多。影响丹参醇提液中丹参酮Ⅱ$_A$稳定性的因素有水和温度，温度愈高，降解速率愈快；含水量愈多，降解速率愈快。在常温贮存，避光与否对丹参酮Ⅱ$_A$的降解无影响。丹参酮Ⅱ$_A$的降解机制可能与其醌类转化和烯类化学性质有关。丹参酮Ⅱ$_A$在水中极易转化成醌类结构，能可逆地被氧化还原而传递氢，具有与生物体内辅酶Q同样的性质，可接受来自水中的氢而还原为氢醌，然后再将氢传递给反应分解产物而本身又被氧化成醌，分解产物被还原成烷烃类。丹参酮Ⅱ$_A$初始降解产物，受到醌类递氢催化作用，促进丹参酮Ⅱ$_A$烯结构的断裂分解和分解产物之间的反应，从而产生一系列的还原型化合物。

（2）丹参浸膏提取工艺研究

① 提取方法比较。有人比较了传统水煎法、乙醇回流法、超声波提取法、渗漉法和综合提取工艺法对丹参酮Ⅱ$_A$、丹参素和原儿茶醛提取量的差异，结果显示，传统水煎法、动态温浸法、渗漉法、超声波提取法对丹参素和原儿茶醛有较好的提取效果，其次序为：传统水煎法＜渗漉法＜动态温浸法＜超声波提取法；在乙醇回流法中，50%（体积分数）乙醇回流提取液中丹参素和原儿茶醛的含量明显高于95%（体积分数）乙醇回流提取罐，但对丹参酮Ⅱ$_A$的提取效果则相反；对于丹参素和丹参酮Ⅱ$_A$的提取量，乙醇回流法明显高于渗漉法。提示要使丹参素、原儿茶醛和丹参酮Ⅱ$_A$3个指标成分含量均较高，应当采用乙醇回流法和传统水煎法综合提取。

② 提取工艺优化。采用正交法设计试验，选择丹参粉碎度、提取温度、醇提用量、水量为考察因素，以丹参酮 $Ⅱ_A$ 提取量为指标，对丹参浸膏提取工艺条件进行优化，结果表明，粉碎度对提取率影响显著，确定最佳工艺为：丹参粉碎至 20 目，于 75℃搅拌，8 倍量 95%（体积分数）、50%（体积分数）乙醇各提取 1 次，每次 1.5h。6 倍量水回流提取 1 次，2h。所得产品中丹参酮 $Ⅱ_A$ 含量符合药典标准。

(3) 改进复方丹参片的制备工艺　三七粉碎成细粉，丹参提取 3 次。第 1 次加乙醇回流 1.5h，滤过，得丹参醇提物，将其静置 24h，回收上清液中占总质量 93%的乙醇后成丹参醇提物（浓）备用。沉淀的胶状物用适量三七细粉拌匀，烘干。第 2 次加 50%（体积分数）乙醇回流 1.5h，滤过。第 3 次加水回流 2h，滤过，合并第 2、第 3 次滤液，回收乙醇，浓缩至相对密度 1.40（55～60℃），与剩下三七细粉拌匀，干燥。将干燥物粉碎成细粉，取上述丹参醇提物（浓）作润湿剂（如有结晶，将滤出的结晶与上述沉淀胶状物合并干燥）制粒，干燥，得丹参颗粒。将冰片与干燥的沉淀胶状物共研细粉，与上述丹参颗粒混匀，压片，包衣即得。复方丹参片中丹参酮 $Ⅱ_A$ 的转化率（从原料到成品的转化）由原工艺的不足 20%升高至改进后的 40%～45%。

(4) 改进成型工艺　复方丹参片常包糖衣。为了克服包糖衣的缺点，可采用的薄膜包衣处方为：丙烯酸树脂Ⅳ号，羟丙基甲基纤维素，钛白粉，滑石粉，硬脂酸镁，邻苯二甲酸二乙酯。崩解试验、高温试验、低温试验、抗磨损试验、抗湿试验结果表明薄膜包衣片的质量明显优于糖衣片。同时指出，为了获得质量合格的包衣片，可采用流化床干燥颗粒，以压制片面光洁的素片，素片的硬度应大于 4MPa，崩解时间控制在 15～20min 范围内即可。

2. β-环糊精（β-CD）包合冰片

按照常规方法制备 β-环糊精包合冰片，常温下放置 3 个月的包合物冰片的残留量为 96.8%，未包合物为 84.2%，12 个月包合物冰片的残留量为 83.4%，未包合物为 53.8%，表明 β-CD 能有效地防止贮存过程中冰片的挥发。溶出试验中从 T_{50} 及 T_d 来看，新包合物释放冰片，均比未包合药片要快，这可能是由于冰片在包合物中失去了原有的结晶性，以分子状态进入 β-CD 内，由于 β-CD 含有多个亲水性醇羟基，增加了冰片的溶解度和溶解速率。采用 β-CD-冰片包结物代替冰片制备复方丹参片，不仅有效地防止了在生产及贮存过程中冰片的挥发，而且增加了冰片的溶解度及溶出速率。

3. 有专利报道复方丹参片的制备方法。

其制备工艺为：

① 将丹参和三七混合或单独制成水提液或醇提液；

② 对上述提取液进行初步澄清处理；

③ 进一步对上述提取液进行超滤处理；

④ 将超滤液浓缩，按常规方法制成片剂。

也有专利报道复方丹参片的制备方法包括以下步骤：

① 丹参加乙醇加热回流 1～2h，提取液经过滤，滤液回收乙醇并浓缩；过滤后的药渣再次加乙醇加热回流 1～2h，提取液经过滤，滤液回收乙醇并浓缩；过滤后的药渣加水煎煮 2h，煎液过滤，滤液浓缩；将三次的浓缩后滤液合并得丹参稠膏；

② 在丹参稠膏中加入粉碎后的三七粉末，然后混合搅拌、制粒、干燥、整粒，得颗粒；

③ 将冰片与整粒后的颗粒进行混合、压片，得复方丹参片素片；

④ 将薄膜包衣粉加水搅拌溶解，待搅拌泡沫消退，用薄膜包衣粉溶液对复方丹参片素片进行喷片包衣处理，包衣后进行打光、晾干、包装，得成品。

4. 流化床喷雾制粒和摇摆式挤出制粒

对处方中各药材采用流化床喷雾制粒粒度较细、颗粒圆整、类球形，粒径分布较窄，多为14～24目，颗粒细腻，流动性好，颗粒强度较大，压缩度小，收率高，制粒耗时仅2.5h。摇摆式挤出制粒所制得颗粒质脆，呈圆柱状或不规则形，工序耗时10h左右。两种颗粒在普通压片机上试压，素片特性无显著性差异，在设定16kN片冲压力下压片，流化床颗粒和摇摆式制粒压片硬度、脆碎度无显著性差异，但压片速度有显著性差异。

参考文献

[1] 国家药典委员会编．中华人民共和国药典（一部）[M]．北京：中国医药科技出版社，2010：904.
[2] 苏子仁，曾惠芳，曾元儿等．丹参醇提工艺中丹参酮Ⅱ$_A$降解动力学研究 [J]．中成药，1997，19（12）：1.
[3] 刘重芳，张钰泉，戴居云等．丹参不同提取工艺比较 [J]．中成药，1999，21（8）：385.
[4] 吴昌富，李万江，胡发明等．复方丹参片制备工艺的改进 [J]．中国医院药学杂志，2006，26（6）：773.
[5] 张洪，周本宏，罗云．β-环糊精包结冰片以提高复方丹参片的质量研究 [J]．中国实验方剂学杂志，1998.4（5）：1.
[6] 郑永峰．一种复方丹参片的制备方法 [P]．CN1778337.2006-5-3.
[7] 宁向康．一种复方丹参片的制备方法 [P]．CN102228508A.2011-11-2.
[8] 赵文昌，宋丽军．流化床喷雾成粒和摇摆式挤出制粒法对复方丹参片制备用颗粒可压性的影响 [J]．中国医药导报，2010，7（32）：53.

第三节　薄膜衣片

薄膜衣片是指在片心外包上一层比较稳定的高分子衣料的片剂，对药片可起到防止水分、空气、潮气侵入，掩盖片心药物特有气味的外溢。与糖衣相比具有生产周期短、效率高、片重增加不大（一般增加质量分数2%～5%）、包衣过程可实行自动化、对崩解的影响小等特点。根据高分子衣料的性质，可制成胃溶、肠溶及缓释、控释制剂。近年来已广泛应用于片剂、丸剂、颗粒剂、胶囊剂等剂型中，以提高制剂质量。但一般片心直接包薄膜衣后，其外观往往不及糖衣片。因此，有的先包衬料，待片剂外观满意后再包薄膜衣。

薄膜衣片按常规方法检查崩解度，并可改在盐酸溶液（9→1000）中进行检查，应在30min内全部崩解。

盐酸环丙沙星片

【处方】

盐酸环丙沙星（以环丙沙星计）	250g
淀粉	20g
可压性淀粉	50g
纯化水	适量
硬脂酸镁	3g
共制	1000片

【制法】 将盐酸环丙沙星与淀粉混合后，加纯化水制软材，用18目尼龙筛制粒，于70℃干燥，干颗粒加入可压性淀粉与硬脂酸镁混匀，过16目尼龙筛整粒，压片后进行薄膜包衣。

【注解】

1. 包衣液处方

片心	1000g
70%（体积分数）乙醇	600g
HPMC	13g
二氧化钛	2.5g
滑石粉	5g
蓖麻油	2.5g
聚山梨酯 80	2.5g

将 HPMC 以 70%（体积分数）乙醇 600g 浸泡 24h 后，混匀，其中 500g 加入其他组分，混匀后供包衣用，其余 100g 供打光用。启动包衣锅，转速为 35～45r/min，将片心加入锅后，电炉烘烤包衣锅，使片心预热 20min，开始喷薄膜衣溶液，控制喷出速度及吹热风速度，待喷完后，继续吹热风 10min，然后降温至 30℃，喷打光液，喷完将片剂于 35℃恒温箱里保持 8h 即可。薄膜包衣的厚度在 5～50μm 之间，应尽可能地将包衣材料加在药片的表面上。在包衣过程中片心不能太湿，因为太湿使干燥速率减慢，表面发黏，片与片之间接触时易损害包衣层。

2. 辅料的影响

有报道选用新型辅料，L-HPC 的可压性好、适应性强，是一理想的黏合剂和崩解剂，可以大大提高药物的溶出度。采用 CMS-Na 内外加法相结合，CMS-Na 吸水性强，吸水后可膨胀到原体积的 200～300 倍，由于盐酸环丙沙星本身黏性强，颗粒硬度大，采用内外加法相结合使颗粒内部的药物更易溶出。

参考文献

[1] 国家药典委员会编．中华人民共和国药典（二部）[M]．北京：中国医药科技出版社，2010：722.
[2] 张秋生，朱永泉．盐酸环丙沙星片制备工艺的改进 [J]．中国医院药学杂志，2000，20 (8)：498.
[3] 王健祥，陈裕清．盐酸环丙沙星片的工艺研究 [J]．药学实践杂志，2002，20 (2)：87.
[4] 卢建云，陈仙．盐酸环丙沙星片溶出度工艺研究 [J]，中国药业，2007，16 (1)：37.

西沙必利片

【处方】

(1) 片心

西沙必利酒石酸盐	3.6g
乳糖一水化物	108g
微晶纤维素	12.6g
羟丙基甲基纤维素	13.2g
交联羧甲基纤维素钠	5.4g
胶体无水二氧化硅	0.54g
玉米淀粉	36g
硬脂酸镁	0.9g
纯化水	80ml

(2) 薄膜衣液

羟丙基甲基纤维素	4g

1,2-丙二醇	1g
滑石粉	0.8g
二氧化钛	1.2g
黄色氧化铁	0.15g
纯化水	43ml
共制	1000片

【制法】

(1) 黏合剂的制备　将纯化水24ml加热至80℃，加入羟丙基甲基纤维素，溶解的同时搅拌（150～500r/min）5min。再加入56ml水，同时搅拌2min。随后60～150r/min搅拌10min使溶液脱气，将所获得的黏合剂静置至少8h。

(2) 制粒　按片心处方量将乳糖一水化物（200目）、西沙必利酒石酸盐和玉米淀粉按顺序转移至流化床制粒容器内，混合组分至出口空气温度达到约28℃，将制备的黏合剂喷雾于粉末混合物上，同时开始干燥，喷雾完毕后继续干燥至出口空气温度达到约38℃。

(3) 混合物的制备　将干燥颗粒与片心处方量的微晶纤维素、交联羧甲基纤维素钠、胶体无水二氧化硅和硬脂酸镁一起过24目筛，混合物继续搅拌5min，混匀。

(4) 压片　将(3)中混合物压成片剂，标示质量为180mg。

(5) 包衣混悬液的制备　将28ml纯化水加热至70～75℃，在搅拌下加入羟丙基甲基纤维素和1,2-丙二醇，得混合物A，将15ml纯化水、滑石粉、二氧化钛和黄色氧化铁用匀浆机匀化10～15min，得混合物B。在搅拌下将B加至A中，再将所有混合物搅拌120min，进一步脱气。

(6) 包衣片的制备　将(5)中制备的包衣悬浮液转移至不锈钢容器内，将制备的片剂转移至包衣设备中，喷液干燥，制成薄膜包衣片。

【注解】

① 有人以羟丙基甲基纤维素（HPMC）为载体材料制备HPMC-西沙必利固体分散体，通过提高药物的溶解度来改善药物的体外释放。分别用乙醇和人工胃液将药物和载体材料溶解，使药物均匀分散在载体中，减压干燥，除去溶剂得到HPMC-西沙必利固体分散物。分别考察西沙必利和HPMC-西沙必利固体分散体在水、人工胃液和人工肠液中的溶解度，与西沙必利原料相比，固体分散体中药物在人工胃液、水和人工肠液中的溶解度分别提高了239.14%、132.16%和117.19%。以水和人工胃液为介质时，药物从固体分散体制备的缓释片中的释放速率快于原料药制备的缓释片中的释放速率。

② 胃内漂浮滞留缓释制剂是根据流体动力学平衡原理（hydrodynamically balanced system，HBS）制成的一种特殊缓释剂型，与一般的缓控释剂型不同，这种剂型口服后漂浮在胃内容物之上，在胃内的滞留时间不受胃排空影响。亲水性高分子材料制备的漂浮片，漂浮力的产生和维持受两个方面的影响：吸水膨胀引起密度降低，浮力增大；水渗入导致密度增大，浮力降低。以亲水性材料制备漂浮片时，降低压片时的压力可以获得密度小、初始浮力大的漂浮片剂，但是，密度小又会加快水的渗入，使漂浮制剂持续浮力降低。为了获得足够大的初始浮力和维持稳定的持续浮力，通过加入疏水性材料硬脂酸镁降低水渗入的速度，得到了比较满意的漂浮动力学曲线。以高黏度HPMC K100MCR和K15 MCR制备的西沙必利漂浮片，其漂浮性能要优于低黏度的HPMC E15-LV。

参考文献

[1] gergelygDR，Gergely I，Gergely TDR. Pharmaceutical formulation containing a hydrophobic active sub-

stance and effervescent system, and process for the preparation of the fonnulation [P]. TW 457097. 2001-10-01.

[2] 魏振平，毛世瑞，毕殿洲．西沙必利-HPMC固体分散体对其体外药物释放的促进作用［J］．沈阳药科大学学报，2004，13 (4)：254.

[3] 魏振平．胃漂浮缓释制剂的漂浮机理及西沙必利胃漂浮滞留缓释片的研究［D］．沈阳药科大学（博士论文），2001.

牛黄解毒片

【处方】

人工牛黄	0.5g
雄黄	5g
石膏	20g
大黄	20g
黄芩	15g
桔梗	10g
甘草	5g
冰片	2.5g
共制	1000片

【制法】以上八味药中雄黄水飞成极细粉，大黄粉碎成极细粉，人工牛黄、冰片研细，其余黄芩等四味加水煎煮两次，每次2h，合并煎液，滤过，滤液浓缩成稠膏，加入大黄、雄黄粉末，制成颗粒，干燥，再加入人工牛黄、冰片粉末，混匀，压制成大片，包薄膜衣，即得。

【注解】

1. 牛黄解毒片溶出度的研究

有人对不同厂家牛黄解毒片中黄芩苷溶出度进行了考察。在选择溶出介质试验中，表明黄芩苷在乙醇溶液与十二烷基硫酸钠溶液中的溶出量远大于在水、酸等溶液中的溶出量；但在5g/L十二烷基硫酸钠溶液中有乳化现象，1%（体积分数）乙醇作溶出介质时，溶出量及溶出速率略优于其他浓度，因此选择1%（体积分数）乙醇作为溶出介质。结果表明不同厂家不同批次的牛黄解毒片溶出参数有极显著性差异（$P<0.01$）。

选择黄芩苷为考察指标，对5个不同厂家生产的牛黄解毒片体外溶出度进行了研究，结果4个厂家薄膜包衣牛黄解毒片体外溶出参数 T_{50} 最快与最慢相差4.45倍，T_d 最快与最慢相差3.33倍。薄膜衣片比糖衣片的溶出度要好，溶出最快的薄膜衣片与糖衣片比较 T_{50} 相差5.87倍，T_d 相差4.08倍。

2. 牛黄解毒片薄膜包衣工艺研究

单独采用聚丙烯酸树脂Ⅳ号对牛黄解毒片进行薄膜包衣，将薄膜包衣片与糖衣片在外观、抗湿性、抗热性及抗磨性等方面进行了比较，结果薄膜包衣片在各个方面均优于糖衣片。薄膜衣片可以克服糖衣片易褪色、花斑、裂片、吸湿等缺点。牛黄解毒片采用普通胃溶型欧巴代，用量为片心的3%～4%（质量分数），用7%～85%（体积分数）乙醇配制成含固量60～80g/L的包衣液，混合1h，60目筛过滤，包衣。

3. 专利发明介绍牛黄解毒片的制备方法

包括以下步骤：

① 取灭菌后过100～120目筛的大黄粉，以及分别过60～100目筛的冰片粉和牛黄粉备用；

② 取雄黄，加水研磨得0.2～0.3kg/L浆液，取细粒度浆液离心后冷冻干燥得雄黄粉备用；

③ 取桔梗、甘草、石膏、黄芩，加7～9倍量水，煎煮1.5～2.5h，滤过，滤渣加5～7倍量温水再煎煮1.5～2.5h，滤过，合并两次煎煮液浓缩得浸膏备用；

④ 将步骤①、②所得大黄粉和雄黄粉在45～60℃下沸腾干燥5～15min，混合均匀得生粉备用；

⑤ 取糊精，加水搅拌均匀后加热至微沸得350～450g/L的糊精浆，糊精浆过60～100目筛备用；

⑥ 将步骤⑤所得糊精浆按1∶(3～6)的比例加入步骤③所得浸膏中，搅拌均匀，过60～100目筛后喷入步骤④的生粉中，45～60℃干燥至水分含量为2.0%～3.0%，整粒过筛；

⑦ 在步骤⑥所得颗粒中加入步骤①的冰片、人工牛黄，再加入硬脂酸镁，以10～20r/min的转速混合10～20min，压片、包衣即得。

参考文献

[1] 马宁，龚秋红，欧燕等．牛黄解毒片溶出度测定方法的研究［J］．湖南中医药导报，2004，10(5)：171.

[2] 黄献，潘洪平．不同厂家牛黄解毒片的体外溶出度考察［J］．中成药，2005，27(1)：107.

[3] 辛勋，陆红云．牛黄解毒片的体外溶出速率测定［J］．现代中药研究与实践，2002，16(6)：28.

[4] 杨柳，邹中旺，许永胜．牛黄解毒片薄膜包衣的工艺研究［J］．基层中药杂志，1999，13(4)：63.

[5] 苗淑杰，杨忠厚，赵洪瑾．欧巴代在牛黄解毒片薄膜包衣中的应用［J］．天津药学，2006，18(3)：76.

[6] 闫保勋．一种牛黄解毒片的制备方法［P］．CN103001803A. 2013-4-3.

第四节 肠 溶 片

肠溶衣片系指以在胃液中不溶、但在肠液中可以溶解的物质为主要包衣材料进行包衣而制得的片剂。包肠溶衣的原因是由药物性质和使用目的所决定的：①遇胃液能起化学反应、变质失效的药物；②对胃黏膜具有较强刺激性的药物；③有些药物如驱虫药、肠道消毒药等希望在肠内起作用，在进入肠道前不被胃液破坏或稀释；④有些药物在肠道吸收或需要在肠道保持较长的时间以延长其作用。选择肠溶衣料即是利用它们在不同pH溶液中溶解度不相同的特点。崩解度要求在37℃的人工胃液中2h以内不崩解或不溶解，而在人工肠液中1h内崩解或溶解。

红霉素肠溶片

【处方】

(1) 片心

红霉素二水合物	278g
微晶纤维素	25g
枸橼酸钠	41g
聚维酮	3g
大豆多糖	40g

滑石粉	5g
硬脂酸镁	6g
纯化水	60ml
(2) 内包衣液	
乙醇	190ml
纯化水	48ml
红色素	0.12g
二氧化钛	1.8g
羟丙基甲基纤维素酞酸酯	19g
蒸馏的乙酰单酸甘油乙酯	1.5g
(3) 外包衣液	
羟丙基甲基纤维素酞酸酯	3.2g
蒸馏的乙酰单酸甘油乙酯	0.3g
香草醛	0.3g
乙醇	64ml
纯化水	16ml
共制	1000片

【制法】

1. 片心的制备

将聚维酮溶于纯化水中，将处方量的红霉素二水合物、微晶纤维素、枸橼酸钠混合后，用上述聚维酮溶液制粒，干燥后，16目筛整粒。将处方量的大豆多糖、滑石粉、硬脂酸镁混合过16目筛，与上面的干颗粒混合后压片。

2. 内包衣液的制备

将乙醇和水混合，将处方量的红色素和二氧化钛用部分上述乙醇水溶液溶解。将羟丙基甲基纤维素酞酸酯和蒸馏的乙酰单酸甘油乙酯溶于部分乙醇水溶液中后，将两液混合，并用乙醇水溶液补充到规定体积，得包衣溶液。将此包衣液与片心在包衣锅中包衣，控制温度为60℃。

3. 外包衣液的制备将羟丙基甲基纤维素酞酸酯、蒸馏的乙酰单酸甘油乙酯、香草醛溶于乙醇和水组成的乙醇水溶液中。用此溶液对上述包衣片再包衣。

【注解】

① 红霉素对胃液敏感，在酸性条件下易降解，很少能到达血液循环，常通过包衣减慢制剂在消化系统的降解速率，服用时需要病人禁食，以保证足够高的血药浓度。一些肠溶包衣的制剂贮藏一段时间后崩解时间延长，导致崩解不稳定。该处方的特点在于用红霉素二水合物为主药，乙醇与水的比例选在4∶1，优势在于容易蒸发，而且避免了使用酮、卤代物造成的环境污染。乙醇的比例可在40%～95%（体积分数）之间选择，当乙醇的比例低于60%（体积分数）时，羟丙基甲基纤维素酞酸酯在其中不能溶解，但能很好地分散，应用时也能形成连续的膜。按该处方制得的片剂服用时可禁食也可不禁食，而且长期贮藏稳定。

② 包衣液中最重要的是成膜材料的选择，为了保证药物吸收的均一性，处方中用的羟丙基甲基纤维素酞酸酯含32%～33%的邻苯二甲酰基，18.5%～19%的甲氧基，6%～7%的羟丙基。这种羟丙基甲基纤维素酞酸酯在pH5.5的条件下易溶，每片含羟丙基甲基纤维素酞酸酯16～25mg即可。醋酸纤维素酞酸酯也曾成功地用于红霉素的包衣，但长期贮藏稳定性差。羟丙基甲基纤维素也是常用的稳定性好的包衣材料，但不适合包肠溶衣。

③ 有报道采用自制聚丙烯酸树脂Ⅱ号假胶乳包衣液制备红霉素肠溶片。发现其包衣液与以有机溶剂为溶剂的包衣液相比，具有高固体含量、低黏度的优点，可缩短包衣时间，不易发生片子粘连及黏锅，包衣均匀，衣层光滑，但需要保证其层层干燥，若某层干燥不完全，则其中的水分很难排出，影响衣膜质量。

④ 有报道通过改进肠溶包衣材料处方及包衣工艺，采用聚丙烯酸树脂Ⅱ、Ⅲ混合作包衣材料，粉衣层中用羟丙基甲基纤维素代替明胶，包衣工艺采用在肠衣层表面喷上一层保护液，红霉素肠溶片在贮存3年后，释放度高于标示量的85%。

⑤ 红色素种类很多，可在国家标准规定的用于保健食品的红色素中选取，详见第二章第五节。

参考文献

[1] 张烜，张钧寿，陈西敬等．假胶乳包衣红霉素肠溶片的制备和质量评价［J］．中国药科大学学报，1994，25（5）：267.

[2] 安良，黄桂华．几种包衣材料在红霉素肠溶片包衣中的应用［J］．齐鲁药事，2007，26（8）：490.

[3] 杨爱华，宋泽运，李林．红霉素肠溶片包衣处方工艺［J］．中国医院药学杂志，2003，27（12）：715.

[4] 王路宏，何伟，宫淑艳．红霉素肠溶片包衣层对其释放度检查的影响［J］．中国药事，2002，16（9）：554.

吲哚美辛肠溶片

【处方】

吲哚美辛	25g
糊精	5g
淀粉	20g
糖粉	17g
硬脂酸镁	0.7g
十二烷基硫酸钠	0.36g
乳糖	10g
聚维酮K30	0.4g
乙醇	适量
共制	1000片

包衣材料：聚丙烯酸树脂Ⅱ号。

【制法】 按处方将原、辅料粉碎，过80目筛混合。以乙醇为润湿剂普通湿法制粒，压片制得片心。以乙醇作溶剂进行聚丙烯酸树脂Ⅱ号直接包衣。

【注解】

1. 国产吲哚美辛肠溶片溶出度试验

结果表明，肠溶片每片平均溶出量仅为50%，溶出合格率5%，且均匀性差，这可能是其临床治疗效果不好的原因。针对肠溶片溶出度低的问题，解决方法多是从增加片剂亲水性、促进片剂崩解以及增加溶解度的角度出发，对片心的处方进行调整。如微晶纤维素不溶于水，但吸水性强，易膨胀，有助于崩解；十二烷基硫酸钠为表面活性剂，可改善整个片剂的亲水性，使水性介质较易渗入片剂内部，同时对难溶性的吲哚美辛也可起到增溶作用；乳糖易溶于水，是一种优良的填充剂，用其制成的片剂药物溶出往往比用淀粉、糊精者为佳；聚维酮也是一种亲水性辅料，用其作为黏合剂，不但药物易于均匀润湿，还可提高制剂稳定性。处方中加入十二烷基硫酸钠和聚维酮，并以乳糖代替部分糊精，制成的片心释放度有较大提高。在制备工艺中控制原药细度，打碎结晶晶格，增大药物的比表面积，也有利于药物释放。在包衣工艺中用聚丙烯酸树脂Ⅱ号直接包衣，消除了粉衣层对药物释放的阻碍。

2. 改变包衣材料也可增加难溶性药物的溶出度

HPMCP（羟丙基甲基纤维素邻苯二甲酸酯）是一种性能优良的肠溶包衣材料，与其他肠溶包衣材料相比，具有成膜性好、稳定、安全无毒、溶解的 pH 下限较低（pH＞5）及溶解速率快等优点。吲哚美辛 HPMCP 包衣片的溶出度明显快于市售片（聚丙烯酸树脂类包衣膜）。

3. 有报道薄膜衣材料为（以 50 万片计）

聚丙烯酸树脂Ⅰ号 2kg，体积分数 95%乙醇 20L，蓖麻油 500ml，苯甲酸二乙酯 250ml，聚山梨酯-80 250ml，滑石粉 0.5kg。采用此材料薄膜包衣比用纤维醋法酯包衣成本低（1∶3），生产周期短（6h 左右），操作简便，溶剂不用丙酮，安全性能好。

参考文献

[1] 英姿．吲哚美辛肠溶片处方工艺对释放度的影响［J］．中国医药工业杂志，2002，33（4）：168.

[2] 祁荣，何仲贵，张汝华等．吲哚美辛 HPMCP 肠溶片的制备及溶出度考察［J］．沈阳药科大学学报，2001，18（6）：395.

[3] 王维，王瑾．吲哚美辛原料及肠溶片质量再评价［J］．药物分析杂志，1997，17（4）：271.

[4] 王秉衡．吲哚美辛肠溶片包衣的工艺改进［J］．中国药学杂志，1995.30（2）：112.

阿卡波糖肠溶片

【处方】

（1）片心

阿卡波糖	50g
微晶纤维素	60g
乳糖	24g
羧甲基淀粉钠	1.4g
硬脂酸镁	0.6g
微粉硅胶	4.2g

（2）包衣液

聚丙烯酸树脂 Eudragit L	200g
聚乙二醇 6000（PEG6000）	10g
滑石粉	18g
纯化水	772ml
共制	1000 片

【制法】取处方量阿卡波糖、微晶纤维素、乳糖、羧甲基淀粉钠、硬脂酸镁、微粉硅胶各自粉碎过 100 目筛。将硬脂酸镁、微粉硅胶按等量倍增法与阿卡波糖、羧甲基淀粉钠、微晶纤维素和乳糖充分混合，过 100 目筛三次。上述辅料直接粉末压片。

取聚丙烯酸树脂 Eudragit L 加水约 200ml，搅匀。在剩余水中加入 PEG6000 和滑石粉，均质机中均质 45min。将滑石粉混悬液缓缓倒入聚丙烯酸树脂 Eudragit L 水分散体中，慢速搅拌 30min。将配得的包衣液经 80 目筛过滤，包衣锅中加入片心 500g，调节进风温度 80℃，片床温度 30～35℃，雾化压力 1.5×10^{5} Pa，包衣锅转速 15～23r/min，进样质量流量 4～6g/min，即得。

【注解】

1. 处方设计

阿卡波糖肠溶片是由含阿卡波糖和包裹在片心外部的肠溶衣层组成的片剂。片心中的药用辅料包括填充剂、崩解剂和助流剂。填充剂可选自微晶纤维素、乳糖、预胶化淀粉或上述辅料的一种或多种混合物；崩解剂可选自交联羧甲基纤维素钠、交联 PVP、羧甲基淀粉钠或上述辅料的一种或多种混合物；润滑剂和助流剂可选自微粉硅胶、硬脂酸镁或两者的混合物。肠溶衣层由肠溶材料、增塑剂、抗黏剂组成，制备时加入适当分散介质。肠溶材料可选自聚丙烯酸树脂 Eudragit L、醋酸纤维素酞酸酯、羟丙基甲基纤维素酞酸酯或上述材料的一种或多种混合物；增塑剂可选自邻苯二甲酸酯、PEG6000、柠檬酸三乙酯或上述材料的一种或多种混合物；抗黏剂为滑石粉；分散介质为水。

2. 工艺的研究

由于阿卡波糖遇水后在贮存中色泽易变黄，影响外观和质量，因此常采用直接粉末压片制备片心，其中微晶纤维素、乳糖、预胶化淀粉三种辅料主要起分散稀释药物和促进片心成型的作用；交联羧甲基纤维素钠、交联聚维酮、羧甲基淀粉钠三种高分子材料遇水剧烈膨胀，对于片心有优良的崩解作用。微粉硅胶、硬脂酸镁可以促进粉料的流动和压片的均匀分布，从而保证了装量的均一和片剂外观。聚丙烯酸树脂 Eudragit L、醋酸纤维素酞酸酯、羟丙基甲基纤维素酞酸酯为三种肠溶材料，仅在 pH5～7 的溶液中才能溶解，保证了肠溶片通过胃液时的完整性和肠道内的可溶性。邻苯二甲酸酯、PEG6000、柠檬酸三乙酯为包衣增塑剂，可以增加衣膜延展性和柔韧性。滑石粉主要防止片剂与包衣锅以及片剂之间粘连的发生。

3. 文献报道了制备阿卡波糖分散片

阿卡波糖 50g，微晶纤维素 42.5g，羧甲基淀粉钠 14.5g，低取代羟丙基纤维素 10g，交联聚维酮 18g，微粉硅胶 0.5g，硬脂酸镁 0.25g，制成 1000 片。处方中微晶纤维素为填充剂，羧甲基淀粉钠、低取代羟丙基纤维素、交联聚维酮为崩解剂，微粉硅胶为助流剂，硬脂酸镁为润滑剂。分别称取处方量的阿卡波糖、微晶纤维素、羧甲基淀粉钠（1/2 量）、低取代羟丙基纤维素、交联聚维酮置于高速混合制粒机中充分混匀。将上述混匀物料烘干至水分保持在质量分数 1%～3%之间，过 20 目筛整粒；再加入羧甲基淀粉钠（1/2 量）及处方量的硬脂酸镁、微粉硅胶，混合均匀，压片。空气湿度尽量控制在 50%以下。

参考文献

[1] 韩庆惠，李连会．阿卡波糖肠溶片及制备方法［P］．CN 1626108A. 2005-6-1.

[2] 刘祖雄，谢向阳，钟健．阿卡波糖分散片的制备及质量控制［J］．实用药物与临床，2012，15（1）：26.

[3] 孙贺英，陈春惠，傅萍萍．阿卡波糖缓释片的制备与释放度测定［J］．河北职工医学院学报，2008，25（1）：12.

阿斯达美肠溶片

【处方】

（1）片心

阿司匹林	75g
淀粉	17g

羧甲基淀粉钠	3.5g
酒石酸	0.75g
滑石粉	4.75g
羟丙基甲基纤维素的乙醇水溶液	233ml
(2) 肠溶衣层	
聚丙烯酸树脂Ⅱ号	2.95g
聚丙烯酸树脂Ⅲ号	0.74g
邻苯二甲酸二乙酯	0.95g
聚山梨酯-80	0.95g
蓖麻油	0.85g
95%乙醇（体积分数）	70ml
(3) 双嘧达莫衣层	
双嘧达莫	25g
滑石粉	1.4g
聚山梨酯-80	1.1g
邻苯二甲酸二乙酯	1.1g
蓖麻油	1.1g
95%乙醇（体积分数）	71.5ml
羟丙基甲基纤维素	3.6g
纯化水	53ml
共制	1000 片

【制法】

(1) 片心的制备　将处方量阿司匹林过 80 目筛与处方量淀粉充分混匀，加入处方量酒石酸、羟丙基甲基纤维素的乙醇水溶液搅拌均匀，制成软材，用 18 目筛制粒，50～60℃干燥，干粒加入滑石粉与羧甲基淀粉钠混合物，压片。

(2) 肠溶衣层的制备　将聚丙烯酸树脂Ⅱ号、聚丙烯酸树脂Ⅲ号按处方量溶于 70ml 乙醇中 12h，待完全溶解，加入邻苯二甲酸二乙酯、聚山梨酯-80、蓖麻油，经搅拌得均匀溶液。将阿司匹林片心置于包衣锅中，加热至锅温 50℃，包衣锅转速为 10r/min，连续将制得的包衣液喷在锅中滚动的阿司匹林片上，即得阿司匹林肠溶片。

(3) 双嘧达莫衣层的制备　将羟丙基甲基纤维素按处方量溶于 125ml 乙醇水溶液中，待完全溶解后加入聚山梨酯-80、邻苯二甲酸二乙酯、蓖麻油搅拌均匀，加入双嘧达莫、滑石粉，搅拌至完全溶解，将已包制好的阿司匹林肠溶衣片置包衣锅中加热至 50℃，锅转速为 10r/min，将配得的含双嘧达莫的包衣溶液，喷于包衣锅阿司匹林肠溶片上，即得阿司匹林与双嘧达莫的复方多层片，每片含阿司匹林 75mg、双嘧达莫 25mg。

【注解】

1. 阿斯达美片是阿司匹林与双嘧达莫的复方片

国内生产的该品种是将阿司匹林和双嘧达莫两种药物压成上下两层的双层片。由于阿司匹林是酸性药物，双嘧达莫为碱性药物，两种药物的接触面大且紧密，经放置阿司匹林与双嘧达莫均有分解现象，药品质量下降，影响疗效。国外生产该品种系采用两种药物分别一步制粒、包衣、隔离处理，然后按比例混合装胶囊，所用设备价格昂贵，且小颗粒包衣易发生粘连，收率低，成本高。针对上述问题，将酸性药物阿司匹林与一定辅料制成片剂并喷雾包一层肠溶衣隔离层，然后将双嘧达莫溶于羟丙基甲基纤维素的乙醇溶液或 pH3.5～5 浓度为

600g/L 的糖浆溶液中，制成双嘧达莫包衣溶液，包制在阿司匹林肠溶衣隔离层外面，制成内心为阿司匹林、外有肠溶隔离层、最外层为双嘧达莫的包衣型多层复方片剂。

2. 有人研制了双嘧达莫与阿司匹林铝盐片剂的制备

由于阿司匹林与双嘧达莫直接混合制得的片剂稳定性差，研究者采用阿司匹林铝盐与双嘧达莫制成片剂，从而提高了片剂的稳定性，阿司匹林铝盐在体内可以水解为阿司匹林而发挥疗效。

参考文献

[1] 王志刚，强曼红，邹燕．阿司匹林与潘生丁复方多层片的制备方法［P］．CN Pat 1111985．1995-11-22．

[2] 杨鹏晖，屠锡德．复方潘生丁胃内滞留漂浮型控释片的制备及药动学研究［J］．中国药科大学学报，1992，23（1）：14．

格列吡嗪肠溶片

【处方】

（1）片心

格列吡嗪	5g
羟丙基纤维素	2.7g
羧甲基淀粉钠	20g
淀粉	50g
乳糖	33g
硬脂酸镁	1g
10g/L 羟丙基甲基纤维素水溶液	1.3ml

（2）包衣液

滑石粉	6.7g
二氧化钛	16.7g
聚丙烯酸树脂Ⅱ	2.7g
聚丙烯酸树脂Ⅲ	6.7g
50%乙醇（体积分数）	1.7ml
聚山梨酯-80	6.7g
共制	1000片

【制法】

（1）制备片心　按处方量称取原辅料，将格列吡嗪过 80 目筛，羟丙基纤维素、羧甲基淀粉钠、淀粉、乳糖分别过 60 目筛，混匀，以 10g/L 羟丙基甲基纤维素水溶液制软材，20 目筛制粒，60℃下干燥 2h，18 目筛整粒，加硬脂酸镁混合均匀，压片。

（2）制备包衣液　取聚丙烯酸树脂Ⅱ、聚丙烯酸树脂Ⅲ加入到 50%乙醇（体积分数）溶液中，使其膨胀溶解，然后加入药用滑石粉、二氧化钛和聚山梨酯-80，充分搅匀，备用。

（3）按包衣常规进行喷雾包衣，干燥，分装，包装，即得。

【注解】

① 格列吡嗪具有胃黏膜刺激的副作用，故包肠溶衣，使药物在小肠中崩解，以减少对胃黏膜的刺激，并提高药物的生物利用度。药物在小肠中溶解，释药平稳、血药浓度平稳，副作用较少。采用 20g/L 羟丙基甲基纤维素水溶液制粒时黏度大，制得颗粒不均匀，细粉

较少，采用5g/L羟丙基甲基纤维素水溶液制粒时则黏性不足，经过试验筛选，采用10g/L羟丙基甲基纤维素水溶液制粒黏度较为合适。

② 格列吡嗪属疏水性药物，室温条件下溶解度低，并且格列吡嗪是弱酸性药物，在胃液pH条件下溶解度更低，所以口服格列吡嗪后，基本上都在胃肠道的下端吸收，延缓了药效的发挥。为了使格列吡嗪在高血糖条件下迅速起效，必须提高它的水溶性。解决办法为制备包合物，增加了格列吡嗪在生理pH和胃肠道pH下的溶解度，保证了药物的快速溶解。

③ 专利报道一种格列吡嗪渗透泵控释片的制备方法。将制备好的格列吡嗪片心经包半透膜层、激光打孔和包防潮层制成。其片心制备包括如下步骤。a. 制备固体分散体：将格列吡嗪和辅料分散于溶剂中，搅拌均匀，经干燥、粉碎后，得格列吡嗪固体分散体；b. 制备片心：将格列吡嗪固体分散体和辅料混匀，压片。

④ 专利报道一种格列吡嗪肠溶制剂组合物及其制备方法。该组合物由格列吡嗪原料药和一种或一种以上药学上可接受的药用载体和/或辅料，按重量份计为1∶(0.1～500)组成；制备方法是在成型的素粒/微丸上包上肠溶材料，制成肠溶颗粒剂，或将成型素粒装入肠溶胶囊制成肠溶胶囊。

参考文献

[1] 丁林洪．格列吡嗪肠溶片及其制备方法［P］．CN 1660104A. 2005-8-31.

[2] Gidwani SK，Singnurkar P，Tewari PK. Glipizide cydodextrin inclusion complexes and their pharmaceutical composition［P］. US 6464988. 2002-10-15.

[3] 汪洋，潘西海，孙艳华．一种格列吡嗪渗透泵控释片的制备方法［P］．CN102133205A. 2011-07-27.

[4] 贺同庆，贾法强，安英．一种格列吡嗪肠溶制剂组合物及其制备方法［P］．CN101502516. 2009-08-12.

第五节　缓　释　片

缓释片是指在规定的释放介质中缓慢地非恒速释放药物的片剂，具有服药次数少、治疗作用时间长等优点。能够减少给药次数，改善患者用药的依从性；避免普通制剂因频繁给药产生的血药浓度峰谷现象，减少副作用；增加治疗的稳定性，提高疗效；减少胃肠道吸收局部的刺激性；提高了药物的安全性和有效性，方便了患者。

茶碱缓释片

【处方】

茶碱	250g
枸橼酸	75g
氢化植物油	20.55g
乙基纤维素	25g
玉米朊	41g
HPMC	26g
乙醇	163g
硅酸钙	51g
硬脂酸镁	2.7g

共制 1000片

【制法】 将茶碱、枸橼酸、氢化植物油、乙基纤维素、玉米朊、HPMC混合15min，加入乙醇使湿润，继续混合，加入硅酸钙，混合制粒，干燥，将干燥颗粒粉碎至一定粒度。将硬脂酸镁与部分颗粒混合，然后再与剩余颗粒混合、压片，即得。

【注解】

① 本处方制成的茶碱缓释片为骨架型缓释片，制剂中含有致孔剂、阻滞剂，由于这些物质能被水迅速凝胶化使药物缓慢溶出，其释药过程是溶蚀—扩散—溶出的过程。

② 有报道茶碱缓释片的处方及制备：茶碱100g，微晶纤维素200g，甘油-硬脂酸酯250g，硬脂酸镁10g。制备工艺：先将称量好的茶碱、微晶纤维素混合过60目筛，备用；将甘油-硬脂酸酯在65℃水浴上熔融，边搅拌边加入茶碱与微晶纤维素的混合物，继续搅拌让其冷却，过14目筛制粒，加硬脂酸镁混合均匀，压片。

③ 以乙基纤维素为骨架材料，以羟丙基甲基纤维素为致孔剂制成茶碱缓释骨架片，释放度数据较稳定，调整羟丙基甲基纤维素和乙基纤维素用量配比，湿法制粒所得骨架片的释药速率比干法直接压片有所减慢，压片力的大小对释药速率也有一定的影响。

④ 专利报道一种茶碱缓释片，通过下列方法制备，包含：a. 核心颗粒，主要含茶碱；b. 至少一层包衣膜层，由一种疏水性物质和一种可塑性赋形剂组成，以形成包衣颗粒；c. 一种崩解赋形剂，包衣颗粒和崩解赋形剂被压模形成茶碱缓释片。

参考文献

[1] 马福家．茶碱缓释片的制备及其初步稳定性考察［J］．药学服务与研究，2009，9（2）：111.

[2] 王金库．茶碱缓释片的工艺研究［J］．医学信息，2009，22（11）：2472.

[3] 黄好武，罗玉鸿，梁飞华．茶碱缓释片的制备工艺对释放度的影响研究［J］．中国医药导报，2010，7（7）：42.

[4] 日研化学株式会社．茶碱缓释片［P］．CN1272787，2000-11-8.

格列齐特缓释片

【处方】

格列齐特	30g
碳酸氢钠	130g
聚山梨酯-80	15g
蜂蜡	35g
硬脂酸镁	2g
二氧化硅	1g
共制	1000片

【制法】 将蜂蜡置于混合器中，置于水浴上加热熔融，加入预混合的格列齐特、碳酸氢钠、聚山梨酯-80，于半固态搅拌混匀，边搅拌边冷却，制成固体分散体，粉碎过40～60目筛，用50％乙醇（体积分数）制成颗粒，烘干后加入润滑剂、助流剌，混匀，压片。

【注解】

① 格列齐特的溶解度随pH升高而增加，在酸性条件下，格列齐特几乎不溶解。因此格列齐特的体外溶出介质pH一般选择在6.2～7.4，在此范围内制剂的溶出度不受pH影响。有研究者曾采用山嵛酸甘油酯、十八醇等疏水性溶蚀材料作为格列齐特缓释片的缓释骨架材料，但是片剂的释药速率极慢，12h累积释药量不超过50％，其原因可能是这些材料对

难溶性药物的阻滞作用太强。

② 有文献报道以格列齐特、碳酸氢钠和十二烷基硫酸钠过 100 目筛，按处方量称氢化植物油于加热锅中，于 100～120℃加热熔融，加入预混合的原辅料，搅拌至稠膏状，撤去热源，迅速搅拌冷却固化制粒。颗粒用 24 目和 60 目筛网整粒，大于 24 目和小于 60 目的颗粒重新回到加热锅按同法再制粒一次，用振动筛分取 24～80 目的颗粒，所制颗粒要求小于 80 目的细粉不超过颗粒总量的 5%。将颗粒加入硬脂酸镁和微粉硅胶，混匀，用 8mm 平冲压片。也有报道取格列齐特与缓释阻滞剂、磷酸氢钙等充分混匀，用 50g/L PVP-K90D 的 95%乙醇（体积分数）溶液作黏合剂，30 目筛湿法制粒，60℃烘干，整粒，测定颗粒水分含量，加入硬脂酸镁混匀后，压片，即得。

③ 有文献报道格列齐特缓释片多以羟丙基甲基纤维素为骨架材料，乳糖可以加快缓释片的释放，因此可以选用乳糖作为缓释片释放的调节剂，预胶化淀粉等为填充剂，以体外释放度考察处方及工艺因素对药物溶出度的影响。

④ 专利提供了一种药物释药更稳定及用药安全性更高的格列齐特缓释片，其特征在于是由有效治疗量的格列齐特、缓释材料、填充剂、助流剂、润滑剂、润湿剂组成。本发明的格列齐特缓释片具有给药方便、作用持久、疗效稳定、毒副作用小等特点。

参考文献

[1] 谭建国，向大雄，张毕奎．格列齐特生物黏附缓释片的研制及体外评价 [J]．中南药学，2005，3 (2)：184.

[2] 王效兵，王贺，王辉等．格列齐特生物溶蚀性骨架片的制备及体外释放度研究 [J]．安徽医药，2007，1 (9)：776.

[3] 伯俊，李华林，孙备等．口服格列齐特缓释制剂 [P]．CN 1294908C．2007-01-17.

[4] 赵丽华，胡容峰，李华．格列齐特缓释片的研制及体外释放度考察 [J]．中国药房，2006，17 (18)：1382.

[5] 邢树礼，王洪光．格列齐特缓释片的制备及其释药因素考察 [J]．西北药学杂志，2009，24 (2)：121.

[6] 张威，刘智，查伟．格列齐特缓释片处方及工艺研究 [J]．中国药房．2007，18 (31)：2437.

[7] 林鹏．格列齐特缓释片及其制备方法 [P]．CN101647785. 2010-2-17.

洛伐他汀缓释片

【处方】

洛伐他汀	40g
羟丙基甲基纤维素	50g
微晶纤维素	60g
乳糖	50g
共制	1000 片

【制法】 称取处方量的洛伐他汀、羟丙基甲基纤维素、微晶纤维素和乳糖，混匀后，过 80 目筛。将叔丁基-4-羟基苯甲醚溶于 65%乙醇（体积分数）中，并加入羟丙基甲基纤维素制成 15g/L 的黏合剂，采用沸腾制粒设备，30～40℃喷浆，40～50℃干燥 0.5h，过 30 目筛整粒，加入硬脂酸镁混匀，用 8mm 浅圆冲压片。

【注解】

① 处方分析。洛伐他汀在水中溶解度较小，因而选用黏度较低的 HPMC 为阻滞剂，并

选用乳糖、微晶纤维素为致孔剂，叔丁基-4-羟基苯甲醚作为稳定剂。在保持其他组分不变的前提下，对洛伐他汀与 HPMC 的质量比进行调整，分别为 1：0.75、1：1、1：1.25、1：1.50进行缓释片制备。在考察颗粒流动性、片剂外观性状、硬度及脆碎度等因素的同时，与国外样品释放曲线进行比较，结果表明当洛伐他汀与 HPMC 的质量比为 1：1.25 时，其前 8h 的释放度基本一致，8h 后略快于国外样品，12h 两者的释放度都大于 90%。

实验考察了颗粒粒径、片子硬度对洛伐他汀缓释片释放度的影响。结果表明经 20 目筛整粒压制片的释放度略快于 30 目筛。

② 洛伐他汀缓释片体外释放条件的考察。洛伐他汀缓释片在水中释放不完全，与正丙醇-磷酸盐缓冲液相比，洛伐他汀在 (37±0.5)℃的 5g/L 十二烷基硫酸钠溶液中更稳定，故选用 5g/L 十二烷基硫酸钠溶液作为释放介质。随着转速的增加，洛伐他汀缓释片的释放量也相应增加，其在转速为 100r/min 时，样品释放速率较为适宜。

③ 专利发明公开了一种洛伐他汀缓释片及其制备方法。每 1000 片由以下处方的原料和辅料制成：洛伐他汀 5～80g，骨架材料 8～128g，填充剂 56～896g，抗氧剂 7.5～120mg，2.55～1605g/L 黏合剂乙醇溶液 31～496ml，润滑剂 0.7～11.2g。本发明的洛伐他汀缓释片制作工艺简单、累积释放效果好。

参 考 文 献

[1] 陆裕德，苏博，白菊民．洛伐他汀缓释片的制备及体内外评价［J］．中国医药工业杂志，2006，37 (5)：329.

[2] 李红霞，杨铁耀．洛伐他汀缓释片体外药物释放度测定方法的研究［J］．现代食品与药品杂志，2006，16 (6)：45.

[3] 易涛，易以木．洛伐他汀缓释片的质量控制研究［J］．中国药房，2004，15 (11)：670.

[4] 孔继勇．一种洛伐释片他汀缓及其制备方法［P］．CN101129355. 2008-2-27

双氯芬酸钠缓释片

【处方】

双氯芬酸钠	100g
羟丙基甲基纤维素	25g
乳糖	20g
十八醇	50g
乙醇	20ml
硬脂酸镁	1g
共制	1000 片

【制法】 先称取 50g 双氯芬酸钠与十八醇加热融熔，冷却后粉碎。另取 50g 双氯芬酸钠、羟丙基甲基纤维素和乳糖加入到乙醇中，混合、干燥、粉碎。最后将两次粉碎后的粉末加入处方量的硬脂酸镁，混匀，直接压片，即得。

【注解】

① 处方工艺研究。有文献报道双氯芬酸钠控释片的制备方法，并对其药物释放机制进行了研究。处方以硬脂酸镁和乙基纤维素为释放阻滞剂，以羧甲基淀粉钠等为崩解剂，制粒干燥后制备控释片。在片剂压力及其他条件相同的情况下，处方中崩解剂羧甲基淀粉钠和微晶纤维素用量增加 5%，药物释放速率明显加快；当阻滞剂乙基纤维素的用量增加到 5%时，药物释放速率明显减慢。结果表明，崩解剂和阻滞剂对药物释放影响较大，而片剂的硬度和

几何形状对该药物释放则无明显影响。

② 文献报道将双氯芬酸钠和氢化蓖麻油、乳糖、磷酸氢钙等辅料分别过 80 目筛、称取处方量的原药与辅料充分混匀，用纯化水制成软材，过 20 目筛，制湿颗粒，60℃干燥，20 目筛整粒，加适量硬脂酸镁和微粉硅胶，压片即得。以聚合物 Eudragit NM30D 水分散体为缓释骨架材料和黏合剂，采用湿法造粒工艺制备双氯芬酸钠缓释骨架片。Eudragit NM30D 聚合物在双氯芬酸钠缓释片中可起到缓释骨架的作用，在湿法制粒工艺中，可直接用作黏合剂制粒，简化生产过程。

③ 释放度研究。由于双氯芬酸钠的半衰期较短，约为 1.2～1.8h，如果设计 24h 给药 1 次的缓释制剂，应选择 3～4 个时间点控制片剂中药物释放量。有研究者考察了双氯芬酸钠在纯化水、pH6.8 和 pH7.4 的磷酸缓冲液中释放速率和释放度均无显著性差异，说明双氯芬酸钠缓释片体外释药与释放介质的 pH 无关。

④ 专利发明涉及双氯芬酸钠缓释片及其制备工艺。双氯芬酸钠缓释片以质量分数计，包括以下组分：双氯芬酸钠 16.5%～39.0%，缓释剂 10.0%～35.5%，填充剂 33.5%～65.0%，助流剂 2.0%～8.0%，润滑剂 0～2.5%，黏合剂 0～8.0%。双氯芬酸钠缓释片及其全粉末直接压片法，将收率提高至 98.0%～100%，避免了颗粒凝结，片剂表面平整，同时避免了高浓度酒精的使用，减少了生产过程中的安全隐患。

⑤ 专利发明公开了一种双氯芬酸钠缓释片及其制备方法，它是由双氯芬酸钠 50 份，虫白蜡 36.5～40 份，微晶纤维素 8.25～15 份，聚维酮 15～20 份，磷酸氢钙 11～14 份，硬脂酸镁 0.8～1 份，滑石粉 1.2～2 份组成。本发明制备的双氯芬酸钠缓释片的骨架为虫白蜡，是纯天然的产品，对人体没有任何毒副作用，不需用特殊工艺和黏合剂，工艺简单，成本较低。

参考文献

[1] Minoru Okada，TestUo Hayashj，Shuichi Kasait. Sustained-release tablet [P]. US 5164193. 1992-11-17.

[2] 庄意冰，王春. 一种双氯芬酸钠控释片的制备及体外释放研究 [J]. 中国药学杂志，1999，34 (1)：31.

[3] 黄东亮，黄文静，龙启才. 双氯芬酸钠体外与体内的释放特点 [J]. 广东药学院学，2002，18 (3)：205.

[4] 张春燕，刘家强，王洪光. 双氯芬酸钠缓释片的制备和体外释放度研究 [J]. 青岛科技大学学报 2005，26 (5)：391.

[5] 韩海岭，柴佩华，丁宇. Eudragit NM30D 在双氯芬酸钠缓释骨架片中的应用 [J]. 华西药学杂志，2008，23 (4)：399.

[6] 邓宝军，黄艳，曾环想. 双氯芬酸钠缓释片及其制备工艺 [P]. CN102274200A. 2011-12-14.

[7] 贾兆绪，乔蕾. 一种双氯芬酸钠缓释片及其制备方法 [P]. CN102895207A. 2013-01-30.

[8] 饶春意，严全鸿. 双氯芬酸钠缓释片体外实时释放的研究 [J]. 药物分析杂志，2009，29 (11)：1931.

吲达帕胺缓释片

【处方】

吲达帕胺	2.5g
聚维酮	6.2g
乳糖	115g

羟丙基甲基纤维素　　59g
硬脂酸镁　　2g
硅胶　　0.4g
乙醇　　适量
共制　　1000片

【制法】将处方量吲达帕胺、聚维酮、乳糖，用乙醇溶液润湿后制粒，干燥，整粒，加入羟丙基甲基纤维素混合，再加入硅胶和硬脂酸镁混合均匀，压片。

【注解】

① 文献报道以HPMC为骨架材料，以微晶纤维素、乳糖和可压性淀粉调节释放度，吲达帕胺缓释片的组成为：吲达帕胺2.5mg，HPMC K4M 37.5mg，HPMC K15M 7.5mg，乳糖45mg，可压性淀粉37.5mg，微晶纤维素21mg，硬脂酸镁1.5mg，药物的释放符合零级动力学方程，释放机制为骨架溶蚀机制。释药速率受介质pH的影响，几乎不受压片压力的影响。HPMC黏度增加对吲达帕胺释放机制几乎没有影响，只是释药速率常数稍有降低。但随处方中HPMC用量增加，吲达帕胺的释放指数逐渐增大，同时也表明HPMC用量为质量分数20%和30%时，吲达帕胺的释放呈扩散和溶蚀协同作用的机制；当用量为质量分数40%时，吲达帕胺的释放以溶蚀机制为主。填充剂种类及用量对吲达帕胺释药速率影响的结果表明，不管是水溶性填充剂还是水不溶性填充剂，其释药指数均较接近，但水溶性填充剂释药速率常数稍快于水不溶性填充剂。乳糖用量的增加可使吲哒帕胺骨架片的释放速率加快，其原因是：乳糖溶解后，使药物在骨架中扩散途径缩短，乳糖用量越大药物的扩散越快，从而使其释放速率加快，因此为得到理想的缓释效果，应控制乳糖的用量。制备工艺对吲达帕胺释药速率的影响表明，湿法制粒所得的骨架片释药快于干法直接压片，这是由于湿法制粒所用的黏合剂是乙醇，而吲达帕胺在乙醇中易溶，在对湿颗粒进行干燥的过程中，吲达帕胺有可能向粒子的表面进行迁移，使大部分吲达帕胺集中在颗粒表面，从而使药物的释放速率加快。

② 吲达帕胺是水难溶性药物，易溶于甲醇、丙酮，为了达到缓释且在规定时间点释放度合格的要求，拟定吲达帕胺1.5g、HPMC K4M 20g、乳糖58.1g及硬脂酸镁0.4g，共制1000片，采用粉末直接压片法制备。水溶性填充剂（乳糖）释药速率快于水不溶性填充剂（微晶纤维素），乳糖用量的增加可使吲哒帕胺缓释片的释药速率加快，其原因是乳糖溶解后使凝胶骨架中孔隙增多，乳糖用量越大药物的扩散越快，从而使其释放速率加快，合适的乳糖用量可以达到理想的缓释效果。可溶解性淀粉在水中部分可溶，微晶纤维素在释放介质中不溶解，形成的凝胶孔隙减小，药物扩散慢导致药物释放速率也慢。

③ 专利发明涉及一种吲达帕胺缓释片及其制备方法。由吲达帕胺、骨架材料、填充剂和润滑剂组成，本发明的吲达帕胺缓释片，由于减少了吲达帕胺的用量，因而可以降低因服用高剂量药物时发生血钾波动的风险，使不良反应明显减轻，实验证明吲达帕胺缓释片的持续作用时间比速释剂的作用时间长，长达24h。

参考文献

[1] Katarzyna Jureczek，Krakow PL. Sustained release tablet comaining indapamide [P]. US 20050202086A1. 2005-09-15.

[2] 张志华，吴福鸿，刘向红．吲达帕胺缓释片及其制备方法 [P]．CN 1943564A．2007-04-11.

[3] 严洁．吲达帕胺缓释片 [P]．CN 1394604A．2003-02-05.

[4] 崔升森，赵春顺，何仲贵．吲达帕胺缓释片的研制及释药机理考察 [J]．中国医院药学杂志，2003，

23 (7), 397.
[5] 谢清春，陈燕忠，吕竹芬．吲达帕胺缓释片的制备及体外释放度测定 [J]．广东药学院学报，2010，26 (6)：561.
[6] 丁丰，张晓明，方良．吲达帕胺缓释片的研究 [J]．广东药学院学报，2005，21 (3)：287.
[7] 张志华，吴福鸿，刘向红．吲达帕胺缓释片及其制备方法 [P]．CN1943564.2007-04-1.

第六节 控 释 片

控释片是指在规定的释放介质中缓慢地恒速释放药物的片剂，具有血药浓度平稳、服药次数少、治疗作用时间长等优点。控释片剂一般是指在预定时间内以零级或接近零级速率释放药物的制剂，由缓释系统发展而来的控释系统在控制释药速率方面比缓释系统具有更严格的要求。控释系统能够控制药物释放速率使其符合药物动力学需要，药物以受控形式恒速释放或者被控制在作用器官等特定的吸收部位释放。

茶碱控释片

【处方】

(1) 上层

茶碱	100g
微晶纤维素	10g
甘露醇	35g
羟丙基甲基纤维素	10g

(2) 下层

胆茶碱	300g
聚氧乙烯	100g
甘露醇	25g

(3) 包衣材料

醋酸纤维素	50%
山梨醇	25%
PEG400	25%
共制	1000 片

【制法】 采用湿法制粒分别制备上下两层颗粒，各以微晶纤维素和聚氧乙烯为黏合剂。将处方中原料过筛（250μm）混匀。以异丙醇为溶剂，制软材，过筛（1150μm）制湿颗粒。所得湿颗粒经 45℃干燥 5h，干颗粒过筛（1000μm）整粒。加入润滑剂（滑石粉：硬脂酸镁＝22：1）。采用两次压片法，先压下层，再将压好的下层放入冲膜中，加入上层颗粒压成双层片。使用具有热风机的喷雾包衣锅包衣，转速 25r/min，喷雾体积流量 4ml/min。包衣后，片剂在 50℃干燥 12h，包衣膜厚度控制在 475～500μm，两层片接受机械打孔，孔径为（612±36）μm。

【注解】

① 有报道制备茶碱脉冲式控释片。片心由茶碱 100mg，乳糖 78mg，羧甲基淀粉钠 20mg，PEG6000 2mg；外层由十八醇 135mg，海藻酸钠 78mg，卡波姆 63mg，微晶纤维素 24mg 和微粉硅胶适量组成。将处方量的茶碱、乳糖、羧甲基淀粉钠等原辅料过 7 号筛充分混匀，以 50g/L PVP K30 乙醇溶液作黏合剂制成软材，过 1 号筛制粒，置于干燥箱中于

60℃干燥2h。加入PEG6000，过筛整粒，用6 mm的平头冲压成含茶碱100mg的片心。将处方量的十八醇、卡波姆、海藻酸钠、微晶纤维素等过6号筛混匀，用乙醇溶液作黏合剂制软材，过1号筛制粒，50℃干燥4h。加入微粉硅胶，过筛整粒，先将一份置于模孔中，轻压，再将片心置于模孔中央，另一份颗粒覆盖其上，压片。

② 专利报道各组分的质量百分比可在下列范围内选取，茶碱94%～98%，乳糖0～2.5%，硬脂酸0～2.5%，乙基纤维素0.05%～0.1%，硬脂酸镁0.2%～2%。考察了三类不同的阻滞剂，分别在制备过程的主辅料混合、颗粒制备、颗粒整粒三个不同阶段加入。在主辅料混合时加入高级脂肪酸类阻滞剂硬脂酸，在制粒过程加入作为黏合剂使用的纤维素类阻滞剂乙基纤维素溶液，在整粒时加入作为润滑剂的脂肪酸金属盐类硬脂酸镁。乙基纤维素溶液为乙基纤维素的乙醇水溶液，乙醇：水＝2：(0.5～1.5)。将上述原辅料混合后，用乙基纤维素的醇水溶液作为黏合剂制粒，在一定温度下烘干，加入润滑剂整粒后压片。

③ 有人制成茶碱骨架控释片，将一定质量的大豆蛋白溶于纯化水中，配制10g/L的大豆蛋白溶液，加热变性2h，另外配制10g/L的海藻酸钠溶液，将上述两种溶液按1：3、3：1、1：1三个比例进行混合，然后加入2%（体积分数）油酸，充分搅拌后，加入一定量的茶碱，逐滴加入戊二醛和1% $CaCl_2$（体积分数）溶液，再继续搅拌3.5h后，调其pH至10后，待充分搅拌后将溶液干燥16h。用干磨机将其磨成粉末，压片。

参考文献

[1] 杨正管，朱家壁，刘锡钧．茶碱脉冲式控释片的研制［J］．中国医院药学杂志，1998，18(11)：483.

[2] 王志刚，张曼红．高含量茶碱控释剂制备方法［P］．CN Pat 1060610A．1992-04-29.

[3] 奥村睦男，镰仓捻，春原政明．茶碱缓释片［P］．CN 1272787A．2000-11-08.

[4] 金蓓，冯宗财，高利军．大豆蛋白基茶碱控释片的制备及稳定性研究［J］．化学研究与应用，2012，24(3)：390.

[5] Tokeuchi H. 丙烯酸树脂的水混悬液喷雾干燥技术用于制备控释茶碱片［J］．国外医学药学分册，1990，17(4)：250.

已酮可可碱控释片

【处方】

(1) 片心

己酮可可碱	69.5%
羟丙基甲基纤维素	20.0%
羧甲基纤维素钠	1.2%
乳糖	5.0%
聚维酮	2.0%
滑石粉	1.5%
硬脂酸镁	0.8%

(2) 包衣液

醋酸纤维素	5%
枸橼酸三乙酯	3%
乳糖	5%
色素	0.2%
乙醇/二氯甲烷（25：75）	86.8%

共制　　　　　　　　　　　　　　1000片

【制法】

(1) 片心的制备　按照处方量称取原辅料，用聚维酮乙醇/水溶液湿法制粒，颗粒在(50±5)℃的条件下干燥，干燥后加入滑石粉、硬脂酸镁混合后，压片。

(2) 渗透泵片制备　微粉化的乳糖（200目以上的细粉）、醋酸纤维素、枸橼酸三乙酯混悬在乙醇/二氯甲烷的溶液中，将片心包薄膜衣，得己酮可可碱微孔渗透泵片。

【注解】

① 处方中控释片的片心中调节溶出度的辅料包括氢化植物油、硬脂酸、硬脂酸丁酯、巴西棕榈蜡、聚氧单硬脂酸酯、山嵛酸甘油酯、十六醇、十八醇、PEG6000、乙酸乙酯、聚丙烯酸树脂（RS100、RL100），其中的一种或几种；片心辅料还包括渗透活性物质如水溶性糖、无机盐或亲水性环糊精等，其中常用的包括乳糖、蔗糖、山梨醇、葡萄糖、果糖、甘露醇、氯化钠、氯化钾、磷酸钠、磷酸氢钠其中的一种或几种。控释半透膜的材料包括醋酸纤维素、二醋酸纤维素、乙基醋酸纤维素、乙烯-醋酸乙烯共聚物（EVA）、乙基纤维素、乙烯丙烯酸共聚物、聚乙酸乙酯、聚乙烯醇其中的一种或几种，使用量占片重质量分数的0.5%～5.0%，优选用量为1%～3%。包衣液所用溶剂为水、丙酮、甲醇、乙醇、二氯甲烷、异丙醇、乙酸乙酯其中的一种或几种混合使用。包衣液的浓度为30～300g/L，优选浓度为5～10g/L。包衣液还包括增塑剂，如枸橼酸三乙酯、甘油三乙酸酯、癸二酸二丁酯、邻苯二甲酸二乙酯、蓖麻油其中的一种或几种，用量为质量分数0.1%～30%，优选为0.5%～10%。包衣液可加入致孔剂调节药物的释放速率，致孔剂包括乳糖、聚乙二醇1500、糊精、聚维酮（PVP K30）其中的一种或几种，用量为质量分数0.1%～20%。

② 有报道己酮可可碱控释片的制备，将主药、崩解剂、渗透压促进剂等辅料过筛，混合均匀，加入处方量的PVP乙醇溶液制软材，过20目筛制粒，50℃干燥12h，18目筛整粒，加入适当润滑剂，混匀压片，即得片心。将醋酸纤维素和PEG1500溶解于丙酮和无水乙醇混合溶剂中，混合均匀，即得包衣溶液。将片心置于包衣锅内，片床温度为40℃，包衣液输入体积流量为6ml/min，在压力0.6～0.8MPa的条件下进行包衣操作，直至片心外包衣膜增重达到预定要求为止。包衣后的产品在40℃下干燥24h，包衣，用高速激光打孔机打孔，即得己酮可可碱控释片。

③ 己酮可可碱结肠定位包衣片。将己酮可可碱粉碎过80目筛，按处方量称取己酮可可碱，加入质量分数分别为11%的微晶纤维素作为助崩剂、15%的乳糖作为填充剂，以适量的体积分数为80%的乙醇作为黏合剂，制软材，过20目筛制粒，60℃干燥1h，干颗粒外加质量分数为5%的交联羧甲基纤维素钠及硬脂酸镁，过16目筛整粒，压片。将己酮可可碱素片置包衣锅中，先包10g/L羟丙基甲基纤维素（HPMC）的80%乙醇（体积分数）溶液作为隔离层，再包以Eudragit RL∶RS质量比为1∶1.5的混合液作为缓释层，缓释层包衣增重为2%。最外层包以Eudragit FS30D水分散体作为肠溶层，肠溶层包衣增重为6%。将片剂置40℃烘箱中热处理3h。

参考文献

[1] 王卫，田端锋．一种含有己酮可可碱的控释片［P］．CN 1513453A．2004-07-21．

[2] 潘卫三，胡建平，己酮可可碱控释片［P］．CN 1444943．2003-10-01．

[3] 马占芝，王知斌，郑锦辉．一种己酮可可碱缓释片及其制备方法［P］．CN 101239050．2008-08-13

[4] 胡建平，郑梅琴，赵凤光．己酮可可碱控释片的制备及体外释放度的考察［J］．中国新药杂志，

2003，12（10）：839.

[5] 吴杏梅．己酮可可碱结肠定位包衣片制备工艺研究［J］．广东药学院学报，2007，23（5）：525.

盐酸尼卡地平控释片

【处方】

(1) 片心

盐酸尼卡地平	14.2%
羟丙基甲基纤维素	31.7%
泊洛沙姆	10.7%
滑石粉	适量
100g/L 聚维酮 K30 乙醇溶液	适量
硬脂酸镁	适量

(2) 助推层

聚氧乙烯 WSR303	24.5%
羟丙基甲基纤维素	1.2%
氯化钠	10.6%
聚维酮	3.7%
氧化铁红	适量
硬脂酸镁	适量
100g/L 聚维酮 K30 乙醇溶液	适量

(3) 防潮包衣液

醋酸纤维素	25g
PEG4000	0.85g
丙酮-水	805ml

(4) 避光包衣液

羟丙基甲基纤维素	15g
丙二醇	100ml
滑石粉	10g
二氧化钛	10g
乙醇-水	500ml
共制	1000 片

【制法】

(1) 含药层　将过 60 目筛的盐酸尼卡地平、羟丙基甲基纤维素、泊洛沙姆和滑石粉，按处方量混合均匀，加入 100g/L 聚维酮 K30 乙醇溶液制软材，用 20 目筛制粒，于 40℃干燥 12h，18 目筛整粒，然后加入硬脂酸镁混合均匀，得颗粒 A，备用。

(2) 助推层　将过 60 目筛的聚氧乙烯 WSR303、羟丙基甲基纤维素、氯化钠、聚维酮和氧化铁红按处方量混合均匀，加入 100g/L 聚维酮乙醇溶液制软材，用 20 目筛制粒，于 40℃下干燥 12h，用 18 目筛整粒，然后加入硬脂酸镁混合均匀，得颗粒 B，备用。

(3) 压片和包衣　用上述 A、B 颗粒压制双层片心后，用半透膜包衣液进行包衣，包防潮衣后的产品在 40℃下干燥 48h，然后在片剂的浅黄色的含药层表面打一 0.8mm 的小孔，最后再包一层避光衣膜，于 40℃下再干燥 12h，即得。

【注解】

① 释药机制。亲水性聚合物组成的聚合物骨架，遇水发生膨胀，当膨胀到足够大的时

候，能够提高药物在胃中的滞留时间。药物通过扩散从聚合物骨架释放到胃液中，同时聚合物骨架发生膨胀，仍能在胃中停留几小时。膨胀的骨架能够减少药物与胃液的接触，从而减少药物的释放速率。此过程与聚合物、聚合物相对分子质量以及其他变量等共同作用，延迟和控制药物在胃液中的释放速率。

② 有人研究了 β-环糊精衍生物作为载体控制尼卡地平释放的可行性。亲水性的羟丙基-β-环糊精（HP-β-CD)，与药物形成水溶性复合物，作为速释部分；三乙酰-β-环糊精（TA-β-CD）为药物复合物提供合适的疏水性，作为缓释部分。将两部分以不同比例混合，进行处方优化，并对药物的释放进行测定。在初始阶段，药物呈快速释放，之后药物进入缓慢释放阶段，随着尼卡地平 TA-β-CD 释放量的增加，药物的释放速率显著减慢。

尼卡地平 β-环糊精衍生物组成的包合物，在兔体内进行的吸收实验显示，虽然包合物半衰期很短，但是血药浓度维持时间却较长。HP-β-CD、TA-β-CD 和尼卡地平以一定比例混合，能够延长治疗效果，提高生物利用度，是一种有应用前景的药物传递系统。

③ 有人制备盐酸尼卡地平的单室单层渗透泵片，以高、低相对分子质量聚氧乙烯、氯化钠组成片心，以醋酸纤维素为包衣材料制备盐酸尼卡地平单室单层渗透泵片，并对片心组成进行优化，渗透泵片 24h 的累积释放率为 95%，并在 24h 内维持零级释放。有人以吸水速率、渗透压及盐酸尼卡地平溶解度为指标，从柠檬酸、氯化钠、乳糖和甘露醇中筛选适当的渗透压促进剂，制备盐酸尼卡地平单层渗透泵片，并考察其体外释放行为，结果 4 种渗透压促进剂中，以柠檬酸所制片剂吸水速率较高（71.83mg/h），渗透压值最高，可使盐酸尼卡地平溶解度（7.90mg/ml）提高约 10 倍（80.33mg/ml)；以柠檬酸为渗透压促进剂制备的渗透泵片，其 24h 药物累积释放度在 95%以上，且符合零级释药模型。

参考文献

[1] 潘卫三，郑启兰，刘宏飞．盐酸尼卡地平控释制剂［P］. CN 1404594A . 2003-11-12.

[2] 郑启兰．盐酸尼卡地平渗透泵控释片的研究［J］．沈阳药科大学，2003，7.

[3] 丁雪鹰，高申，高静．难溶性药物盐酸尼卡地平单室单层渗透泵片的制备［J］．中国药学杂志，2005，40（4）：288.

[4] 马锐，王洪亮，刘玉玲．盐酸尼卡地平单层渗透泵片的制备及其体外释放行为的考察［J］．中国药房，2011，22（21）：1967.

[5] 孙亚洲，张玉琥，黄健．盐酸尼卡地平控释片的释放度研究［J］．中国医药工业杂志，1998，29（12）：548

盐酸曲马多控释片

【处方】

（1）片心

盐酸曲马多	100g
羟丙基甲基纤维素	75g
乳糖	25g

（2）底层和顶层

羟丙基甲基纤维素	50g
乳糖	50g
共制	1000片

【制法】 先压制片心，然后将各层物料分别过筛混匀，再掺入质量分数 1%的硬脂酸镁，混匀，进行粉末直接压制，获得三层片，其中下一层物料要均匀平铺在冲模内片后，再

加上一层物料，最后一次压制成型。

【注解】

1. 影响释放度的因素

(1) 阻滞层厚度对释药速率的影响 随着多层骨架片阻滞层厚度的增加，释药速率减慢。这是由于增加阻滞层厚度，使释放介质从阻滞层渗透到核心层的时间延长，同时核心层中药物经阻滞层扩散释放的路径延长，从而减慢其药物释放速率。

(2) 阻滞层 HPMC 用量对释药速率的影响 阻滞层重量不变时，增加阻滞层中 HPMC 用量，释药速率减慢。这是因为随着阻滞层 HPMC 用量增大，其水化后形成凝胶层的黏度随之增大，使核心层药物通过阻滞层的扩散速率减慢。

(3) 核心层 HPMC 用量对释药速率的影响 随着核心层中 HPMC 用量增大，释药速率稍有下降。这是因为随着核心层中 HPMC 用量增大，药物从核心层骨架中向外扩散速率减慢。但改变阻滞层中 HPMC 用量比改变核心层中 HPMC 用量对释药速率影响大。

2. 处方研究

① 有专利报道，处方中可以含有大量的黄原胶，其范围约为 50～500mg，优选约在 100～200mg。辅料还可以含有例如淀粉、高岭土、润滑剂、黏合剂等其他成分。优选的其他辅料，如润滑剂硬脂酸镁，助流剂或填充剂二氧化硅，填充剂乳糖、二氧化钛等。乳糖的加入是为了改善混合物的可压性。硬脂酸镁的加入是为了在压片过程中避免片剂黏冲。剂型中乳糖的浓度也可以变化，当以大约质量分数 5％～80％的量加入，可以获得好的效果，优选约为 20％～50％（质量分数）。可以通过粉末直接压制成片。

② 有人通过对薄膜衣的材料及致孔剂的选择制备了微孔膜控制释放片。取盐酸曲马多 200g、乳糖 50g，混合均匀后用 50g/L 乙基纤维素的乙醇溶液制软材，用 16 目筛制粒，于 60℃烘干、整粒，加入硬脂酸镁混匀，压片。用不同量的氯化钾为致孔剂加到 40g/L 的醋酸纤维素的溶液中，测定 2h 的释放度，累积释放百分率小于 35％，12h 的累积释放百分率为 72.4％。释放行为符合零级方程，稳定性良好。

③ 采用湿法制粒制备盐酸曲马多片心。盐酸曲马多和预胶化淀粉分别过 100 目筛，然后按 1∶1 比例过 60 目筛混合均匀，95％乙醇（体积分数）适量，18 目筛制粒，60℃干燥，整粒，加硬脂酸镁适量，混匀，用 8mm 浅凹冲压片，得片心。采用锅包衣法包衣，以乙基纤维素为包衣材料，邻苯二甲酸二丁酯为增塑剂，聚乙二醇 400 为致孔剂，丙酮与异丙醇(4∶1) 混合溶液为溶剂，包衣，得盐酸曲马多控释片。

参考文献

[1] 埃瓦斯哈尼，布劳恩，默克勒．曲马多缓释制剂 [P]．CN 642532A．2005-07-20.

[2] 池志强，毕悦，毛世瑞等．盐酸曲马多多层拉释骨架片的体外释药规律 [J]．沈阳药科大学学报，2001，18 (2)：88.

[3] 邱志建，卢丹，陈晓燕．盐酸曲马多控释片的研究 [J]．广东药学，2005，15 (1)：20.

[4] 赵学玲，龚显峰，戚志平．盐酸曲马多控释片的制备及犬体内生物利用度研究 [J]．中国新药杂志，2008，17 (6)：494.

[5] 周桂荣，李云立，刘福利．盐酸曲马多包衣缓释片的制备及体外释药行为 [J]．沈阳药科大学学报，2008，25 (5)：352.

[6] 马燕，葛月宾，李卫中．盐酸曲马多缓释片的处方与工艺优化 [J]．中国医院药学杂志，2009，29 (12)：999.

第七节 泡 腾 片

泡腾片是指含有碳酸氢钠和有机酸，遇水可产生气体而呈泡腾状的片剂。按给药途径可分为内服泡腾片和外用泡腾片。内服泡腾片服用前在水中发生酸碱反应，崩解迅速，有利于提高药物的生物利用度，泡腾片的色香味可以灵活调节，非常适用于小孩、老人和不能吞服的患者。外用泡腾片主要有阴道泡腾片和口腔泡腾片等。阴道泡腾片置于阴道中产生大量泡沫，增加了药物与阴道、宫颈黏膜皱褶部位的接触，能够充分发挥药物的治疗作用，克服了栓剂基质熔融后连同药物一块流失，影响疗效污染衣服，给患者带来不适感觉的缺点。

一、 常用辅料

1. 泡腾崩解剂

包括酸源和碱源，常用酸有柠檬酸、苹果酸、硼酸、酒石酸、富马酸、无机矿酸（盐酸）等，其中酒石酸吸湿性小，有利于提高泡腾片的稳定性，但价格较贵，无水柠檬酸口感好，水溶性好，但其吸湿性大，压片时容易黏冲。常用二氧化碳源有 $NaHCO_3$、Na_2CO_3 及其二者的混合物。

2. 润滑剂

泡腾片在压片时容易黏冲而影响生产效率，所以选择适当的润滑剂就显得非常重要。应用于泡腾片中的润滑剂除了应有良好的润滑性外，一般还要求在水中具有良好的溶解性，确保生产顺利进行和片剂在规定时间内崩解并形成澄清溶液。常用的脂肪酸镁盐和钙盐（如硬脂酸镁），虽然具有很好的润滑性能，但它们都不溶于水，在溶液表面可能形成一层粉状薄膜，影响溶液外观，甚至延长崩解时间。因此常选择水溶性润滑剂，如聚乙二醇类(PEG6000，PEG4000)、月桂醇硫酸钠（镁）、硬脂富马酸钠（钾）、L-亮氨酸等。

二、 制粒工艺

1. 湿法制粒

当黏合剂为含水溶液时，为了避免制粒过程中发生酸碱反应，宜将酸、碱分开制粒，干燥，混合均匀后压片。当黏合剂的溶剂为非水溶剂（异丙醇、无水乙醇等）时，则可将处方中药物、酸源、碱源及各种辅料混匀后制粒。操作简单，泡腾片片面美观。

2. 干法制粒

干法制粒可连续操作、耗能低、产量高。其最大优点是在制粒过程中不需要加入黏合剂，从而最大限度地避免了药物中酸源和碱源与水的接触，非常有利于提高泡腾片的稳定性。

3. 粉末直接压片

选择适当的药物组分和辅料，不经过制粒直接进行压片，具有省时节能、工艺简便、可以避免与水接触而增加泡腾片稳定性等优点。

阿司匹林维生素 C 泡腾片

【处方】

阿司匹林	330g
维生素 C	200g
胶糖	100g
碳酸氢钠	1743g

无水枸橼酸　　1079g
苯甲酸钠　　48g
共制　　1000片

【制法】 分别将碳酸氢钠、无水枸橼酸和胶糖（黏合剂）通过2mm的筛网。将碳酸氢钠置于流化床内，启动1min，然后喷入纯化水，将无水枸橼酸和胶糖倒入，启动3min。粉末状的混合物变成颗粒，然后再干燥。将阿司匹林、维生素C分别通过2mm的筛网，混合，将苯甲酸钠加入其中，混合12min，将活性成分和泡腾成分混合20min，压片。

【注解】

① 制备阿司匹林维生素C泡腾片的主要问题就是要解决主药的稳定性问题。阿司匹林微溶于水，通过调节枸橼酸与$NaHCO_3$的量至最佳比例（6∶11），泡腾后溶液的pH维持在6左右，阿司匹林可迅速溶解，而且该pH对胃黏膜的刺激会大大减小。但由于枸橼酸具有吸湿性，比例过大时需要严格控制环境湿度，才能有效地保证片剂的稳定性。

② 阿司匹林维生素C泡腾片的制备，共分为三个阶段：a. 用少于碳酸氢盐量的水来润湿泡腾混合物。b. 将湿润的泡腾混合物在流化床上用热空气进行干燥，使水分量不超过$5g/m^3$，温度不超过60℃。这个操作可以用连续短时间干燥来进行，每次4～8min，以避免泡腾物之间的反应。c. 将单独制备的活性成分混合物与泡腾颗粒混合，干燥，颗粒中残留水分在质量分数0.05%～0.15%之间，最后压制成片。泡腾混合物预干燥的时间和最终混合物的干燥时间为25～30min。采用热空气在流化床中干燥颗粒比传统用烘箱来烘干省时省力。

③ 文献报道阿司匹林维生素C泡腾片的处方。阿司匹林400mg、维生素C 240mg、热处理的碳酸氢钠1.09g（由1.1538g碳酸氢钠加热处理得到）、枸橼酸570mg、乳糖490mg、PVP K30 50mg、滑石粉200mg、阿司帕坦10mg。分别采用了片剂制备工艺，包括湿法制粒、非水制粒、干法制粒、粉末直接压片等，湿法制粒黏冲现象严重，制得的泡腾片表面有花斑，且稳定性差；非水制粒制得的泡腾片硬度合格，崩解完全，但仍然存在黏冲和稳定性差的问题；粉末直接压片制得的泡腾片由于辅料的流动性和可压性差，有黏冲现象，且重量差异大，故不采用。采用干法制粒压片法，改善了物料的流动性和可压性，在严格控制温度和湿度（温度＜20℃，相对湿度＜45%）的条件下，制得的泡腾片硬度合格，崩解完全，溶解性良好，无不溶残留物，外观光滑完整。

④ 专利报道一种阿司匹林维生素C泡腾片及其制备工艺。提供一种崩解迅速、药物可以有效地溶解，且压片不黏冲、片形好的阿司匹林维生素C泡腾片。以5万片计，阿司匹林15.675g～17.325kg，维生素C 9.5～10.5kg，枸橼酸38.95～43.05kg，碳酸氢钠76～84kg，甘露醇9.5～10.5kg，甘氨酸2.375～2.625kg。

参考文献

[1] 马晶，解万翠，周英兰，等．阿司匹林加维生素C泡腾片的制备［J］．中国医药工业杂志，1999，30（8）：355.

[2] 徐健，李岩．阿司匹林维生素C泡腾片的处方工艺研究［J］．药学服务与研究，2012，12（2）：129.

[3] 魏国平．一种阿司匹林维生素C泡腾片及其制备工艺［P］．CN 102836165A．2012-12-26.

替硝唑阴道泡腾片

【处方】

替硝唑　　300g

枸橼酸	150g
富马酸	100g
碳酸氢钠	200g
PVP	20g
低取代羟丙基纤维素	8g
硬脂酸镁	3g
共制	1000片

【制法】 取替硝唑过3号筛，辅料枸橼酸、富马酸和碳酸氢钠分别过4号筛，称取PVP、聚山梨酯-80加适量乙醇溶解制成黏合剂。取处方量的替硝唑和枸橼酸、富马酸、碳酸氢钠混合均匀，加黏合剂制软材、制粒，置60℃恒温箱中干燥，整粒，加入低取代羟丙基纤维素、硬脂酸镁充分混合均匀，压片，即得。

【注解】

① 设计原理为处方内含有酸和碱，当本品与水接触时，酸和碱迅速反应生成二氧化碳气体，使本品在极短时间内崩解，释出主药。本品迅速崩解后，药物随泡沫均匀释放，增加了药物与阴道和宫颈黏膜的接触，使药物能渗入黏膜皱褶深部，克服栓剂的缺点，充分发挥治疗作用。

② 专利发明公开了一种替硝唑阴道泡腾片及其制备方法。替硝唑0.2g，酒石酸0.08～0.15g，碳酸氢钠0.10～0.15g，乳糖0.15～0.25g，羟丙基纤维素0.08～0.16g，羧甲基淀粉钠0.05～0.1g，聚维酮K30 0.008～0.024g，纯化水0.10～0.20g，聚山梨酯-80 0.003～0.008g，滑石粉占颗粒重量的1.0%～3.0%，微粉硅胶占颗粒重量的0.5%～2.0%。其制备包括以下步骤：将酒石酸、碳酸氢钠分别制粒；再将制备的酸源颗粒、碱源颗粒分别与50%的主药与辅料制粒；最后将制得的颗粒与外加辅料混合均匀，压片。

③ 也有专利发明涉及一种替硝唑阴道泡腾片及其制备方法。替硝唑200份、酒石酸105份、乳酸钙40份、乳酸44份、淀粉150份、聚维酮K30 6.5份、二氧化硅20份、碳酸氢钠120份、聚乙二醇4000 60份、十二烷基硫酸钠4份、硬脂酸镁4份。

参考文献

[1] 徐春玲，廖小伟．替硝唑阴道泡腾片制备新工艺及质量控制［J］．中国药业，2000，9（7）：31.

[2] 张瑞斌．替硝唑阴道泡腾片生产工艺研究［J］．黑龙江医药，2008，21（1）：43.

[3] 梁树炎．替硝唑阴道泡腾片的制备［J］．中国医院药学杂志，1999，19（8）：496.

[4] 陈曼．替硝唑阴道泡腾片及其制备方法［P］．CN 102451171A. 2012-5-16.

[5] 赵磊．替硝唑阴道泡腾片及其制备方法［P］．CN 102048708A. 2011-5-11.

阿奇霉素阴道泡腾片

【处方】

阿奇霉素	500g
酒石酸	148g
碳酸氢钠	111g
淀粉	296g
微晶纤维素	148g
滑石粉	90g
共制	1000片

【制法】 称取原料药（过120目筛）及酒石酸、碳酸氢钠、淀粉、微晶纤维素（过100目筛），混匀后，加入500ml乙醇制软材，10目筛制粒，于55～65℃烘干，整粒，以直径15mm冲压片，即得。

【注解】

① 有文献报道阿奇霉素胶囊或片剂经口给药时，经胃肠吸收的药物只占投药量的37%，注射剂虽可以不经胃肠吸收直接进入血液使血液中的药物浓度较高，但到达病灶处尤其是妇科炎症处的有效药物还是有限的。针对妇科疾病的特点，制成阴道泡腾片，可实现局部给药，最大限度地发挥药效。

② 阿奇霉素有两个结晶水，压片极易黏冲，故需加入较多辅料，另参照《中国药典》收载的阴道泡腾片有关规定，需控制其水溶液的pH为弱酸性，且产生气体适量。因此应根据主药的理化性质对处方的流动性、可压性和发泡条件进行优选，筛选处方。

③ 选用吸湿性较好的淀粉、微晶纤维素为填充剂，酒石酸、碳酸氢钠为泡腾剂较为适宜。若使用其他泡腾剂则不妥，如枸橼酸，易吸潮；硼酸，产气慢。单独使用淀粉、乳糖或微晶纤维素，压出的片剂也均有缺陷。而将淀粉、微晶纤维素混合使用，可较好地解决吸潮、黏冲及片面光洁度问题。

④ 有文献报道乳糖酸阿奇霉素（以阿奇霉素计）、磷酸二氢钠各250g，碳酸氢钠150g，淀粉、硼酸各30g，硬脂酸镁6g，50g/L PVP K30适量，100g/L淀粉浆适量，共制成1000片，每片含阿奇霉素0.25g。制备工艺：将阿奇霉素、磷酸二氢钠、硼酸用含50g/L PVP K30和30g/L聚山梨酯-80的无水乙醇制成颗粒，另将碳酸氢钠、淀粉用100g/L淀粉浆制成颗粒，将干燥后的上述两颗粒混合，加入硬脂酸镁混匀，压片即得。

参考文献

[1] 张润成，刘近荣．阿奇霉素阴道泡腾片［P］．CN 1242193A．2000-1-26.

[2] 姜俊勇，罗丽萍．乳糖酸阿奇霉素阴道泡腾片的研制［J］．医药导报，2010，29（10）：1345.

[3] 陈润钟．关于大环内酯类抗生素分析与质量控制的讨论［J］．国外医药抗生素分册，1997，18（2）：125.

第八节 分 散 片

分散片系遇水可迅速崩解均匀分散的片剂，可口服或加水分散后吞服、也可咀嚼或含吮服用。分散片中的药物主要是难溶性的，也可为易溶性的。按需要分散片中可加入甜味剂、芳香剂和着色剂。分散片不需加入泡腾剂和水溶性辅料，在（21±1）℃水中3min即能崩解分散并可通过180μm孔径的筛网，由包衣微粒制成的分散片应能通过710μm筛网。分散片吸收快、生物利用度高。如雷尼替丁分散片、阿司匹林分散片等。

一、分散片的辅料

（一）崩解剂或溶胀性辅料

1. 种类

在分散片中广泛使用的有羧甲基淀粉钠（CMS-Na）、低取代羟丙基纤维素（L-HPC）、交联聚维酮（PVPP）、交联羧甲基纤维素钠（cCMC-Na）、海藻酸钠、瓜耳胶、苍耳胶、多糖类、羟丙基纤维素、羟丙基甲基纤维素等。

2. 用量

选择崩解剂需综合分散片的几项指标：①抗张强度；②崩解时间；③分散程度。当崩解剂用量约为7.6%时，将获得最短的崩解时间，此时，片剂孔径分布是最合理的细孔结构，这种细孔结构的总孔隙溶剂达到饱和，它所产生的压力能导致有效的崩解溶胀过程成为主要的崩解机理。但崩解剂用量超过8%时，片剂内部毛细管变粗，水的快速渗透反而隔离了周围的细孔结构区，使其中的空气不能及时逸出，阻止水分进入细孔区。

3. 加入方法

崩解剂的加入有外加法和内加法，也有内外混合法。当崩解剂用量较大或成本较高时，可考虑几种崩解剂联合应用混合加入。如单用L-HPC或微晶纤维素（MCC）作崩解剂时，崩解效果不佳，崩解时间均＞180s，将两者混合使用，可明显改变崩解性能。

（二）填充剂

常用的填充剂有MCC、乳糖、预胶化淀粉、淀粉等。MCC具有海绵状的多孔管状结构及良好的流动性和崩解作用，遇水可迅速崩解形成均匀的黏性混悬液，具有崩解剂和混悬剂的双重作用，且崩解后颗粒很细，能达到分散片的分散粒度要求，是目前效果较好的填充剂。研究发现，黏性较强的原料药不宜使用乳糖，因其有可能影响崩解度。分散片中如原料药的黏性较强，可考虑使用硫酸钙作填充剂。

（三）黏合剂

大多采用PVP和HPMC的醇溶液和水溶液作为分散片的黏合剂。以PVP的醇溶液制成的颗粒，表面具亲水性，压片后水分易湿润、渗入，片剂易崩解，也利于药物的溶出。

（四）助流剂

分散片多采用微粉硅胶作助流剂，但其质轻粒度细，应注意混合均匀，防止出现拉冲和裂片。

（五）表面活性剂

分散片主药多难溶于水。由于主药的疏水性，往往造成分散时限达不到质量标准。在处方中加入表面活性剂，可增加药物和水的亲和力，利于溶胀、分散，能提高药物的崩解和溶出。

二、分散片的制备工艺

与普通片剂相似，生产设备也可通用，一般采用直接压片工艺和湿颗粒工艺，但由于分散片的特殊质量要求，使其制备工艺在有些方面比较有特点。原辅料的微粉化处理，为加速药物的溶出并使分散片遇水崩解后形成均匀的分散体，药物在制备成分散片前一般要经微粉化处理。对热、水敏感和不稳定的药物，且原药与辅料混匀后，流动性和可压性较好，或在加入适量助流剂如微粉硅胶、滑石粉后即具有良好的流动性，则尽量采用粉末直接压片。采用湿颗粒工艺流化床一步制粒或真空造粒机制粒，颗粒近似球形，粒度小而均匀，且颗粒有气孔，因而流动性与可压性均较好，可使颗粒的质量大大提高，压得的片子能更好地崩解、溶出。

三、新技术在分散片研制中的应用

传统的分散片工艺如原辅料微粉化、崩解剂内外加法、流化床一步制粒或真空造粒机制粒、药物与亲水性辅料共研磨仍广泛应用在分散片生产中，新出现的分散片制备新技术如固体分散技术、包衣微丸技术、压制包衣技术、β-环糊精包合技术在国内外也开始应用，相比传统的分散片成型技术有较大的优势。

1. 固体分散技术

该技术是将难溶性药物高度分散在固体载体材料中，形成固体分散体。用水溶性载体制备固体分散体，可达到药物高度分散状态，促进药物溶出，提高药物溶解度和生物利用度。

2. 包衣微丸技术

将 CMC-Na、HPMC、L-HPC 等亲水性高分子溶于有机溶剂或水形成胶乳对药物粉粒包衣，提高了药物的生物利用度。如罗红霉素分散片，以胃溶性聚合物为包衣材料，采用包衣造粒技术对罗红霉素进行包衣，形成微丸，保证了罗红霉素的生物利用度，同时掩盖了药物的苦味，解决了苦味造成的儿童服药不便的问题。

3. 压制包衣技术

由于大多数中药原料药、提取物或精制中间体的颜色可能较深，并具有一定的引湿性，同时还需防止某些药物制片后升华或重结晶，因此需要采用包衣技术加以解决。但是，包衣层极有可能延缓分散片的崩解，使其达不到质量要求。采用压制包衣技术，将含药片心包裹在包衣层内，可望制成质优崩解快的分散片。

四、分散片质量要求

(一)《中国药典》2010 年版附录规定

① 检查“分散均匀性”：取供试品 6 片，置 250ml 烧杯中，加 15～25℃的水 100ml，振摇 3min，应全部崩解并通过二号筛。

② 检查：“溶出度”。

(二)《英国药典》规定

① 除应符合非包衣片剂的质量标准外，应在 19～21℃水中 3min 之内崩解。

② 2 片放入 100ml 水中搅拌至完全分散后形成的均匀分散体可通过 710μm 孔径的筛网。

氟康唑分散片

【处方】

氟康唑	50g
乳糖	75g
微晶纤维素	95g
交联聚维酮	20g
微粉硅胶	30g
交联羧甲基纤维素钠	25g
泊洛沙姆	2g
硬脂酸镁	1g
30%乙醇（体积分数）	30ml
甜菊素	4g
共制	1000 片

【制法】

① 将主药与乳糖混合均匀后，置高速磨粉机中研磨，进行微粉化处理，得固体共熔体极细粉（200～500 目）。

② 将以上固体共熔体极细粉与微粉硅胶、微晶纤维素、2/3 量交联羧甲基纤维素钠及 2/3 量交联聚维酮充分混合均匀。

③ 将表面活性剂（泊洛沙姆）溶于乙醇中，搅拌均匀，用于②的混合粉制软材，18 目筛制粒。

④ 制成的颗粒于 60～80℃干燥 4～6h，加入另 1/3 量交联羧甲基纤维素钠、1/3 量交联聚维酮、硬脂酸镁，16 目筛整粒，混合均匀。

⑤ 压片。

【注解】

① 氟康唑的溶解性较差，因此可通过改善药物的水溶性，使该制剂在水中可以迅速膨胀，并使氟康唑迅速溶出，从而极大地提高药物的溶出度和生物利用度，更有利于儿童、老年及吞咽困难患者服用，也可在缺水条件下，在口腔中分散或咀嚼后服用。为达到上述目的，可采用将氟康唑与增溶剂充分混合均匀后进行微粉化处理，便成固体共熔体极细粉后，将 2/3 的崩解剂和其他辅料与上述固体共熔体极细粉（内加崩解剂）混匀，将表面活性剂溶于润湿剂中，搅拌均匀，用于制软材，制粒，干燥后加入另 1/3 崩解剂及润滑剂（外加部分），整粒。

② 发明专利公开了用 10～300 份氟康唑、1～150 份填充剂、10～300 份崩解剂、0.2～0.4 份表面活性剂、3～10 份助流剂、1 份甜味剂和 2～5 份润滑剂，混匀，粉碎，过 80～120 目筛，混匀，置压片机粉末饲料器中，干粉直接压片。与氟康唑片比较，本发明制备的氟康唑分散片体外溶出快、溶出度高，体内吸收分布迅速，且可压性好、片重差异小、含量均匀、崩解溶散快，质量稳定。填充剂为乳糖、甘露醇、山梨醇、葡萄糖、木糖醇、微晶纤维素或其混合物；崩解剂为羧甲基纤维素钠、羧甲基淀粉钠、低取代羟丙基纤维素、交联羧甲基纤维素钠、交联羧甲基淀粉钠、淀粉衍生物或其混合物；表面活性剂为十二烷基硫酸钠、聚山梨酯-80、溴化十六烷基三甲铵、硬脂醇磺酸酯或其混合物；助流剂为微粉硅胶；甜味剂为甜菊素、阿司帕坦；润滑剂为硬脂酸镁、滑石粉。

参考文献

[1] 刘智，钱进，许军等．能快速崩解、溶出的氟康唑口服片剂及其制备工艺［P］．CN 1437940A. 2003-8-27.

[2] 张志华，丁劲松．氟康唑两种分散片与胶囊在健康人体的相对生物利用度［J］．中国现代应用药学杂志，2006，23（2）：126.

[3] 钱进．氟康唑分散片及其制备方法［P］．CN 101711750A. 2010-5-26.

复方盐酸曲马多分散片

【处方】

盐酸曲马多	37.5g
对乙酰氨基酚	325g
微粉二氧化硅	10g
微晶纤维素	60g
羧甲基淀粉钠	30g
阿司帕坦	20g
硬脂酸镁	5g
共制	1000 片

【制法】 将所用原料分别过100目筛备用，称取处方量的盐酸曲马多、对乙酰氨基酚和微粉二氧化硅混合均匀，将处方量阿司帕坦、微晶纤维素、羧甲基淀粉钠与上述粉末混合均匀，再加入硬脂酸镁，混匀，压片。

【注解】

① 该处方含有具有引湿性的微晶纤维素和崩解润滑作用较强的微粉二氧化硅，以羧甲基淀粉钠为崩解剂，具有强烈的吸水膨胀作用，遇水后水分能快速进入片剂内部而达到迅速分散的目的。采用粉末直接压片工艺，可避免制软材及烘干过程的影响，但要控制辅料的流动性，减少粉尘的污染。

② 对乙酰氨基酚为疏水性药物，成型性差，易出现裂片；且本品所选用的辅料吸湿性较强，也会因吸水导致裂片。因此在制备、包装方面应注意防潮措施。

③ 在复方盐酸曲马多片中加入适量表面活性剂，如十二烷基硫酸钠（SDS），可以增加溶出，还可解决由于片子的密度轻导致漂浮的问题。

④ 专利发明涉及复方盐酸曲马多的一种剂型。按成分和质量份数的复方盐酸曲马多分散片：盐酸曲马多37.5份；对乙酰氨基酚325份；填充剂15～25份；崩解剂50～70份；润滑剂1～2.5份；其中填充剂选自乳糖、可压性淀粉、糊精或/和淀粉；崩解剂选自交联聚维酮、微晶纤维素、交联羧甲基淀粉钠、低取代羟丙基纤维素、羧甲基淀粉钠或/和可溶性淀粉；润滑剂选自硬脂酸镁或/和滑石粉。本发明提供的分散片的分散均匀性时间可达1min，崩解时限可达2min。

参考文献

[1] 魏纪鲁，胡冠时．复方盐酸曲马多分散片处方及制剂工艺［J］．中国医院药学杂志，2004，24（10）：627.

[2] 杨景信，邓亚利，王秀华．复方盐酸曲马多片裂片问题的探讨［J］．西北药学杂志，2004，19（3）：129.

[3] 孙明杰，王燕．复方盐酸曲马多分散片［P］，CN Pat 1600299A. 2005-03-30.

[4] 黄本东．复方盐酸曲马多分散片［P］．CN 1666736. 2005-9-14.

尼美舒利分散片

【处方】

尼美舒利	100g
羟丙基纤维素	10g
可溶性淀粉	25g
聚维酮K30	2.5g
硬脂酸镁	1g
共制	1000片

【制法】 将处方量的尼美舒利、羟丙基纤维素、可溶性淀粉粉碎过100目筛，混合均匀，将聚维酮K30溶于适量40%乙醇（体积分数）中作为黏合剂，湿法制粒，烘干，加硬脂酸镁，整粒，混匀，压片，即得。

【注解】

① 制备尼美舒利分散片的关键是选用适宜的辅料，以及控制尼美舒利和辅料的粒度。本制剂制备工艺简单，质量控制方法可靠，服用时既可以整片吞服，又可以放在水中分散均匀后口服，方便病人。通过正交试验确定处方，得出主药颗粒度越小，混悬性越好。影响分

散片特性的因素除了稀释剂、崩解剂、黏合剂、助悬剂、原辅料粒度等因素外，压片压力也对崩解有影响，片剂硬度越小，崩解得越快，但片面粗糙易松散，所以必须选择适宜的硬度。

② 尼美舒利在丙酮或二甲基替单酰胺中易溶，在氯仿中溶解，在乙醇、甲醇或乙醚中微溶，在水中几乎不溶，但溶于 pH9.0 以上的缓冲液中（溶解度＞0.5mg/ml）。

③ 聚维酮在尼美舒利片中的应用也有报道。在处方中使用聚维酮水溶液作为黏合剂提高了尼美舒利的溶解度。聚维酮作为黏合剂，其浓度的选择是关键因素，浓度低起不到黏合效果，浓度高药物溶出受影响。在尼美舒利片中，从成本、质量等方面考虑，选择聚维酮水溶液的浓度为 60g/L。

④ 文献报道取尼美舒利 100g、乳糖 108.8g、羧甲基淀粉钠 15.6g、低取代羟丙基纤维素 13g、玉米淀粉 15.6g，过 100 目筛混匀，以 70g/L 的玉米淀粉浆为黏合剂制软材，制粒，60℃干燥，整粒，加入质量分数 1% 的硬脂酸镁，用浅弧冲冲头压片，共制 1000 片。

⑤ 聚维酮 S630 是 *N*-乙烯基-2-吡咯烷酮与醋酸乙烯酯以 60∶40 的比例合成的水溶性共聚物，S630 与 K30 比较，在结构上增加了醋酸乙烯酯基团。S630 与 K30 的结构和黏度均相近，但前者玻璃化温度较低，具有更好的塑性形变性能，在直接压片、湿法及干法制粒压片工艺中可能成为新一代优良的黏合剂。分别选择聚维酮 S630 和 K30 的 50g/L 乙醇溶液及 50g/L 水溶液作为亲水性黏合剂制备尼美舒利分散片，通过检测各组分散片的脆碎度、硬度和分散性比较二者对分散片性能的影响。结果从分散片的脆碎度、硬度和分散性等方面考察，聚维酮 S630 的乙醇溶液或水溶液与 K30 的乙醇溶液或水溶液比较性能相同，甚至在分散性方面前者更好。

参考文献

[1] 陈莲剑，刘蓓，李巧等．尼美舒利分散片的制备及质量控制［J］．中国医院药学杂志，1999，19（8）：497.

[2] 吕竹芬，刘毓文，张蜀．尼美舒利分散片的研制［J］．广东药学院学报，1999，19（2）：86.

[3] 李丙玉，姜华．PVP 在尼美舒利片中的应用［J］．黑龙江医药，2001，14（6）：438.

[4] 丘志刚．尼美舒利分散片制备的处方工艺优选［J］．中国药业，2012，21（3）：27.

[5] 赵钢涛，徐琳，赵应征．聚维酮 K30、S630 对尼美舒利分散片分散性能的影响［J］．中国药房，2009，20（19）：1486.

第九节　舌　下　片

舌下片是指专用于舌下或颊腔的片剂，药物通过口腔黏膜的快速吸收而发挥速效作用。舌下片中的药物与辅料应是易溶性的，主要用于急症的治疗。由于药物未通过胃肠道，所以可使药物免受胃肠液酸碱性的影响以及酶的破坏，同时也避免了肝脏对药物的破坏作用，如硝酸甘油舌下片用于心绞痛的治疗，吸收迅速、起效快。

舌下给药首先要求口腔黏膜吸收良好的药物才适于制成舌下片，药物理化性质与其口腔黏膜吸收有关，特别是与油水分配系数有直接关联，而与药物水中溶解度或油中溶解度的绝对值无关。药物的油水分配系数大者，其黏膜吸收良好，反之则吸收缓慢或甚至不吸收。一般油水分配系数大于 30 者，适于制成舌下片。硝酸甘油的油水分配系数高达 1820，所以特别适于作舌下片使用。pH 与口腔黏膜吸收有关，当 pH 小于 5 时吸收较好，所以舌下片处方设计时应考虑 pH。剂量较大的药物不适于制成舌下片，一般剂量在 10mg 以下的才可考虑制成舌下片。如果药物的嗅、味使人难以接受，也不宜舌下给药。

舌下片的缺点是使用时不能饮水、进餐及谈话。目前国内外舌下片的品种有：硝酸甘油舌下片、脉心导敏舌下片、消心痛舌下片、麦角胺舌下片等。舌下片应该迅速地溶解，辅料可用乳糖、葡萄糖、蔗糖及甘露醇。

硝酸甘油舌下片

【处方】

硝酸甘油	0.3mg
单硬脂酸甘油酯	0.165g
单水乳糖	32g
二氧化硅	0.065g
预胶化淀粉	2.1g
硬脂酸钙	0.105g
共制	1000 片

【制法】 将硝酸甘油与 15g 单水乳糖混匀，使硝酸甘油得到稀释。单硬脂酸甘油酯与 8.5g 单水乳糖混匀。再将二氧化硅与 8.5g 单水乳糖在另一容器中混匀。将稀释的硝酸甘油加入到单硬脂酸甘油酯/单水乳糖混合物中，搅拌 10min，再向其中加入二氧化硅/单水乳糖混合物及预胶化淀粉，搅拌 5min，然后加入硬脂酸钙，搅拌 5min 后，粉末直接压片。

【注解】

① 由于硝酸甘油酯具有较强的挥发性，极易受温度、湿度、包装等因素的影响，所以硝酸甘油舌下片相当不稳定。加入稳定剂聚维酮 K30 或 PEG 类可以使硝酸甘油的蒸气压下降，使硝酸甘油的挥发减慢，所以即使是在包装容器密封不严或重复开启的情况下，硝酸甘油的挥发量也比较低。将硝酸甘油制成 β-CD 包合物后，挥发性显著降低，又不易水解，是改善压片过程中硝酸甘油含量均匀度差异的有效方法之一。

② 有报道微晶纤维素对硝酸甘油有一定的稳定作用；以 PEG400 为稳定剂时颗粒表面油腻，流动性差，不能将粉末直接压片；聚维酮 K30 可溶于硝酸甘油乙醇液中，经填充剂乳糖和微晶纤维素吸收后，可将粉末直接压片。粉末的流动性和可压性均较好，片剂的崩解性能好。

③ 考察硝酸甘油舌下片在保存 1 年后的硬度、均匀度和降解情况。结果表明片剂硬度有所降低，但冷藏可以缓解降低的程度；片剂的均匀度与稳定性良好。

参考文献

[1] Capella RL. Compressed nitroglycerin tablets and its method of manufacture [P]. WO 9917766. 1999-04-15.

[2] 陈玉珍，粱存显，王晓华等. 硝酸甘油在不同条件下的稳定性的研究 [J]. 中国药学杂志，1993，28 (3)：150.

[3] 姚广滨，崔股波. 硝酸甘油 β-环糊精包合物的研究 [J]. 中国医药工业杂志，1993，24 (10)：445.

[4] 王学清，齐宪荣，张强. 提高硝酸甘油舌下片稳定性的方法 [J]. 中华临床医药杂志，2002，3 (3)：17.

[5] 姜礼红，赵洪清，张一娜. 硝酸甘油舌下片在老年健康受试者和患者体内的药物动力学及药效学 [J]. 中国临床药学杂志，2000，9 (1)：27.

硫酸沙丁胺醇舌下片

【处方】

沙丁胺醇	4g
2-羟丙基-β-环糊精	25g
纯化水	20ml
微晶纤维素	8.6g
淀粉羟乙酸钠	10g
壳聚糖	0.6g
硬脂酸镁	0.6g
共制	1000片

【制法】 将沙丁胺醇和2-羟丙基-β-环糊精在乳钵中混合，加入纯化水进行捏合以形成一个均匀的糊剂。继续研磨0.5h，40℃干燥，所得干燥混合物用研棒研碎，过250μm筛。在整个制备过程中，应避光操作，将包合物与微晶纤维素、淀粉羟乙酸钠、壳聚糖混合，再与预先过筛的润滑剂硬脂酸镁混合，压片。

【注解】

① 沙丁胺醇采用普通口服片剂形式能够在胃肠道快速吸收，但易在肝脏产生首关效应，导致生物利用度降低，而且采用吸入给药会导致大部分药量被吞咽从肠道吸收，也会降低生物利用度。采用口腔黏膜给药可以快速起效并且避免了首关效应。但口腔黏膜的低渗透性导致药物透过量较低，因此需要采用以下方法来提高药物的透过性：

a. 增加药物溶解度；

b. 调节pH；

c. 采用黏膜黏着剂增加药物与黏膜的相互作用；

d. 采用渗透促进剂。

黏膜黏着剂如壳聚糖、卡泊姆934P和羟丙基纤维素可以防止片剂偏离服药部位。经典的渗透促进剂包括脂肪酸及其盐如癸酸钠、辛酸钠和油酸钠，以及胆盐如甘氨脱氧胆酸钠、甘氨胆酸钠、胆酸钠和牛磺脱氧胆酸钠。其他渗透促进剂包括非离子型表面活性剂如聚乙二醇600或十二烷基聚氧乙烯醚。渗透促进剂可进入环糊精的孔穴结构中形成包合物，其驱动机制为疏水性客分子与环糊精主分子的疏水性孔穴结构的亲和力将孔穴中的水分子置换出来形成一个热力学更稳定的状态。

② 包合物中所用沙丁胺醇可以是其游离碱形式也可以是盐如硫酸盐。高度水溶性环糊精如甲基β-环糊精和2-羟丙基-β-环糊精是与沙丁胺醇形成包合物的首选，将环糊精溶于足量具有缓冲能力的pH为7.4～8.5的纯化水中，向溶液中加入活性药物直至溶解。使用喷雾干燥、冷冻干燥或蒸发方法在减压和（或）升温条件下进行干燥。所得干燥混合物研碎，过筛，即得所需要粒径的包合物。

③ 处方中还可以加入缓冲剂以控制药物传递系统的微环境pH在碱性范围内，进而增大活性药物非离子形式含量，使其能够更迅速地穿过口腔黏膜。

④ 处方中润滑剂可以选择硬脂酸镁、硬脂酸钙和硬脂酰富马酸钠，填充剂可以选择乳糖、微晶纤维素或玉米淀粉，崩解剂可选羧甲基纤维素钠、羧甲基淀粉钠和干淀粉。

参考文献

[1] Penkler LJ, Kock LD. Inclusion complexes of beta2-andrenergic for mucosal delivery [P]. WO

9818827 . 1998-5-7.
[2]　Gergelyg. Solublegum-containing coated chewable tablet [P] . US 6932979 . 2005-8-23.
[3]　崔平，于晓光，张向荣．硫酸沙丁胺醇延迟释放片的制备与评价 [J]．中国医院药学杂志，2010，30 (2)：138.
[4]　张彦，张志荣．硫酸沙丁胺醇脉冲控释片的研制 [J]．中国医院药学杂志，2004，24 (11)：665.
[5]　林朝霞，张芳向．硫酸沙丁胺醇哮喘时辰治疗药的制备及其体外释放度 [J]．中国医药导报，2009，6 (24)：43.

第十节　口　含　片

口含片是指含在口腔中，药物缓慢溶化产生持久局部或全身作用的片剂。含片中的药物应是易溶性的，主要起局部消炎、杀菌、收敛、止痛或麻醉作用。常用于口腔及咽喉疾病的治疗，其硬度一般较大，以便于含服。

清凉润喉片

【处方】

薄荷油	0.75ml
桉叶油	0.5ml
柠檬油	0.5ml
薄荷脑	0.625g
糖粉（100 目）	400g
淀粉（120 目）	45g
糊精	60g
枸橼酸	0.75g
糖精	0.375g
亚甲基蓝	0.06g
滑石粉	20g
硬脂酸镁（160 目）	20g
共制	1000片

【制法】称取亚甲基蓝溶于适量沸水，加于滑石粉中，充分搅拌混合均匀，干燥 8h，过 120 目筛，制得亚甲基蓝粉。另取糖精，溶于适量沸水，再用适量淀粉吸收，搅匀备用。另取枸橼酸溶于约 600ml 水中，过滤备用。取糊精、淀粉、亚甲基蓝粉及糖精粉，混合，过 40 目筛，再加入糖粉中，共置搅拌机中混合 2～3min，加入枸橼酸溶液润湿制软材（根据软材的润湿程度，枸橼酸溶液可用适量水稀释，以将全部稀释液加入可制得软硬适度的软材为度），继续搅拌 15min。将软材通过 10 目筛网制粒，干燥。将桉叶油、薄荷油、柠檬油混合，加入薄荷脑，置温热处搅拌使完全溶解，用 60 目筛过滤。取以上制得的干颗粒，过 30 目筛，取筛出的细粉适量，将上述油溶液加入，充分搅拌混匀，过 16 目筛，将含油细粉与其他细粉混合，并与干颗粒混合均匀，加入硬脂酸镁混合、压片即得。

【注解】

① 本处方成分为挥发油类，制备的关键是避免受热挥发，并要混合均匀，故先将填充剂制成空白颗粒后吸收挥发性成分。由于两者用量相差悬殊，故先筛出细粉吸收挥发性成分后再与颗粒混合，宜密闭放置 24h，待扩散均匀后进行压片，以防止混合不均匀、含量不准，且因局部含量大造成压片时产生油斑或裂片等困难。

② 本品为口含片，宜着色以区别口服片，故需选用食用色素加滑石粉先配制成色素滑石粉，除本品为蓝色外，也可为粉红色、淡绿色、橘红色等。

③ 为了便于含化，一般以 16mm 冲头压成，厚度不超过 4mm，并应含芳香甜味成分，不需检查崩解时限。

参考文献

杨贻方．清凉润喉片［P］．CN 101085086.

复方甘草口含片

【处方】

甘草浸膏粉	112.5g
阿片粉	4g
樟脑	2g
八角茴香油	2g
苯甲酸钠	2g
β-环糊精	25g
甘露醇	300g
微晶纤维素	100g
果胶	30g
阿司帕坦	10g
香料	3g
滑石粉	15g
共制	1000 片

【制法】 将樟脑溶解在八角茴香油中，再加入β-环糊精，干法研磨 30min（或球磨 8h），放置 12h 以上，得到包合物粉。称取甘草浸膏粉 900g（占甘草浸膏粉质量分数的 80%），再加入阿片粉、苯甲酸钠、甘露醇、微晶纤维素、果胶、阿司帕坦，置高效磨粉机内磨粉，使混合粉细度达 120 目以上，再用 90% 乙醇（体积分数）制颗粒（18 目），60℃下干燥 4h，得干颗粒。将剩余甘草浸膏粉加入包合物粉中，并加入香料及润滑剂滑石粉，混合均匀，磨粉过 120 目筛，再与干燥颗粒混匀，过 16 目筛，压片。

【注解】

(1) 该药有引湿性和挥发性，在存储过程中易吸潮变黑并粘连成团，八角茴香油、樟脑等有效成分易散失，同时片中含有阿片，具有特殊臭味，口感差。对这些缺点的改进方法如下。

① 包衣。用欧巴代（Opadry）对复方甘草片包薄膜衣，可使用糖衣锅改装的包衣系统，无须传统的胶体磨处理，操作简便。包衣结果能覆盖浸膏片的黑褐色，防潮，且不影响含服时的溶出效果。包衣时应注意的问题有：包衣液的搅拌速率不宜太快，以免卷入过多空气，影响包衣效果，素片温度不宜太高，以免成分挥发，降低含量；环境空气中湿度的变化可引起包衣片不同批号间的明显差异。

② 有人提出用甘草次酸提取物取代组分中的甘草浸膏粉，通过两次制粒压片等工艺制成包心含片，将主药阿片包裹于片心内掩盖其味，其他成分包于外层。甘草次酸是甘草在体内起作用的成分，且是无味的，适合含服。服用时可待外层含化后将内心吞服。这种方法由于所用甘草次酸提取物不像甘草浸膏有极强的吸湿性，因此制得的片剂不易变黑和粘连。

(2) 包合与吸附方式消除樟脑、八角茴香油的气味。包合物优选β-环糊精，吸附剂除微粉硅胶外还可用活性炭。①包合物粉制备：取处方量樟脑，用2ml无水乙醇溶解，再与处方中八角茴香油混合，加入处方量的β-环糊精，置高效研磨机中研磨10min。②制粒：取处方中甘草浸膏粉、阿片粉、苯甲酸钠、蔗糖粉、甘露醇、微晶纤维素混合均匀，置磨粉机中粉碎，过100目筛。再用85%乙醇（体积分数）配制的30g/L PVP溶液对该混合粉制软材，用14目钢筛制颗粒，置60℃烘箱吹风干燥。③混合、整粒、压片：取制备的包合物粉，加处方量薄荷油混合均匀后过80目筛，再加入干燥颗粒内，加滑石粉，充分混合均匀，并用14目筛整粒，压片。

(3) 为提高复方甘草片的稳定性并改善其气味，优化了复方甘草片的薄膜包衣溶液组成。选择成膜材料、增塑剂和溶剂浓度作为考察因素，筛选出薄膜包衣溶液的最佳质量分数组成，即羟丙基甲基纤维素5.36%、聚丙烯酸树脂1.84%、增塑剂0.12%，复方甘草薄膜包衣片具有较好的稳定性，且无明显特殊臭味。

(4) 专利报道复方甘草片的制备方法。将甘草浸膏粉和苯甲酸钠过80目筛，将14kg罂粟果提取物粉与10kg滑石粉、20kg甘草浸膏粉、7kg苯甲酸钠在转速为800r/min的三维运动混合机中混合10min，得到混合物A；将51kg混合物A与100kg甘草浸膏粉、10kg滑石粉在转速为800r/min的三维运动混合机中混合10min，得到混合物B；将161kg的混合物B与273.75kg甘草浸膏粉、23.75kg滑石粉在转速为600r/min的三维运动混合机中混合40min，得到混合物C；将7kg八角茴香油、7kg樟脑溶于42.217kg 95%乙醇（体积分数）中，制成黏合剂；将混合物C置于喷雾干燥制粒机中，将黏合剂在0.5MPa压力下喷入罐体，设定进风温度为75～85℃，制粒干燥时间为30～15min，收率达98%以上。

参考文献

[1] 刘智．复方甘草口含片及其制备方法［P］．CN 1433810A．2003-08-06.

[2] 邱贞琴，任吉霞，马金华．复方甘草薄膜衣片的制备及稳定性考察［J］．中国医院药学杂志，2003，23（1）：50.

[3] 彭红，王路华，赵德芳．复方甘草口含片处方及制备工艺研究［J］．中国药业，2008，17（5）：31.

[4] 刘翠哲，李翠芹，刘喜纲．复方甘草含片及其制备方法［P］．CN 1593487A．2005-03-16.

[5] 葛月宾，李孟顺，代黔．复方甘草片的薄膜包衣处方研究［J］．中南民族大学学报（自然科学版），2012，31（1）：58.

[6] 常斌，刘芳伟，刘文雄．一种复方甘草片的制备方法［P］．CN 102100747A．2011-06-22.

第十一节 口腔崩解片

口腔崩解片是指将片剂置于口腔内时能迅速崩解或溶解，吞咽后发挥全身作用的片剂。国家药品审评中心对口腔崩解片的技术要求规定为：①应在口腔内迅速崩解，无沙砾感，口感良好，容易吞咽，对口腔黏膜无刺激性；②建立合适的崩解时限测定方法和限度，并订入质量标准；③对难溶性药物应建立合适的溶出度测定方法和限度，并订入质量标准。

由于口腔崩解片在口腔中能快速崩散形成混悬液或溶液，目前对其的命名较混乱，主要包括：口溶片（orally dissolving tablets），速溶片、口腔速溶片（fast dissolving tablets），速溶剂型（fast dissolving dosage form，fast dissolving drug form），速崩片（rapidly disintegrating tablets），速液化咀嚼片（quick-liquefying chewable tablets）等。国外对本类制剂

的命名为“口腔崩解片”。为避免在进行新药注册和申报中命名的混乱，以与国外本类制剂的命名相一致，国家药品审评中心在《口腔崩解片的剂型特点和质量控制会议纪要》中，把该类制剂命名为“口腔崩解片”，英文名为orally disintegrating tablets。

国家药品审评中心确立了口腔崩解片的质量要求：崩解时间在1min以内，介质首选用水，用量应小于2ml，温度为37℃，采用静态方法，另规定有粒度控制项目（应小于分散片的710μm）。此崩解时限控制要求和国外有所差别，国外对口腔崩解片的崩解时限要求一般为15s。

目前，口腔崩解片只有《美国药典》USP30有一个品种，即昂丹司琼口腔崩解片。

一、 口腔崩解片的特点

与普通口服片剂相比，口腔崩解片具有以下特点。

① 吸收快，生物利用度高。

② 服用方便，患者顺应性高。唾液即可使其崩解或溶解，既可按普通片剂吞服，又可放于水中崩解后送服，还可不需用水直接吞咽服药。

③ 胃肠道反应小，副作用低。

④ 避免了肝脏的首关效应。由于在口中迅速崩解，除大部分药物随吞咽动作进入胃肠道外，也有相当部分经口腔吸收和使药物对肝脏首关代谢敏感性降低，显著减少首关代谢作用和毒性代谢物的数量。

⑤ 局部治疗作用。

二、 辅料选择

制备口腔崩解片的关键在于寻找合适的辅料，优良的辅料可使片子可压性强、压片时流动性好、崩解快、口感良好。制备该片剂的辅料包括填充剂、润滑剂、甜味剂、矫味剂、崩解剂等。

1. 填充剂

填充剂主要有麦芽糖、葡萄糖、乳糖、甘露醇、山梨醇、玉米淀粉、马铃薯淀粉、PEG4000等，目前应用较多的是甘露醇、乳糖。

2. 润滑剂

润滑剂包括水溶性和水不溶性两类。水溶性润滑剂有硬脂酰富马酸钠、PEG4000、PEG6000、苯甲酸钠、醋酸钠等，其中常用的为硬脂酰富马酸钠和PEG6000。水不溶性润滑剂有硬脂酸镁、硬脂酸钙、硬脂酸、氢化植物油等，常用的为硬脂酸镁。

3. 甜味剂、矫味剂

甜味剂和矫味剂的作用是改善口腔崩解片的口感，甜味剂如阿司帕坦、糖精、甜菊糖苷等；矫味剂包括天然矫味剂和人工矫味剂两种，如柠檬香精、橘子香精、薄荷香精、草莓香精、菠萝香精、水蜜桃香精等。

4. 崩解剂

在制备口腔崩解片的辅料中崩解剂显得尤为重要，崩解剂应具有毛细管作用和溶胀作用，以使片剂迅速崩解。目前常用的崩解剂有低取代羟丙基纤维素（L-HPC）、交联羧甲基纤维素钠（CCNa）、微晶纤维素（MCC）、交联聚维酮（PVPP）、交联羧甲基淀粉钠（CMS-Na）等。

三、制备工艺

口腔崩解片的制备方法包括直接压片法、湿法制粒法、冷冻干燥法、喷雾干燥法、模制法、固态溶液技术、闪释技术等。

四、 质量要求

《中国药典》附录片剂项下的崩解时限测定法难以模拟口腔环境，很难满足口腔崩解片崩解时限的测定要求。很多研究者将崩解时限测定法进行改良，将崩解介质的体积减小为2～5ml，进行中药口腔崩解片的崩解时限的测定。

阿司匹林口腔崩解片

【处方】

阿司匹林	150g
甘露醇	105g
微晶纤维素	80g
交联聚维酮	20g
碳酸氢钠	20g
枸橼酸	20g
硬脂酸镁	2g
微粉硅胶	1g
橘子香精	2g
甜菊素	适量
共制	1000 片

【制法】 先将微晶纤维素于 80℃烘干 4h，碳酸氢钠与枸橼酸研细过 100 目筛，然后将甘露醇、微晶纤维素、交联聚维酮、碳酸氢钠、枸橼酸、橘子香精、甜菊素及阿司匹林按处方比例充分混匀后加入硬脂酸镁及微粉硅胶混合 10min，以适当压力直接压片。

【注解】

① 阿司匹林微溶于水，属难溶性药物，其体内生物利用度和体外溶出特性有一定的相关性，而不同生产工艺可导致溶出度的差别。将阿司匹林制成口腔崩解片，可使崩解时间显著缩短，溶出速率提高，吸收快，提高生物利用度。同时阿司匹林口腔崩解片服用方便，既可在无水的情况下直接吞服，也可以放于水中崩解后进服，适用于老人、儿童以及特殊环境下不能得到水的患者，尤其有利于不稳定型心绞痛患者、急性心肌梗死患者以及冠脉搭桥手术患者及时服用和快速吸收，可方便患者用药，提高临床用药的顺应性，更好地满足临床需要。阿司匹林口腔崩解片在口腔中能崩解完全，吞咽后药物细粉可在胃部均匀分布，吸附或嵌入胃黏膜，吸收量增多，可避免胃黏膜局部药量过大产生刺激作用。

② 采用直接压片法制备了阿司匹林口腔崩解片。处方中加入了微晶纤维素和交联聚维酮为崩解剂，同时加入少许泡腾剂，以克服片剂崩解后在口腔中的沙砾感，改善片剂口感。

③ 专利中采用了三种处方制备阿司匹林口腔崩解片。主要制备工艺为冷冻干燥法将不溶性的阿司匹林溶于精氨酸或赖氨酸中，加入助悬剂（羟乙基纤维素），混悬于水溶性基质中（包括明胶、甘露醇、蔗糖），再定量分装于一定模具中，冷冻成固态，再减压升温，通过升华作用除去水分，得到高孔隙率的固体制剂。用冷冻干燥法制得的速溶片在口腔内能迅速溶解，口感良好，但是，所得的产品呈开放性网状骨架结构，强度不高，易碎，较难保持片剂的完整性，在冷冻干燥过程中易发生回融现象。

④ 专利中有采用了多颗粒片剂，将具有固有压制特性的包衣活性成分颗粒和赋形剂混合压制成片。其中崩解剂为交联聚维酮，润滑剂为硬脂酸镁和十八烷基富马酸钠，甜味剂为

天冬酰苯丙氨酸甲酯和丁磺氨钾，可溶性稀释剂为粒状甘露醇和粉状甘露醇。

⑤ 研究者选用微晶纤维素和低取代羟丙基纤维素作为崩解剂，采用内加和外加的方法，通过湿法制粒压片，优选处方的口腔崩解片的体外崩解时间为 9.26s，口腔内的崩解时间为 31.8s，体外释放 2min 之内释放 76.9%。有报道称取处方量的阿司匹林、乳糖、碳酸氢钠和内加 PVPP，加入处方浓度的 PVP 乙醇溶液，制湿颗粒。在 55℃干燥箱中干燥 30min，用 20 目筛整粒。加入柠檬酸、阿司帕坦、滑石粉和剩余 PVPP，混合均匀后压片，口腔崩解片均可在 30s 内崩解。

参考文献

[1] 施震，尹银嘉，张先洲等．小剂量阿司匹林口腔崩解片的制备［J］．中国医药工业杂志，2003，34（7）：336.

[2] 侯鹏，王登之．治疗感冒发热的阿司匹林口腔崩解片及其制备方法［P］．CN 1418635．2003-0521.

[3] 王文喜，翟剑峰，黄云等．阿司匹林口腔崩解片的研制［J］．中国新药杂志，2005，14（8）：1014.

[4] 王爱华，杜霞．阿司匹林口腔崩解片的制备工艺研究［J］．亚太传统医药，2011，7（6）：36.

[5] 林伟豪，朱新华．阿司匹林口崩片的制备［J］．华西药学杂志，2012，27（5）：547.

罗通定口腔崩解片

【处方】

罗通定	30g
甘露醇	30g
乳糖	20g
羟丙基纤维素	8g
微晶纤维素	5g
硬脂酸镁	0.15g
薄荷脑乙醇溶液	0.6g
共制	1000 片

【制法】原辅料分别过 100 目筛，并将辅料置 50℃烘箱烘 3h，将罗通定、甘露醇和乳糖混匀。将薄荷脑溶于 15ml 95%乙醇（体积分数）中，制成薄荷脑乙醇溶液。取薄荷脑乙醇溶液均匀加入混合物中，在 40℃烘箱内干燥。用纯化水制软材，30 目筛制粒，湿颗粒置 40℃烘干 30min。所得干颗粒经 30 目筛整粒，加入硬脂酸镁、微晶纤维素和羟丙基纤维素，混合均匀，压片即得。

【注解】

① 罗通定口腔崩解片的制备方法以水溶性辅料为主，在遇到唾液时即能迅速崩解并且大部分辅料溶解。随人体自然吞咽动作，伴随唾液咽下，无须饮水，口感良好。并且采用湿法制粒压片法，利用普通压片机，工艺简单、成本低。此外，也可采用直接压片、湿法制粒方法制备罗通定口腔崩解片。对于直接压片，微晶纤维素与羟丙基纤维素的比例在（9∶1）～（8∶2）之间时，所得到的片剂具有足够的硬度，崩解时间和润湿时间也令人满意。

② 对于湿法制粒，过 200 目筛的乳糖制粒后较难压片，可以将由药物、崩解剂以及平均粒径不超过 30μm 的糖类组成的混合粉末制粒，压片。基于此，处方中使用的是经过球磨机处理后过 400 目筛的微粉化乳糖，它在制粒后能够为片剂提供足够的抗张强度。关于选择哪种快速崩解剂和黏合剂，在单因素试验基础上认为交联聚维酮作崩解剂、用水作黏合剂效果最好。所制得的片剂硬度适中，在水中 10s 内就能崩解。

③ 专利发明涉及罗通定口腔崩解片及采用冷冻干燥法制备。罗通定口腔崩解片的处方为罗通定 7.5%～30%、填充剂 50%～90%、崩解剂 0～20%、泡腾剂 0～10%、矫味剂 0.1%～10%、润滑剂 0.1%～5%、助流剂 0～5%。

参考文献

[1] 王立强，粱锦添．罗通定口腔崩解片制剂及其制备方法［P］．CN Pat l634056A．2005-7-6.

[2] Wang XQ，Ke X，Ping QN，et al. Fornulation Study for Rotundine Rapidly Disintegrating Tablet［J］. J Chinese Pharm Sci，2005，14（2）：100.

[3] 王丛威．罗通定口腔崩解片及其制备方法［P］．CN 102451165A. 2012-5-16.

[4] 张文伟．罗通定口腔崩解片及其制备方法［P］．CN 1704059. 2005-10-7.

甲磺酸酚妥拉明口腔崩解片

【处方】

甲磺酸酚妥拉明	40g
Eudragit RS	30g
聚乙二醇	10g
甘露醇	97g
微粉硅胶	3g
羟丙基纤维素	8g
交联羧甲基纤维素钠	6g
甜菊苷	4g
香橙香精	1g
硬脂酸镁	1g
95%乙醇（体积分数）	适量
共制	1000 片

【制法】 取处方量 Eudragit RS 和聚乙二醇用 95%乙醇（体积分数）配成一定浓度的溶液后混匀作为囊材备用；取处方量甲磺酸酚妥拉明用垂直气流悬浮后进行空气悬浮法制备微囊，将所得微囊干燥，过 0.5mm 筛，备用；将甘露醇、微粉硅胶、羟丙基纤维素、交联羧甲基纤维素钠、甜菊苷和香橙香精混合均匀，再加入过筛后的微囊、硬脂酸镁，混匀，压片，即得。

【注解】

① 酚妥拉明生物利用度低，口服给药后通常仅有不到 20%的药物可以被吸收，因此在以往治疗心力衰竭、周围血管缺血性病变等时，均通过静脉给药。然而这种给药途径用于治疗勃起功能障碍时显然不太合适，最为适宜的给药途径应该是口服，但因普通片剂加压成型后崩解较慢、生物利用度低，且部分患者吞服较为困难。而口服固体速释制剂，如口腔崩解片遇唾液迅速崩解后，借助吞咽力，药物即可入胃起效。口腔崩解片的特点有吸收快、生物利用度高、肠道残留少、副作用低等。

② 鉴于甲磺酸酚妥拉明有较大的苦味，可采用三种不同方法进行矫味或掩味：a. 采用矫味剂直接矫味；b. 预先将甲磺酸酚妥拉明制成微囊以掩味；c. 预先将甲磺酸酚妥拉明进行粉末包衣以掩味。

③ 将甲磺酸酚妥拉明制成分散片，取主药、稀释剂、崩解剂（内加部分）混匀，加入黏合剂、表面活性剂适量，制软材，过 2 号筛制粒，于 60℃干燥，整粒，加入硬脂酸镁、

微粉硅胶、崩解剂（外加部分），混匀，压片。

④ 制成泡腾片。将原料粉碎过 100 目筛，辅料粉碎过 80 目。酸粒制备：将甲磺酸酚妥拉明、枸橼酸、甘露醇或乳糖混匀，以水为润湿剂制粒后于 60～70 ℃烘干，整粒。碱粒制备：将 $NaHCO_3$、PVP 或 CMC、阿司帕坦、甘露醇、NaCl 混匀，以水为润湿剂制粒后于 60～70 ℃烘干，整粒。将酸颗粒、碱颗粒、富马酸、橘子粉末香精混合均匀，压片，包装，即得。

参考文献

[1] 蒋海松，王锦刚．甲磺酸酚妥拉明口腔崩解片及其制备方法［P］．CN 1568981A．2005-01-26.

[2] 张延椿，陈梓甫，张玉琴．口服不同剂量甲磺酸酚妥拉明分散片后健康男性自愿者的耐受性和安全性研究［J］．中国药物与临床，2002，2（4）：217.

[3] 何学酉，宋涛，高雪松．甲磺酸酚妥拉明片治疗男性勃起功能障碍Ⅱ期临床报告［J］．中国男科学杂志，2006，20（6）：43.

[4] 吴小玉，常学军，李高．甲磺酸酚妥拉明分散片的处方筛选及质量控制［J］．中国医院药学杂志，2003，23（12）：736.

[5] 邓桂兴，董卫星，王霆．甲磺酸酚妥拉明泡腾片的处方及制备工艺研究［J］．中国新药杂志，2012，21（22）：2689.

盐酸格拉司琼口腔崩解片

【处方】

盐酸格拉司琼	1g
羟乙基纤维素	7.5g
明胶	2.5g
香料	0.5g
甘露醇	64.5g
蔗糖	2.5g
共制	1000 片

【制法】 将盐酸格拉司琼混悬于羟乙基纤维素水溶液中，形成溶液 A；然后将明胶、香料、甘露醇、蔗糖混合溶解，形成溶液 B；溶液 A 与溶液 B 混合，并加适量水稀释，充分混合，加入到模具中低温冻结，放 A 到冻干机中抽真空，升华至物料完全干燥，压片。

【注解】

① 文献报道盐酸格拉司琼 1g，微晶纤维素 27g，交联聚维酮 4g，球形乳糖 75g，阿斯帕坦 1.5g，硬脂酸镁 1g，制成 1000 片。分别称取处方量的盐酸格拉司琼、微晶纤维素、交联聚维酮、球形乳糖、阿斯帕坦、硬脂酸镁等量递加混合均匀，过 100 目筛，采用全粉末直接压片法压片。所得片剂完整光洁、色泽均匀，崩解时间均在 35s 以内，味甜，口感良好。

② 专利发明涉及盐酸格拉司琼口腔崩解片的制备，采用熔融热挤压梯度冷却后制粒直接压片法制备盐酸格拉司琼口腔崩解片，与常规熔融法制备固体分散物后制成的口腔崩解片比较，本发明崩解溶散更快、溶出度更高，片剂外观完整、具有较强硬度，口感细腻、舒爽，无沙砾感；与现有冷冻干燥、真空干燥、喷雾干燥法制备口腔崩解片技术相比本法更适应工业化生产。盐酸格拉司琼口腔崩解片制备方法：取盐酸格拉司琼和甘露醇、乳糖、山梨醇、微晶纤维素、低取代羟丙基纤维素、交联羧甲基纤维素钠、交联聚乙烯吡咯烷酮、羧甲基淀粉钠、阿司帕坦、枸橼酸、微粉硅胶、硬脂酸镁等辅料分别粉碎，混合过筛，总混细粉置新型压片机用粉末饲料器中，压片。

参考文献

［1］ 周宇．止吐药盐酸格拉司琼片剂及其制备方法［P］．CN 1621040A. 2005-06-01.

［2］ 李建新，程浩文，袁社平．盐酸格拉司琼口腔崩解片及其制备方法［P］．CN 1623545A．2005-06-08.

［3］ 陈洪轩，王艳丽，李治建．盐酸格拉司琼口腔崩解片的试制［J］．河南大学学报（医学版），2005，25（4）：24.

［4］ 刘智．盐酸格拉司琼口腔崩解片生产方法［P］．CN 101095679. 2008-1-2.

第十二节　咀　嚼　片

咀嚼片是在口腔中咀嚼或吮服使片剂溶化后吞服的片剂。常加入蔗糖、甘露醇、山梨醇等水溶性辅料作填充剂和黏合剂。咀嚼片因为口感好适合于小儿服用，对于崩解困难的药物制成咀嚼片还可加速崩解和吸收。

咀嚼片的处方组成主要为药物与适宜辅料，其辅料与普通片剂相似，咀嚼片因经嚼碎后咽下，没有崩解过程，因此无需添加崩解剂。与普通片剂最大的区别在于，咀嚼片必须具有良好的口感，因此，其制备过程中最主要的问题是矫味剂的选择。

只有具有良好口感的咀嚼片才易被患者接受，而多数药物成分尤其是中药成分口感都较差。在口腔吸收的咀嚼片应选用刺激性小的矫味剂，以减少唾液的分泌；不在口腔吸收的咀嚼片，一般选择甜味或略带酸味的矫味剂，嚼碎后应给人以凉爽的感觉，且遇唾液能迅速溶解。一般采用蔗糖、乳糖、葡萄糖、枸橼酸、酒石酸等分别进行配伍试验，筛选合适的矫味剂配比。单糖浆作矫味剂也较常用，如橙皮糖浆、樱桃糖浆、甘草糖浆等，不但能矫味，还能掩盖不良气味。甘露醇和山梨醇咀嚼时无硬颗粒感，溶解在口中可吸热，有凉爽感，也常用作咀嚼片的矫味剂。甘露醇具有良好的稳定性，无吸湿性，多用于维生素类、制酸类等药物的咀嚼片，以缓和口内不适味觉；且与其他糖类（如蔗糖、乳糖等）能形成共熔混合物，具有良好的流动性和可压性，可以直接压片。山梨醇常与甘露醇配合使用，互补不足。如果药物味较苦时，可用甜味较强的阿司帕坦（也称为蛋白糖，为二肽类甜味剂），其甜度比蔗糖高150～200倍，且无后苦味，不易导致龋齿，还可以有效降低热量，因此较适用于糖尿病及肥胖症患者。糖尿病患者还可以选择甜菊苷、甘草苷、蛋白糖、麦芽糖醇、木糖醇、乳糖、山梨醇等矫味剂。片剂内若含有易溶的糖（醇）类填充剂，咀嚼后数秒内在口中可迅速液化释出药物，这种快速咀嚼片称为液化咀嚼片，制酸药、镇痛药、镇咳药等均可制成这种制剂 。

硬度的控制是咀嚼片制备中很重要的环节。硬度太大，则服用时不易嚼碎，影响口感；硬度太小，则片剂在贮存、携带时易破碎。可通过选择不同的黏合剂、压片时调整合适的压力来调整咀嚼片的硬度。

抗酸咀嚼片

【处方】

氢氧化铝（干凝胶粉）	30g
氢氧化镁	85g
50g/L PEG6000 乙醇液	适量
硬脂酸镁	0.4g
甘露醇	220g

糖粉	110g
留兰香油	0.01g
水杨酸甲酯	0.13g
共制	1000片

【制法】 取氢氧化铝、氢氧化镁、甘露醇和糖粉充分混匀后，加 50g/L PEG6000 乙醇液（体积分数 50%的乙醇）适量混合制软材，过 14 目筛，于 55～60℃干燥，干粒过 14 目筛，将硬脂酸镁与留兰香油混合，然后加到干粒中，混合 10min，用 10mm 平冲压片。

【注解】 本品组成中氢氧化铝和氢氧化镁为制酸剂，原料宜细，片剂嚼服后分散表面积大，制酸效果好，甘露醇和糖粉为甜味剂，前者有凉爽的感觉，PEG6000 可增强氢氧化铝等的分散效果；水杨酸甲酯有止痛作用；留兰香油为芳香矫味剂。

参考文献

[1] 施昕磊，黄绳武．咀嚼片的研究进展［J］．中国药业，2008，17（14）：17.

[2] 庄越，曹宝成，萧瑞祥．实用药物制剂技术［M］．北京：人民卫生出版社，1999：71.

对乙酰氨基酚咀嚼片

【处方】

对乙酰氨基酚	300g
甘露醇	300g
蔗糖	33g
甲基纤维素	18g
糖精钠	7g
薄荷香精	6g
硅胶 204	12g
硬脂酸镁	24g
共制	1000片

【制法】 按处方量将蔗糖、甘露醇和糖精钠混合后，经 40 目筛过 3 次，再加入甲基纤维素和对乙酰氨基酚，过 12 目筛 3 次，使均匀混合，以 100g/L 阿拉伯胶浆为黏合剂制湿颗粒，过 10 目筛，湿粒经 80℃干燥 8h。干粒过 12 目筛整粒，喷入薄荷香精后加入硅胶 204 及硬脂酸镁，压片即可。

【注解】

① 咀嚼片在口中嚼碎后咽下，较适合于小儿应用，常在片剂中加入糖类和香料。一般使用甘露醇或山梨醇为稀释剂，此外尚可加入适量淀粉和硬脂酸镁，增加可压性。咀嚼片的硬度一般小于普通片，因而不做崩解时限检查。用 CAP 和虫胶为骨架材料包埋对乙酰氨基酚，能较好地掩盖药物的苦味。

② 专利报道一种对乙酰氨基酚咀嚼片的制造方法，采用包埋技术和喷雾干燥工艺，用 β-环糊精包埋对乙酰氨基酚，再配合调味剂辅料进行制粒、压片。

a. 根据产品的组成和配比进行备料，对乙酰氨基酚 10 份，甘露醇 30～50 份，β-环糊精 20～40 份，调味剂 0.5～2.0 份，润滑剂 0.1～0.5 份，乙醇 12～20 份。

b. 制备对乙酰氨基酚包合物：将 β-环糊精制成饱和水溶液，加入粉状的对乙酰氨基酚搅拌均匀，制成对乙酰氨基酚包合物。随后在 60～80 ℃喷雾干燥，再放入混合机中与甘露醇混合均匀备用。

c. 制备调味剂乙醇溶液：将调味剂加入乙醇中溶解搅拌均匀，备用。

d. 制粒、压片：将所制备的对乙酰氨基酚包合物加入所述 c 制备的调味剂乙醇溶液中，搅拌均匀，制成适宜的软材，以抓之成团为宜，通过 16 目筛网造粒，60℃以下干燥，加入润滑剂搅拌均匀，通过 14 目筛网整粒，用常规方法压制成片。

参考文献

[1] 李晓芳，金描真，欧少英等．对乙酰氨基酚口腔崩解片的研制［J］．中国现代应用药学杂志，2005，22（5）：395.

[2] 陈庆华．用骨架包埋工艺制备对乙酰氨基酚咀嚼片［J］．中国药科大学学报，1988，19（1）：14.

[3] 黄桂雅．对乙酰氨基酚咀嚼片的制造方法及其产品［P］．CN1176784. 1998-3-25.

第十三节　口腔贴片

口腔贴片是将片剂粘贴于口腔，经黏膜吸收后起局部或全身作用的片剂。可在口腔内缓慢释放药物，包括单层片、双层片、核心片等。单层黏附片将药物与黏附辅料混合后制粒压片，药物容量大，但释放的药物可随唾液进入胃肠道。多层黏附片有 2～3 层结构，是将药物和黏附剂组成黏附层，外覆不含药物的惰性层，限制药物向黏膜释放。黏附层直接与口腔黏膜接触，通过调节黏附层的处方，可调节黏附片在口腔黏膜停留的时间。

常用的聚合物黏附材料一般包括天然、合成和半合成 3 大类。天然黏附材料具有生物相容性好、毒性低等优点，有些天然材料还具有生物降解性，如明胶、壳多糖和脱乙酰壳多糖、透明质酸、生物凝集素类结合物等；半合成黏附材料主要是纤维素的衍生物以及天然材料衍生化的产物，这类材料来源广、成本低、具有生物惰性，主要有：羟乙基纤维素（HEC）、羟丙基纤维素（HPC）、羟丙基甲基纤维素（HPMC）及羧甲基纤维素钠（CMC-Na）、脱乙酰壳多糖衍生物、硫化聚合物等。合成黏附材料成本低，有统一的质量标准，在目前的文献中以卡波普应用最广，也可与其他材料混合使用，主要分为：卡波普、聚乙烯醇（PVA）、聚乙二醇（PEG）等。

非洛地平口腔黏附片

【处方】

非洛地平	5g
羟丙基甲基纤维素（K151M）	18g
卡波姆	18g
共制	1000 片

【制法】 将处方组分混合，过 80 目筛，直接压片，所得片剂直径 5mm，厚度 1.5mm。

【注解】

① 体外膨胀率测定。随着 HPMC 黏度的增加，其体外膨胀率增大，说明高黏度的 HPMC 制成黏附片充分吸水后，具有更高的膨胀性。在 HPMC 同一黏度处方中，随着卡波姆用量的增加，膨胀率也增加。

② 体外及口腔黏附力测定。口腔黏附片在口腔内黏附力的大小直接影响药效的发挥，随着 HPMC 黏度的增加，其口腔黏附力及口腔内滞留时间均延长，在 HPMC 同一黏度处方中，随着卡波姆用量的增加，口腔黏附力增大，但卡波姆为丙烯酸聚合物，显酸性，用量过

多，会对口腔黏膜产生刺激性。非洛地平为难溶于水的小剂量药物，在 HPMC 及卡波姆组成的生物黏附材料中主要以凝胶层的溶蚀而释药，采用高黏度 HPMC 时释药缓慢，难于达到治疗要求，故可采用低黏度 HPMC。适当增加卡波姆用量，可增大黏附力及延长滞留时间。

③ 文献报道以 HPMC K4M 和 Carbopol 974P 为生物黏附聚合物，加入碳酸氢钠，用直接压片法制备非洛地平口腔黏膜黏附片。以鸡嗉囊为模型测定其黏附力，采用改进的桨法测定黏附片的体外释放行为，并测定了黏附片的表面 pH，对黏附片的体内黏附行为和刺激性也进行了评价。黏附片的表面 pH 为 7.01±0.11，非洛地平从黏附片中以 Super Case-Ⅱ机制释放（即 Non-Fickian 释放）。黏附片与鸡嗉囊接触后产生的黏附力平均为（181.35±31.08）g，经体内验证与口腔黏附性较为合适，且对口腔黏膜的刺激性较小。

参考文献

[1] 吴琼珠．非洛地平口腔黏附片的研究［J］．中国药科大学学报，2001，32（1）：13.

[2] 曹德英，张莉．非洛地平透皮给药的研究［J］．中国医药工业杂志，1999，30（3）：120.

[3] 陈夏景，王浩．非洛地平口腔黏附片处方研究［J］．中国医药工业杂志．1997，28（3）：129.

[4] 张建军，高缘，屠锡德．非洛地平口腔黏膜黏附片的制备及其性质评价［J］．中国药科大学学报，2004，35（1）：28.

[5] 靖博宇，王志远，李燕．非洛地平固体分散体的制备和体外溶出度考察［J］．沈阳药科大学学报，2010，27（3）：185.

盐酸多西环素口腔贴片

【处方】

盐酸多西环素	10g
卡波姆	15g
羟丙基甲基纤维素	10g
乳糖	14.5g
微粉硅胶	0.5g
矫味剂	适量
共制	1000 片

【制法】 按处方量取盐酸多西环素、卡波姆、羟丙基甲基纤维素、乳糖、矫味剂，混合均匀，加入微粉硅胶，用直径 6mm 平冲头直接压片即得。

【注解】

① 多西环素在胃中释放会产生较常见的胃肠道反应，如恶心、呕吐、腹泻等，严重者甚至发生局部溃疡，制成口腔黏附片可避免上述副作用，并且在病灶部位局部浓度高，作用时间长。处方中加入水溶性聚合物作黏合基质，如卡波姆、羟丙基甲基纤维素、聚维酮、羧甲基纤维素、海藻酸钠等，药片粘贴后，表面受唾液浸润形成凝胶状，缓慢溶解并释放药物。

② 多西环素口腔贴片质量稳定可控，在体外 1～8h 的释放度呈零级释放趋势。本品在不同释放介质中释放度不同，在水中的释放趋势与口腔内最接近，0～4h 两者的释放速率均为每小时 15%。本品在不同释放介质中释放度不同与主要辅料卡伯姆的性质直接相关，已知卡波姆在酸性介质中黏度低，药物分子渗透性强，因此药物在盐酸溶液中释放快。药物在人工唾液中释放比在纯化水中慢，一方面是由于离子强度大使药物溶出减慢，另一方面人工唾液的 pH7.0 高于一般的纯化水（制药用水的 pH5.5～7.0），也会使药物溶出速率减慢。

本品在健康志愿者口腔黏膜上黏附3～4h，体外黏力测定值为167g。通常生物黏附性辅料卡波姆用量增加，黏附性增强，释放度减慢。一般口腔贴片在黏膜上黏附3h左右比较适合临床应用，如果黏附时间太长，比如6～8h容易造成黏膜溃疡，而且可能随进食将药片吞咽，影响药效发挥。本品1h时间点体外释放快于体内，原因是口腔内的唾液量远远少于溶出杯中的溶液量，初始片剂膨胀小所致。1h以后随着唾液的不断分泌和口腔运动的剪切力，体内体外测定结果趋于一致，4h后片剂在口腔内基本溶蚀完全。

参考文献

[1] 王军，张晓明，曾万溪．一种多西环素口腔黏附片［P］．CN 1686145A．2005-10-26．
[2] 王军，张晓明，曾万溪．多西环素口腔贴片的体内外特性［J］．中国临床药学杂志，2006，15（4）：249．

第十四节　可溶片

可溶片是指临用前加水溶解成药物溶液后而使用的片剂，通常是非包衣片或薄膜包衣片，一般用于口服、含漱、外用。其全部成分皆应为可溶性成分，如复方硼砂漱口片等。如禁止内服，应有醒目的标志，以免发生中毒等不良反应。

复方硼砂可溶片

【处方】

硼砂	324g
碳酸氢钠	162g
氯化钠	162g
麝香草酚	3.2g
苋菜红	0.2g
乙醇	适量
硬脂酸镁	5g
蔗糖粉	30g
共制	1000片

【制法】取硼砂、碳酸氢钠、氯化钠，分别过2号筛，取苋菜红溶于适量纯化水中，以蔗糖粉吸收苋菜红溶液并烘干研细。取麝香草酚溶于适量乙醇中，将各药粉、蔗糖粉混合，喷入麝香草酚醇溶液，加入硬脂酸镁，混合均匀、压片即得。

【注解】

① 本品由复方硼酸钠溶液（朵贝溶液）改进而得，处方中不含甘油，无硼酸甘油反应，无甘油硼酸钠形成。杀菌成分为硼砂和麝香草酚。苋菜红为着色剂，以区别于内服片剂。

② 大面积黏膜损害者禁用本品，本品溶液不得口服，特别是幼儿使用应注意，以免发生中毒，切勿将本品粉剂或溶液撒布在擦破的皮肤上。

③ 本品与生物碱盐、氯化汞、硫酸锌和其他金属盐有配伍禁忌。

第十章　片剂生产企业的“三废”防治

节能减排、保护环境是我国的一项基本国策，是国民经济、社会发展的重要战略方针。国家十分重视保护生态平衡工作，曾经先后颁布了《环境保护法》、《水污染防治法》、《海洋环境保护法》、《混装制剂类制药工业水污染物排放标准》以及各种法规相配套的行政、经济法规和环境法规。

人类要依赖自然环境才能生存和发展，并不断通过社会性生产活动来利用和改造环境，使其更适合人类的生存和发展。如若人类活动使环境条件发生不利于人类的变化，以致影响人类的生产和生活，给人类带来灾害，那么这就是环境污染的问题了。

环境污染，主要是工业生产所产生的有害物质——“三废”（废气、废水、废渣）对大气、水体、土壤和生物的污染。

制药工业是防治“三废”的重要工业部门，是国家环保规划要重点治理的12个行业之一。据第一次全国污染源普查公报称，医药制造业化学需氧量排放量为21.93万吨，是居前7位的行业之一，这7个行业化学需氧量排放量合计占工业废水排放量的81.1%。近年来，通过工艺改革、回收利用和综合利用等方法，在消除和减少危害性较大的“三废”方面已经做了大量的工作；各种防治“三废”的设施相继在制药工业投入运行，用于治理“三废”的投资也逐年增加。尽管如此，制药工业所造成的环境污染还是比较严重，治理得也不够彻底，据此，国家环保总局和国家质监总局2007年10月23日公开征求各界对《制药工业水污染物排放标准》的意见。2008年6月25日国家环境保护部和质量监督检验检疫总局联合发布了6个类别制药工业水污染物排放的国家标准，此为国家首次发布强制性的制药工业污水排放标准。这6类分别为发酵类、化学合成类、提取类、中药类、生物工程类和混装制剂类。其中《混装制剂类制药工业水污染物排放标准》是普通固体制剂制造企业应遵循的标准，中药类固体制剂需要执行《中药类制药工业水污染物排放标准》。

制药企业尤其是化学制药厂是环境污染较为严重的企业，从原料药到药品，整个生产过程都有造成环境污染的因素。据不完全统计，我国药厂每年排放的废气量（标准状态）约10亿立方米，其中含有害物质约10万吨；每天排放的废水量约50万立方米；每年排放的废渣量约10万吨，对环境的危害十分严重。由于化学制药工业的环境保护措施历史较短，以及污染的治理难度较大等原因，致使防治污染的速度远远落后于制药工业发展的速度。从总体上来看，整个制药工业的污染仍然十分严重，治理的形势相当严峻。全行业污染治理的程度也不平衡，条件好的制药厂已达二级处理水平，即全厂大部分污染得到了妥善的处理；但仍有相当数量的制药厂仅仅是一级处理，甚至还有一些制药厂没能做到清污分流。个别制药企业的法制观念不强，环保意识不深，随意倾倒污染物的现象时有发生，对环境造成了严重的污染。因此，加强制药工业企业的环境保护，减少污染物排放总量，显得尤为重要和迫切。据此，有针对性地制定制药工业的污染物排放标准是十分必要的。

制药工业污染物排放标准的实施，将在限制、淘汰高污染及落后的生产工艺，促进低污染及先进的生产工艺方面发挥重要作用，从而使我国制药工业走上高效、低毒、低污染的发展轨道，这对于保护生态环境、保障人民身体健康都具有十分重要的意义。

2008年十届人大常委会第三十二次会议表决通过了修改后的《中华人民共和国水污染防治法》，禁止向水体排放油类、酸液、碱液、含有毒污染物的废水、含病原体的污水和其他废弃物等。其中第二节指出应当合理规划工业布局，要求造成水污染的企业进行技术改造，采取综合防治措施，提高水的重复利用率，减少废水和污染物排放量。对严重污染水环境的落后工艺和设备实行淘汰制度。

固体制剂制造企业与化学制药相比，污染物排放相对要少一些。但是制造和设计研制新产品，从药物合成、制剂、分析、药理、注册、中试放大和大生产等各个过程来说，都会有不同程度的“三废”需要排放，尤其是兼有原料药物合成工序的车间，“三废”排放相对较多。锅炉房等有严重污染的区域，应置于厂区全年最大频率风向的下风侧；兼有原料药生产的生产区域应置于片剂生产区全年最大频率风向的下风侧，以减少对片剂车间的污染。

第一节 制药工业水污染物的排放

制药工业总产值占全国工业的1.7%，而污水排放量却占2%。在制药工业水污染物排放标准发布以前，专门针对医药行业的标准一直处于真空状态。最早关于制药行业的标准是在2002年1月9日国家环保总局发布的医药原料药生产厂废水“五日生化需氧量BOD_5”的排放标准，按1998年以前建设的企业和1998年以后建设的企业，参照味精、酒精行业的排放标准执行。

2008年6月25日国家环境保护部和质量监督检验检疫总局联合发布的国家标准GB 21908—2008《混装制剂类制药工业水污染物排放标准》是片剂制造企业必须执行的废水排放标准。对于中药类片剂需要执行GB 21906—2008《中药类制药工业水污染物排放标准》。

一、水污染物的排放标准

《混装制剂类制药工业水污染物排放标准》中的混装制剂，是指用药物活性成分和辅料通过混合、加工和配制，形成各种剂型药物的过程。

制药企业所产生的污水包括生活废水、生产废水和雨水三类，生活废水和生产废水排放前应先进行预处理，达到排放标准后方可排放。如果污水的污染指标不高可在各个房间简单地处理后直接排放。也可建造集中的污水处理站，污水集中处理后排放。

在《混装制剂类制药工业水污染物排放标准》中，对于废水的排放，设置了两种控制指标，即最高允许排放质量浓度（mg/L）和单位产品基准排水量。最高允许排放质量浓度，是规定废水中污染物允许排放的最高质量浓度限值，该指标可控制废水瞬时排放的质量浓度。为控制污染物排放总量，标准中同时规定单位产品基准排水量，以避免企业简单地采用稀释的方式来达到浓度限值。单位产品基准排水量是指用于核定水污染物排放质量浓度而规定的生产单位产品的废水排放量上限值。每一制药生产企业的废水排放都必须同时符合这两种限值要求。标准中关于水污染物排放限值见表10-1。

中药类片剂制造企业或车间水污染物排放质量浓度限值及单位产品基准排水量执行表10-2标准。

表10-1和表10-2中限值1是自2009年1月1日起至2010年6月30日，现有企业执行的标准；限值2是自2010年7月1日起现有企业和自2008年8月1日起新建企业执行的标准；限值3是根据环境保护工作要求，国土开发密度较高、环境承载能力开始减弱，或水环

表 10-1　水污染物排放限值　　单位：mg/L

污染物项目	限值 1	限值 2	限值 3	污染物排放监控位置
pH	6～9	6～9	6～9	业废水总排放口
悬浮物	50	30	10	
五日生化需氧量(BOD_5)	20	15	10	
化学需氧量(COD_{Cr})	80	60	50	
氨氮	15	10	5	
总氮	30	20	15	
总磷	1.0	0.5	0.5	
总有机碳	30	20	15	
急性毒性($HgCl_2$ 毒性当量)	0.07	0.07	0.07	
单位产品基准排水量/(m^3/t)	300	300	300	排水量计量位置与污染物排放监控位置一致

表 10-2　中药类片剂制造企业或车间水污染物排放质量浓度限值及单位产品基准排水量　　单位：mg/L

污染物项目	限值 1	限值 2	限值 3	污染物排放监控
pH	6～9	6～9	6～9	企业废水总排放口
色度(稀释倍数)	80	50	30	
悬浮物	70	50	15	
五日生化需氧量(BOD_5)	30	20	15	
化学需氧量(COD_{Cr})	130	100	50	
动植物油	10	5	5	
氨氮	10	8	5	
总氮	30	20	15	
总磷	1.0	0.5	0.5	
总有机碳	30	25	20	
总氰化物	0.5	0.5	0.3	
急性毒性($HgCl_2$ 毒性当量)	0.07	0.07	0.07	
总汞	0.05	0.05	0.01	车间或生产设施废水排放口
总砷	0.5	0.5	0.1	
单位产品基准排水量/(m^3/t)	300	300	300	排水量计量单位与污染物排放监控位置一致

境容量较小、生态环境脆弱，容易发生严重水环境污染问题而需要采取特别保护措施的地区，位于这个地区的企业，应执行特别排放标准。

水污染物排放质量浓度限值适用于单位产品实际排水量不高于单位产品基准排水量的情况。如果单位产品实际排水量超过单位产品基准排水量，需按式（10-1）将实测水污染物质量浓度换算为水污染物基准水量排放质量浓度，并以水污染物基准水量排放质量浓度作为判定排放是否达标的依据。产品产量和排水量统计周期为一个工作日。

在企业的生产设施同时生产两种以上类别的产品、可适用不同排放控制要求或不同行业国家污染物排放标准，且生产设施产生的污水混合处理排放的情况下，应执行排放标准中规定的最严格的质量浓度限值，并按（10-1）式换算水污染物基准水量排放质量浓度。

$$\rho_{基}=\frac{Q_{总}}{\sum Y_i Q_{i基}}\rho_{实} \qquad (10\text{-}1)$$

式中，$\rho_{基}$ 为水污染物基准水量排放质量浓度，mg/L；$Q_{总}$ 为排水总量 m^3；Y_i 为第 i 种产品产量，t；$Q_{i基}$ 为第 i 种产品的单位产品基准排水量，m^3/t；$\rho_{实}$ 为实测水污染物排放质量浓度，mg/L。

若 $Q_{总}$ 与 $\sum Y_i Q_{i基}$ 的比值小于 1，则以水污染物实测质量浓度作为判定排放是否达标的依据。

二、 水污染物质量浓度测定方法标准

企业排放废水的采样应根据监测污染物的种类，在规定的污染物排放监控位置进行，对排放水污染物质量浓度的测定，采用表 10-3 所列的方法进行。

表 10-3 水污染物质量浓度测定方法标准

污染物项目	方法标准名称	方法标准编号
pH	水质 pH 的测定 玻璃电极法	GB/T 6920—1996
悬浮物	水质 悬浮物的测定 重量法	GB/T 11901—1989
五日生化需氧量	水质 五日生化需氧量(BOD_5)的测定 稀释与接种法	GB/T 7488—1987
化学需氧量	水质 化学需氧量的测定 重铬酸钾法	GB/T 1914—1989
	水质 化学需氧量的测定 快速消解分光光度法	HJ/T 399—2007
氨氮	水质 铵的测定 蒸馏和滴定法	GB/T 7478—1987
	水质 铵的测定 纳氏试剂比色法	GB/T 7479—1987
	水质 铵的测定 水杨酸分光光度法	GB/T 7481—1987
	水质 氨氮的测定 气相分子吸收光谱法	HJ/T 195—2005
总氮	水质 总氮的测定 碱性过硫酸钾消解紫外分光光度法	GB/T 11894—1989
	水质 总氮的测定 气相分子吸收光谱法	NJ/T 199—2005
总磷	水质 总磷的测定 钼酸铵分光光度法	GB/T 11893—1989
总有机碳	水质 总有机碳(TOC)的测定 非色散红外线吸收法	GB/T 13191—1991
	水质 总有机碳的测定 燃烧氧化—非分散红外吸收法	HJ/T 71—2001
急性毒性	水质 急性毒性的测定 发光细菌法	GB/T 15441—1995

中药类固体制剂除执行表 10-3 中规定的 9 项标准外，色度等 5 项执行表 10-4 中标准。

表 10-4 水污染物中色度等质量浓度测定方法标准

污染物项目	方法标准名称	方法标准编号
色度	水质 色度的测定	GB/T 11903—1989
动植物油	水质 石油和动植物油的测定 红外光度法	GB/T 16488—1996
总氰化物	水质 氰化物的测定 第一部分 总氰化物	GB/T 7486—1987
总汞	水质 总汞的测定 冷原子吸收分光光度法	GB/T 7468—1987
总砷	水质 总砷的测定 二乙基二硫代氨基甲酸银分光光度法	GB/T7485—1987

三、 固体制剂制造企业工业水污染物的处理

(一) 废水水质的指标

固体制剂制造企业工业污水的成分复杂，指标项目多，其中主要是生化需氧量(BOD)、化学需氧量（COD)、悬浮物（SS)、pH 等。

污水中有机物成分，不可能也无必要测定各有机物的含量，通常用 BOD 和 COD 两个指标表示水的污染程度。

1. 生化需氧量（BOD）

BOD 是指在一定条件下微生物分解水中有机物时所需要的耗氧量（mg 氧/L）。常用的是 BOD_5 这个指标，即 5 日生化需氧量，表示在 20℃温度培养 5 日，1L 水中溶解氧的减少量。BOD 越高，表示水中有机物越多，即水污染程度越严重。

2. 化学需氧量（COD）

COD 是指在一定条件下用强氧化剂高锰酸钾或重铬酸钾使污染物氧化所需的耗氧量。污染物包括能被强氧化剂氧化的有机物和无机物。测定结果标记为 COD_{Cr} 或 COD_{Mn}，不标记时为 COD_{Cr}。

BOD 与 COD 都是水被污染的标志，二者之差，表示未能被微生物分解的污染物含量。

3. pH

pH 是反映废水酸碱性强弱的重要指标。它的测定和控制，对维护废水处理设施的正常运行，防止废水处理及输送设备的腐蚀，保护水生生物和水体自净化功能都有重要的意义。处理后的废水应呈中性或接近中性。

4. 悬浮物（suspended substance，简称 SS）

是指废水中呈悬浮状态的固体，是反映水中固体物质含量的一个常用指标，可用过滤法测定，单位为 mg/L。

（二）固体制剂生产企业的废水

由固体制剂类生产工艺流程可知，其生产过程中涉及的环境因素并不复杂，三废的产生源也不多，严格意义上来说并没有工艺废水的产生，主要废水污染源仅为洗瓶过程中产生的清洗废水和生产设备的冲洗水、厂房地面的冲洗水。其废水特性如下。

① 包装容器清洗废水：由于医药行业的特殊性，要求对包装容器进行深度清洗，此部分清洗废水污染物浓度极低。

② 工艺设备清洗废水：每个工序完成一次批处理后，需要对本工序的设备进行一次清洗工作，这种废水 COD 较高，但数量不大。某些企业将第一遍清洗后的高浓度废水收集后送去焚烧。

③ 地面清洗废水：厂房地面工作场所定期清洗排放的废水，其污染物浓度低，主要污染指标为 COD、SS 等。

④ 质检科实验室和药物研究所的废水：这些部门废水排放量不大，但污染物含量高。

⑤ 生活用废水。

（三）部分固体制药企业排放的原废水中污染物成分及污水产生量调查

《制药工业水污染物排放标准—混装制剂类》编制组 2007 年 9 月向全国各药物制剂企业调查三废排放情况，其废水排放结果示例见表 10-5（只摘录片剂车间排放情况）。

表 10-5 固体制剂类生产水污染物排放情况调查表

企业名称	主要产品及年产量	单位产品废水排放量	原废水、废液中主要污染物			
			pH	COD /(mg/L)	BOD /(mg/L)	SS /(mg/L)
常州××制药有限公司	盐酸赛庚啶片 63066.65 万片	1.27m^3/万片(万粒)	6～9	400		
上海××药业有限公司	156262 万片		6～9	150		
××制药有限公司(大连)	21000 万片	3m^3/万片				
××集团××制药厂	罗红霉素片 1478 万片	罗红霉素 8.79m^3/万片				
××制药有限公司	交沙霉素 7500 万片 高舒达 15000 万片		6～8	146	104	92
哈尔滨××制药厂	110000 万片		6～9	596～1480	268～660	400～700
河北××药业有限公司	15.46 亿片	0.637	7	59.8		7
山东淄博××制药有限公司	2280 万片	0.27 m^3/万粒	6～8	50～190		
上海××制药有限公司	155000 万片	0.33m^3/万片	7.74	400～500	40～80	67

调查结果显示，固体制剂类制药企业生产排放的废水属中低浓度有机废水（其中 COD 浓度范围在 68.1～1480mg/L，大多数厂家在 500mg/L 以下；BOD 浓度范围在 36.95～660mg/L，大多数厂家在 300mg/L 以下；SS 浓度范围在 68～700mg/L，大多数厂家在 300mg/L 以下），水污染物主要有 pH、COD、BOD_5、SS 等，单位产品废水产生量为

0.35～8.79t/万片（粒）。

在向生产企业发放调查表及到企业实地调研的基础上，基本了解了目前我国固体制剂类制药企业三废处理现状，具体见表10-6。

表10-6 固体制剂类制药企业污水处理情况调查 单位：mg/L

生产企业	处理流程	处理效果	运行费用	排水去向
常州××制药有限公司	生产及生活废水→格栅→隔油集水井→调节沉淀池→计量排放			城市污水处理厂
上海××药业有限公司	工业废水→集水井Ⅰ→调节池Ⅰ→污泥浓缩池→污泥反应池→集水井Ⅱ→调节池Ⅱ→水解池→曝气池→二沉池→排放	COD 40，BOD 5，SS 30，pH6.5，氨氮 3	1.9 元/m^3	
上海××制药有限公司	污水→格栅→调节池→计量装置→接触氧化池→二沉池→排放池→排入市政网	COD 79.15，BOD 20.3，氨氮 0.895		市政管道
××制药有限公司	生产生活污水→格栅/进水井→预沉池→调节池→SBR 池→流量计，在线监测排放	COD 72	3.2 元/m^3	
广州××制药股份有限公司	污水→机械格栅→调节均化池→污水提升泵→一级接触氧化池→二级接触氧化池→二沉池→砂滤池→规范化排放	COD 23.3，BOD 14.2，SS 15，pH 6.8，NH_3-N 1.24 磷酸盐：0.070	0.41 元/m^3	
华药制剂××车间	生产、生活废水→集水池→气浮槽→氧化消毒池→滤池→排水	COD<150，BOD<30	1.77 元/m^3	市政管道入绞河
××集团××制药厂	厂区污水→除油窨井→固液分离机→调节池→斜板沉淀池→生物氧化塔→WSZ 型污水处理设备→接市政排水管网	COD 67，SS 63，pH 7.0	0.7 元/m^3	市政管道
××制药有限公司(大连)	该公司无污水处理设施，废水直接排入城市污水处理厂			城市污水处理厂
天津××制药有限公司	生产、生活废水→集水井→调节池→曝气池→沉淀池→排水	COD_{Cr}<160，SS<70	3.56 元/m^3	市政管道
××制药有限公司	生产、生活废水→一体化污水处理装置(二段生物接触氧化法)→排放	COD 56，BOD 18，SS 50 pH 6～8	8.8 元/m^3	排入细河
哈尔滨××制药厂	生产、生活废水→水解酸化调节池→两级生物接触氧化池→二沉池→排放	COD 75.6，BOD 20.5，SS 25.3，pH 6～8	1.2 元/m^3	
河北××药业有限公司	生产、生活废水→化粪池→排放			桥西污水处理厂
山东淄博××制药有限公司	废水直接排入总公司污水处理厂			总公司污水处理厂
××制药有限公司	生产废水→水解酸化调节池→射流曝气好氧池→沉淀池→排放	COD 250，SS 17，pH 7.8		城市污水处理厂
上海××制药有限公司	厂内设中和池、均质池。该公司与当地污水处理厂建立了代处理合同，生产废水经初步处理后送至城市污水处理厂处理			城市污水处理厂
成都××制药有限公司	生产、生活废水→格栅井→生预沉调节池→厌氧池→曝气式生物滤池→沉淀池→排放	COD 59，BOD 4.4，SS 30.8，TOC 18.8，pH 7.21		市政管道（入河）

（四）制药企业的污水处理

制药企业一般都设有污水处理站，负责本企业生产和生活废水的处理排放。通常根据污水排放量、废水废液中的主要污染物的种类，决定废水处理的流程。如表10-6中各企业废水处理流程各不相同。废水处理的方法如下。

1. 物理方法

通过物理作用分离、回收废水中不溶解的呈悬浮状态的污染物（包括油膜和油珠）的废水处理法，可分为重力分离法、离心分离法和筛滤截留法等。以热交换原理为基础的处理法也属于物理处理法。

2. 化学方法

通过化学反应和传质作用来分离、去除废水中呈溶解、胶体状态的污染物或将其转化为无害物质的废水处理法。在化学处理法中，以投加药剂产生化学反应为基础的处理单元是：混凝、中和、氧化还原等；而以传质作用为基础的处理单元则有：萃取、汽提、吹脱、吸附、离子交换以及电渗析和反渗透等。后两种处理单元又合称为膜分离技术。其中运用传质作用的处理单元既具有化学作用，又有与之相关的物理作用，所以也可从化学处理法中分出来，成为另一类处理方法，称为物理化学法。

3. 生物学方法

通过微生物的代谢作用，使废水中呈溶液、胶体以及微细悬浮状态的有机污染物，转化为稳定、无害的物质的废水处理法。根据作用微生物的不同，生物处理法又可分为需氧生物处理和厌氧生物处理两种类型。废水生物处理广泛使用的是需氧生物处理法，按传统，需氧生物处理法又分为活性污泥法和生物膜法两类。活性污泥法本身就是一种处理单元，它有多种运行方式。属于生物膜法的处理设备有生物滤池、生物转盘、生物接触氧化池以及生物流化床等。生物氧化塘法又称自然生物处理法。厌氧生物处理法，又名生物还原处理法，主要用于处理高浓度有机废水和污泥。使用的处理设备主要为消化池。

用生物接触氧化法处理废水，即用生物接触氧化工艺在生物反应池内充填填料，已经充氧的污水浸没全部填料，并以一定的流量流经填料。在填料上布满生物膜，污水与生物膜广泛接触，在生物膜上微生物的新陈代谢的作用下，污水中的有机污染物得到去除，污水得到净化。最后，处理过的废水排入生物接触氧化处理系统与生活污水混合后进行处理，氯消毒后达标排放。生物接触氧化法是一种介于活性污泥法与生物滤池之间的生物膜法工艺，其特点是在池内设置填料，池底曝气对污水进行充氧，并使池体内污水处于流动状态，以保证污水同浸没在污水中的填料充分接触，避免生物接触氧化池中存在污水与填料接触不均的缺陷，这种曝气装置称为鼓风曝气。

第二节　固体废物的排放

一、废渣的处理

片剂制药企业中废渣主要是中药废渣，需要进行及时处理，否则会堆积而引起环境污染。如果含有毒性物质，则要先除去毒性。废渣处理可采用综合利用法、焚烧法、填土法等多种方法。

1. 综合利用法

综合利用法实质上是资源的再利用，既解决了“三废”问题，又充分利用了资源。有些废渣，特别是生物发酵后含许多营养物质，可作为饲料和肥料。制备中药片剂的中药材废渣，可以采用综合利用法处理。

2. 焚烧法

焚烧可大量减少废渣的体积，消除其中的许多有害物质。该法可使废物完全氧化成无害物质。PVC（聚氯乙烯）包装袋等，用后处置焚烧时产生有害气体二噁英污染大气，对环境产生巨大的危害，应引起高度重视。

3. 填土法

填土法是将废渣埋入土中，通过长期的微生物分解作用而使其生物降解。该法易污染地下水源，具有潜在的危险性。对于少量有毒的废渣，消除毒害后埋于地下固定地点。能够自然降解的有毒废物，集中深埋处理。

4. 生物法

生物法是利用微生物的代谢作用将废渣中的有机污染物转化为简单、稳定的化合物，从而达到无害化的目的。

5. 湿式氧化法

湿式氧化法是在高压和150～300℃的条件下，利用空气中的氧对废渣中的有机物进行氧化，以达到无害化的目的，整个过程必须在有水的条件下进行。

对废物进行综合利用或进行必要的处理，尽可能减少三废的排放量。

二、制药企业固体废物处理情况调查

调查固体制剂制造企业固体废物排放，结果显示，固体制剂类制药企业生产过程中产生的固体废物主要是一些报废过期药品、废包装材料（表面残留有药品）以及实验室产生的废溶剂。由于药品中含有各种无机或有机的化工原料，成分多、结构复杂，且不少属有毒有害物品，因此制药废物已被收录到《国家危险废物名录》中，定性为危险废物。

固体制剂类制药企业固体废物处理情况见表10-7。

表10-7 固体制剂类制药企业固体废物处理情况

企业名称	废物种类名称	单位产品产生量	年产生量	主要污染物
常州××制药有限公司	废药品	1.158×10^{-4} t/万片(万粒)	7.579t	含少量化学原料(属危险废物)
天津××制药有限公司	废药、废包装		22t	含少量化学原料(属危险废物)
××制药有限公司(大连)	废药粉		15.92 t	含少量化学原料(属危险废物)
××制药有限公司	废药	2.289×10^{-4} t/万片(万粒)	12t	枸橼酸铋
	废包装		3t	玻璃瓶等
××制药有限公司	废药	2.289×10^{-4} t/万片(万粒)	20.2t	含维生素微量元素
	危险废物(固、液)	1.925×10^{-4} t/万片(万粒)	17.4t	主要为标签和实验室残液
上海××制药有限公司	废药	1×10^{-4} t/万片(万粒)	0.125t	药剂粉末
	废包装材料	8.8×10^{-4} t/万片(万粒)	1.1t	

续表

企业名称	废物种类名称	单位产品产生量	年产生量	主要污染物
××制药有限公司	报废药物	1.61×10^{-5} t/万片(万粒)	0.5t	含少量化学原料(属危险废物)
	废药物包装	0.322×10^{-5} t/万片(万粒)	0.1t	
	废溶剂(液态)	0.322×10^{-5} t/万片(万粒)	0.1t	
河北××药业有限公司	废旧药品及试剂	0.87×10^{-5} t/万片(万粒)	4t	含少量化学原料(属危险废物)
××制药有限公司	废包装材料		30t	含微量药尘
	含药废液		8.3t	VOC 和原料药
	废过滤芯		1.6t	原辅料和灰尘
	粉尘		3.5t	原辅料和灰尘
上海××制药有限公司	废菌丝(QC 实验室)		0.25t	
	报废药物(过期及不合格产品)		54.24t	废药
	废溶剂(QC 实验室)		7.01t	甲醇、乙氰

第三节　废气的排放

一、废气的处理

制药企业的废气主要是指含悬浮物（又称粉尘）、无机物和有机物的三类废气，对于浓度高的废气一般应在所在岗位设法回收或做无害化处理；对于低浓度废气，则通过管道集中后进行洗涤、吸收等处理或高空排放。洗涤、吸收等处理产生的废水，也应按照废水进行无害化处理。实验室产生少量有毒气体的实验应在通风橱内进行操作，通过排风设备将少量毒气排到室外；产生大量有毒气体的实验必须具备吸收和处理装置。

我国对工业废气中污染物的排放，可执行 GB 16297—1996，该标准规定了《现有污染源大气污染物排放限值》和《新污染源大气污染物排放限值》。计有二氧化碳、二硫化碳、氮氧化物、硫化氢、一氧化碳等。其他标准还有 GB 3095—1996《环境空气质量标准》、TJ 36—79 标准中《车间空气有害物质的最高容许浓度》。

目前，对化学制药厂排放废气中的污染物的管理，主要执行《工业“三废”排放标准》(GB 1473)，该标准规定了 13 类有害物质的排放浓度。

在评价污染源对外界环境的影响时，可执行《工业企业设计卫生标准》（TJ 3679）中《居住区大气中有害物质的最高容许浓度》的规定；在评价大气污染物对车间空气的影响时，可执行《车间空气有害物质的最高容许浓度》的规定（TJ 3679）。

（一）含悬浮物废气

含悬浮物废气主要来源于原辅材料的粉碎、粉状药品干燥和锅炉燃烧灰尘等，其处理方法如下。

1. 机械除尘

机械除尘是利用机械力（重力、离心力、惯性力）将悬浮物从气流中分离出来，这种方法设备简单，费用低廉，适用于含尘浓度高、悬浮物粒径较大气体的处理，细小粒子不易除去。

常用机械除尘设备有重力沉降室、惯性除尘器、旋风除尘器等。

① 重力沉降室是利用粉尘与气体密度不同，依靠粉尘自身的重力从气流中自然沉降，从而达到分离或捕集气流中含尘粒子的目的。

② 惯性除尘器是利用粉尘与气体在运动中惯性力不同，使含尘气流方向发生急剧改变，气流中的尘粒因惯性较大，不能随气流急剧转弯，便从气流中分离出来。

③ 旋风除尘器是利用含尘气体的流动速度，使气流在除尘装置内沿一定方向做连续的旋转运动，尘粒在随气流的旋转运动中获得离心力，从而从气流中分离出来。

机械除尘的优点为：设备具有结构简单、易于制造、阻力小和运转费用低等特点。

缺点是：只对大粒径粉尘的去除效率较高，而对小粒径粉尘的捕获率很低。为取得较好的分离效率，可采用多级串联的形式，或将其作为一级除尘使用。

常见机械除尘设备的基本结构如图 10-1 所示。

图 10-2 为重力沉降室示意。气流进入重力沉降室后，流动截面积扩大，流速降低，较

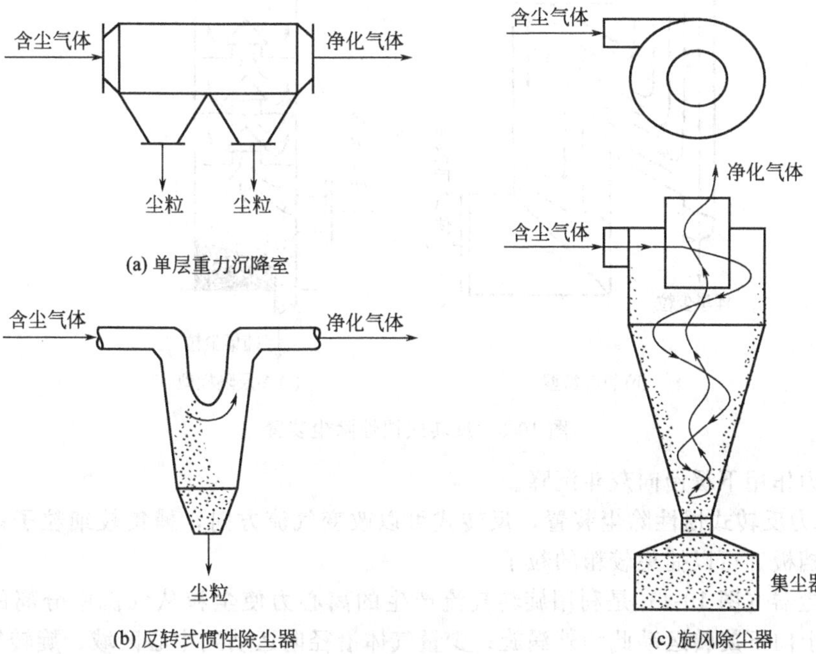

图 10-1　常见机械除尘设备的基本结构

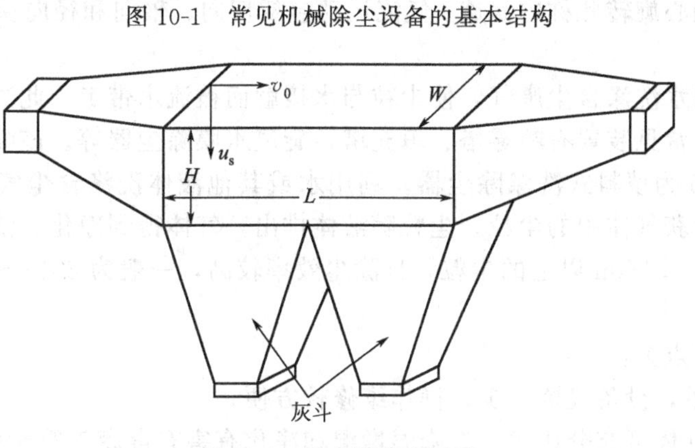

图 10-2　重力沉降室示意

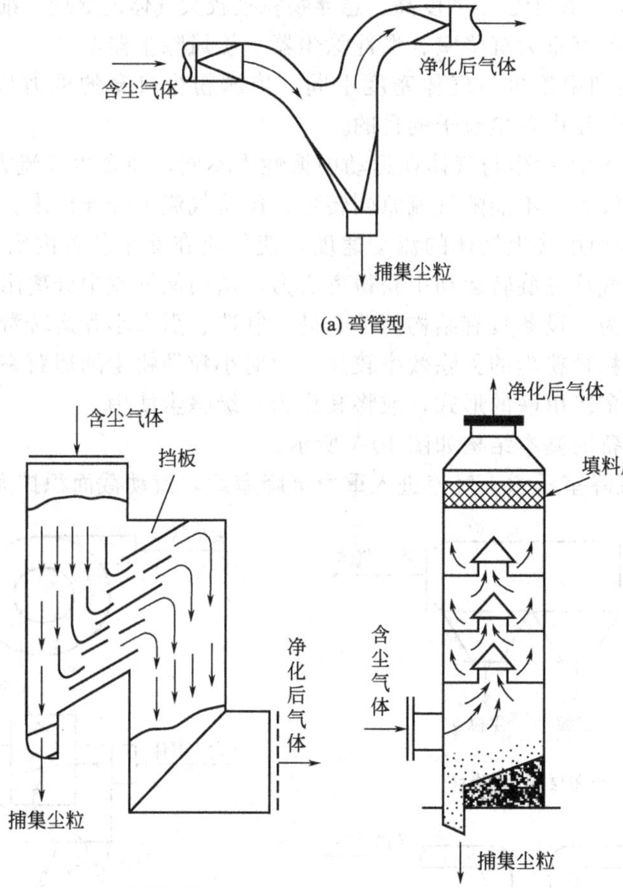

(a) 弯管型

(b) 百叶窗型　(c) 多层隔板型

图 10-3　反转式惯性除尘装置

重颗粒在重力作用下缓慢向灰斗沉降。

图 10-3 为反转式惯性除尘装置，反转式可以改变气流方向，捕集较细粒子；而冲击式的气流冲击挡板，可以捕集较粗的粒子。

旋风除尘器（图 10-4）是利用旋转气流产生的离心力使尘粒从气流中分离的装置。气流沿外壁由上向下旋转运动此为外涡旋；少量气体沿径向运动到中心区域，旋转气流在锥体底部转而向上沿轴心旋转此称内涡旋。气流运动包括切向、轴向和径向。

2. 洗涤除尘

洗涤除尘是用水洗涤含尘废气，使尘粒与水接触而被流水带走，此法除尘效率高，但费用也高。洗涤除尘常见装置有喷雾塔、填充塔、旋风水膜除尘器等。该除尘法适用于细小粒子的去除。图 10-5 为填料式洗涤除尘器。利用水或其他液体洗涤含尘气体，利用形成的液膜、液滴或气泡捕获气体中的尘粒，尘粒随液体排出，气体得到净化。洗涤除尘设备形式很多。可除去直径在 0.1mm 以上的尘粒，且除尘效率较高，一般为 80%～95%，高效率的装置可达 99%。

该除尘器的优点为：

① 结构较简单，设备投资较少，操作维修较方便；

② 水与含尘气体可充分接触，有降温增湿和净化有害有毒废气等作用，尤其适合高温、高湿、易燃、易爆和有毒废气的净化。

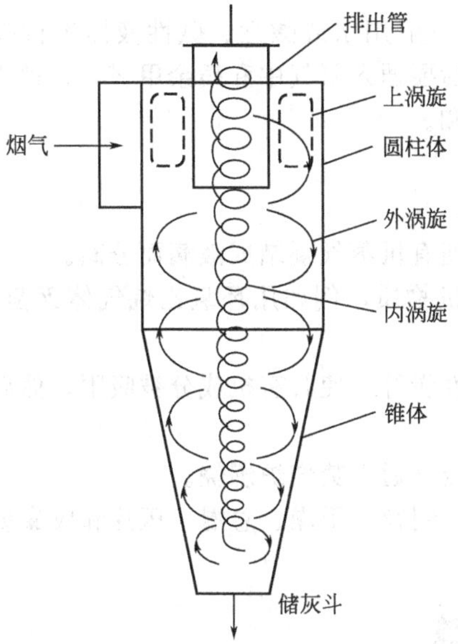

图 10-4　旋风除尘器

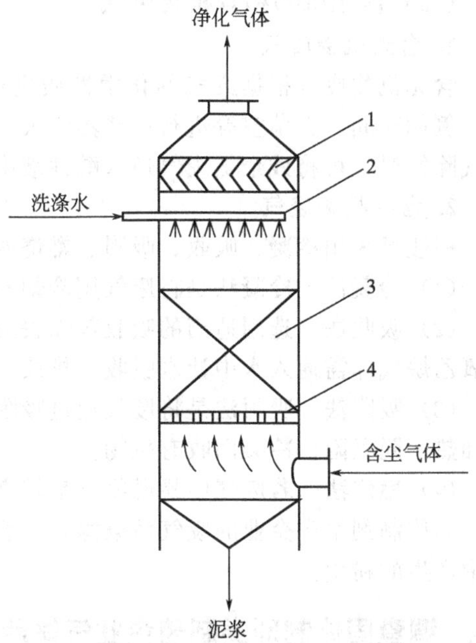

图 10-5　填料式洗涤除尘器

1—除沫器；2—分布器；3—填料；4—填料支撑

缺点是：

① 消耗大量的洗涤水，而从废气中除去的污染物全部转移到水中，所以须对洗涤后的水进行净化处理，并尽量回用，以免水二次污染；

② 气流阻力较大，因而运转费用较高。

3. 过滤除尘

过滤除尘是利用多孔材料过滤器材把尘粒截留下来，常用的是布袋式过滤器，在使用一段时间后，要清扫滤布，以减少因尘粒堵塞而使过滤阻力增大。目前，我国使用较多的是袋式除尘器，其基本结构是在除尘器的集尘室内悬挂若干个圆形或椭圆形的滤袋，当含尘气流穿过滤袋的袋壁时，尘粒被袋壁截留，在袋的内壁或外壁聚集而被捕集。

图 10-6 为常见的袋式除尘器示意，采用机械振动装置来清灰。此外，逆气流清灰也是常用的方法。

袋式除尘器的优点为：

① 结构简单，使用灵活方便；

② 可处理不同类型的颗粒污染物，尤其对直径在 0.1～20mm 范围内的细粉有很强的捕集效果，除尘效率可达 90%～99%，是一种高效除尘设备。

缺点是应用受滤布耐温和耐腐蚀等性能的限制，一般不适用于高温、高湿或强腐蚀性废气的处理。

各种除尘装置各有其优缺点。对粒径分布范围广的尘粒，常将两种或多种不同性质的除尘器组合使用，以提高除尘效率。

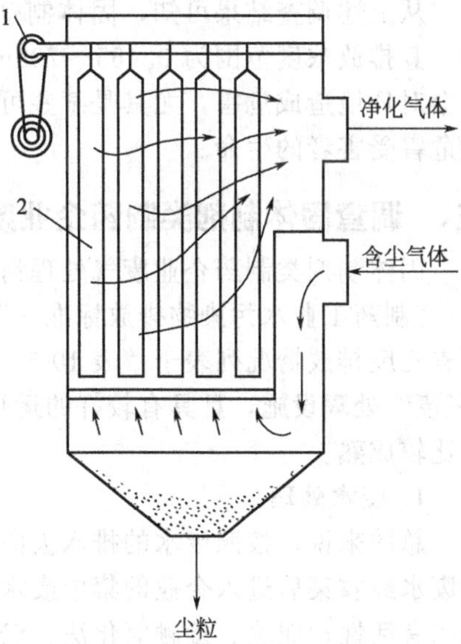

图 10-6　袋式除尘器示意

1—振动装置；2—滤袋

(二) 含无机物和有机物废气

1. 含无机物废气

含无机物废气根据废气的化学性质进行处理，一般用水或酸性、碱性液体进行吸收处理。例如车间、无菌室等进行甲醛蒸气灭菌时，最后要通入氨气中和残余甲醛，在通入无菌空气除氨时，可将残余氨废气通入酸性液中进行中和。

2. 含有机物废气

一般可采用冷凝、吸收、吸附、燃烧四种方法。

(1) 冷凝法　冷凝法是将废气用冷却器冷却，使有机蒸气凝结成液滴而分离。

(2) 吸收法　选用适当的吸收剂除去废气中有机物质，例如用环氧乙烷气体灭菌完毕，环氧乙烷气体需通入水中让水吸收后排放。

(3) 吸附法　吸附法是将废气通过吸附剂如活性炭等，使其有机成分被吸附，然后再通过加热、脱吸附、冷凝回收有机物。

(4) 燃烧法　若废气中易燃物含量较高，可将废气通入焚烧炉燃烧。

固体制剂生产企业的废气污染源是：磨粉过筛、制粒、干燥、总混、压片和胶囊填充过程中产生的粉尘。

二、调查固体制剂类制药企业气体污染物排放

固体制剂类制药企业气体污染物排放情况见表 10-8。

表 10-8　固体制剂类制药企业气体污染物排放情况

企业名称	单位产品排放量	主要污染物	处理前浓度/(mg/Nm³)①
常州××制药有限公司	0.00307×10⁴Nm³/万片(万粒)	颗粒物	733
××药业有限公司		粉尘颗粒	500
天津××制药有限公司		药物粉尘	60

① 表中 mg/Nm³ 是"毫克/标准立方米"，"N" 通常指温度为0℃ (273.15K) 和压力为101.325kPa 的情况，这是不规范的表示方法。

从上述调查结果可知，固体制剂类制药企业生产过程中排放的废气主要污染物为颗粒物。其排放浓度范围为 0.455～733mg/Nm³，虽然粉尘的浓度并不太大，但粉尘及药品粉尘会对环境造成危害，尤其是某些可致过敏的药物粉尘，如青霉素类粉尘排入大气后，有可能危害受害者的生命。

三、调查固体制剂类制药企业废气处理情况

固体制剂类制药企业废气处理情况见表 10-9。

《制药工业水污染物排放标准—混装制剂类》编制组 2007 年 9 月向全国各药物制剂企业调查三废排放情况列表于"表 10-5～表 10-9"，调查结果显示，目前各制药厂基本上都建有"三废"处理设施，且具有较好的运行效果，这说明对固体制剂类制药企业三废的处理技术已比较成熟。

1. 废水处理

总的来说，按照废水的排水去向可把目前制药企业废水处理归纳为两种模式：一种是各种废水经收集后进入企业的集中废水处理设施，经过一系列预处理、生化处理设施［主要采用的有活性污泥法、接触氧化法、SBR (序列间歇式活性污泥法) 等传统成熟工艺］处理后直接排入河道、湖泊等水体中；还有一种是企业经过简单的预处理 (调节中和、沉淀工序)，然后排入二级处理设施，包括城市污水处理厂和工业废水处理厂。

表 10-9 固体制剂类制药企业废气处理情况

生产企业	处理流程	处理效果及运行费用
常州××制药有限公司	工艺粉尘收集后经除尘器处理后排放	处理后颗粒物浓度 22mg/Nm^3；运行费用 0.0276 元/万标准立方米
上海××制药有限公司	药品粉尘→集尘机→排放	处理后浓度 0.089mg/Nm^3
××制药有限公司	车间粉尘→唐纳森除尘器→排放	处理后浓度最高值<35.4mg/Nm^3
四川××药业	工业中药粉尘→旋风除尘器→排放	
华药制剂××车间	车间粉尘→中高效过滤器→排放	
天津××制药有限公司	工艺粉尘→高效过滤桶除尘→28m 排放筒排放	处理后浓度 12.2mg/m^3，粉尘排放量 0.06kg/h
××制药有限公司	工艺粉尘→集尘机→排放	处理后浓度 1.0mg/Nm^3
××药业有限公司	工艺粉尘→袋式除尘器→15m 排气筒高空排放	排放浓度<50mg/m^3
河北××药业有限公司	车间粉尘→中高效过滤器→排放	
山东淄博××制药有限公司	工艺粉尘→引尘管→水浴式除尘机组→排放	排放浓度<10mg/m^3
××制药有限公司	车间粉尘→过滤器→排放	排放浓度<33mg/m^3

2. 废气处理

对于固体制剂类药品生产过程中排放的废气，大部分企业都进行了处理，主要采取安装捕尘器和经中、高效过滤器，同时进行工艺改进、GMP 改造和加强操作管理，因此生产中产生的绝大部分飞扬的药粉被截流和回收利用，处理效果比较好。需特别指出的是，对于青霉素类药物的尾气排放系统，一般的处理工艺是尾气先进入含 10g/L 氢氧化钠溶液的吸收器内，经二级吸收后，尾气再经高效过滤器过滤后排放，所排放的空气中青霉素含量应小于 0.0008g/ml（这个限值目前是制药工业 GMP 标准规范中制定的，并由食品药品监督管理总局负责监测）。氢氧化钠吸收液进入废水处理系统中做进一步处理。

3. 固体废物处置

对于固体制剂类药品生产过程中产生的废渣，基本上所有企业都送至专业固废处理公司处理，采用焚烧处理方式。

第四节 噪声的控制

片剂制造企业噪声来源较多，且强度也较高。如电动机、水泵、离心机、粉碎机、压片机、制冷机、通风机等设备运转时都会产生噪声，这些噪声通常在 80dB（分贝）左右，甚至超过 100dB。

噪声也是一种污染。50～80dB 的噪声会使人感到吵闹、烦躁，并能影响睡眠，使人难以熟睡。80dB 以上的噪声会使人的工作效率下降，并损害身心健康。

片剂车间 D 级洁净区（室）内不仅有一定洁净度、温度和湿度要求，而且对噪声要求动态不超过 75dB。

噪声控制技术有吸声、隔声、消声和减振。

一、吸声

吸声是将多孔性吸声材料（或结构）衬贴或悬挂在厂房内，当声波射至吸声材料表面时，可顺利进入其孔隙，使孔隙中的空气和材料细纤维产生振动，因为摩擦和黏性阻力，声能转化为热能而被消耗掉，从而使厂房内的噪声降低。

常用吸声材料有玻璃棉、矿渣棉、石棉绒、甘蔗板、泡沫塑料和微孔吸声砖等。

必须指出，只有在厂房的内壁较为光滑且坚硬的情况下，采取吸声措施才有明显降噪效果。若厂房内壁已有一定吸声量，则再采取吸声措施往往收效甚微，因为吸声仅能减弱反射声的作用，其最大限度是将反射声降为零，吸声措施的降噪量不超过 15dB，一般仅为 4～10dB。

二、 隔声

隔声是采用隔声材料或购件将噪声的传播途径隔断，使其不能进入受声区域，从而起到降低受声区域噪声的作用。

隔声是控制噪声的重要措施之一，在实际工程中常用形式有隔声室、隔声罩和隔声屏等。

三、 消声

消声是控制气流噪声的常用措施，其方法是在管道上或进、排气口处安装消声器。

消声器是一种阻止噪声传播而又允许气流通过的特殊装置。消声器的基本要求是结构性能好（结构简单、体积小、重量轻、使用寿命长）、消声量大、流动阻力小。消声器的形式很多，比较常用的有阻性消声器、抗性消声器和阻抗复合消声器等。

四、 减震

设备运转时产生的震动传给基础后，将以弹性波的形式由设备基础沿建筑结构向四周传播，并以噪声的形式出现。

避免刚性连接是减震消声的基本方法。

例如在设备和基础之间加装弹簧或橡胶减震器，以消除设备与基础间的刚性连接，可销弱设备震动产生的噪声，消除管道之间的刚性连接可销弱噪声沿管道的传播，如风机的进出口与风管间采用帆布接头连接，水泵的进出口和水管间采用可曲挠的合成橡胶接头连接，均能有效地销弱噪声沿管道的传播。

此外，在风管、水管等管道的吊卡、穿墙处均应采取相应的防震措施，以防震动沿管道向外传递。

参考文献

[1] 高鸿慈，张先洲，乐智勇主编．输液剂的制备与临床配伍［M］．北京：化学工业出版社，2011：328-334.

[2]《制药工业水污染物排放标准—混装制剂类》编制组．《制药工业水污染物排放标准－混装制剂类》编制说明（征求意见稿）．2007：1-54.

[3] http：//wenku. baidu. com/view/7592c9f8700abb68a982fb90. html

第十一章　片剂的常用技术

第一节　固体分散体

一、概述

固体分散体（solid dispersion），亦称固体分散物，是固体药物高度分散在固体载体（或基质）中形成的体系。通常是一种难溶性药物以分子、微晶或无定形物状态，分散在另一种水溶性载体材料中；有时也可将可溶性药物分散在难溶性或肠溶性载体材料中，形成的固体分散体系。将药物制成固体分散体系所采用的技术称为固体分散体技术（solid dispersion techniques）。

固体分散体的概念最早是在1961年由Sekiguchi等提出的，以尿素为载体材料，用熔融法制备磺胺噻唑固体分散体，口服后吸收及排泄均比口服磺胺噻唑明显加快。

此后，研究人员用聚乙二醇、聚乙烯醇、尿素等水溶性载体材料对难溶性药物固体分散物又进行了广泛的研究。进一步证实了将难溶性药物制成固体分散体是增加难溶性药物溶解度和溶解速率的有效方法。近年来，人们用水不溶性聚合物、肠溶性材料、脂质材料等为载体制备固体分散体，利用此技术制备缓控释制剂，使固体分散技术的研究进入了新的发展阶段。例如采用肠溶性材料，用溶剂法制备硝苯吡啶的固体分散体，体外释放实验表明具有较好的缓释作用。

目前，固体分散体技术已成为提高难溶性药物溶出度、生物利用度以及制备高效、速效制剂的新技术。硝苯地平和PVP制成固体分散体后，制成速释硝苯地平微丸，其溶出度可达75%～80%，而普通片剂在同等条件下溶出度均低于5%。国内利用固体分散体技术制备且已上市的产品有尼群地平片、联苯双酯丸、复方诺孕酮丸等。

二、固体分散体的分类

1. 按释药性能分类

（1）速释固体分散体　速释型固体分散体是利用亲水性较强的载体材料制备的固体分散体。常用的载体为水溶性高分子材料、有机酸及糖类等。

（2）缓释、控释固体分散体　是指水不溶性或脂溶性载体材料制备的固体分散体，该分散体可为溶蚀扩散或骨架扩散体系，药物释药机理与缓释、控释原理相同，可符合零级、一级或Higuchi方程等。常用的载体材料有乙基纤维素、Eudragit RS或Eudragit RL等。

（3）肠溶性固体分散体　是采用肠溶性材料制备的固体分散体，其特点是药物在肠道定位释放。常用的肠溶性材料有邻苯二甲酸羟丙基甲基纤维素酞酸酯（HPMCP）、纤维醋法酯（CAP）、Eudragit L100和Eudragit S100等。

2. 按分散状态分类

（1）简单低共熔混合物（eutectic mixture）　当药物与载体材料在恰当比例下，其混合

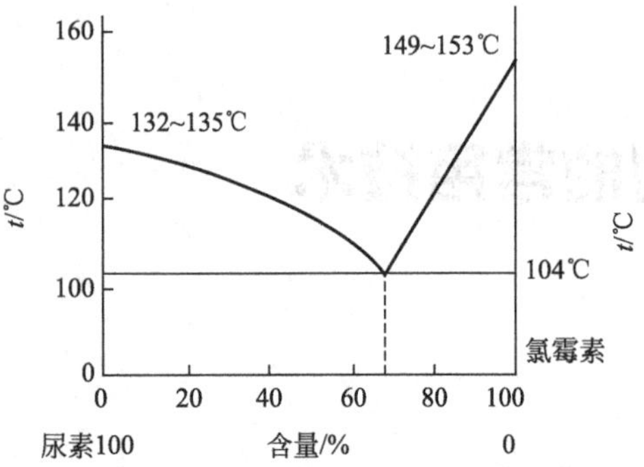

图 11-1　尿素-氯霉素相图

物的熔点较单独药物与载体材料的熔点均低时，得到完全混熔的液体，经骤冷固化而得，此时药物与载体在冷却过程中同时生成晶核，由于高度分散，两种分子在扩散过程中互相阻拦，晶核不易长大，共同析出微晶，药物以微晶状态存在，形成的这种物理混合物称为简单低共熔混合物。如纯尿素的熔点为 132～135℃，氯霉素的熔点为 149～153℃，而尿素-氯霉素所制成的固体分散体，其熔点约在 104℃左右（见图 11-1）。

（2）固态溶液（solid solution）　药物以分子状态在载体材料中均匀分散，如果把药物分子看做溶质，载体看成是溶剂，则此类分散体具有类似于溶液的分散性质，称为固态溶液。按照药物与载体材料的互溶情况，分为完全互溶或部分互溶；按晶体结构，可分为置换型与填充型固体溶液。如药物分子与载体的分子大小很接近，则一种分子可以代替另一种分子进入其晶格结构产生置换型固体溶液，这种固体溶液往往在各种组分比都能形成，故又称为完全互溶的固体溶液；但在两组分分子大小差异较大时，则一种分子只能填充进入另一种分子晶格结构的空隙中形成填充型固体溶液，这种固体溶液只在特定的组分比形成，故又称部分互溶固体溶液。固体溶液中药物以分子状态存在，分散程度高，比表面积大，在增溶方面比低共熔混合物效果更好。

（3）共沉淀物（coprecipitate）又称为共蒸发物，是固体分散体与载体材料以恰当比例形成的非结晶性无定形物。如磺胺噻唑（ST）与聚维酮（PVP）1∶2 共沉淀物中 ST 分子进入 PVP 分子的网状骨架中，药物结晶受到 PVP 的抑制而形成非结晶性无定形物。这种固体分散体在加热时可逐渐软化，无明确的熔点，熔融后黏度加大。常用的载体材料有枸橼酸、蔗糖、PVP 等多羟基化合物。

固体分散体的类型在很大程度上由载体材料的性质决定。药物与载体的比例以及固体分散体的制备方法对药物在固体分散体中的存在形式也有一定的影响。另外，有的药物在固体分散体中可能同时存在上述三种不同的类型。

三、固定分散体的特点

（一）固体分散体的主要特点

① 利用不同性质的载体可使药物高度分散，从而达到不同的用药要求，或缓释或速释；

② 利用载体对药物的包蔽作用，可延缓药物的水解和氧化，提高药物的稳定性，掩盖药物的不良气味或减小药物的刺激性；

③ 将液体药物固体化。

（二）固体分散体存在的缺点

1. 剂量问题

固体分散体中药物含量不可能太高，一般载体用量大于药物重量的 5～20 倍，液态药物在固体分散体中所占比例不宜超过 10%。

2. 老化的问题

固体分散体在存放过程中可能会逐渐老化，即固体分散体的硬度变大，析出晶体或结晶粗化，从而降低药物的生物利用度，产生的原因与制备方法、药物浓度、载体材料的性质及贮存条件等有关，应加以注意。

固体分散体技术是药剂中提高难溶性药物口服生物利用度很有效的方法，同时也是制备缓控释制剂的一种方法，但还存在很多问题。其剂量一般加大，做成片剂等可能会造成吞咽困难等问题，而且所用载体通常都价格较高，生产成本会提高很多。采用一些特殊工艺如喷雾干燥、冷冻干燥制备固体分散体，对设备和工艺的要求都很高。再者，由于难溶性药物不一定在胃肠道中渗透性强，所以在提高药物溶解性的同时要充分考虑到这一点，避免因在胃肠道内形成过饱和溶液后未被及时吸收而产生重结晶，最后造成生物利用度不理想。

四、 载体材料

固体分散体的溶出速率很大程度上取决于载体材料的特征与制备工艺。载体材料一般要求：无毒、无致癌性、不与主药发生化学变化、不影响主药的化学稳定性、不影响药物的疗效与含量测定、能使药物得到最佳分散状态或缓释效果、价廉易得。常用载体可分为水溶性、难溶性和肠溶性三大类。几种载体可以联合应用，以达到速释、缓释的效果。

(一) 水溶性载体材料

常用的水溶性载体材料有：聚乙二醇类（PEG）、聚维酮（PVP）、表面活性剂类、有机酸类、糖类与醇类和水溶性纤维素等。

1. 聚乙二醇类（PEG）

聚乙二醇类为结晶性聚合物，具有良好的水溶性，也能溶于多种有机溶剂，可使某些药物以分子状态分散，阻止药物聚集。PEG 的相对分子质量范围在 200～300000，最适宜用于固体分散体的相对分子质量为 1000～20000。最常用的是 PEG4000 和 PEG6000，它们的熔点低（55～65℃），通常随相对分子质量的增加，PEG 的黏性会增加。PEG 的特点是毒性小、化学性质稳定、能与多种药物配伍、胃肠道内易于吸收、不干扰药物的含量分析、能显著增加药物的溶出速率，提高药物的生物利用度。

PEG 使药物溶出增加的机理为：一是载体系统表现出的性质和功能，使固体分散体中的各种成分都以高能亚稳态存在，从而增加药物的溶出，故此种机理认为制备方法是药物溶出的重要影响因素；二是认为溶出速率受固体分散体的剂型影响，而无能量变化，即当载体载药进入溶出介质时，由于药物高度分散于载体中，药物的粒径下降、比表面积增加，加上载体的润湿性，使药物和介质间的表面张力下降，从而增加药物溶出。药物和 PEG 的比例对固体分散体的性质有很重要的影响，研究表明，当药物和载体的比例较低时，药物的释药速率只取决于载体而不依赖于药物的性质，即药物释放的限速步骤是 PEG 的溶解。如果比例太高，会使药物分散状态不好，而以微小晶体的状态取代分子分散的形式存在。

PEG 的相对分子质量对于固体分散体中药物溶解度和释放速率的影响随不同的药物而异，所以在选择 PEG 作为载体时，既要考虑药物和载体的比例，又要考虑 PEG 的相对分子质量，以使药物的溶解度和溶出度或释放度符合要求。

药物为油类时，宜用相对分子质量更高的 PEG 类作载体，如 PEG12000 或 PEG6000 与 PEG20000 的混合物作载体。单用 PEG6000 作载体则固体分散体变软，特别当温度较高时，能使载体发黏。

近年，对 PEG 作为载体的研究不断深入，有很多体系中加入乳化剂和表面活性剂等改善固体分散体的稳定性、改善药物的溶出性质。但是，PEG 作为载体也存在一些问题，如低相对分子质量的 PEG 具有一定毒性，用溶剂法制备时黏性有影响；热熔法制备固体分散体的稳定性需进一步研究。

2. 聚维酮（PVP）

PVP 的相对分子质量范围为 2500～3000000，一般用 K 值表示，作为固体分散体载体时常用相对分子质量为 2500～50000，即 K12～K30。PVP 对热的化学稳定性好，其玻璃转化温度为 155℃左右，且在蒸发凝固时，药物不易以结晶析出，所以不适于作为熔融法制备固体分散体的载体；而在许多有机溶剂和水中的溶解度都很好，故作为溶剂法制备固体分散体的常用载体。

用 PVP 共沉淀法制备共沉淀物时，由于氢键作用或螯合作用，黏度增大而抑制药物晶核的形成和成长，使药物形成具有较高能量的非结晶型无定形物。药物和 PVP 形成共沉淀物时，PVP 和药物之间的相互作用是抑制药物结晶的主要因素。

PVP 的相对分子质量对药物溶出的影响很大，一般相对分子质量越大，一定浓度的 PVP 黏性越强，水溶性越小。药物与 PVP 的比例也会影响药物的溶出和释放。一般 PVP 的用量越大，药物在水中的溶出速率和程度都会有所提高，但通常有极限值，即 PVP 的增溶作用和其黏度增大作用相平衡的量。PVP 的比例不同，得到的固体分散体中药物的存在形式也有区别，有无定形状态、晶带及半晶带等，其中无定形状态的药物溶出最快。

但是，PVP 共沉淀物对湿度敏感，具有很强的引湿性，贮存过程中易吸湿而析出药物结晶。PVP 易使形成的固体分散体老化，PVP 用量越大，引湿性越强，应注意寻找 PVP 的最适宜量。

3. 表面活性剂类

多为含聚氧乙烯基的表面活性剂，其特点是溶于水或有机溶剂，载药量大，在蒸发过程中可阻滞药物产生结晶，是较理想的速释载体材料，常用的有泊洛沙姆 188、聚氧乙烯（PEO）、聚羧乙烯（CP）等。

表面活性剂的加入可以增加药物的溶出，由于其潜在的毒性问题，故常与其他载体联用。增加药物溶出的主要机理可能是增加药物的润湿性和溶解性。同时，加入表面活性剂还有可能增加固体分散体的稳定性，显著减少和阻止因湿度改变而出现的同质多晶现象，以及结晶增大现象。如聚山梨酯-80 的应用，使药物的溶出速率增加了 35 倍，并且稳定性也有所提高。

4. 有机酸类

该类载体材料的相对分子质量较小，如枸橼酸、琥珀酸、柠檬酸、胆酸、去氧胆酸等，易溶于水而不溶于有机溶剂，多形成低共熔物。近年来关于有机酸作为载体的报道较少，而且本类载体材料不适用于遇酸敏感的药物。

5. 糖类与醇类

常用的糖类载体材料有右旋糖酐、壳聚糖、半乳糖和蔗糖等，醇类有甘露醇、山梨醇、木糖醇等。它们的水溶性很好且几乎无毒性，分子中有多个羟基，可同药物以氢键结合生成固体分散体，适用于剂量小、熔点高的药物，但是由于其熔点很高和在多种有机溶剂中的溶解度不好，故不适用于单独作为熔融法和溶剂法的载体，而多与其他载体材料合用，例如与 PEG 合用后溶解迅速，可克服 PEG 溶解时因形成富含药物的表面层而阻碍基质进一步被溶解的缺点。

6. 水溶性纤维素

水溶性纤维素包括甲基纤维素（MC）、羟丙基纤维素（HPC）、羟丙基甲基纤维素（HPMC）等。其中，研究较多的是 HPMC 和 HPC，它们与药物制成的固体分散体难以粉碎，需加入适量乳糖、微晶纤维素等加以改善。对非甾体抗炎药氟比洛芬（Flurbiprofen）的 HPC 固体分散体的研究表明，其溶出速率明显大于原药，并且药物的溶出速率随固体分散体颗粒的减少和 HPC 的比例增加而增加，尤其在 pH5～7 的范围内，药物的溶出很快，有利于胃肠道的吸收。

（二）难溶性载体材料

难溶性载体是制备缓释型固体分散体的良好材料，常用载体材料有乙基纤维素（EC）、壳聚糖、Eudragit RL、Eudragit RS 及脂质等。难溶性载体材料中常加入一些水溶性物质（如 PVP、PEG 等）调节药物释放速率。

1. 纤维素类

纤维素类常用材料有乙基纤维素（EC），其特点是无毒、无药理活性，不溶于水，但能溶于乙醇、苯、丙酮、CCl_4 等多数有机溶剂，固体分散体多采用乙醇为溶剂，采用溶剂分散法制备。广泛应用于缓释固体分散体。如乙基纤维素为载体制备的硫酸奎尼丁固体分散体具有良好的缓释作用。EC 中含有羟基能与药物形成氢键，是一种有较大黏性、载药量大、稳定性好、不易老化的理想载体。在 EC 为载体的固体分散体中加入 HPC、PEG、PVP 等水溶性物质作致孔剂可以调节释药速率，获得更理想的释药效果。

2. 聚丙烯酸树脂类

此类载体材料为含季铵基团的聚丙烯酸树脂 Eudragit（包括 E、RL 和 RS 等多种型号），在胃液中可溶胀，在肠液中不溶，不被吸收，对人体无害，因此被广泛用于制备具有缓释性的固体分散体。有时为调节释放速率，可适当加入水溶性载体材料，如 PEG 或 PVP 等。在萘普生-Eudragit RL 和 RS 固体分散体中，Eudragit RS 使萘普生缓慢释放，释放行为符合 Higuchi 方程；而 Eudragit RL 可调节释放速率，释放速率常数的对数值与 RL 所占比例呈线性关系。

3. 脂质缓释固体分散体及其他类

常用的有胆固醇、β-谷甾醇等脂质材料，可用作载体制备缓释固体分散体。脂质类载体降低了药物溶出速率，延缓了药物释放，药物溶出速率随脂质含量增加而降低，亦可加入表面活性剂、糖类、PVP 等水溶性材料，以适当提高其释放速率，达到满意的缓释效果。另有水微溶或缓慢溶解的表面活性剂如硬脂酸钠、硬脂酸铝等具有中等缓释效果。

（三）肠溶性载体材料

1. 纤维素类

常用的有纤维醋法酯（CAP）、羟丙基甲基纤维素酞酸酯（HPMCP，其商品有两种规格，分别为 HP50、HP55）、羧甲基乙基纤维素（CMEC）等。

2. 聚丙烯酸树脂类

国外常用 Eudragit L、Eudragit S 等，相当于国内的Ⅱ号及Ⅲ号聚丙烯酸树脂，前者在 pH6 以上的介质中溶解，后者在 pH7 以上的介质中溶解，有时两者联合使用，可制成缓释速率较理想的固体分散体。布洛芬与 Eudragit L-100 及 Eudragit S-100 共沉淀物中 5h 释药 50%，8h 释药近于完全。

五、固体分散体的制备方法

药物制成固体分散体的方法有 6 种。采用何种制备方法，主要取决于药物性质和载体材料的结构、性质、熔点及溶解性能等。

（一）熔融法

将药物与载体材料混匀，加热至熔融，或将载体加热熔融后，再加入药物搅拌熔融，然后将熔融物在剧烈搅拌下迅速冷却成固体，或将熔融物倾倒在不锈钢板上成薄膜，在板的另一侧吹冷空气或用冰水使骤冷成固体。为防止某些药物立即析出结晶，宜迅速冷却固化，然后将产品置于干燥器中，室温干燥。经 1 日至数日即可使其变脆而易粉碎。放置的温度视不同品种而定。如药物-PEG 类固体分散体，只需室温放置；而灰黄霉素-枸橼酸固体分散体则需 37℃或更高温度下放置。此法制得的固体分散体，一般来说，药物在载体中有较高度的分散度。本法较简便、经济，适用于对热稳定的药物，多采用熔点低、不溶于有机溶剂的载体材料，如 PEG 类、Poloxamer、枸橼酸、糖类等，但不耐热的药物和载体不宜用此法，以免分解、氧化。对受热易分解、升华及多晶型转换的药物，可采用减压熔融或充惰性气体的方法。

也可将熔融物滴入冷凝液中使之迅速收缩、凝固成丸，这样制成的固体分散体俗称滴丸。常用冷凝液有液体石蜡、植物油、甲基硅油以及水等。在滴制过程中能否成丸，取决于滴丸的内聚力是否大于滴丸与冷凝液的黏附力。冷凝液的表面张力小、丸形就好。

（二）溶剂法

根据载体能否溶于有机溶剂，可将此法分为共沉淀法和溶剂分散法两种方法。

1. 共沉淀法

共沉淀法是指将药物与载体材料共同溶于有机溶剂中，蒸去有机溶剂后使药物与载体材料同时析出，干燥即得。常用的有机溶剂有氯仿、无水乙醇、丙酮等。蒸发溶剂时，宜先用较高温度蒸发至黏稠后，突然冷冻固化；也可将药物和载体溶于溶剂中，然后喷雾干燥或冷冻干燥，除尽溶剂即得。该法主要适用于熔点较高或不够稳定的药物和载体的固体分散体的制备。本法制备的固体分散体分散性好，但使用有机溶剂，用量较大，成本也高，且有时难于除尽，残留的有机溶剂对人体有危害。因为在制备固体分散体时选择载体一般为水溶性很强的物质，而药物多为难溶性很强，选择适合的共溶剂较为困难。

2. 溶剂分散法

溶剂分散法是指药物溶于有机溶剂中，将不溶于此溶剂的载体材料分散于其中，与药物混匀，蒸去有机溶剂，干燥即得。此分散物也可采用喷雾干燥或冷冻干燥得到。此法不用选择药物和载体的共同溶剂，只需选择能溶解药物的溶剂即可。

（三）溶剂-熔融法

将药物先溶于适当溶剂中，再将其加入到已熔融的载体材料中均匀混合后，蒸去有机溶剂，按熔融法冷却处理。药物溶液在固体分散体中一般不得超过 10%（质量分数），否则难以形成脆而易碎的固体。本法可适用于液态药物，如鱼肝油、维生素 A、维生素 D、维生素 E 等，但只适用于剂量小于 50mg 的药物。凡适用于熔融法的载体材料均可采用。制备过程中除去溶剂的受热时间短，产品稳定，质量好。应注意选用毒性小、易与载体材料混合的溶剂。将药物溶液与熔融载体材料混合时，必须搅拌均匀，以防止固相析出。

（四）溶剂-喷雾（冷冻）干燥法

将药物与载体材料共溶于溶剂中，然后喷雾或冷冻干燥，除尽溶剂即得。溶剂-喷雾干燥法可连续生产，溶剂常用 C_1～C_4 的低级醇或其混合物。而溶剂-冷冻干燥法适用于易分解或氧化、对热不稳定的药物，如酮洛芬、红霉素、双香豆素等。此法污染少，产品含水量可低于 0.5%（质量分数）。常用的载体材料为 PVP 类、PEG 类、β-环糊精等。

（五）研磨法

研磨法（grinding）将药物与较大比例的载体材料混合后，强力持久地研磨一定时间，不需要溶剂而借助机械力降低药物的粒度，或使药物与载体材料以氢键相结合，形成固体分散体。研磨时间的长短因药物而异。常用的载体材料有微晶纤维素、乳糖、PVP类等。

(六) 双螺旋挤压法

本法将药物与载体材料置于双螺旋挤压机内，经混合、捏制而成固体分散体，无须有机溶剂，同时可用两种以上的载体材料，制备温度可低于药物熔点和载体材料的软化点，因此药物不易被破坏，制得的固体分散体也稳定。

六、 固体分散体的速释与缓释原理

(一) 速释原理

1. 药物的分散状态

药物的高度分散状态有利于速释。药物在固体分散体中以分子状态、胶体状态、亚稳定态、微晶态以及无定形态在载体材料中存在，载体材料可阻止已分散的药物再聚集粗化，有利于药物速释。

(1) 分子状态分散　药物在用PEG类作载体材料时，由于材料的相对分子质量大(PEG4000等)，分子是由两列平行的螺状链所组成，经熔融后再凝固时，螺旋的空间造成晶格的缺损。当药物的相对分子质量≤1000时，可在熔融时插入螺旋缺损晶格中形成填充型固态溶液，即以分子状态分散，这种固体分散体的溶出速率最高。

(2) 形成高能状态　含有高能状态形式的药物分散系统是提高溶出速率的另一个因素。如果采用熔融法制备固体分散体，由于从高温骤冷，黏度迅速增大，分散的药物难以聚集、合并，有些药物易形成胶体等亚稳定状态。当载体材料为PVP、甲基纤维素等时，药物可呈现无定形（一种高能状态）分散。这些亚稳态或无定形状态的药物，溶解度和溶出速率都较其他晶体状态为大。药物分散于载体材料中的状态与药物的相对含量有关，且不同的分散状态对药物的释放的影响也不同，分子分散时溶出最快，其次是无定形，也有速释作用，而微晶药物的释放就比较慢了。

2. 载体材料对药物溶出的促进作用

(1) 载体材料可提高药物的可润湿性　在固体分散体中药物被足够的载体材料分子包围时，使疏水性或亲水性弱的难溶性药物具有良好的可润湿性，遇胃肠液后，载体材料很快溶解，药物被润湿，因此溶出速率与吸收速率均相应提高。如氢氯噻嗪-PEG6000、利血平-PVP等固体分散体。

(2) 载体材料保证药物的高度分散状态　由于高度分散的药物被足够的载体材料分子包围，使药物不易形成聚集体，故保证了药物的高度分散性，加快药物的溶出与吸收。

(3) 载体材料对药物的抑晶作用　载体材料可阻止药物再聚集粗化，如药物和载体材料在溶剂蒸发过程中，由于氢键作用、螯合作用使黏度增大，载体材料能抑制药物晶核的形成及成长，使药物成为非结晶无定形态分散于载体材料中。

(二) 缓释原理

用水不溶性聚合物、肠溶性材料、脂质材料为载体制备的固体分散体，不仅具有提高生物利用度的作用，而且具有药物缓释长效作用。释药机制与骨架型制剂缓、控释原理相同。水溶性药物及难溶性药物均可用固体分散技术制备缓释固体分散体，其释药速率受载体种类、黏度、用量、制备工艺等诸多因素影响，如乙基纤维素的固体分散体其载体用量愈大、固体分散体的粒径愈大、乙基纤维素黏度愈高，则溶出愈慢，缓释作用愈强。药物的释放机制主要取决于载体材料。如磺胺嘧啶以乙基纤维素为载体用溶剂法制备固体分散体。此类固体分散体中药物的释放受骨架中的扩散所控制，乙基纤维素的用量对释药速率有较大影响。

一般按 Higuchi 方程或一级动力学过程释放药物。用 HPC、PEG 等作致孔剂也可调节药物释放。

难溶性药物用固体分散体技术开发缓释产品，是一种值得研究发展的新途径。选择适当的载体及恰当的药物与载体的比例，可获得理想释药速率的固体分散体。尼莫地平为不溶于水的药物，采用亲水性高分子材料 HPMC 为载体，以一定比例将药物制成固体分散体后再制成片剂，既提高了药物在水中溶解度，又可控制药物的释药速率。

七、 固体分散体的验证

固体分散体中药物分散状态的鉴别是质量验证的首要项目。目前一般采用物理分析方法来鉴别，必要时可同时采用几种方法。

（一）差示热分析法

差示热分析法（differential thermal analysis，DTA）又称差热分析，是使试样和参比物在程序升温或降温的相同环境中，测量两者的温度差随温度（或时间）的变化关系，DTA 谱图的横坐标为温度 T（或时间 t），纵坐标为试样与参比物之温差 ΔT-T，其曲线称之为差示热分析曲线，又称差热曲线。在曲线中出现差热峰或基线突变的温度与测试物的转变温度或测试物反应时吸热或放热有关。若固体分散体为测试物，主要测试是否有药物晶体的吸收峰，或测量吸收峰面积的大小并与物理混合物比较，可考察药物在载体中的分散程度。DTA 的基本结构见图 11-2。

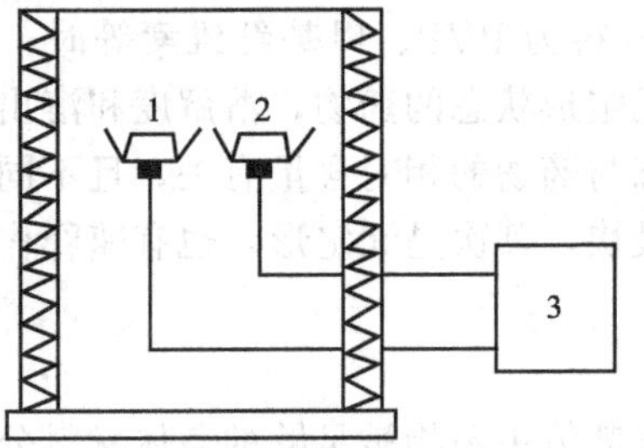

图 11-2 DTA 基本结构示意
1—参考池；2—样品池；3—温差检测器

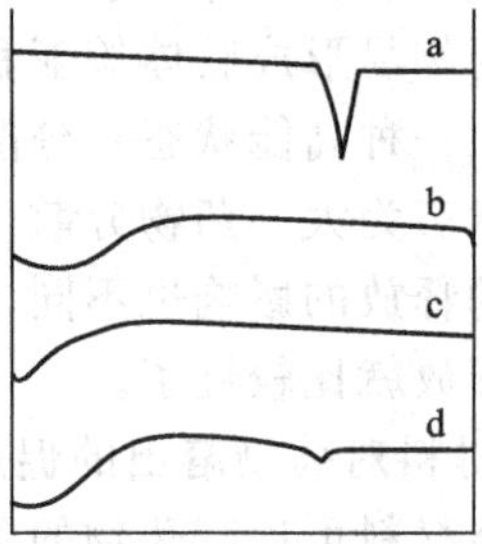

图 11-3 硝苯地平-PVP K30 固体分散体的 DTA 测定图

例如，硝苯地平-PVP K30 固体分散体的 DTA 测定（见图 11-3），测定样品 a 为硝苯地平纯药、b 为 PVP K30、c 为硝苯地平固体分散体、d 为硝苯地平和 PVP K30 的物理混合物。DTA 的操作条件为：升温温度为 10℃/min；扫描范围为 50～231℃；参比物为空白铝坩埚，硝苯地平在 172.2℃有一吸热峰，为硝苯地平的熔融峰，物理混合物中也有此吸热峰，而固体分散体中则没有，说明，在该硝苯地平固体分散体中无游离的硝苯地平药物。

（二）差示扫描量热法

差示扫描量热法（differential scanning calorimetry，DSC）又称差动分析，是使试样和参比物在程序升温或降温的相同环境中用补偿器测量，使两者的温度差保持为零所必需的热量对温度或时间的依赖关系。DSC 的热谱图横坐标为温度 T，纵坐标为热量变化率 dH/dt，得到的 dH/dt-T 曲线中出现的热量变化峰或基线突变的温度与测试物的转变量温度相对应。固体分散体中若有药物的晶体存在，则有吸热峰存在，药物晶体存在越多，吸热峰总面积越大。DSC 基本结构示意见图 11-4。

DSC 与 DTA 的不同之处在于，DSC 要使试样和参比物的温差保持为零，采用热量补偿器以增加电功率的方式，即对参比物或试样中温度低的一方给予热量进行补偿，做功的多少

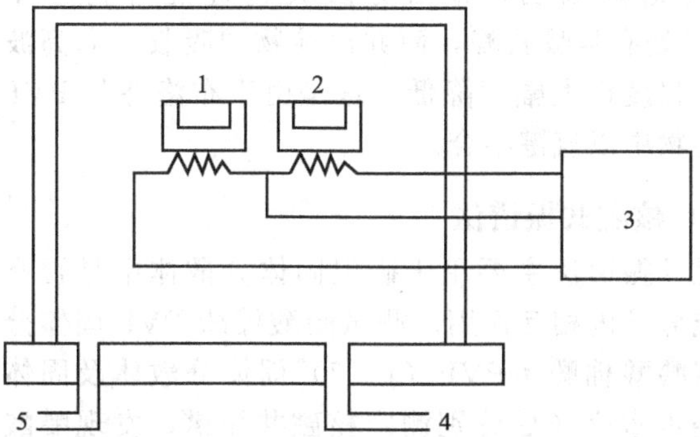

图 11-4 DSC 基本结构示意
1—参考池；2—样品池；3—热量补偿器；
4—进气口；5—出气口

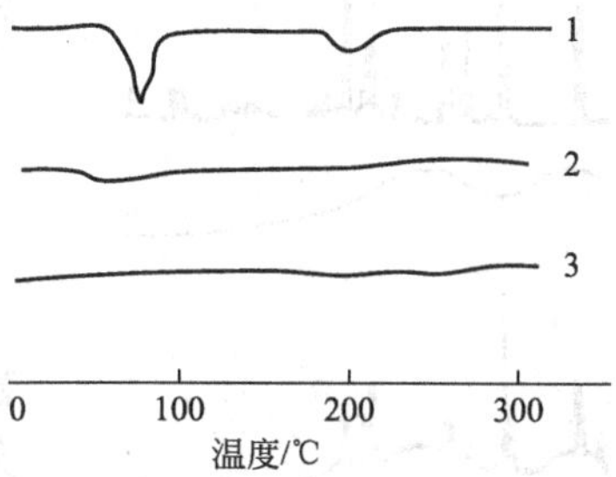

图 11-5 布洛芬、PVP 及其共沉淀物的 DSC 曲线
1—布洛芬；2—PVP；
3—布洛芬-PVP 共沉淀物

即为试样的吸、放热变化，通过记录下的 DSC 曲线直接反映出来，从而可以直接从图谱吸收热峰的面积得到定量数据。固体分散体中若有药物结晶存在，则有吸热峰存在；药物结晶存在越多，吸热峰总面积越大。例如，布洛芬-PVP 共沉淀物的 DSC 测定，测试条件为：以空白铝坩埚为参比物，扫描速率为 5℃/min；扫描范围为 20～300℃，结果见图 11-5。由 DSC 曲线可知，布洛芬有两处吸热峰，第一处在 75.5℃，第二处在 209℃，为布洛芬的蒸发峰；PVP 的 DSC 曲线只显示一个吸收峰，为 PVP 中水分的蒸发；由图可示，布洛芬-PVP 固体分散体中，药物的两个吸热峰均完全消失，表明固体分散体中，不存在药物结晶，药物可能与 PVP 形成配合物。

(三) X 射线衍射法

X 射线衍射法系当能量在 10～50keV（相应的波长为 25～120pm）范围的 X 射线射入晶体后，迫使原子周围的电子做周期振动，产生相应新的电磁辐射，发生所谓 X 射线散射现象。由于 X 射线的相互反射和相互叠加，因而在某个方向得到加强，就出现了衍射现象。粉末衍射法广泛应用于晶体材料的化学组成鉴别，鉴别固体分散体时，若有药物晶体存在，则在衍射图上就有这种药物晶体的衍射特征峰存在，可定性地鉴别药物固体分散体中药物的分散情况。和 DSC 的情况相似，这种方法也几乎被所有文献所采用，以对固体分散体中药物的分散情况进行了解。

例如，硝苯地平-PVP K30 固体分散体的 X 射线分析（见图 11-6）。工作条件为：Cuka 靶，高压 40kV，管流 70mA，石墨单色器衍射束单色化。进行扫描，结果显示，硝苯地平有较强的结晶衍射峰（图 11-6a）；载体 PVP K30 几乎无衍射峰（图 11-6b）；硝苯地平与 PVP K30 的物理混合物有较强的药物衍射峰（图 11-6c）；表明药物以结晶形式分散在 PVP 载体材料中；硝苯地平固体分散体（图 11-6d）则无硝苯地平结晶衍射峰，推测药物以无定形状态分散于载体材料中。

(四) 红外光谱法

红外光照射到物质分子后能激发分子内原子核之间的振动和转动能级的跃迁。中红外区（$400 \sim 4000cm^{-1}$）是大多数化合物化学键振动能级的跃迁区域，由此产生的分子振动光谱即为红外吸收光谱。红外光谱主要用于确定固体分散体中是否有复合物形成或其他相互作用，若没有相互作用，固体分散体的红外图谱应与其物理混合物红外图谱相同。在形成复合物或有强氢键作用时，药物和载体的某些吸收峰将会消失或产生位移。布洛芬-PVP 共沉淀

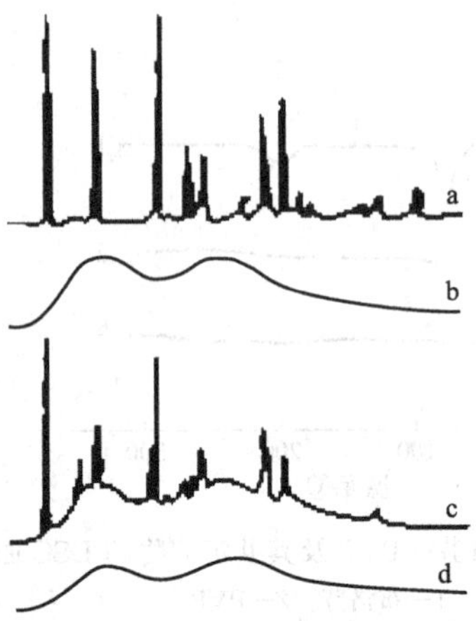

图 11-6　硝苯地平-PVP K30 固体分散体的 X 射线衍射图

a—硝苯地平纯药；b—PVP K30；c—硝苯地平与 PVP K30 的物理混合物；d—硝苯地平固体分散体

物红外光谱图表明，布洛芬及其物理混合物均于 $1720cm^{-1}$处有强吸收峰，而共沉淀物中吸收峰向高波数位移，强度也大幅度降低，这是由于布洛芬与 PVP 在共沉淀物中以氢键结合。

（五）核磁共振谱法

核磁共振谱法主要用于确定固体分散体中是否有分子间或分子内相互作用。测试醋酸棉酚-PVP 固体分散体，将醋酸棉酚：PVP（1：7）固体分散体及固体分散体经重水交换后分别测定核磁共振谱，发现醋酸棉酚图谱中 δ15.2 有一个共振尖峰，这是由分子内氢键产生的化学位移。当利用 PVP 形成固体分散体后，δ15.2 峰消失，但在 δ14.2 和 δ16.2 出现两个钝型化学位移峰，与重水交换后消失。这是 PVP 对醋酸棉酚氢键磁场干扰而出现的自旋分裂现象，提示 PVP 破坏了醋酸棉酚分子内氢键，从而形成了醋酸棉酚与 PVP 的分子间氢键，即形成固体分散体。

八、固体分散体的稳定性

从固体分散体的制备方法来看，无论是熔融法还是溶剂法都改变了药物的物理结构，通常成为无定形物、部分成为无定形物或药物的过饱和固态溶液。从热力学上讲，这些状态都不是很稳定的，有转化为稳定药物结晶的趋势。许多文献研究报道，药物与载体比例不合适、贮存温度过高、湿度过大、存放时间过长，都会使分散体系统的溶出降低。药剂学上将固体分散体长时间贮存后出现硬度变大、析出结晶或结晶粗化、药物溶出度降低的情况称之为老化。有报道用固体分散体制成的新药因老化问题而退出市场。

（一）影响稳定性的因素

1. 药物与载体相互作用

药物在载体中的浓度对稳定性影响不大，但贮存期内载体性质的改变有可能引起老化。也有当药物在载体中浓度超过贮存温度下在载体中的溶解度时，会出现老化的问题。也有一些载体在固体分散体中呈热力学不稳定性，随时间而变化。

2. 水分

固体分散体中残留的水分增加了分子迁移率，使其中无定形物的结晶速率和程度加大。固体分散体与相同组成的其他制剂相比，可能会吸收更多的水分而使药物重结晶，所以在制备和贮存期中应注意保持干燥。

3. 冷却速率

固体分散体的冷却速率对老化现象有显著影响。已有文献报道，缓慢冷却法可以降低固体分散体的老化现象。

（二）提高稳定性的方法

固体分散体中药物分散程度取决于药物在载体中的溶解度，如果药物在载体中的浓度低于其在贮存温度时的溶解度，那么该固体分散体是稳定的。因此，了解贮存温度下药物在载体中的溶解度是必要的。测定溶解度的方法有很多，如利用显微镜法测定固体分散体中药物溶解度，即在液态载体中不断加入药物，用显微镜观察至出现药物结晶，此时可根据加入的药量确定药物溶解度，由此法求得不同温度下的溶解度，建立溶解度-温度关系式，再求得固体分散体在贮存温度下的溶解度。又如通过测定药物在一种与载体化学结构相似且在较宽温度范围内均保持液态的基质中的溶解度-温度曲线，来估计贮存温度下药物在载体中的溶解度。上述方法均可求得贮存温度下药物在不同载体中的溶解度，从而优选载体，预测固体分散体的稳定性。

提高固体分散体稳定性的方法有：

① 加入稳定剂，除去碱金属离子以延缓化学反应；

② 采用联合载体，调节载体的物理化学性质；

③ 根据药物性质选用最合适的载体，例如，氯噻酮是一种酸性药物，选用酸性的枸橼酸或富马酸为载体的固体分散体，高温放置3个月仍能保持较好的释放速率。

（三）老化

目前，对老化的机制尚无统一认识。有研究推测，老化的机制可能与释药机制紧密联系，即，若是载体控释体系，老化是由载体性质的改变引起的；若是药物控释体系，则老化是因药物在贮存期内的重结晶、结晶粗化或晶型改变所致。老化与药物浓度、载体材料、分散技术、贮存条件等诸多因素有关，其中载体的选用是否恰当是影响稳定性的首要因素。溶解度参数法是合理选择载体材料的一种简单、实用的办法。如果两种物质溶解度参数差值（D）相近，则两者容易互溶。一般固体分散体中当药物与载体的D值为1.6～7.5时，熔融时药物与载体可完全混溶；当D值为7.4～15.0时，液态时部分互溶；当D值大于15.9时，则完全不混溶。D值越小越容易制成固体分散体。溶解度参数法不仅可作为固体分散体选择单一载体的依据，同时也可以作为选择联合载体的重要指标，使选择载体从过去盲目测试选择走向了科学计算优化之路，对于增加固体分散体的稳定性具有一定的指导意义。

九、固体分散体技术在片剂中的应用实例

李慧选择共聚维酮（S-630）、Eudragit EPO、PEG6000为载体，制备联苯双酯-Eudragit EPO固体分散体，以乳糖为填充剂，100g/L的淀粉浆和HPMC为黏合剂，交联羧甲基纤维素钠为崩解剂，制备片剂。DSC及X射线衍射结果显示，固体分散片中不存在药物结晶，证明在片剂制备过程中没有引起固体分散体中药物的重结晶，30min溶出可以达到90%。

吴俊伟等，以PEG6000等高分子材料为载体，制备恩诺沙星的固体分散体，分别测定固体分散体与原料药的溶解度以及固体分散体片剂与普通片剂的溶出度，恩诺沙星-PEG6000固体分散体的体外溶出度均达到95%以上，而普通片剂（自制）为50%左右，市售片剂为11%左右。恩诺沙星（ENRO）在水中溶解度为1.0258，而恩诺沙星-PEG6000（1∶6）为1.873，恩诺沙星-PEG6000（1∶12）为3.859（25℃）。结果显示固体分散体能显著提高恩诺沙星的溶解度、溶出度，经方差分析（$P<0.01$），固体分散体片剂在溶出度方面与普通片剂具有极显著差异

陈美洁等将难溶性替米沙坦分散于介孔硅纳米粒中，采用粉末直接压片法压制替米沙坦-介孔硅片剂。以高效液相色谱法测定药物的含量，用差示扫描量热法、X射线衍射法考察制剂晶型的稳定性。结果在12个月内替米沙坦稳定性良好，且一直以无定形状态存在。

固体分散体只是一种中间处理过程，需制备成可服用的剂型后才能用于临床，通常最常用的剂型为片剂或胶囊。而胶囊在固体分散体后处理过程中应该用得很少，因为将固体分散体制备成胶囊后，由于胶囊剂中粒子间空隙较大，容易形成药物分子的移动，重新形成药物

结晶，或聚结，且氧气及水分容易进入空隙中，加速固体分散体的老化以及结晶的形成。1998年国外市场上Abbott公司的抗病毒药利托那韦的固体分散体硬胶囊栓就因老化问题而退出市场。

第二节 包合技术

一、概述

早在1886年，Mylius首先观察到对苯二酚和一些挥发性化合物可以产生包合物，提出这两种化合物相互作用，不是通过化学键结合，是一种分子被另一种分子包合的结果。1916年Wieland等发现了脂肪酸与去氧胆酸可形成包合物。1940年Bengen发现辛醇和尿素可以形成针状结晶形的辛醇尿素包合物。1947年Angla发现樟脑-硫脲包合物。1948年发现环糊精包合物。1951年Schlenk等对硫脲包合物进行了研究，并对辛醇-尿素包合物的结构加以确定。

包合物（inclusion complexes）是指一种药物分子被全部或者部分包合进入另外一种物质的分子腔隙中而形成的独特形式的配合物。制备包合物的方法称为包合技术。在包合物中具有包合作用的外层分子称为主分子（host molecules），被包合在主分子空间中的小分子物质称为客分子（guest molecules，enclosed molecules）。包合物根据主分子的构成可分为多分子包合物、单分子包合物和大分子包合物；根据主分子形成空穴的几何形状又分为管状包合物、笼状包合物和层状包合物，见图11-7所示。管状包合物是由一种分子构成管形或筒形空洞骨架，另一种分子填充其中而成。层状包合物是客分子存在于主分子的某一层间，药物与某些表面活性剂能形成胶团，有些胶团的结构属于层状包合物。笼状包合物是客分子进入由几个主分子构成的笼状晶格中而成，其空间完全闭合。主分子与客分子通过物理而非化学过程结合在一起，分子间的作用力主要有范德华力、氢键、疏水键和电荷迁移力等。

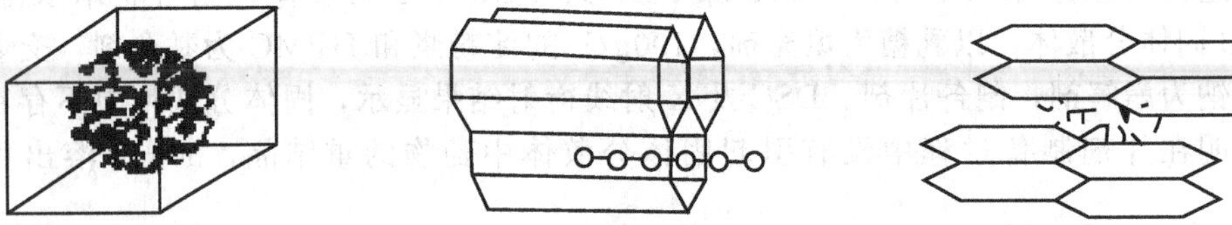

(a) 笼状　　(b) 管状　　(c) 层状

图11-7　包合物的基本形状

包合物在药剂研究领域很活跃，包合物对药剂处方前工作有着重要意义，如包合物增加药物溶解度和稳定性，影响药物在体内的吸收、分布、起效时间等。具备包合性能的物质主要有环糊精、环糊精衍生物和尿素等，其中以环糊精的研究和应用最多、最典型。

药物与环糊精形成包合物后，其物理化学和生物药剂学性质，如稳定性、挥发性、溶解性、分散性等均会发生相应的改变，其优点体现在如下方面。

① 溶解度增大：增加药物的溶解度有利于药物制剂的制备。

② 稳定性提高：药物形成包合物后活性基团能够受到保护，减少药物因氧化、遇热、光照或者其他化学环境而产生的分解及降解，药物稳定性提高。

③ 液体药物粉末化，可防止挥发性成分挥发：对于一些液体药物，环糊精包合能实现药物的固体化，固体化的药物更有利于制剂的制备和应用。

④ 掩盖药物的不良气味和味道：对一些存在不良气味的药物，包合后能够对药物的气味进行掩盖，使患者顺应性增加。

⑤ 改善药物的吸收，提高药物的生物利用度：环糊精本身可以作为渗透促进剂，改善局部给药的吸收，增加经皮给药、黏膜给药、眼部给药等给药方式的药物透过量，对于一些因为生物利用度太低而被淘汰的活性物质而言，进行环糊精包合，存在重新被开发成药物的可能性。

⑥ 降低药物的刺激性与毒副作用：包合物一方面减少了给药剂量，另一方面能够降低药物浓度，因此药物的毒副作用和刺激性大大降低。

⑦ 环糊精包合物类似于微型胶囊，释药缓慢，副反应低。

环糊精包合物不是一种制剂，药物制成环糊精包合物后需再制成其他剂型，如颗粒剂、片剂等以供临床使用。

二、包合材料

（一）环糊精

环糊精（cyclodextrin，CD）系淀粉经酶解环合后得到的由 6～12 个葡萄糖分子连接而成的环状低聚糖化合物。常见的环糊精是由 6 个、7 个、8 个葡萄糖分子通过 α-1,4-糖苷键连接而成，分别称为 α-CD、β-CD、γ-CD。图 11-8～图 11-10 分别表示的是 β-CD 的环状构型、立体结构和包封药物的立体结构。

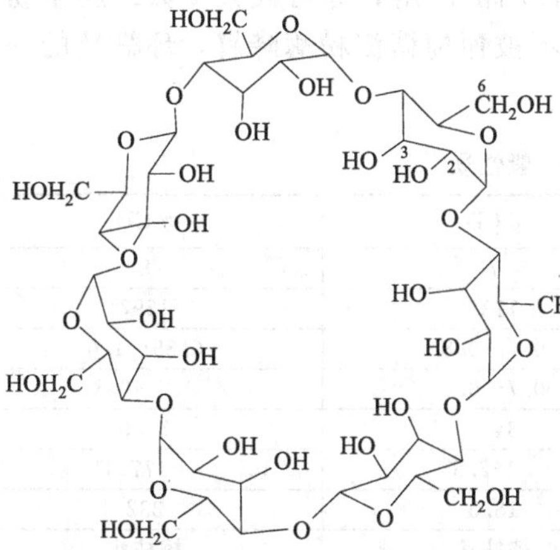

图 11-8 β-CD 的环状构型

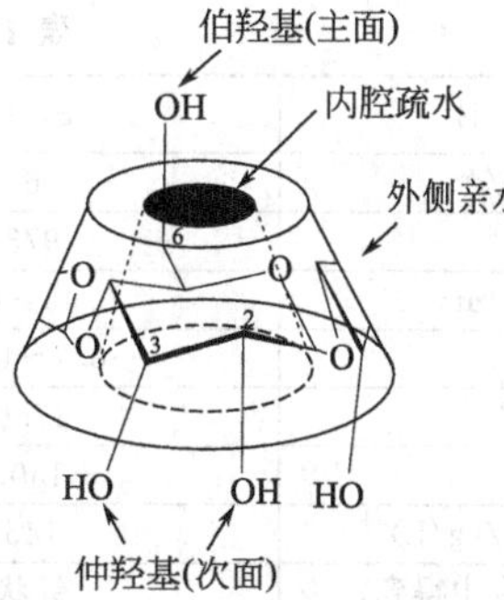

图 11-9 β-CD 的立体结构

从图 11-9 可知，β-CD 的分子构型比较特殊，呈上窄下宽中空的环筒状，分子中的伯羟基（6-OH）位于环筒窄边处，仲羟基（2,3-OH）位于宽边处。环筒外面是亲水性的表面，内部是一个具有一定尺寸的手性疏水管腔，可以依据空腔大小进行分子识别。CD 作为主体，能将一定大小和形状的客体分子包合而形成一种特殊的包合物。环糊精为白色结晶性粉末，熔点在300～305℃。本品对酸较不稳定，对碱、热和机械作用都相当稳定。CD 与某些有机溶剂共存时，能形成复合物而沉淀。可利用 CD 在溶剂中溶解度不同而进行分离，见表 11-1。

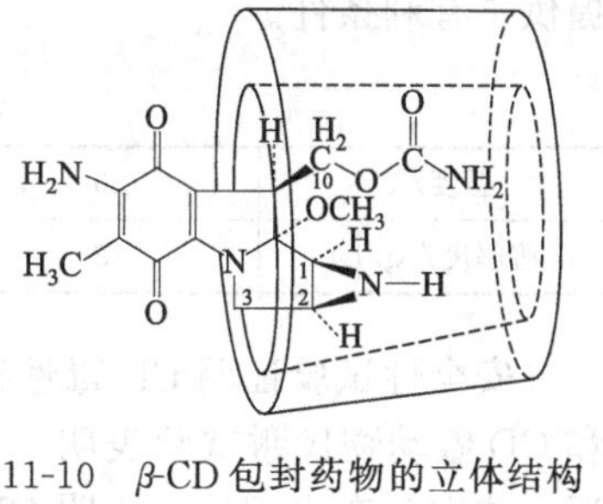

图 11-10 β-CD 包封药物的立体结构

表 11-1 β-环糊精在某些溶剂中的溶解度　　单位：g/L

类别	温度			
	25℃		50℃	
有机溶剂	A	B	A	B
甲醇	3.0	<1.0	12	<1.0
乙醇	16	<1.0	41	<1.0
丙醇	17	<1.0	53	

注：A 为水与有机溶剂的等体积混合溶液；B 为纯溶剂。

CD 的水溶性比无环的低聚糖同分异构体要低得多，原因是：CD 是晶体，晶格能高；分子内的仲羟基形成分子内氢键，使其与周围水分子形成氢键的可能性下降。因此，可通过破坏 CD 的晶格结构和减少仲羟基数提高 CD 分子的水溶性。对 CD 分子进行结构修饰，通过化学反应如取代反应等制得的 CD 衍生物可使羟基数减少，水溶性大大提高；晶体变成易溶于水的无定形结构。如 β-CD 在室温下水中溶解度仅为 185g/L，其衍生物的水溶性随甲基化程度的提高而增大，但当分子中 2/3 以上的羟基被取代时，水溶性反而下降。由于 CD 分子中各羟基的反应活性不尽相同，仲羟基比伯羟基酸性强，伯羟基的立体阻碍较小，因此，在强碱性溶液中有利于 6-OH 的取代反应，表现为一定的取向性。CD 分子中羟基取代基类型、取代位置和取代程度都对其理化性质，包括形成包合物的稳定性产生影响。CD 分子在碱性介质中相当稳定，而在酸性介质中不稳定，常发生水解反应生成线性低聚糖，其开环速度随分子中空腔尺寸增大而增大，即 α-CD<β-CD<γ-CD<δ-CD。

CD 分子可被 α-淀粉酶，如人的唾液淀粉酶和胰淀粉酶降解，亦可被大多数结肠生物细菌生物降解。其降解速率为 α-CD<β-CD<γ-CD，但不被葡萄糖淀粉酶降解，环糊精的一般性质见表 11-2。

表 11-2　三种环糊精的一般性质

项　目	α-CD	β-CD	γ-CD
葡萄糖单体数/个	6	7	8
相对分子质量	973	1135	1297
分子空洞内径/nm	0.45～0.6	0.7～0.8	0.85～1.0
空洞深度/nm	0.7～0.8	0.7～0.8	0.7～0.8
空洞体积/nm^3	17.6	34.6	51.0
$[\alpha]_D^{25}(H_2O)$	+150.5°	+162.5°	+177.4°
溶解度(25℃)/(g/L)	145	18.5	232
结晶性状(从水中得到)	针状	棱柱状	棱柱状

由表 11-2 可知，三种环糊精的空洞内径及物理性质有很大差别，以 β-CD 的空洞大小为适中，水中溶解度较小，最易从水中析出结晶，随着水中温度升高溶解度增大，见表 11-3。如水中含体积分数 20%乙醇，常温下溶解度可增大 55g/L。这些性质对 β-CD 包合物的制备提供了有利条件。

表 11-3　β-CD 不同温度的水中溶解度

温度/℃	20	40	60	80	100
溶解度/(g/L)	18	37	80	183	256

安全性试验证明 CD 毒性很低，日本和美国已批准用于医药和食品工业。用放射性淀粉和 CD 做动物代谢试验表明，初期 CD 被消化的数量比淀粉低，但 24h 后两者代谢总量相近，体内分布也相似，说明 CD 可作为碳水化合物容易地被人体吸收。国外进行动物毒性试

表 11-4 β-环糊精的动物毒性试验（LD_{50}）

类别	日本				美国
	小鼠		大鼠		大鼠
	雄	雌	雄	雌	
口服	>2.15	>12.5	>12	>12	18.1±1.0
皮下注射	<0.9	>0.9	<1.5	>1.5	3.7±0.2
腹腔注射	>0.9	>0.9	>1.5	>1.5	0.7±0.1
慢性毒性					每日 0.1g/kg，0.4g/kg，1.6g/kg6 个月末显示毒性

验的结果见表 11-4。

（二）环糊精衍生物

为进一步改善环糊精的性质，对其 β-CD 的衍生物进行了研究。制备了不少环糊精的衍生物，如环糊精上羟基的烷基化及环糊精的葡萄糖基衍生物都可增大水溶性，特别是 β-CD 具有空洞适中、包药法简单等优点，但 β-CD 在水中溶解度低，其形成的包合物最大溶解度也仅为 18.5g/L，使其在药剂学中的应用受到一定限制，因此促使人们研究寻找水溶性大、应用范围更广的 CD 衍生物，以扩展优良的药用辅料。

随着半合成 β-CD 衍生物的研究增多，β-CD 的衍生物主要是对其分子结构进行修饰，由于 β-CD 在圆筒两端有 7 个伯羟基与 14 个仲羟基，其分子间或分子内的羟基阻止水分子的水化，使 β-CD 水溶性降低。如将甲基、乙基、羟丙基、羟乙基等基团引入 β-CD 分子中与羟基进行烷基化反应，破坏 β-CD 分子内的氢键形成，可使其理化性质特别是水溶性发生显著改变。环糊精衍生物的化学结构如图 11-11 所示。

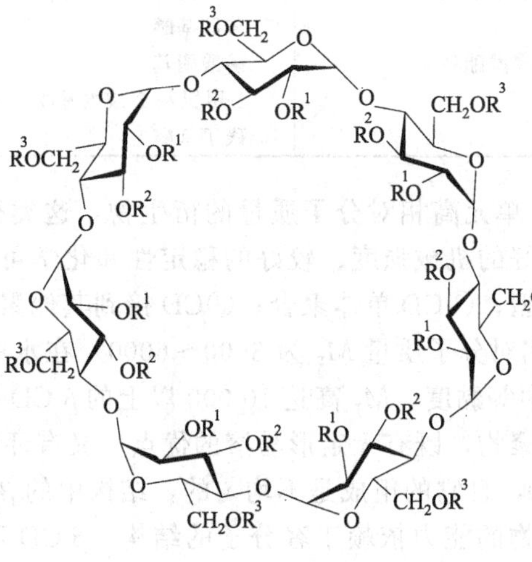

图 11-11 β-CD 衍生物的化学结构

对环糊精分子的结构修饰主要是通过羟基的化学反应进行。反应类型主要如下。

1. 烷基化

如 β-CD 在硫酸二甲酯/NaOH 或溴甲烷/DMSO，40℃条件下，可分别生成两种甲基化衍生物：一种是 2-，6-OH 甲基化得二甲基-β-CD；另一种是 2-，6-和 3-OH 全部甲基化得三甲基-β-CD。

2. 羟烷基化

如在碱性条件下，β-CD 与环氧丙烷发生缩合反应生成无定形的、水溶性 2-羟丙基 β-CD。

3. 分支化支链 β-CD 衍生物

在 Pseudomonas 异淀粉酶作用下，β-CD 分别与麦芽糖和麦芽三糖作用可生成 6-O-α-麦芽糖基-β-CD 和 6-O-α-麦芽三糖-β-CD。此外，还有酯化和离子化等。表 11-5 列出了一些可生产的环糊精衍生物。

表 11-5 环糊精的衍生物

结构修饰	α-CD	β-CD	γ-CD
烷基化	甲基 丁基	甲基 乙基 丁基	甲基
羟烷基化	2-羟丙基	羟乙基 2-羟丙基 2-羟丁基	羟乙基 2-羟丙基
酯化	乙酰基 丁二酰基	乙酰基 丙酰基 丁酰基 丁二酰基 甲苯磺酰基 苯甲酰基 十六烷酰基	乙酰基 丁二酰基
酯化和烷基化		乙酰基甲基 乙酰基丁基	
分枝化	葡萄糖基 麦芽糖基	葡萄糖基 麦芽糖基	葡萄糖基 麦芽糖基
离子化	羧甲基醚 磷酸酯基	羧甲基醚 羧乙基醚 磷酸酯基 3-甲氨基-2-羧丙基醚 磺丁基醚	羧甲基醚 磷酸酯基

CD 聚合物是有多个 CD 单元高相对分子质量的衍生物，这类衍生物既保持了 CD 包合物的能力，并兼有高分子较好的机械强度、较好的稳定性和化学可调性等。CD 聚合物按合成方法可分为 3 类：①交联型；②CD 单体聚合；③CD 接到其他聚合物上。

CD 的低分子聚合物（相对分子质量 M_r 为 3000～6000）在水中极易溶解，质量浓度为 400～600g/L，水溶液具有中等黏度。M_r 高达 10 000 以上的 β-CD 聚合物仅在水中膨胀形成不溶性凝胶。这些水溶性高聚物，既有无定形易溶的优点，又有环糊精的包合作用，形成的包合物水溶性大于母体 β-CD，且它的组成是不均匀的，结构中的 β-CD 环由甘油基取代，几个环用甘油连接。形成包合物的能力依赖于客分子的结构，β-CD 环上亲水基可以阻凝或增加客分子的包合作用，两种相反性质可根据客分子结构来决定。

将环糊精制成水溶性高聚物，既有无定形的优点，又有环糊精的包合作用，它能使甾体溶于水并使药物溶出速率增大，舌下或口服包合物可有效地吸收，无毒性，对口腔组织无损害。可根据客分子性质，选择不同 M_r 的 β-CD 聚合物制成包合物，控制包合物的稳定常数，从而控制生物利用度与稳定性。疏水性 β-CD 衍生物，目前主要为乙基化 β-CD，系将乙基引入 β-CD 的羟基，按取代程度不同而降低水中溶解度。β-CD 的 C_2、C_6 的羟基和 C_2、C_3、C_6 的羟基分别被乙基化后得 2,6-二乙基-β-CD 和 2,3,6-三乙基-β-CD。乙基 β-CD 微溶于水，比 β-CD 吸湿性更小，具有表面活性，在酸性条件下比 β-CD 更稳定，二乙基 β-CD 在乙醇中溶解。乙基化 β-CD 将水溶性药物包合后降低其溶解度，可用作水溶性药物的缓释载体。

三、包合作用的影响因素

（一）药物与环糊精的比例

包合物不仅在固态中能形成，在水和有机溶剂中也能形成，包合物在晶体中客分子不一定都在空穴内，也可以在晶格空隙中；包合物以溶液状态存在时，客分子在空穴内。所以主、客分子之比一般不遵循化学计量关系，客分子最大存在量取决于主分子所提供的空洞数，而所有空洞又并未被完全占领，因此，主、客分子的比例有较大的变动范围。可用一种组成式（n_C）（m_M）表示。其中 C 及 M 分别代表主分子和客分子组成，n 为每一单位（通常为一个晶格和晶胞）中 C 主分子的数目，m 为能被一个单个空洞所接纳的 M 客分子的最大数目。上式也可用（n/m）$_{(CM)}$ 表示。

大多数 CD 包合物组成摩尔比为 1∶1 形成稳定的单分子化合物。但体积大的客分子比较复杂，当主分子 CD 用量不合适时，也可使包合物不易形成，表现为客分子含量很低。

研究药物与环糊精的相互作用，采用溶解度测定法，用分光光度法在各个波长处测药物含量，所有药物样品分别与 α-CD，β-CD 相互作用在 30℃ 恒温条件下试验。将测定结果绘制成溶解度等温线，结果说明大多数药物与 α-CD，β-CD 相互作用呈线性关系，根据直线斜率预测药物与环糊精包合作用程度。所得实验数据证明，环糊精与水溶性小的药物包合，溶解度增加的百分率较大，是环糊精浓度的函数。一般小分子与环糊精形成的溶解度等温线斜率高，因小分子化合物形成包合物的趋向大。大分子药物与环糊精相互作用所得溶解度等温线斜率很小，其原因是药物与环糊精之间相互作用形成的包合物少。说明分子结构是药物与环糊精相互作用中非常重要的因素，且主分子和客分子药物包合物的形成，主要是分子间吸引力的结合。

（二）对药物的要求

β-CD 是一种新型的药物包合材料，且有环状中空筒形，环外亲水、环内疏水的特殊结构和性质。由于其特殊的空间结构和性质，能与许多物质，特别是脂溶性物质形成包合物。在增溶作用方面，CD 对难溶性药物在水溶液中的增溶作用与所用的 CD 及被增溶的药物分子的结构和性质有关。目前，预测某一 CD 分子对一种药物的增溶作用程度，主要依据经验进行判定。

① 药物分子在水中溶解度越低，CD 包合作用使药物分子在水中溶解度增加的程度越大。例如紫杉醇的溶解度比氢化可的松溶解度要小得多，CD 对前者的增溶作用比后者就大得多。2-羟丙基-β-CD 对不同药物的增溶作用也具有相似的现象。

② 对甲基化 β-CD，γ-CD 衍生物，甲基化程度较低的衍生物对药物的增溶性比较强。如 CD 分子中被取代羟基数与总羟基数的摩尔比为 0.6 的 CD 衍生物较摩尔比为 1.8 的同类 CD 衍生物对药物的增溶作用强。

③ 对离子型 CD 衍生物来说，荷电基团通过一个空间桥梁远离 CD 分子空腔的 CD 衍生物具有较好的药物增溶作用。因此，若药物分子也带电荷，则药物与 CD 带相同电荷时，CD 增溶作用降低；两者带相反电荷时，CD 增溶作用加强。

④ 可离子化的药物分子与 CD 形成包合物的稳定性与药物的状态有关。药物以分子形态与 CD 形成的包合物比以离子形态与 CD 形成的包合物稳定。如氯丙嗪以分子形态与 β-CD 形成的包合物稳定性是以离子形态与 β-CD 形成的包合物的 4 倍；苯妥英分子-β-CD 包合物的稳定性是苯妥英离子-β-CD 包合物的 3 倍。

⑤ CD 对离子型药物的增溶作用与 pH 有关，如羟丙基-β-CD 和二甲基-β-CD 甲磺双氢麦角胺的增溶作用随 pH 的下降而增大。β-CD 对苯妥英以及 2-羟丙基-β-CD 对吲哚美辛、普

拉西泮、乙酰唑胺和磺胺甲嘧唑也有相似现象。

⑥ 一些聚合物如水溶性纤维素衍生物以及其他流变剂可与 CD 形成配合物，该配合物与 CD 分子理化性质不同。在 CD 水溶液中加入这类聚合物，可通过增大药物分子-CD 包合物的表观稳定性常数，来提高 CD 对疏水性药物分子的增溶作用。如 2.5g/L PVP 加到 CD 水溶液中可使羟丙基-β-CD 对一系列药物的增溶作用提高 12%～19%。

⑦ 适合于β-CD 包合的有机药物是分子的原子数大于 5，药物相对分子质量在 100～400 之间，水中溶解度小于 10g/L，熔点低于 250℃。而对无机药物而言大多不宜用 CD 制成包合物。

（三）药物的极性或缔合作用的影响

环糊精在空洞内与客分子之间的包合是用低极性客分子取代已被包合的水分子的过程。从能量的角度来看，非极性客分子更容易与疏水性空洞相互作用，因此疏水性药物、非解离型药物易被包合。此时的作用主要靠热焓和熵的变化，而这种相互作用主要靠客分子与环糊精之间各方面的综合结合力，主要表现在如下方面。

① 环糊精和水分子之间的极性-非极性的相互作用，从能量上来说处于不稳定状态，而客分子与空洞的非极性-极性相互作用后，用客分子替换水分子，从能量上说就可处于稳定状态。可用客分子替换水分子。

② 形成配合物时环糊精处于一种松弛状态，这是由于环糊精被客分子插入后从紧密的状态而变化的结果。

③ 通过范德华引力的相互作用，主分子和客分子之间形成氢键结合。另外，客分子的大小、形状、极性也会影响其结合。

四、 包合作用的竞争性

包合物在水溶液中或含有少量乙醇的水溶液中与客分子药物处于一种动态平衡状态。

$$\mathrm{CD}+\mathrm{G}\underset{K_D}{\overset{K_R}{\rightleftharpoons}}\mathrm{CD}\cdot\mathrm{G}$$

式中，K_D 为解离速率常数；K_R 为结合速率常数。

生成包合物的速率常数范围在 $10\sim10^8$L/（m·s）。从式中可知，环糊精的浓度增高，包合物的生成量增加，最终达到饱和状态。另外，客分子越大，可降低包合物的形成和解离，且客分子的离子化也会降低包合物的生成和解离速率。在制备包合物时，其他药物或有机溶剂与被包合的药物客分子产生竞争结合，将原包合物中的药物置换出来，影响包合效果。

五、 常用的包合技术

制备包合物有以下几种方法：饱和水溶液法、研磨法、超声波法、冷冻干燥法、喷雾干燥法、液-液或气-液法等。

1. 饱和水溶液法

将环糊精饱和水溶液同药物或挥发油按一定比例混合，在一定温度和一定时间条件下搅拌、振荡，经冷藏、过滤、干燥即得环糊精的包合物。其制备条件如下。

① 包合过程中影响包合率的主要因素包括投料比、包合温度、包合时间、搅拌方式等。

② 客分子如为油，投料比一般认为油∶β-CD＝1∶6 时包合效果比较理想。选择投料比例时，以不同比例的主、客分子投料进行包合，再分析不同包合物的含量和产率，计算应选择的投料比。难溶性药物可加少量丙酮或异丙醇等有机溶剂溶解。在水中溶解度大的药物加

入某些有机溶剂，以促使包合物析出。

③ 包合时混合时间 30min 以上。包合温度一般定在 30～60℃较适宜。一般认为增加包合温度可提高包合率，但包合温度过高也会影响药物的稳定性，并会使挥发油的挥发速度加快。

④ 包合方法的选择根据设备条件进行试验，饱和水溶液法为常用方法。

⑤ 超声波法常用超声波破碎仪或超声波清洗机，选择合适的强度、超声时间代替搅拌力。

2. 研磨法

取环糊精加入 2～5 倍量的水研匀，加入客分子药物适量，在研磨机中充分混匀研磨成糊状，经低温干燥，溶剂洗涤，再干燥，即得包合物。为了工业化大生产，目前采用胶体磨法制备包合物。

3. 超声波法

将环糊精包合水溶液加入客分子药物溶解，混合后用超声波处理，将析出沉淀经溶剂洗涤、干燥即得。

4. 冷冻干燥法和喷雾干燥法

对一些特殊的药物可以采用冷冻或喷雾干燥的方法制备包合物。对易溶于水的药物，干燥过程中易分解、变色的药物可用冷冻干燥法制备，其产品疏松、溶解度好，可以制成注射用粉针。喷雾干燥法适用于难溶性或疏水性药物，对易溶于水的药物遇热性质又较稳定的也可用此法。喷雾干燥的温度相对较高，受热时间短，产率高，制得的包合物可增加药物溶解度，提高生物利用度。

5. 液-液法和气-液法

主要将中药中提取的挥发油或芳香化合物的蒸气或冷凝液直接通入 β-CD 溶液中，进行包合，经过滤、干燥即得包合物。

六、包合物的验证

（一）X 射线衍射法

X 射线衍射法是一种鉴定晶体化合物的常用技术，各晶体物质在相同的角度处具有不同的晶面间距，而显示出衍射峰。用 X 射线衍射法做药物、环糊精、机械混合物和包合物粉末的 X 射线衍射谱。例如吲哚美辛-β-环糊精包合物的物相鉴定，测试条件为 Cu-Ka 辐射、高压 40kV、管流 9mA，样品为吲哚美辛原料药、β-CD、混合物及包合物。

混合物显示了吲哚美辛原料药和 β-CD 衍射叠加，表明混合物为两者的机械混合，而包合物完全是新的衍射图形，判定它不同于吲哚美辛与 β-CD 晶体结构，该包合物已形成新的衍射图形，证明包合物形成，见图 11-12 所示。

（二）红外光谱法

红外光谱法是比较药物被包合前后在红外区吸收的特征，根据吸收峰的变化情况，确认吸收峰的降低、位移或消失，由此证明药物与环糊精产生的包合作用，并可确定包合物的结构。分别作药物、环糊精、二者机械混合物和包合物的红外吸收光谱，并进行比较。该法主要用于含羰基药物的包合物检测。

（三）核磁共振谱法

核磁共振谱法可从核磁共振谱上碳原子的化学位移大小，推断包合物的形成，可根据药物的化学结构有选择性地采用碳谱和氢谱，一般对含有芳香环的药物，可采用核磁共振氢

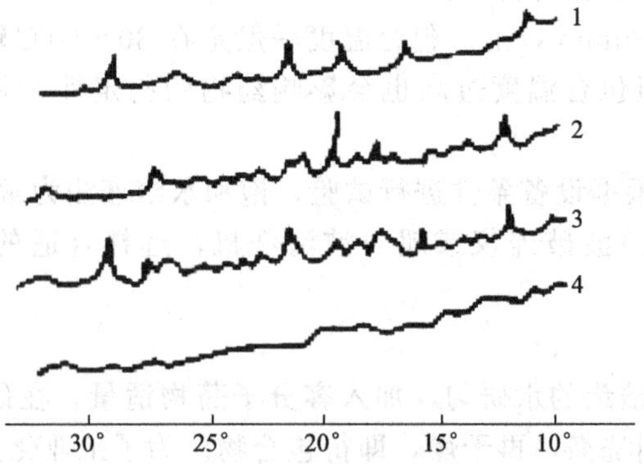

图 11-12 包合物及各组成的 X 衍射图谱

1—吲哚美辛原料药；2—β-CD；3—吲哚美辛与 β-CD 的物理混合物；4—吲哚美辛-β-CD 包合物

谱 ^{1}H NMR 技术，而对于不含有芳香环的药物可采用核磁共振碳谱 ^{13}C NMR 技术。

(四) 荧光光谱法

荧光光谱法是比较药物与包合物的荧光光谱，从曲线和吸收峰的位置和高度来判断是否形成包合物。例如盐酸氯丙咪嗪与 β-CD 和二甲基-β-环糊精（DM-β-CD）的包合物的荧光光谱如图 11-13 所示，盐酸氯丙咪嗪和环糊精形成包合物后，在 350nm 附近的荧光强度明显增加。

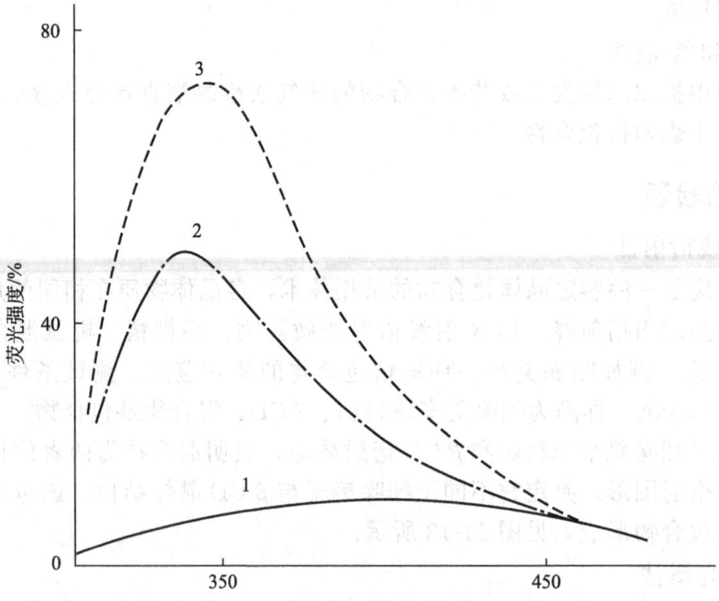

图 11-13 盐酸氯丙咪嗪 -β-CD 体系的荧光光谱

1—盐酸氯丙咪嗪；2—盐酸氯丙咪嗪＋β-CD；3—盐酸氯丙咪嗪＋DM-β-CD

(五) 圆二色谱法

平面偏振光通过光学活性物质时，除圆偏振光发生旋转外，还发生偏振光被吸收的现象，导致左右旋转圆偏振光的能量不同，振幅也不同，此现象为圆二色性。由于左右旋转圆偏振光的振幅不同，合成后沿椭圆轨迹运动，成为椭圆偏振光。若在不同波长测定圆二色性

物质的旋光度 α 或椭圆率 Q，并以旋光度或椭圆率为纵坐标，波长为横坐标作图，可得具有峰尖和峰谷的曲线，称为 Cotton 效应，此曲线称为 Cotton 效应曲线。此曲线总是位于光学活性物质的吸收峰附近。对有光学活性的药物，可分别作药物与包合物的 Cotton 效应曲线，即圆二色谱，从曲线形状可判断包合与否。如维生素 A 酸溶于二甲基亚砜后有明显的圆二色性，而 β-CD 为对称性分子，无圆二色性。

（六）热分析法

热分析法中包括差示热分析法（differential thermal analysis，DTA）和差示扫描量热法（differential scanning calorimetry，DSC），它们是鉴定药物和环糊精是否形成了包合物的常用检测方法。其中差示热分析法是在程序控制温度下，测量试样与参比物之间温差随温度变化而变化的一种技术，待测样品发生物理或化学变化时，出现放热或吸热现象，使样品温度暂时升高或降低，在 DTA 曲线上使产生放热或吸热峰，鉴定时测定客分子药物、环糊精、包合物、混合物各自的 DTA 曲线，由 DTA 曲线上的吸收峰及温差的变化可显示包合物是否形成。例如前列腺素 E_1（PGE_1）是用来治疗末梢神经障碍疾病的药物，此药溶解性能很差，且对热、湿不稳定，尤其在碱性介质中很快降解而失去活性。为解决其溶解性和稳定性，将其制备成包合物，可提高稳定性和溶解性能，对制备的包合物采用热分析法 DTA 进行鉴定，确定包合物的制备工艺。PGE_1 与 β-CD 及 PGE_1 衍生物的物理混合物同包合物的热曲线明显不同，PGE_1 与二者的物理混合物热曲线上 116℃处仍有一个小的吸收峰，这是 PGE_1 的特征吸收峰，而包合物曲线上该处的吸热峰已完全消失，说明 PGE_1 已被包合。

（七）薄层色谱法

薄层色谱法（TLC）是选择适当的溶剂系统，对药物和包合物，在同样的条件下进行展开，观察色谱展开后的斑点位置，若药物与 β-CD 已形成包合物，则包合物不含有展开斑点。例如，生姜挥发油-β-CD 包合物的薄层色谱检测中，用 TLC 法验证。含 0.5%（质量分数）CMCNa 的硅胶 GF254（1∶3）薄板上用石油醚 ∶氯仿∶乙酸乙酯（10∶0.5∶1.5）为展开剂，10g/L 香草醛浓硫酸为显色剂。测定三个样品：

① 生姜挥发油石油醚溶液；

② 生姜挥发油-β-CD 的乙醇溶液；

③ 生姜挥发油-β-CD 包合物石油醚溶液。

结果见图 11-14。

由色谱图证明样品 1 和 2 展开的斑点相同，说明混合物中的生姜挥发油与纯生姜挥发油一致，成分未见变化，样品 3 在同样溶剂系统中展开后，没有斑点，证明生姜挥发油已与 β-CD形成包合物，无游离的生姜挥发油。

（八）紫外分光光度法

从紫外吸收曲线中吸收峰的位置和峰高可判断是否形成了包合物，同时还可求得包合物的最佳摩尔比。如先求得药物萘普生溶液的最大吸收峰波长，再配制一系列萘普生浓度相同、β-CD 浓度不同的包合物溶液，以同浓度的 β-CD 溶液为空白，测定其在最大吸收峰波长处的光密度，此光密度与同浓度萘普生溶液光密度不同（降低），表示包合物的存在。以两者光密度差值（ΔD）对 β-CD 浓度作图，可知随 β-CD 浓度的升高 ΔA 值开始降低，当溶液中主、客分子物质的量浓度相等时 ΔA 开始达到最小，此后基本保持水平。说明萘普生和 β-CD在水溶液中以 1∶1 摩尔比为形成包合物的最佳比例。

（九）溶解度法

溶解度法不仅用于包合物的生成，也可以证实或评价形成包合物的增溶效果。其方法是

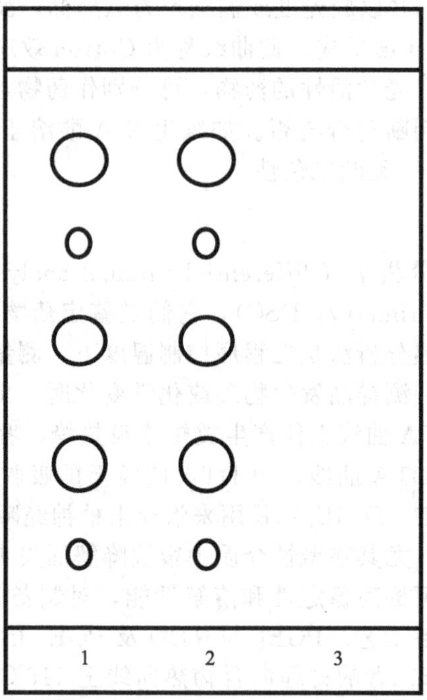

图 11-14　生姜挥发油及其包合物薄层色谱图

1—生姜挥发油石油醚溶液；2—生姜挥发油-β-CD 乙醇溶液；3—生姜挥发油-β-CD 包合物石油醚溶液

通过绘制溶解度曲线进行判断。其方法是通过测定药物在不同浓度环糊精溶液中的溶解度，绘制溶解度曲线。以药物浓度为纵坐标，环糊精浓度为横坐标作相溶解度图。从曲线上判断是否生成包合物。例如，当硝酸甘油（NTG）和 β-CD 形成包合物时，二者浓度较小时，呈线性关系，如图 11-15 所示。硝酸甘油溶解度增大表明生成包合物，因为包合后溶解度增大，硝酸甘油的溶解度增加到一定水平后达到饱和，然后，再增加 β-CD 的量，继续生成包

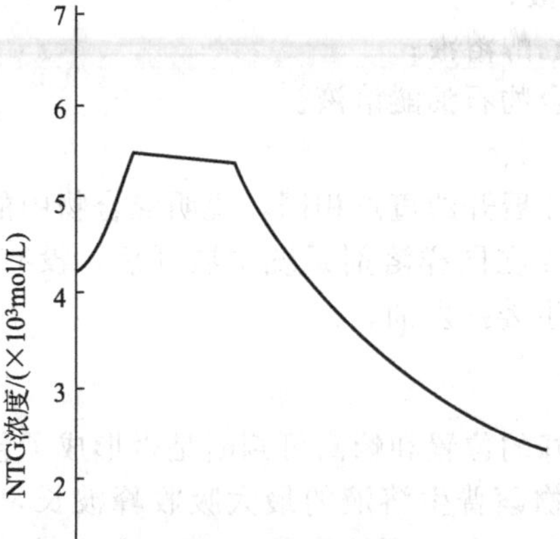

图 11-15　硝酸甘油-β-CD 的相溶解图（20℃）

硝酸甘油：β-CD＝1.01：1

合物，在一段时间内硝酸甘油总浓度保持不变，到一定时间后，再增大 β-CD 的浓度，曲线下降表示出现沉淀。

（十）电镜法

药物形成包合物后，可引起晶格发生变化，通过电镜观察即可区别空白包合物和含药包合物。

第三节 掩味技术

一、概述

掩味是降低对实际存在的不良口味的感觉。

在开发口服制剂时，药物的味道、气味、口感都直接影响病人服药的顺应性，尤其是儿科用药。对中药而言，其强烈的不良嗅味，更是中药发展的瓶颈之一，改善不良嗅味控制口服药物的味道在可接受程度范围内，显得尤为重要。口服制剂中的许多药物常因有异味而使其应用受限，为此，需要采取掩味技术掩盖药物的异味。

二、掩味原理

掩味的机理主要有以下几种。

① 加入矫味剂、矫臭剂以掩盖药物的味道。原理主要是依据其他感觉如甜觉、嗅觉在中枢产生的神经冲动与苦觉产生的神经冲动在中枢综合后以混淆大脑味觉，从而淡化苦味。

② 将药物与口腔黏膜上的味蕾隔开，降低与味蕾接触的药量，有以下几种方式。

a. 包衣法。包衣为药物颗粒提供了一个物理屏障，从而减少药物与味蕾之间的接触。

b. 熔融法制粒。是利用低熔点辅料如各种蜡类、硬脂酸、十八醇、聚乙二醇等作为熔合剂，将它们与药物及其他辅料一同加热、搅拌、熔融时，药物粉末会被黏结成颗粒状或团块状，由于药物被包封于颗粒中，降低与味蕾接触的药量而达到掩盖其不良嗅味的目的。

c. 改变溶液黏度，向液体中加入胶类、碳水化合物、油类、表面活性剂、多元醇、脂质等物质，可以增加液体黏度，降低药物在唾液中向味蕾的扩散。

d. 结合、吸附吸收、包合，如树脂交换结合、多孔物质吸附吸收、环糊精包合等。

③ 对味蕾进行暂时可逆性麻痹。使用具有局麻作用的掩味剂，暂时性麻痹味蕾上的味觉细胞，提高苦味感受阈值，降低对苦味分子的感受性，进而达到掩盖苦味的作用；泡腾剂中有机酸与碳酸氢钠，遇水产生二氧化碳，溶液呈酸性，能麻痹味蕾而起到矫味作用，对于盐类药物的苦味、涩味、咸味有所改善。

④ 对药物结构进行修饰，制成无味前药等。常用方法有聚合物包衣、离子交换树脂吸附、包合微囊化、固体分散、改变流变性质、添加表面活性剂、制成前药、喷雾冷凝法。

⑤ 阻止苦味受体与苦味剂结合，切断信号传导掩盖苦味。苦味阻滞剂主要是通过与苦味剂竞争性地争夺苦味受体，从而阻止苦味受体对苦味剂的感受以实现掩盖苦味剂苦味的目的。Katsuragi 等人发现脂蛋白以及磷脂可以掩盖苦味受体的作用位点，从而达到掩盖奎宁、地那铵、普萘洛尔等的苦味效果。另外美国舌头信息公司的专家运用多种自然界中存在的核苷酸，制成了苦味阻滞剂。

三、掩味材料

1. 芳香剂

芳香剂通常具有挥发性，通过嗅觉来达到改善制剂的气味和香味，混淆大脑味觉以达到掩盖苦味的目的。通常使用的芳香剂分为天然香料和人工香料两种。天然香料有：薄荷油、桂皮油、茴香油、薄荷水、复方豆蔻酊等；人工合成香料有：香蕉香精、菠萝香精、橘子香精、柠檬香精、巧克力香精等。

2. 甜味剂

甜味剂按来源分，可分为天然甜味剂和合成甜味剂，前者有葡萄糖、果糖、蔗糖、塔格糖（tagatose)、木糖醇、单糖浆、果汁糖浆（橙皮糖浆、甘草糖浆、樱桃糖浆)、蜂蜜等；后者有糖精、甜蜜素、天冬甜素、阿司帕坦、纽甜（neotame)、安赛蜜等。

但糖类甜味剂的摄入会引起人体血糖浓度过高，加重糖尿病患者的负担，且糖类甜味剂有较高的热量，因而人们对服用含有糖类物质特别是营养型甜味剂如蔗糖有所顾忌。因此，非糖类、低热量甜味剂的开发已引起人们的日益重视。近年来，从热带雨林植物中提取出的六种甜味蛋白和一种矫味蛋白，分别是沙马汀、莫乃灵、马宾灵、潘塔亭、布拉齐因、库克灵和神秘果素。它们不仅具备了优于传统甜味剂的诸多特点，并且具有无毒、安全、甜度高、热量低、不引起龋齿以及可供糖尿病人食用等优点，因此有可能取代糖成为一类新型甜味剂。

3. 胶浆剂

胶浆剂具有黏稠、缓和的特性，可干扰味蕾而掩味。主要有海藻酸钠、阿拉伯胶、琼脂、明胶等胶浆。胶浆剂一般与甜味剂、芳香剂合用来增加效果。高分子化合物在水化后具有黏稠、缓和的性质，可控制药物向味蕾扩散，而达到矫味的目的。常用的高分子材料有海藻酸钠、淀粉、阿拉伯胶、西黄耆胶、羧甲基纤维素钠、甲基纤维素、琼脂、明胶等。将其用于口服溶液中，不仅可以矫味，还有助于保持溶液的稳定。

4. 麻痹剂和泡腾剂

制剂中加入具有麻痹作用的成分，味蕾被短暂可逆地麻痹，短时间内感觉不到药物的味道。在含有阿司匹林的处方中掺进苯酚钠，味蕾会被麻痹 4～5s，从而感觉不到阿司匹林的苦味；泡腾剂利用碳酸氢盐与有机酸反应产生 CO_2，麻痹味蕾达到掩味目的。常用的酸味剂有柠檬酸、酒石酸、富马酸、己二酸和苹果酸；碱性剂有碳酸钠、碳酸氢钠、碳酸钾、碳酸钙等。

5. 苦味阻滞剂

苦味阻滞剂通过阻滞味觉信息从口内传至脑内来干扰味觉传导达到掩味目的，不同传导机制的苦味要通过不同的阻滞剂掩味。美国灵瓜金公司开发的腺苷酸（AMP)，通过与苦味物质竞争，从而与鸟苷酸结合蛋白偶联受体（GPCR）受体部位结合而发挥掩味作用，该腺苷酸 2003 年已被美国 FDA 批准为食品添加剂。

四、掩味技术在片剂中的应用

(一) 包衣技术

包衣是最直接的掩味方法，掩味效果极佳，非常适合中西药片剂和较新剂型，如咀嚼片、口含片、口崩片、干混悬剂等的掩味。包衣不仅能掩盖药物的不良嗅味，还可以起到防潮、避光、隔绝空气、提高药物稳定性以及控制药物释放速率和部位的作用，在抗生素类药物制剂中应用很普遍。

糖衣是最早的包衣法，但因为包糖衣使片子增重太多，现在已逐渐被增重少、效果好、外观漂亮、具有缓控释作用的薄膜衣所取代。例如有人以 HPMC 包衣制备的吞服型双黄连颗粒剂，避免药物直接与味蕾接触，掩盖了苦味，易于吞服，无不良口感，使病人乐于吞服，取得了较满意的效果。国内研究人员利用流化床包衣技术研制出的罗红霉素分散片，游离药物质量浓度只有 180mg/L，远低于该药物的苦味质量浓度（288mg/L），口感好，方便儿童用药。

（二）包合技术

包合技术目前的应用很广泛，药物嵌入 β-环糊精（β-CD）、羟丙基-β-环糊精（H-β-CD）分子内部，通过范德华力起作用，降低药物与味蕾接触的量而达到掩味目的，进入体内后药物再从包合物中释放出来发挥疗效。该法制备方法简单，可产业化。制备方法有饱和水溶液法、pH 调节法、研磨法、喷雾干燥法等，该法应用广泛。如利用盐酸雷尼替丁在酸性和碱性环境中存在状态的不同，采用饱和溶液法制备盐酸雷尼替丁-β-CD 包合物，将其压片或装胶囊提高患者用药顺应性，或采用饱和水溶液法，研制奥硝唑-β-CD 包合物，在掩味的同时改善了药物稳定性。

（三）制备微囊或微球掩盖药物苦味

微囊、微球化是利用天然的或合成的高分子材料为囊膜或成球材料，将药物作囊心物包裹或分散在成球材料中，从而阻断或减少药物与味蕾的接触或接触机会，掩盖药物的苦味。如以聚丙烯酸树脂肠溶液Ⅱ号为囊材，采用相分离凝聚法制备的克拉霉素微球，较成功地掩盖了药物苦味，易被儿童接受；以明胶为囊材，采用单凝聚技术制备的黄连素微囊，解决了由于苦味造成儿童服药不便的难题。

（四）固体分散技术

固体分散技术是将药物分散在无生理活性的载体中成为高度分散状态的固体分散物的一种制剂技术。常用载体有丙烯酸树脂、聚乙二醇、明胶等，一般辅以矫味剂联合掩味。

固体分散体的粒度对药物的释放有较大影响，粒度越小，药物溶出越快，苦麻味越强烈；粒度越大，制成的咀嚼片在口腔内的沙砾感越明显，因此在选择制备方法时应综合考虑。

常用的制备方法有溶剂法、喷雾干燥法、研磨法、冷冻干燥法等。溶剂法药物粉碎后稍有沙砾感，有机溶剂挥干过程中共沉淀物易黏在容器壁上，收集困难，且有机溶剂的使用使其不易除净对人体有害。喷雾干燥产物疏松密度过小，不易干燥，粉末黏度较大，压片困难，崩解时间延长。研磨法因长时间强力研磨使粉末较细，更适合于压片，且无沙砾感，较为理想。冷冻干燥法适用于热敏感药物，国外应用较多，是较有前景的一种方法。

如国外将茶苯海明（DMH）与聚醋酸乙烯酯制成固体分散体，基质在 pH 不小于 4 的介质中溶解从而释放出药物，同时满足掩味与释放的要求。陈洪轩等以水不溶性材料 Eudragit S100 为载体，用溶剂挥发法制备盐酸曲马多固体分散体，用其制得的盐酸曲马多口腔崩解片在体外崩解时间不超过 40 s，在水中的体外溶出度试验表明药物在 10min 内完全溶出。

冷冻干燥技术如 Zydis 技术在国外较为成熟，能掩盖许多药物的苦味，已成为商业上应用最成功的口腔崩解片技术之一，如葛兰素史克公司的昂丹司琼（Zyprexa Zydis）。Zydis 法与普通的冻干方法不同，主要是将主药和辅料定量分装在一定的模具中，冻干去水，制得高孔隙率的固体制剂。药物成分由水溶性基质通过冻干技术物理性包埋制得，水溶性基质由糖类和聚合物组成，具有快速溶解的性能，适用于化学稳定、不溶于水、粒径小于 50μm 的药物。

(五) 离子交换技术

药物与具相反电荷的离子交换树脂通过弱离子键结合，这种药物-树脂结合物在唾液的 pH 环境下不会解离，从而达到掩味的目的。药物从树脂中的释放依赖于树脂本身的特性和胃肠道的离子环境，进入胃肠道后，结合于树脂上的药物分子与适当的离子交换，可释放游离药物分子。

离子交换树脂为含有可电离阳离子或阴离子基团的高分子聚合物，分为强酸性阳离子、弱酸性阳离子、强碱性阴离子、弱碱性阴离子交换树脂四大类。强酸性阳离子能掩盖碱性药物的苦味（整个 pH 范围），弱酸性阳离子仅适用于 pH 在 6.0 以上环境，强碱性阴离子和弱碱性阴离子则反之。在众多离子交换树脂中，以不同型号的 Indion 和 Amberlite 应用最广。

Indion 系列树脂研究应用最多，能有效掩盖盐酸苯海拉明、苯甲酸利扎曲普坦等药物的苦味。

Bhise 等制备了盐酸苯海拉明的离子交换树脂复合物，树脂材料为含交联丙烯酸主链的 Indion 234 和 Tulsion 343，其间还以药物含量、掩味效果等为指标优化最佳药载比及反应时间。结果，按复合物最优处方与辅料混合压制成的泡腾片在 15min 内释药达 95%。

(六) 改变药物结构

1. 制成前药

有异味的药物经结构修饰制成前药，保持甚至增强了原药的药效，又克服了不良口味。克拉霉素的 2 位羰基进行结构修饰可得到无苦味、生物利用度高的前体药物进入体内。如果前体药物苦味低于活性药物，则可以利用此性质达到掩味目的。麻醉性镇痛剂和拮抗剂的前体药物没有苦味，可以制成口腔贴片。

2. 制成盐

化合物成盐一般情况下不影响药效，不算新的化合物。但是，成盐有可能显著改变药物的溶解度、味道等物理性质。

(七) 多孔物质吸附吸收

沸石、活性炭、二氧化硅等具有多孔的物质也可以作为载体，药物进入载体空隙，降低唾液中的药物浓度，同时可以控制释药速率，达到缓控释效果。如将伪麻黄碱吸附在二氧化硅上再制成咀嚼片，服用时没有药物的不良味道。

第四节　热　分　析

一、概述

热分析技术是在程序控温（和一定气氛）下，测量物质的某种物理性质与温度或时间关系的一类技术。热分析法收载于《中国药典》2010 年版二部附录中，其广泛应用于测定药物的纯度，判断药物的溶化特性、研究药物结构、药物剂型的选择、药物稳定性、含水量的变化等许多方面。

在加热或冷却过程中，药物会发生各种物理变化和化学变化，如晶型转变、熔融、升华、吸附、脱水、分解、氧化和还原等。通过研究这些变化，热分析不仅能提供药物的热力学参数，而且可以给出有一定参考价值的动力学数据，用于研究药物的理化性质和进行药物剂型的选择。

药品的研发与质量控制必须监控其物理和化学性质，如纯度、晶型、稳定性和安全性，以保证药品具有一定的效果。而药品的成分大部分都是有机化合物，具有多种结构及晶型等特性，导致药品在加工条件、稳定性、生物特性等方面都会受到影响，通过热分析技术摸清其变化规律在药品研发及其质量控制过程中起指导作用。

热分析法是研究物质在程序升、降温过程中所发生的各种物理和化学变化过程，且具有操作简便、准确度高、灵敏、快速、不需做预处理以及试样微量化等优点，与其他分析手段联用可获得大量可靠而广泛的信息。

二、热分析分类及基本原理

目前常用的热分析有差示热分析法（DTA）、差示扫描量热法（DSC）、热重量分析法（TG）、导数热重量分析法（DTG）等。在药剂学中，以 DTA、DSC 较多用。

（一）差示热分析法

DTA 是最先发展起来的热分析技术。当给予被测物和参比物同等热量时，因二者对热的性质不同，其升温情况也不同，通过测定二者的温度差来达到分析目的。对供试品与热惰性参比物进行同时加热的条件下，当供试品发生某种物理或化学变化时，由于这些变化的热效应，使供试品与参比物之间产生温度差。在程序控制温度下，测定供试品与参比物之间温度差与温度（或时间）关系的技术称为差热分析。

以参比物与样品间温度差为纵坐标，温度为横坐标所得的曲线，称为差热曲线（DTA曲线），此差热曲线直接提供的信息主要有峰的位置、峰的面积、峰的形状和个数。峰的位置是由导致热效应变化的温度和热效应种类（吸热或放热）决定的，前者体现在峰的起始浓度上，后者体现在峰的方向上。

差热分析仪（见图 11-2）有能按选定速率线性升温自动控制的具有两个条件一致的空腔的加热块，放置于密闭的烘箱中，试验时通入惰性气体，保持压力、热反应的气体及受热环境稳定。样品及参比物分别放在两个空腔中，参比物应是在测量温度区间热稳定的物质，常用的有玻璃球、氧化铝或空的称样器皿。在放样品和参比物的腔中，各置电热偶，当热块升温后，由于样品与参比物的热容量不同，两边的温度不同，但未产生热转换时，两者的温度差始终是一致的，当达到热转换温度时，如样品的热容量突然增大，为吸热反应，如热容量降低为放热反应。

（二）差示扫描量热法

DSC 是在 DTA 基础上发展起来的一种热分析方法。由于被测物与参比物对热的性质不同，要维持二者相同的升温，必然要给予不同的热量，通过测定被测物吸收（吸热峰）或放出（放热峰）热量的变化，达到分析目的。

测量输给供试品与参比物热量差（$\Delta Q/\Delta T$）与温度（或时间）关系的技术称为差示扫描量热分析。在 DTA 中，是样品与参比物在温度变化时以参比物与样品间温度差的变化对样品温度作图，而在 DSC 中是用保持样品与参比物相同温度所需输入能量的差异与样品的温度作图，其准确度（正确度和精密度）均高于 DTA。

在 DSC 仪器中（见图 11-4），样品和参比物的支架是热互相隔离的，各自固定在自己的温度传感器及加热器上，样品和参比物放在支架内的金属小盘中，在程序升温过程中，当样品熔融或挥发时，样品与参比物需要保持温度一致所需的能量不同，在DSC图谱中，纵坐标为热量差，横坐标为温度，峰面积为样品的转换能，正峰与负峰分别为吸热峰与放热峰，峰面积与热焓成比例。

DSC法能用于定性，也能用于定量。影响本法的因素主要是样品、实验条件和仪器因素，样品的因素主要是试样的性质、粒度及参比物性质；实验条件的影响主要是升温速率。该法的优缺点基本与差热法相同，但灵敏度更高。

DSC法以其简便、快速、灵敏度高、样品用量少（以mg计）、重复性好等优点，多用于原料药鉴别，并已成为快速考察药物与辅料固态相容的最常用方法，适用于处方前辅料筛选、预测潜在的相互作用。DSC主要依据二元或多元混合物与单一物质的热分析曲线的异同，如峰偏移或吸热、放热效应消失或焓值改变等，而实际应用时两者热分析曲线的差异，可能由以下原因造成。

① 常温条件下反应较缓慢以至可忽略，但升高温度（>300 ℃）后反应动力学提高，药物与辅料的物理化学性质发生改变。

② 水分会促进药物与辅料发生物理化学作用。

③ 一种成分的物理化学性质发生变化（如熔点）改变了混合物环境，可能使混合物中另一种成分也随之发生变化。

④ 药用辅料混合操作可能降低单个物质的纯度。

通过以上分析可知，DSC具有一定的局限性和不确定性，为获得更可靠的试验结论，建议同时使用其他方法如傅里叶转换红外光谱法（FTIR）、高效液相色谱法（HPLC）、热台显微镜法（HSM）、扫描电子显微镜法（SEM）、X射线粉末衍射法（XRPD）和液质联用技术（LC-MS）等提高结果的准确性和可靠性。

DSC法的不足之处在于试验采用高温条件，不适用于考察对热不稳定的药物与辅料的相容性。

（三）热重量分析法

热重量分析法（thermogravimetry，TG）是一种通过测量被分析样品在加热过程中重量变化而达到分析目的的方法。即将样品置于具有一定加热程序的称量体系中，测定记录样品随温度变化而发生的重量变化。以被分析物质的重量（%）为纵坐标，温度为横坐标所得的曲线即TG曲线。

热重量分析法是在程序控制温度下、测量物质的重量与温度关系的一种技术。记录重量变化对温度的关系曲线称热重量曲线（TG曲线），热重量曲线是在氮气流或其他惰性气流下，由于挥发性杂质失去，导致重量减失，以温度为横坐标、重量为纵坐标绘制的图谱，为便于观察，也采用其导数曲线，称为导数热重量分析法（differential thermogravimetry，DTG）。热重量分析仪由装在升温烘箱中的微量天平组成。此天平应对温度不发生称量变化，保证在长期程序升温时测量稳定。

从热重量曲线可以得到物质的组成、热稳定性、热分解及生成的产物等与质量相关的信息，也可得到分解温度和热稳定的温度范围等信息。将热重量曲线对时间求一阶导数即得到导数热重量分析（DTG）曲线，它反映试样质量的变化率和时间的关系。从DTG曲线可确定失重过程的特征点，故对生药进行鉴别，采用DTG曲线较TG曲线好。

（四）其他

尚有导数热重量分析、热机械分析（TMA）、质谱差示分析等。

三、热分析技术的应用

（一）预测固体药物的稳定性

应用热分析法进行固体制剂稳定性的预测，在处方设计工作中是常用的方法。如将原辅料试样置反应性气氛中，可能出现失重或增重、重量的改变值及起始温度，可作为试样反应性的度量；从热分析曲线可以观察升温扫描过程的全貌，可以计算反应热及热焓变化，可用于反应速率的定量。此外，根据炉内环境气氛的不同，可用来测定原辅料的氧化稳定性，即先将试样在惰性气氛中升温，等达到某一温度并平衡后，将炉内气氛很快改变为氧化性气氛，计算暴露在氧化性气氛中后放热氧化峰起始的时间，以此来衡量该原辅料的氧化稳定性。

（二）预测辅料与药物配伍情况

热分析测试方法非常简单，先将药物或原料进行 TG、DTA 或 DSC 扫描，然后将其按一定的比例制成物理混合物（这种比例可以是处方用量的组成比例，或是各组分的等重量的比例），再在同一条件下，进行 TG、DTA 或 DSC 扫描，对比热分析曲线，如果发现有：

① 药物混合物在某些温度的失重率不是各组分在这些温度失重率的加权平均值；

② 原有特征峰消失，出现新峰；

③ 峰变宽；

④ 峰位移动；

⑤ 熔融热焓 ΔH 有变化等情况。

就表明其间发生了物理或化学变化，这时如果仅仅是产生共熔，那么共熔化合物会使溶解性能发生变化，进而可能影响药物的生物利用度，然而如果是发生化学变化，则应十分当心配伍应用。

药物的配伍禁忌的化学分析法繁琐、周期长，而热分析技术具有快速、简便、经济和用样量少等优点，与通常的方法相比省去了对药物以及配伍后药物的分析化验。用热分析技术来研究药物的配伍禁忌能为处方的合理组成提供宝贵的依据。

通过比较药物、辅料及药物-辅料在程序升温时 DTA 曲线上的吸热峰或放热峰是否相同，如峰消失、峰形变化、峰位移等来判断药物与辅料之间是否存在相互作用。头孢环烯胺的粉针，选择 *N*-甲基葡胺、三羟甲基氨基甲烷、磷酸钠、无水碳酸钠四种辅料来增加其溶解度，通过 DTA 试验，头孢环烯胺与无水碳酸钠配伍时仍保持其本身的特征峰，而与其他三种辅料配伍时，其特征峰消失，故只能选择无水碳酸钠与之配伍。

热分析技术，在早期的处方前研究中是快速评价药物-辅料相互作用、较大范围内筛选辅料的有用工具。但是要仔细评价热分析曲线，以防止错误解释及错误结论，最好是采用其他辅助手段来完成该项工作。如 DSC-HSM-SEM 法，是采用 DSC 结合热台显微镜（hot stage microscopy，HSM）及扫描电镜（scanning electron microscopy，SEM）的研究方法。

DSC 是在程序控制温度下测量输入的试样和参比物的功率差与温度关系的一种技术。在药物与辅料的混合物中，若两者无配伍变化，则 DSC 图谱上保留药物与辅料各自的峰形和峰位；若两者发生配伍变化，则图谱上的峰形、峰位就会发生变化。

用热分析方法测量了对乙酰氨基酚原料及其片剂的热失重曲线，从其热失重曲线可知：片剂的起始失重温度高于原料药，并采用 Kissinger 法对所获得的热失重曲线进行解析，分别得到它们的表观活化能、指前因子和热降解速率常数，片剂的表观活化能大于原料药，热降解速率常数小于原料药。

Kissinger 法对所获得的热失重曲线进行解析，其 Kissinger 方程为：

$$\ln(\beta/T_p^2)=\ln(AR/E)-E/(RT_p)$$

式中，β 为升温速率；T_p 为不同升温速率下微分热重的峰温，K；E 为表观活化能，J/mol；A 为指前因子；R 为摩尔气体常数，8.314J/（K·mol）。

将 ln（β/T_p^2）对 $1/T_p$ 作图可得到一条直线，根据该直线斜率可求出活化能 E，从截距可求出指前因子 A，并依据阿伦尼乌斯公式可获得它们的热降解速率常数 k：

$$k=A\exp[-E/(RT)]$$

此实验结果表明：对乙酰氨基酚片剂的稳定性高于原料药，同时采用 DSC 法获得了它们的熔点、熔化焓和熔化熵，所获得的结果可为药物的生产和贮存提供科学依据。

（三）赋形剂的筛选

热分析技术可用于检查药物与赋形剂有无相互化学反应，有无化学吸附、共熔以及晶型转变等物理作用。众所周知，制备药剂，几乎都离不开赋形剂，但赋形剂不总是惰性的，它可以与某些药物产生化学反应，也可能影响药物的稳定性，也可能延滞药物从制剂中的释放或溶出的速度。因此倘若赋形剂选用不当，药物的生物利用度可能降低，药剂的安全性和有效性可能受到影响。DTA、DSC 可有效地指明药物与赋形剂是否发生化学反应和物理作用。通常将药物与赋形剂以一定比例直接混合，或加少量水加温（恒温）若干小时后过滤，真空干燥，研细，或按常规方法制成片剂，研细，置 DSC 仪器中进行实验，通过 DSC 曲线分析药物与赋形剂之间的相互作用。DSC 是进行赋形剂筛选的十分有效的方法，这是热分析在药物研究中的最重要用途之一。且随着药剂技术的发展，DSC 有了更广泛的用途，近年来用 DSC 技术研究药物的环糊精包合物以及脂质体的报道开始出现。

（四）药物的稳定性及动力学计算

随着制药工业的发展，药物制剂的品种越来越多，某些抗生素制剂、生化制剂、维生素制剂及某些液体制剂的稳定性问题甚为突出。药物若分解变质，不仅使药效降低，有些药物甚至产生毒副作用，药物产品从原料合成、剂型设计到制剂生产，稳定性研究是其中的基本内容。我国规定新药申报必须呈报有关稳定性材料。2000 年张健等人研究了喹诺酮类药物的稳定性及其热降解，他们用 Achar 微分法和 Coats-Redfern 积分法相结合的方法确定了活化能 E、指前因子 A、反应级数 n 及动力学参数。得出结论：稳定性为，盐酸卢氟沙星＞依诺沙星＞氧氟沙星＞诺氟沙星，它们的热分解过程相同；依诺沙星、氧氟沙星、诺氟沙星的动力学方程为 $\Delta\alpha/\Delta t=Ae^{-E/(RT)}(1-\alpha)^2$，盐酸卢氟沙星的动力学方程为 $\Delta\alpha/\Delta t=Ae^{-E/(RT)}(1-\alpha)^3$。2000 年 Wissing S 利用高灵敏度的 DSC 研究了阿司匹林与硬脂酸镁的相互作用，阿司匹林与硬脂酸镁以 1∶1 的比例混合在 55℃出现一个吸热峰，且数据符合已存在的降解动力学模型。除此之外，DSC 法还能用以检测 pH、离子强度、稳定剂的改变所引起的转化温度和焓值的变化。

（五）多组分分析

药物往往是多种成分的混合物，除了起药效作用的各种化合物外，还有赋形剂、稀释剂、包衣等成分。要分析这个混合体系中各成分的性质和它们之间的行为，常规的分析方法难以实现，但微区热分析技术（Micro-thermal Analysis 或 μTA）是一种将热分析和扫描探针显微技术结合起来的新技术，该技术是在原子力显微镜的扫描探针尖上集成了微型的热传感器和加热电阻，这样可以在对试样表面进行扫描的同时对样品进行局部加热。该技术具有可在微小尺度上成像和热分析的优势，所以它可以用来对药物进行多组分分析，尤其是对药物进行原位的多组分分析。

Royall 等人首次尝试将微区热分析技术用于药物研究，他们用羟丙基甲基纤维素邻苯二甲酸酯（HPMCP）和布洛芬（Ibuprofen）作为研究对象，HPMCP 和布洛芬是两种化学性质不同的物质，前者是聚合物，后者是小分子化合物，他们制备了这两种物质的纯样和1∶1的混合试样，然后用微区热分析法来分析试样。实验结果表明，μTA 法可以很好地区分 HPMCP 和布洛芬，而且在混合样品中，该方法也可以区分出样品的某个部位是 HPMCP 还是布洛芬。因此，μTA 技术可用来探测药品内各成分的分布情况，用 μTA 法做片剂的原位研究，研究结果显示，μTA 法可以区分药片中的包衣和药物。这项研究为用 μTA 法来表征药物的包衣提供了依据，许多药物的包衣是高分子薄膜而不是糖，μTA 技术的分辨率足以检验这些薄膜的软化、玻璃化转变和机械性能。μTA 法也被用来对药物微球体系进行原位研究，如用 μTA 法检测通过不同浓度的黄体酮得到的聚乳酸（PLA）微球的表面性质。

（六）多晶现象研究

固态药物一般都存在多种晶型，不同晶型的药物在溶解速率、生物利用度和药效上的差别非常大。一般情况下，高温稳定的晶型的溶解速率较低温稳定的晶型快，容易吸收，药效明显。因此，在制药中尽量使用高温稳定的晶型或者无定形态药物，但这种状态的药物一般处于亚稳态，它们会向更稳定的晶型转化，在制成成药后，这种转化用常规方法就难以观察和研究了。μTA 技术可以进行原位分析，它也可以用来研究药物的多晶现象，Sanders 等人尝试使用 μTA 法研究甲腈咪胺（Cimetidine）的多晶型现象，分别测试了它的 A、B 晶型和这两种晶型的 1∶1 混合型。实验结果发现，这两种晶型的熔点有区别，A 晶型的表面是亲水性的，在 100℃处有脱水现象。这表明 μTA 法是一种区分药物多晶型的好方法，特别是它的样品用量非常少的情况下。Royall 等人还用 μTA 法对同一个吲哚美辛样品中不同的区域（无定形态和结晶态）进行检测，他们的研究结果表明，μTA 法可以明显区分这两种形态的吲哚美辛，同时发现局部加热速率的快慢对测试结果没有影响。

（七）药物粉末微粒的研究

在制药领域中，弄清楚每一批药物粉末的物理和结构性质，特别是粉末的多晶型和结晶度是非常重要的。常规的分析方法，如 DSC、XRD、FT-IR/Roman 光谱和微量热法需要大量的样品（一般几十毫克以上），且样品是均匀的体系。但是对于成分复杂的体系，如多种晶型的混合物或者含有部分无定形物的粉末，前面所提到的几种分析方法就显得无能为力了。但 μTA 法的高分辨率足以用来对单个药物粉末进行研究，如 Murphy 等人就用 μTA 法研究了几种药物的单个粉末，布洛芬晶体粉末、硫酸沙丁胺醇（Salbutamol Sulphate）喷雾干燥粉末、海藻糖（Trehalose）的喷雾干燥和晶体粉末、吲哚美辛的两种晶型的粉末微粒的热性质，其研究结果表明，μTA 法是一种可有效表征单个药物粉末微粒的热性质的新方法。

（八）固体分散体系的研究

为了增加在水中不溶解药物的溶解性和生物利用度，通常会将这种药物溶解到一种易溶于水的固体分散剂中，形成固体分散体系。在固体分散体系中，药物和分散剂之间可能会形成均相的固体溶液，也可能会发生相分离现象，药物会在微小的区域内发生结晶或者形成无定形的微小颗粒。弄清固体分散体系中药物的状态和性质，对于药物的质量控制至关重要。但一般的分析方法，如 XRD 和 DSC 均无法准确分析固体分散体系中药物的状态。由于

μTA 法具有局部分析的优势，所以它适合研究药物的固体分散体系。如使用 μTA 法研究固体分散体系的相分离现象以及药物在固体分散体系中的均匀性和物理状态。

Galop 等也研究了几种药物的固体分散体系，他们发现，在固体分散体系中仍然存在一些无定形态的药物区域，这些不稳定的无定形态区域将会随着贮存时间的延长而结晶，这些研究结果均表明，μTA 法是一种研究固体分散体系的好方法。

（九）手性药物的研究

最近，Markovic 等人用多种方法分析了奥美拉唑钠盐（Omeprazole Sodium Salts）的对映体的物理性质和热性质。从 μTA 的结果可以看出，两种对映体的表面形貌和热性质是不同的。而用传统的热分析方法，如 SEM 和 DSC 则得不到这种明显的区别。他们的研究结果表明，μTA 法也可用在手性药物的分析上。

综上可以得出，μTA 法可以在特定的区域内对多组分的样品进行热分析，这使得它可以区分不同的相，并表征这些相的性质。因此，μTA 法在药物研究中将会有更广泛的应用前景。

参考文献

[1] 崔福德主编．药剂学［M］．第 6 版．北京：人民卫生出版社，2003.

[2] 陆彬主编．药物新剂型与新技术［M］．第 2 版．北京：人民卫生出版社，2005.

[3] 郑俊民．药用高分子材料学［M］．第 3 版．北京：中国医药科技出版社，2005.

[4] 朱盛山．药物新剂型［M］．北京：化学工业出版社，2003.

[5] 李慧，唐星．热熔出法制备联苯双酯固体分散体的工艺［J］．沈阳药科大学学报，2008，7（25）：515-518.

[6] 吴俊伟等．恩诺沙星固体分散体片的制备及体外溶出度的研究［J］．中国兽药杂志，2000，（2）：18-21.

[7] 陈美洁，张彦卓等．以介孔硅为基质的固体分散体片剂的制备与性质考察［J］．沈阳药科大学学报，2013，30（1）：8-12.

[8] Atsuragi Y，Kurihara K. Specific inhibitor for bitter taste［J］. Nature，1993，365（6443）：213.

[9] 郑晓彬．苦味形成机理与中药苦味掩味技术的研究概况［J］．中医药导报，2008，1（5）：119-121.

[10] LIU L G，ZHOU J F，QI N，et al. Research and preparation of shuanghuan lian granules（swallowing type）［J］. Chin Tradit Patent Med（中成药），2001，23（5）：3791.

[11] 陈洪轩，刘伟芬，牛江秀等．盐酸曲马多口腔崩解片的研制［J］，中国医院药学杂志，2008，28（9）：715-718.

[12] 王优杰，冯怡，徐德生．药物掩味技术的研发进展与应用［J］．中国药学杂志，2006，41（19）：1444-1448.

[13] 朱华，秦冬立，骆红宇等．热分析在药学领域中的应用［J］．山东生物医学工程．2001，20（1）：28-31.

[14] 徐芬，王彩蕴，孙立贤等．对乙酰氨基酚原料及其片剂的热稳定性研究［J］．辽宁师范大学学报（自然科学版），2012，35（2）：233-237.

[15] 张健，陈栋华，袁誉洪等．喹诺酮类药物的热稳定性及其热分解非等温动力学研究［J］．药学学报，2000，35（6）：445-450.

[16] Wissing S. Genetic optimization of combinatorial libraries［J］. Pharm Sci，2000，75（1）：189.

[17] Häβler R，Mühlen E Z. An introduction to μTATM and its application to the study of interfaces［J］. Thermochim Acta，2000，361（1-2）：113-120.

[18] Royall P G，Craig D Q M，Price D M，et al. An investigation into the use of micro-thermal analysis

for the solid state characterisation of an HPMC tablet formulation [J]. Int J Pharm，1999，192（1）：97-103.

[19] Sanders G H W，Roberts C J，Danesh A，et al. Discriminination of polymorphic forms of a drug product by localized thermal analysis [J]. J Microsc-Oxf，2000，2（198）：77-81.

[20] 刘义，董家新，陈静等. 热分析法在药物研究中应用的新进展 [J]. 长沙理工大学学报（自然科学版），2008，5（1）：1-6.

[21] Markovic N，Agotonovic-Kustrin S，Glass B，et al. Physical and thermal characterisation of chiral omeprazole sodium salts [J]. J Pharm Biomed Anal，2006，42（1）：25-31.

第十二章　片剂生产的GMP要求

《药品生产质量管理规范》简称GMP，它是英文good manufacturing practices for drugs或者good practice in the manufacturing and quality control of drugs的缩写。GMP可以直译为“药品优良的生产实践”。我国卫生部原来负责组织实施的《保健食品良好生产规范》(GB 17405—1998) 也简称GMP，它是good manufacture practice for health food的缩写。为避免混淆，似应将其分别简称为药品GMP和保健食品GMP，以示区别。本书中GMP主要是指药品GMP。

由于“GMP”已像“TV”等外来语缩写一样，除官方文件外，大家都已约定俗成，成为国际间通用词汇。

GMP是人类社会科学技术进步和管理科学发展的必然产物，它是适应保证药品生产质量管理的需要而产生的。在国际上，GMP已成为药品生产和质量管理的基本准则，是一套系统的、科学的管理制度。实施GMP，不仅仅通过最终产品的检验来证明达到质量要求，而是在药品生产的全过程中实施科学的全面管理和严密的监控来获得预期质量。

GMP是药品生产的一种全面质量管理制度。GMP是指从负责药品质量控制的人员和生产操作人员的素质到药品生产厂房、设施、设备、生产管理、工艺卫生、物料管理、质量控制、成品贮存和销售的一套保证药品质量的科学管理体系。其基本点是保证药品质量，防止差错、混淆、污染和交叉污染。

实施药品GMP，是强化国家对药品生产的监督管理，实现对药品生产全过程的监督，保证药品质量的一套科学、系统和行之有效的管理制度。

为了实现安全生产、保护员工身体健康和环保清洁生产，响应国家循环经济可持续发展以及低碳经济的号召，在推行实施药品GMP时，也应该同步实施非GMP《健康、安全和环境 (EHS)》、《产品防护》内容中的有关条款，但本章节不作介绍。

我国2010年修订的GMP，自2011年3月1日起施行。

第一节　厂　　房

厂房与设施是药品生产的重要条件，口服固体制剂生产必须具备与其生产相适应的厂房和设施，这包括规范化厂房以及相配套的净化空气处理系统、照明、通风、水、气体、洗涤与卫生设施、安全环保设施等。

口服固体制剂厂房的设计和平面布局受所生产的产品品种以及工艺特性的影响，根据QbD（质量源于设计）的理念，在设计阶段就应该理解产品和工艺等基础因素，通过配备相应的设备设施以及单元操作的划分，来解决这些问题。厂房设计时需要考虑GMP风险、物料流、产品和工艺特性、EHS（环境、健康、安全）等因素。

一、厂房设计

（一）设计原则

① 应用工业工程的基本原理、方法，对厂区进行总体规划布置，并贯彻远近结合的原则，做到本项目的建设与公司远期发展相结合，为企业未来发展留有余地。

② 结合场地地形、地貌、地质等条件，因地制宜并尽可能做到紧凑布置，建筑体型尽量整齐，降低体型系数，节约用地。

③ 满足生产工艺要求和流程，使各生产环节紧密衔接。各类管线布置顺畅简捷，减少能耗，节省能源。

④ 厂房间距能满足运输和管线布置的条件，并符合防火、防爆、抗震、安全、卫生、环保、噪声等规范和《洁净厂房设计规范》的要求，合理使用土地。

⑤ 环境工程贯彻与主体工程同时设计、同时施工、同时投产的“三同时”原则，对生产中产生的污染采取有效的治理措施，做到达标后排放。

⑥ 总平面布置时注意建筑型体及群体建筑的协调性和整洁性，并满足药品中间体产品生产的环境要求，为建设现代化企业创造文明生产的条件。

总图布置应遵循《工业企业总平面设计规范》、《药品生产质量管理规范》及《洁净厂房设计规范》，以满足工艺流程为前提，对总平面进行合理的布置，使各功能分区明确，人流、物流路线顺畅。

（二）土建工程

土建工程设计主要范围有片剂车间及辅助配套设施。

二、厂房选址与厂房布局

按照我国2010年版《药品生产质量管理规范》的要求，片剂建厂首先要考虑的是厂房选址，环境是首要因素，选址要考虑周全。

根据GMP要求，对地理位置、气候、空气质量、周围绿化情况、污染情况、气象部门记录的气温和风向资料、交通运输、水电供应、长远发展，要聘请有关专家进行调研、考察、讨论，做好研究选址的记录。

片剂厂房的总体布局受到诸多因素的制约。在规划时，要考虑制药企业所处的地理位置、GMP的要求、安全上的要求，以便对整体环境进行布局。厂区周围环境条件、不同功能区的划分、交通的安排、绿化的要求等都要一一考虑，主要包括如下方面。

① 应在大气含尘、菌、有害气体量低，自然环境好的区域选址，远离铁路、码头、机场、交通要道以及散发大量粉尘和有害气体的工厂、仓储、堆场，远离严重空气污染、水质污染、振动或噪声干扰的区域。如不能远离以上区域时，则应位于其最大频率风向上风侧。对三废处理、锅炉房等有严重污染的区域，应位于厂区全年最大频率风向的下风侧。对兼有原料药和制剂生产的药厂，原料药生产区域应位于制剂生产区全年最大频率风向的下风侧，以降低污染和交叉污染的风险。

② 医药工业洁净厂房应布置在厂区内环境整洁，人流、物流不穿越或少穿越的地段，并应根据药品生产的特点布局。

③ 对有特殊要求的仪器、仪表，应安放在专门的仪器室内，并有防止静电、震动、潮湿或其他外界因素影响的设施。质量控制实验室如检验室、中药标本室、留样观察室以及其他各类实验室应与药品生产区分开，用于生物、微生物或放射性同位素检测的区域，应彼此分开，并安排不同的房间进行。

④ 青霉素类等高致敏性药品的生产厂房，应位于其他生产厂房全年最大频率风向的下风侧；应考虑防止与其他产品的交叉污染，必要时在生产区排风口增加高效过滤器；危险品区应单独设置，并处于安全位置；麻醉品及剧毒药品，应设有专门仓库。

⑤ 厂区应按照生产、行政、生活和辅助功能布局，不得互相妨碍；实验动物房应与其他区域严格分开；厂区主要道路的设置，应符合人流和物流分流的要求，医药工业洁净厂房周围道路面层，应采用整体性好、发尘少的材料；厂房周围应绿化。可铺植草坪或种植对大气含尘、含菌浓度不产生有害影响的树木，但不应种植易散发花粉或对药品生产产生不良影响的植物。尽量减少厂区内露土面积。

⑥ 更衣和储衣、洗涤及卫生间的设置应便于使用，并与使用的人数相适应，不得对洁净室（区）产生不良影响。盥洗室不应与生产区域、贮存区直接接通。

⑦ 生产区和贮存区应有足够的空间，确保有序地存放设备、物料、中间产品、待包装产品和成品，避免不同产品或物料的混淆、交叉污染，避免生产或质量控制操作发生遗漏或差错。

三、 车间设计

车间设计的目的是对厂房的配置和设备的排列做出合理安排。

有效的车间布置将会使车间内的人、设备和物料在空间上实现最合理的组合，增加可用空间。布置不合理则会导致工程造价高，施工不便，生产和管理问题频出。

片剂车间厂房的高度主要决定于工艺、安装和检修要求，也要考虑采光、通风和安全要求。在高度上有单层厂房，也有多层厂房，甚至还有几何形厂房。例如，片剂车间的加料形式直接影响厂房体型，而厂房体型对总体布局影响又很大。各车间无论是单层或多层，车间底层的室内标高应高出室外地坪 0.5～1.5m。生产车间的层高为 2.8～3.5m，技术层高不得低于 0.8m，一般应留出 1.2～1.5m。目前标准厂房的层高为 4.8m，生产车间的地面承重应大于 1 000kg/m^2。

单层厂房是指生产部分布置在一个平面上，如生产区设在一层，二层为空调机房，或二层为生产区，一层为公用工程区，这样的厂房也都属于单层建筑。单层厂房符合现代厂房要求，不论施工、维修或发生意外事件，如火灾等都能方便处理。

多层厂房的优点是占地少，适合老厂扩建，但要增加垂直运输电梯、楼梯以至水平联系走廊的面积，并常造成流程的分段，将增加层面转运过程的污染。双层或多层车间，输送人员和物料的电梯宜分开。电梯不宜设在洁净区内。必须设置时，电梯前应设置气闸室或其他确保洁净区空气洁净度的措施。

片剂车间内部的工艺布局应合理，人流、物流要分开，并设有符合卫生要求的人员卫生通道和物流通道。生产车间要根据工艺流程和生产要求合理分区：原辅料粉碎、过筛、配料、制粒、压片、中间站、包衣、内分装等工序的生产区为“控制区”，其他工序为“一般生产区”。“控制区”应当参照我国 2010 年版 GMP“无菌药品”附录中 D 级洁净区的要求设置，企业可根据产品的标准和特性对该区域采取适当的微生物监控措施；“一般生产区”国内无洁净级别要求。凡通入“控制区”的空气需经初、中、高效过滤器过滤，局部发尘量大的工序还应安装吸尘设施。进入“控制区”的原辅料必须去除外包装；操作人员应按规定从人员卫生通道进入工作区。压片间、中间站、包衣室、分装室、消毒后的内包装材料、冷却室和贮存室均需洁净空调，其温度和相对湿度与其工艺要求相适应，保持 18～26℃的室温和 45％～65％ 的相对湿度。如果湿度影响到产品质量时，为保持车间较低的相对湿度应采用除湿措施。制粒、混合、压片、包衣工序的操作室还应分隔良好，室内均需与室外（走廊）保持相对负压。

片剂车间布置设计的原则如下。

① 各工序的设备布置要与主要流程顺序相一致，使生产线路成链状排列而无交叉迂回现象，并尽可能自流输送，力求管线最短。

② 注意改善操作条件，对劳动条件差的工段要充分考虑朝向、风向、门窗、排气、除尘及通风设施的安装位置。设备的操作面应迎着光线，使操作人员背光操作。

③ 辅料制备车间应与适用设备靠近，但如液氯汽化、制漂等有污染和粉尘部分，应有墙与车间隔开，应有通风等必要的设施。

④ 冬天无严重冰冻地区的工厂可考虑把不适宜在车间内布置的设施，布置在室外。高压容器等有爆炸危险的设备应布置在室外。并有安全报警和事故排空等安全措施。

⑤ 设备布置在楼面还是布置在底层，要视楼面荷载及是否利用位差输送等因素而定。一般洗浆设备布置在楼面，黑液槽及浆池布置在底层。

⑥ 相互联系的设备在保证正常运行、操作、维修、交通方便和安全条件下，尽可能靠近。

⑦ 设备与墙柱之间的间距，无人通过时最小 500mm，有人通过时最小 800mm。

⑧ 泵与泵之间间距一般为 1000mm，泵组之间间距约 1500mm。

⑨ 设备的安装位置不应骑在建筑物的伸缩缝或沉降缝上。

⑩ 发散有害物质、产生巨大噪声和高温的生产部分应同一般的生产部分适当地隔开，以免互相干扰。

⑪ 要统一安排车间所有操作平台、各种管路、地沟、地坑及巨大的或震动大的设备基础，避免同厂房基础发生矛盾。

⑫ 操作平台的宽度应大于 500mm，平台向上距梁底或楼板的距离应大于 2000mm，平台下若走人或有设备需检修，平台底部净高不应小于 2000mm。

⑬ 合理安排厂房的出入口，每个车间出入口不应少于 2 个。

四、 仓储

仓储区的设计和建造应当确保良好的仓储条件，其面积应与生产规模相适应，采光、通风适当，干燥整洁，地理位置尽量接近生产车间，以便储运。仓储区应当能够满足物料或产品的贮存条件和安全贮存的要求，并进行检查和监控。

仓储区应当有足够的空间，确保有序存放待验、合格、不合格、退货或召回的原辅料、包装材料、中间产品、待包装产品和成品等各类物料和产品。

接收、发放和发运区域应当能够保护物料、产品免受外界天气（如雨、雪）的影响。接收区的布局和设施应当能够确保到货物料在进入仓储区前可对外包装进行必要的清洁。

高活性的物料或产品以及印刷包装材料应当贮存于安全的区域；不合格、退货或召回的物料或产品应当隔离存放。如果采用其他方法替代物理隔离，则该方法应当具有同等的安全性。如采用单独的隔离区域贮存待验物料，待验区应当有醒目的标识，且只限于经批准的人员出入。

通常应当有单独的物料取样区。取样区的空气洁净度级别应当与生产要求一致。如在其他区域或采用其他方式取样，应当能够防止污染或交叉污染。

五、 车间平面布置

车间平面布置应在满足 GMP 安全、防火等方面的有关标准和规范条件下尽可能做到人、物流分开，不反流，减少物料和产品之间潜在的混淆的风险。并注意布局的合理性，运输方便、路径短捷。

一个车间的布置可有多种方案。进行方案比较时，重点考虑的是防止交叉污染、混药和差错，避免人流、物流混杂，布置合理、紧凑。

片剂车间布置的3种方案。

① 贮存区设于车间中心部位，生产操作沿四周设置。该方案的优点是原辅料及包装材料的贮存紧靠生产区；缺点是流程条理不清，物流交叉往返，容易产生污染和差错。见图12-1。

② 环形布置。将仓库、接收、放置等贮存区置于车间一侧，而将生产、质检、包装基本构成环形布置，中间以走廊隔开。在相同厂房面积下基本消除了人物流混杂。见图12-2。

③ 基本形成直线式布置，物料由车间一端进入，成品由另一端送出，物料流向呈直线，不存在任何相互交叉，这样就避免了发生混药或污染的可能。其缺点是这样布局所需车间面积较大。见图12-3。

车间按生产工艺和产品质量的要求划分一般生产区、控制区（洁净区）。控制区是指对洁净度或菌落数有一定要求的工作间及辅助工序。一般生产区是指无洁净度要求的生产区域和辅助房间。

图12-4、图12-5为一层和二层车间平面布置示意。

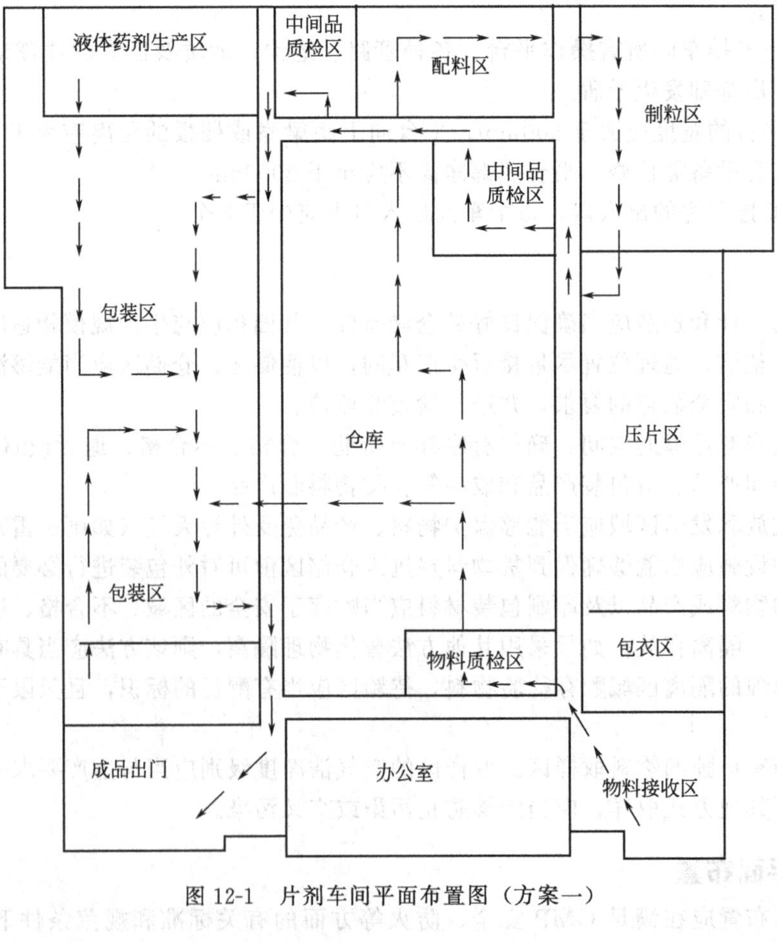

图12-1　片剂车间平面布置图（方案一）

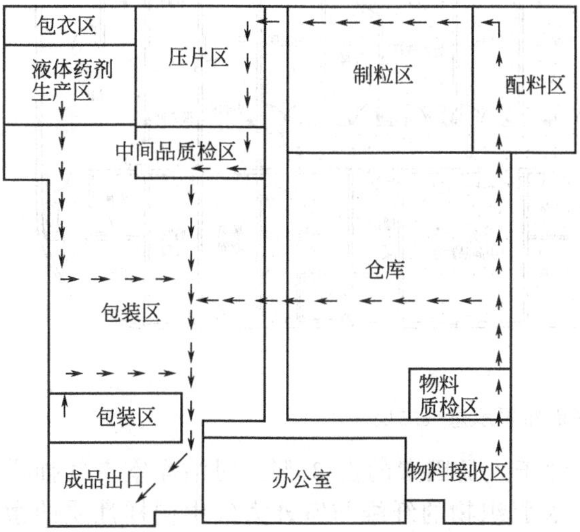

图 12-2　片剂车间平面布置图（方案二）

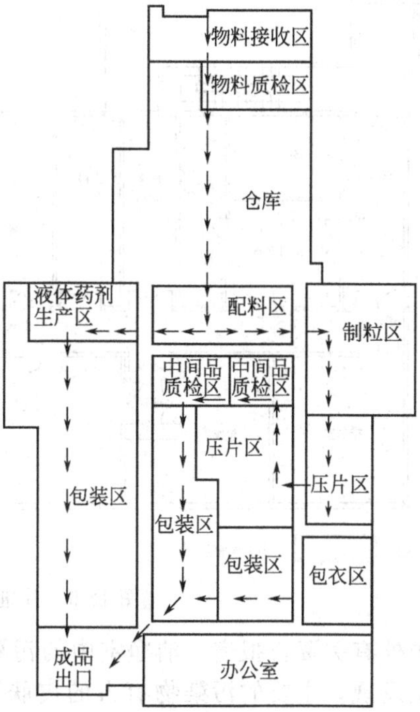

图 12-3　片剂车间平面布置图（方案三）

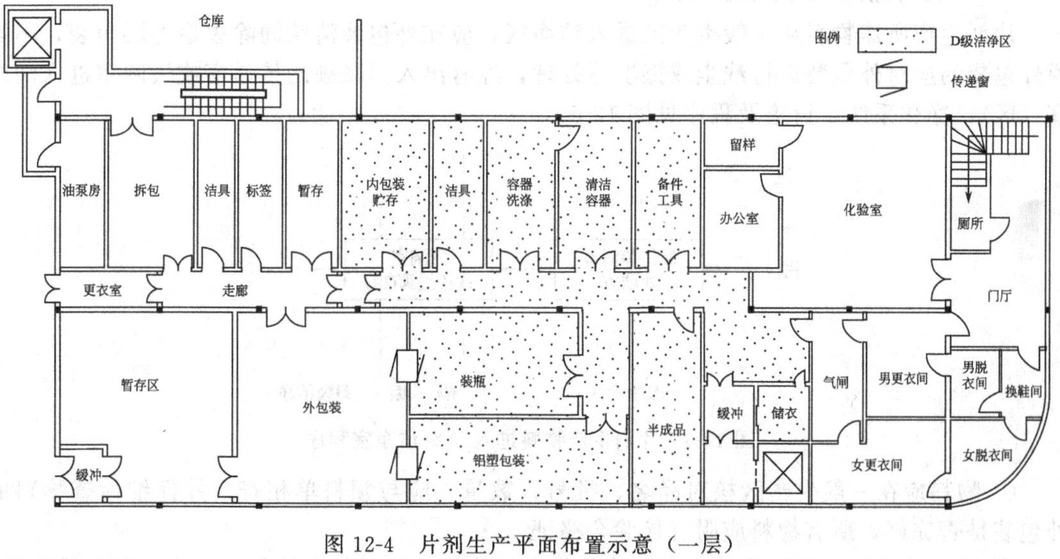

图 12-4　片剂生产平面布置示意（一层）

片剂车间若同时生产不同品种时，各生产区均需分室，外包装可以同室，但需设屏障(不到顶)。

清洁工具洗涤、洁净工作服的洗涤、干燥室、存放室宜设置在洁净区域外。存放区域内应安排待验区、合格品区和不合格品区。

六、 物料和人员的净化

片剂生产车间控制区要求洁净度级别为 2010 年版 GMP“无菌药品”附录中 D 级，人员与物料进入控制区（室）会把外部污染物带入室内，特别是人员本身就是一个重要的污染

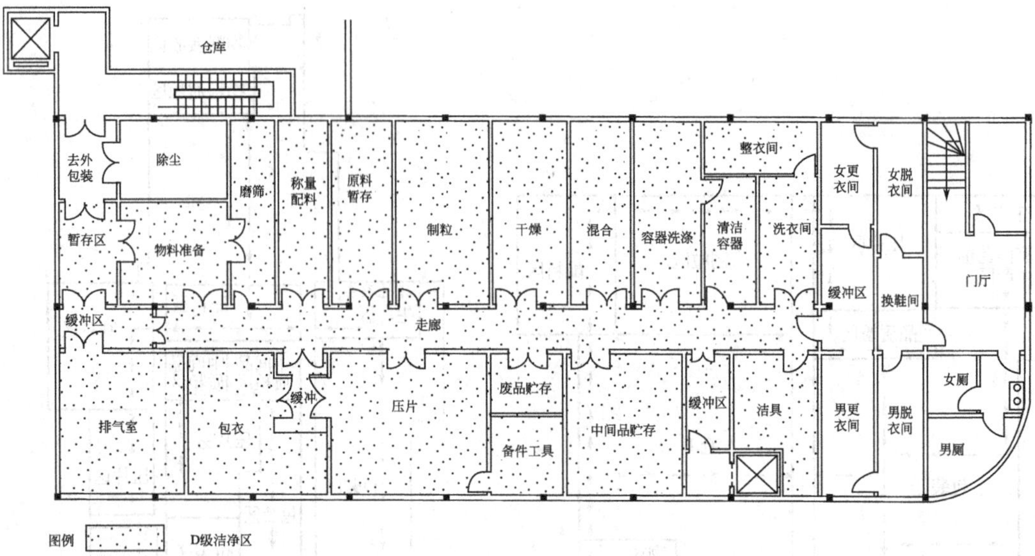

图 12-5　片剂生产平面布置示意（二层）

源，国外有关资料报道，洁净室中的污染物来源于人员因素的占 35%。对洁净室空气抽样分析也发现，主要的污染物有人的皮肤微屑、衣服织物的纤维与室外大气中同样性质的微粒。由此可见，要获得生产环境所需要的空气洁净度，物料与人员的净化是十分必要的。

（一）物料进入生产区的程序

片剂生产所需物料从一般生产区进入洁净区，应在外包装清洁间除去最外层包装，不能脱外包装的应对外包装进行洗尘或擦洗等处理，经有出入门联锁的传递窗或气闸室进入洁净室（区），净化系统、设施及程序见图 12-6。

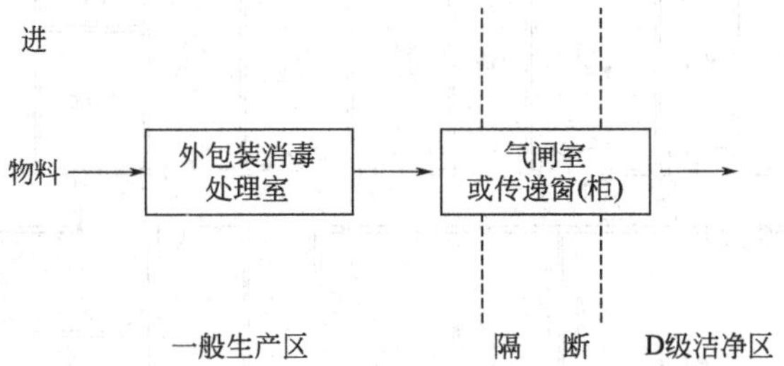

图 12-6　片剂生产物料进入 D 级洁净室程序

① 物料应在一般生产区核对品名、批号、数量，应与领料单相符，并仔细检查物料的外包装是否完好，所有物料应附有检验合格证。

② 进入外清间后外包装用吸尘器或其他方法清洁，然后脱去外包装，物料送入缓冲间。

③ 不能脱去外包装的物料，在外清间用洁净抹布清洁后送入缓冲间。

④ 打开缓冲间外侧门，将物料送入，然后关好外侧门。物料从 D 级洁净区到一般生产区，应经带有连锁的传递窗或气闸进行传送。

（二）人员进入生产区

人在药品生产过程中，总是直接或间接地与生产物料接触，对药品质量产生影响。这种影响主要来自两方面：一方面由操作人员的健康状况产生；另一方面由操作人员个人卫生习惯造成。因此，加强人员的卫生管理和监督是保证药品质量的重要方面。

（1）人员卫生管理 按GMP要求，药品生产人员应建立健康档案。直接接触药品的生产人员每年至少体检一次，并且传染病、皮肤病患者和有体表伤口者不得从事直接接触药品的生产。

（2）人员净化 进入洁净室（区）的人员必须经过净化进入洁净室；人员出洁净区，按上述程序反向行之。程序见图12-7。

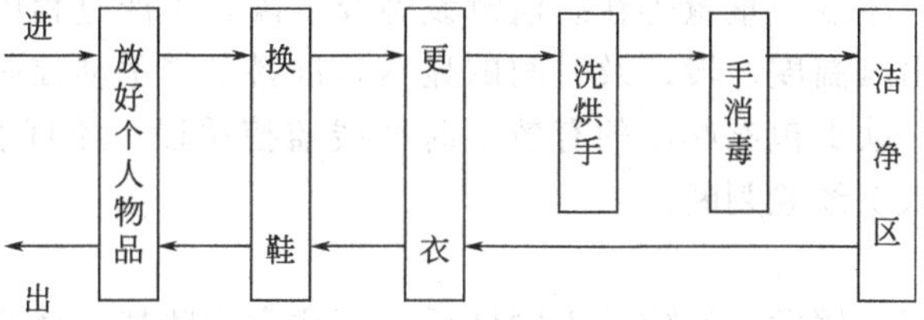

图12-7 人员进、出D级净化室净化程序

（3）洁净衣裤、帽、鞋和口罩清洁卫生 在D级空气洁净度级别的洁净区工作，至少每天洗一次洁净衣裤帽和口罩；更换品种时，必须换洗工作服装；工作鞋每周至少洗二次。洁净工作服装清洗后的存放周期，应经验证。

第二节 设 备

制药设备是重要的生产手段，又是不可忽略的污染因素之一。制药设备的规格、结构、材料、性能对药品生产有着很大的影响，证实了设备与GMP密切联系。

按照规范初步把设备GMP定义为：具有满足药物（药品）生产所需的工艺功能和卫生、安全等配套功能，设备结构及其所用材料，不窝藏、滞留物料，不对加工的物质形成污染、也不对生产以外的环境产生污染或影响，且易于操作、维修、清洗的设备。

设备一般应符合以下几个方面的要求。

一、功能的设计及要求

功能是指制药设备在指定的使用和环境条件下，完成基本工艺过程的机电运动功能和操作中使药物及工作室区不被污染等辅助功能。

以下提出的是与GMP有关的主要功能。

1. 净化功能

洁净是GMP的要点之一，对设备来讲包含两层意思——设备自身不对药物产生污染，也不会对环境形成污染。要达到这一标准就必须在药品加工中，凡有药物暴露的、室区洁净度达不到要求或有人机污染可能的，原则上均应在设备上设计有净化功能。例如粉碎、制粒、包衣、压片等粉体机械，应考虑其散尘的控制。

2. 清洗功能

例如一步制粒器是将原来多台设备、敞口生产的多道工序合并在一个密闭的内循环的容器内完成，就是制药过程与净化需求相结合的例子。随着对药品纯度和有效性的重视，GMP提倡的设备就地清洗功能（CIP），将成为清洗技术的发展方向。

在生产中因物料变更、换批的设备，需采取容易清洗、拆装方便的机构，所以GMP极其重视对制药系统的中间设备、中间环节的清洗及监控，强调对设备清洁的验证。

3. 在线监测与控制功能

在线监测与控制功能主要取决于机、电、仪一体化技术的运用。发达国家制药装备的自动化程度及在线监控水平主要体现在制药生产线的模块化设计、具有完备的在线监测与控制功能。在线监测与控制功能主要指设备具有分析、处理系统，这是设备连线、联动操作和控制的前提。先进的制药装备应具有随机控制、实时分析、数据显示、记忆打印、程序控制、自动报警、远程控制等功能；其中，随机控制和实时分析体现了在线监控技术的水平，在线质量监测技术正是我国药品生产及制药装备行业急需提高和发展的重要方向。例如我国压片机上未设计、安装样片厚度、重量等在线监测设施及手段，生产过程中粉尘较大；包衣机上的控制面板上只有进出风温度、转速及时间的显示，进料量需手动控制，包衣时间的长短依旧靠人工经验而确定，缺少包衣厚度的有效实时在线监控手段，不能合理控制包衣的时间、工艺参数等，需依据人工经验判断。

4. 安全保护功能

药物有热敏、吸湿、挥发、反应等不同性质，不注意这些特性就容易造成药物品质的改变，这也是设备设计应注意的问题。因此产生了诸如防尘、防水、防过热、防爆、防渗入、防静电、防过载等保护功能，并且有些还要考虑在非正常情况下的保护，像高速转运设备的"紧急制动"；高压设备的"安全阀"；粉体动轴密封不得向药物方面泄漏的结构；以及无瓶止灌、自动废弃、卡阻停机、异物剔除等。以往的产品设计中较多注意对主要功能的开发，保护功能相对比较薄弱。现在，在同类产品多、水平又基本相当的情况下，用户需要更完善的功能，使很多药机产品也已考虑转向增加新功能，或对产品改进或更新换代，比如应用仪器、仪表、电脑技术来实现设备操作中的预警、显示、处理等以代替人工和靠经验的操作，完善设备的自动操作、自动保护功能，提高产品档次，开展同类型产品的功能竞争。

二、 结构设计及要求

制药设备 GMP 结构设计及要求：设备的结构被认为是不变性的，设备结构（整体或局部）不合理、不适用，一旦投入使用，要改变几乎是不可能的，必须要到设备更新或报废时才能替换。故在进行设备结构设计时要注意以下几点。

① 在与药物生产和清洗有关的结构中，结构要素是很主要的方面。制药设备几乎都与药物（药品）有直接、间接的接触，粉体、液体、颗粒、膏体等性状多样，在药物制备中结构通常应有利于物料的流动、位移、反应、交换及清洗等。实践证明设备内的凸凹、槽、台、棱角是最不利于物料清除及清洗的，因此要求这些部位的结构要素应尽可能采用大的圆角、斜面、锥角等。另外与药物有关的设备内表面及设备内工作的零件表面（如搅拌桨等）上，尽可能不设计有台、沟，避免采用螺栓连接的结构。

② 制药设备中一些非主要部分结构的设计容易被轻视，这恰恰是设备 GMP 实施中需注意的环节。如一个进口安瓿线的隧道干燥箱，结构上未考虑排玻屑，矩形箱底的四角聚积了大量玻屑与循环气流形成污染，为此，要采用大修方式才能得以清除。

③ 与药物接触部分的构件，均应具有不附着物料的高光洁度。在制造中抛光是经常发生的，故要求外部轮廓结构应力求简洁，使连续回转体易于抛光到位。

④ 润滑是机械运动所必需的，在制药设备中有相当一部分属于台面运动方式。GMP 规定无论何种情况润滑剂、清洗剂都不得与药物相接触，包括掉入、渗入等的可能，这就给设备的润滑与密封设计提出了苛刻的要求。解决措施大致有两种：一是采用对药物的阻隔；二是对润滑部分的阻隔，以保证在润滑清洗中的油品、清洗水不与原料、中间体、药品成品相接触。

⑤ 制药设备在使用中，较多地存在着不同程度的散尘、散热、散废气等，而对药品生产构成威胁。要消除它，主要应从设备本身加以解决。散尘在粉体机械中是最多见的，像粉

碎、混合、制粒、压片、包衣、筛分、干燥等，且多发生在小型机和功能简陋的设备中，以往治理多是由用方结合厂房设施统筹解决，制造方考虑得较少。随着GMP的实施，治理的主动性应转向设备的制造上，设备的自身治理对灵活安排生产、降低治理费用和产生良好的适用性都有好处，设备不对室区环境构成污染，这是GMP检查中重要的内容。

三、 材料选用的要求

GMP规定制造设备的材料不得对药品性质、纯度、质量产生影响，其所用材料需具有安全性、辨别性及使用强度。

1. 金属材料

凡与药物及腐蚀性介质接触的及潮湿环境下工作的设备，均应选用低含碳量的不锈钢材料、钛及钛复合材料，或铁基涂覆耐腐蚀、耐热、耐磨等涂层的材料制造。非上述使用的部位可选用其他金属材料，原则上用这些材料制造的零部件均应做表面处理，其次需注意的是同一部位（部件）所用材料的一致性，不应出现不锈钢件配用普通螺栓的情况。

奥氏体不锈钢是制药设备产品使用最为广泛的材质，常见的品种有316L（00Cr17Ni14Mo2）、316（0Cr17Ni12Mo2）、304L（00Cr19Ni11）、304（0Cr19Ni9）及1Cr18Ni9Ti（俗称18-8），它们的共同特点是具有耐蚀性和较好的耐热性。

2. 非金属材料

在制药设备中普遍使用非金属材料，像保温材料、密封材料、过滤材料、工程塑料及垫圈等橡胶制品。选用这类材料的原则是无毒性、不污染，即不应是松散状的、掉渣、掉毛的。特殊用途的还应结合所用材料的耐热耐油、不吸附、不吸湿等性质考虑，密封填料和过滤材料尤应注意卫生性能的要求。

四、 设备外观设计及要求

设备外观设计要求美观、简洁，易于操作、观察和维修。GMP的要求是设备外形整洁，此为达到易清洁彻底而规定的。

① 强调对凸凹形体的简化。

② 对与药品生产操作无直接关系的机构，应尽可能设计成内置、内藏式，如传动等部分即可内置。

③ 包覆式结构是制药装备中最多见的，也是最简便的手段。

五、设备接口问题

在GMP系统中，设备与厂房设施、设备与设备、设备与使用管理之间都存在互相衔接的问题，即接口关系。设备的接口主要是指设备与相关设备、设备与配套工程方面的，这种关系对设备本身乃至一个系统都有着连带影响。

接口就设备本身来讲，有进口和出口之分。

① 如设备气动系统气动阀前无压缩气体过滤装置，阀被不洁气体、污物堵塞，产生设备控制故障；纯水输水管系中有非卫生的管道、泵造成水质下降；以及传送设备、器具不统一、不配套等都反映在接口问题上，所以接口的标准化及系统化配套设计是设备正常使用和生产协调的关键。

② 特别强调制药工艺的连续性，要求缩短药物、药品暴露时间，减小被污染的概率，制药设备连线、联动就成为药机发展的趋向，因此设备与相关设备无论连线、或可组合或单独使用的，都应把相互接口的通入、排出、流转性能作为一个问题。

③ 设备与工程配套设施的接口问题比较复杂，设备安装能否符合GMP要求，与厂房设

施、工程设计很有关系。通常工程设计中设备选型在前，故设备的接口又决定着配套设施，这就要求设备接口及工艺连线要标准化。

六、设备的使用、维护

1. 设备操作使用

① 岗位操作人员必须经过相关设备操作使用的培训。

② 操作人员必须严格按照相关设备标准操作程序进行设备操作。

③ 必须及时正确填写设备生产运行日志。

2. 维护保养

① 岗位操作人员必须按照设备标准操作程序相关内容进行设备的维护保养，按要求做好设备润滑并及时正确填写设备润滑记录。

② 在发现设备故障后，必须及时通知维修人员或相关人员进行维修，并进行偏差报告。

③ 维修结束后，及时试机验收，验收合格后，应及时填写记录。

④ 岗位操作人员若是发现 SOP 有不切合实际的情况，应及时反映，由技术人员进行修订。

3. 设备维修

① 维修人员必须进行相应培训并具备维修资格。

② 必须严格按照相关设备预防性维护检修程序进行维修，并及时正确填写设备维修日志。

③ 对本次故障情况，指导岗位操作人员采取必要的预防措施和今后操作中的注意事项。

④ 维修结束后，须将维修现场清理干净。

第三节 人 员

参与药品生产的每一个人都要对药品质量负责。GMP 中人员的范围包括企业高层管理人员、供应商、经销商、质量授权人以及企业从事行政、采购、生产、检验、仓储、销售、卫生、清洁、人力等各级别管理人员和一线操作员工。他们都应经过培训，培训的内容应与每个岗位的要求相适应。药品生产企业进行的培训至少要包括：GMP 培训、专业培训、EHS（环境、健康、安全）的培训。专业培训包括基础培训和特定的技能培训。

所有员工要接受 GMP 管理和知识培训，GMP 的再培训每年至少进行一次。

员工的特定操作类培训应当由受过教育和培训、具有经验的督导主管来实施。当允许一个人在批记录或检验记录中具有签字权之前，要对其进行资质的确认或对其进行培训并进行审核，最后由相关部门的负责人批准上岗的岗位和上岗时间。

除 GMP 理论和实践的基础培训外，还应有相关法规、相应岗位的职责、技能培训和继续培训，继续培训的实际效果应定期评估。

对于高污染风险区（如：高活性、高毒性、传染性、高致敏性物料的生产区）工作的人员应接受专门的培训。

在培训过程中，应对质量保证的概念以及所有有利于理解和执行质量保证的措施充分进行讨论。

人员的培训包括培训内容、培训考核、培训管理三个环节。

一、培训内容

培训内容要根据不同岗位职责来定，具体见表12-1。

表12-1 各类管理人员的培训内容

培训内容	管理人员类别							
	产品开发	制造工艺	采购供应	营销	质量控制	一般管理人员	中级管理人员	厂级管理人员
《药品管理法》	√	√	√	√	√	√	√	√
《药品生产质量管理规范》	√	√	√	√	√	√	√	√
《口服固体制剂GMP实施指南》	√	√	√	√	√	√	√	√
质量概念	√	√	√	√	√	√	√	√
质量职能					√		√	√
市场研究	√			√				√
产品开发	√			√	√		√	√
采购供应			√		√		√	√
生产准备	√	√	√		√	√	√	√
生产制造	√	√			√	√	√	√
检验			√			√	√	√
营销				√				√
标准化	√	√	√		√	√	√	√
质量审核					√	√	√	√
质量成本	√	√	√		√	√	√	√
质量信息	√	√	√	√	√	√	√	√
目标管理	√	√	√	√	√	√	√	√
健康、安全和环境	√	√	√	√	√	√	√	√

注："√"为必须培训项目。

二、培训考核

① 培训教育应建立考核制度。企业要依据GMP培训的计划，对各级受训人员进行定期考核。

② 企业人事部门应根据岗位要求，使职工做到培训考核合格后，方可取得《上岗证》并持证上岗。

③ 各种类型、方式的GMP培训，每次结束后，对参加培训的全体人员，均应有培训效果的评价考核。

三、培训管理

① 企业应对照GMP的要求，对全体人员制订教育培训计划，由企业主要管理培训部门负责组织实施和考核。

② 分管培训工作的领导应定期检查培训计划的实施、考核及效果评价情况。

第四节 生产管理

片剂在生产管理上的GMP要求，涉及生产的全过程，这也是企业实施GMP的重点。生产管理的基本要求是必须严格按照明确的规程进行生产操作，所有药品的生产和包装应由称职的人员按照生产工艺规程和书面规程执行，以确保药品达到规定的质量标准。

对前工序来的原辅料、冲模、包装材料及生产过程中各工序间的半成品、周转容器及盛具等宜分设专用的中间站进行管理。

掌握片剂生产管理的GMP要求，重点是把握以下关键工序。

一、 原辅料的预处理

① 原辅料使用前需核对品名、规格和数量，并目检、粉碎过筛，如为液体应过滤，除去异物。

② 处理后的原辅料应在盛器内外附有标签，写明品名、规格和重量，做好记录。剩余的原辅料应立即退回中间站。

③ 过筛或粉碎设备应有捕尘或吸尘装置。

二、 配料与制粒

① 称量所用的衡器，使用前应校正，并定期校验。

② 所使用的容器应洁净、无异物。

③ 由前工序转来的细粉、稠膏应通过中间站或专职质检人员检查，并附检验合格单。

④ 配料前应先核对原辅料品名、数量、规格、批号、生产厂，应与化验单相符，以防错投。配料计算、投料复核、操作者及复核者均应在记录上签名。

⑤ 对黏合剂的温度、浓度、数量等技术条件，必须按品种、特点制定必要的技术参数，严格控制操作，用水制粒时应采用纯水。

⑥ 制粒时，必须是粉料混合均匀后，逐渐加入稠膏或黏合剂，一个批号分几次制粒时，颗粒大小、松紧要一致。

三、 颗粒干燥

① 按品种制定及控制干燥盘中的湿颗粒厚度、数量，干燥过程中应经常翻料，并记录。

② 严格控制并定时记录烘房温度，定时打开循环通风装置，防止颗粒融熔焦糊、变质，并控制颗粒水分在规定范围之内。

③ 应定期检查烘箱温度的均匀性。

④ 采用沸腾床干燥时，所用的空气要净化除尘，制定出相应的技术参数，操作中应不断检查有无结料现象。

⑤ 干燥后的颗粒应放凉后装入洁净的容器中下转。

四、 整粒与混合

① 整粒机落料斗中应装有永久磁铁，吸除意外进入颗粒中的铁屑。

② 芳香性物料按规定用量经计算后在整粒过程中逐渐加入，以便混合均匀，加入芳香性物料的颗粒混合后，应在容器中密闭存放4h以上，以便于渗透均匀。

③ 混好的颗粒装在洁净的容器内，容器内外均应附有标签，标明品名、批号、数量、件数、日期、工号。及时送中间站。

④ 特殊有毒品种，应在密闭室中生产，操作人员应隔离操作，室内应装有吸尘装置，排除的粉尘应集中处理。

五、 压片

① 压片操作室温度18～26℃，相对湿度45%～65%，与外室保持相对负压。粉尘由吸尘罩排除。

② 压片工段应设冲模室，由专人负责冲模的核对、检测、维修、保管和发放。冲模使

用前后均应先检查光洁度，有无凹槽、卷边、缺角、爆冲和磨损。为防止片重差异，必须控制冲头长度。

③ 压片前应试压，并检查片重、硬度、崩解度和外观，试压合格后方能开车，开车后应定时抽样检查平均片重（每 15～30min 一次，并做记录），试压中的药片，应返工处理。

④ 压制好的半成品放在清洁干燥的容器中，密闭保存，防止药片吸潮结块或松片，容器内外都应有标签，写明产品名称、批号、规格、重量和操作时间及工号，然后送中转站。

六、包衣

① 包衣操作室温度 18～26℃，相对湿度 45%～65%，与外室保持相对负压，粉尘由吸尘罩排除。

② 使用有机溶剂的包衣室和配制室必须符合防火、防爆要求，并有严密的安全操作制度。

③ 糖浆必须用纯化水配制、煮沸，滤去杂质。

④ 胶类、食用色素须用纯化水溶解、过滤，再加入糖浆中搅匀备用。

⑤ 包衣操作应严格按包衣工艺进行。

⑥ 包衣前，药片应过筛除去细粉和碎片，包衣锅应清洁无异物和色素沉积。

⑦ 包制好的糖衣片干燥后，装入洁净、干燥的盛器内，外有标签，注明包衣产品名称、规格和包衣操作人及操作时间，按规定时间干燥后送中间站。

七、包装

1. 包装材料预处理

① 直接接触药品的内包装材料应采取适当方法清洁灭菌，灭菌后干燥密封保存。

② 玻璃瓶用水刷洗干净，高温灭菌干燥，清洁处贮存，贮存时间不得超过三天，超过规定时间应重洗。

③ 塑料瓶外包装应严密，内部清洁干净。

2. 包装室环境要求

室内温度 18～28℃，相对湿度 50%～65%。旋转式分装机和铝塑包装机上部都应有吸尘罩，排除粉尘。

3. 包装操作

① 数片用具应专人检查、清洗、保管和发放。

② 贴签、包装及装箱过程中应随时检查品名、规格、批号是否正确。

③ 包装结束后应准确统计标签的领用数、实用数及剩余数，剩余标签和报废标签按标签管理办法处理。产品经检验合格后，凭成品检验合格报告单入成品库。

④ 装箱。

第五节　质量管理

按照 GMP 要求，质量管理的基本要求是药品生产企业应建立质量目标，将药品注册中有关安全、有效和质量的所有要求，系统地贯彻到药品生产、控制及产品放行发放的全过程中，确保所生产的药品适用于预定的用途，符合药品注册批准的要求和质量标准，不让患者承受安全、疗效和质量的风险。片剂质量管理内容主要是质量标准、质量检验、质量控制等。

一、 质量标准

1. 质量标准的制定

① 企业除执行药品的法定标准外，还应分别制定成品、半成品（中间体）、原辅料、包装材料、工艺用水等企业内控质量技术标准及其他与质量管理有关的管理标准。

② 质量标准由技术部门会同质量管理部门组织管理部门制定，按有关程序经审查、批准后按文件程序下达，并应规定执行日期。

③ 质量标准一般每3～5年由制定部门组织复审或修订。审查、批准和执行办法与制定时相同。

④ 在修订期限内确实需要修改质量标准时，可向有关部门提出申请，修改后的质量标准的审查、批准和执行办法与制定时相同。

2. 质量标准的内容

① 成品、半成品等技术标准主要包括代号、品名、规格、性状、鉴别、检查、含量测定、用途、标准依据等。

② 包装材料质量标准的主要内容包括材质、外观、尺寸、规格和理化检验项目。直接接触药品的包装材料、容器的质量标准中还应包括符合药品要求的卫生学指标。

③ 质量管理标准内容要具体，具有可操作性。主要包括专任者、适用范围、管理程序等。

二、 质量检验

1. 检验操作规程

① 原辅料、半成品（中间体）、成品、包装材料及工艺用水的检验操作规程，均应根据其质量标准来制定，按文件制定程序经有关人员审查、批准后按规定日期执行。

② 检验操作规程内容包括检品名称、代号、结构式、分子式、相对分子质量、性状、鉴别、检查项目与限度、含量测定和检验操作方法等。检验操作方法必须规定检验使用的试剂、设备、仪器、操作原理及方法、计算公式和测量不确定度的计算等。

③ 检验操作规程一般每3～5年复审、修订一次，审查、批准和执行办法与制定标准时程序相同。在修订期内确实需要修改时，应向有关部门提出申请，修改后的检验操作规程其审查、批准和执行办法与制定时相同。

④ 滴定用标准溶液、指示剂、试剂的配制及酸碱度等检验操作方法，可参阅有关规定，编入检验操作规程附录。

2. 检验操作记录

① 检验操作记录为检验过程中所得数据及运算的原始资料。

② 检验报告单应由检验人签字、专业技术负责人复核。

③ 检验操作记录及报告单，应经质量管理部门负责人审查、签字后，按批号分类建立检验台账，并保存3年或至药品有效期后1年。

三、 质量控制

质量控制涉及取样、质量标准、检验、组织机构、文件以及物料或药品的放行，它确保完成必要及相关的检验，确保只有符合质量要求的物料方可投入使用，符合质量要求的成品方可发放销售。基本要求是应配备适当的设施、仪器、设备和经过培训的人员，有效、可靠地完成所有质量控制的相关活动。

1. 质量控制制度

(1) 质量责任制　企业应明确各级人员在质量管理中的具体任务、职责、权限并做到奖罚分明。制定的质量责任应体现质量否决权的作用。

(2) 质量分析制　企业应定期召开质量分析会。厂级质量分析会由法人代表或质量负责人主持，各职能部门参加，每季度不少于一次。车间级质量分析会，由车间主任主持、各工序负责人参加，每月不少于一次。各级质量分析会应重在研究分析质量情况，制定改进和提高质量的措施。每次质量分析会议，应该有记录存档。

(3) 用户访问制　企业应重视用户对产品质量的意见，定期开展用户访问活动，指派专人办理用户来信、来电、来访反映的质量问题，其处理意见应有详细的记录并存档。

(4) 重大事故报告制度　企业凡发生重大质量事故，应引起企业法人代表的高度重视，积极向上级主管部门报告，寻求主管部门的支持，配合主管部门制定相应的措施，以杜绝重大事故的再次发生。

2. 生产规程质量监控

对生产过程的关键工序应选择质量控制要点进行重点监控。片剂生产质量控制要点见表12-2。

表12-2　片剂生产质量控制要点

工序	质量控制要点	质量控制项目	检查频次
粉碎	原辅料	异物	每批
	粉碎过筛	细度、异物	每批
配料	投料	品种、数量	1次/班
制粒	颗粒	黏合剂浓度、温度	1次/班
		筛网	
		含量、水分	
烘干	烘箱	温度、时间、清洁度	随时/班
	沸腾床	温度、滤袋完好、清洁度	随时/班
压片	片子	平均片重	定时/班
		片重差异	3～4次/班
		硬度、崩解时限、脆碎度	1次以上/班
		外观	随时/班
		含量、均匀度、溶出度(指规定品种)	每批
包衣	包衣	外观	随时/班
		崩解时限	定时/班
洗瓶	纯化水	《中国药典》全项	1次/月
	瓶子	清洁度	随时/班
		干燥	随时/班
包装	在包装品	装量、封口、瓶签、填充物	随时/班
	装盒	数量、说明书、标签	随时/班
	标签	内容、数量、使用记录	每批
	装箱	数量、装箱单、印刷内容	每箱

第六节　片剂的生产验证

一、概述

本节介绍片剂在生产过程中所需要的验证工作。

国家标准GB 50457—2008给验证的定义是：证明任何程序、生产过程、设备、物料、活动或系统确实能达到预期效果的有文件证明的一系列活动。

验证（validation）一词出现在制药行业，始于 1976 年 6 月 1 日美国公布的《大容量注射剂 GMP 规程（草案）》，它将“验证”一词以文件形式写入 GMP。其指导思想是通过验证确立控制生产过程的运行标准，通过对已验证状态的监控，控制整个工艺过程，确保产品的质量。现在世界上各个国家的制药企业，均对各种剂型实施生产工艺验证。

“验证”一词，我国 2010 年版 GMP 重新定义是：“验证是有文件证明任何操作规程（或方法）、生产工艺或系统能达到预期结果的一系列活动。”而对“确认”的定义是：“确认是有文件证明厂房、设施、设备能正确运行并可达到预期结果的一系列活动。”

片剂生产企业的验证，是在本单位验证总负责人和验证主管部门的统一安排下，根据片剂生产涉及的不同的验证内容立项，经批准的验证项目，应建立由各有关部门专业人员参加的验证小组，并制订验证方案和总的计划。内容包括验证要求、质量标准、所需条件、测试方法以及时间进度等。经批准后即可组织实施。片剂生产工序验证的主要内容见表 12-3。

表 12-3　片剂生产工序验证的主要内容

主要生产工序	试验内容	评估要求
粉碎	速度、筛目大小、型号，刀的方向	筛目、松密度、时间、休止角
预混合	转速、时间	水分、含量
制粒	搅拌条件及时间、干燥温度及时间、黏合剂浓度及用量	水分、筛目、松密度
总混合	混合时间	含量均匀度、水分、粒度分布、松密度、颜色均匀度
压片	转速、压力、压片时间	外观、片重差异、厚度、硬度、溶出度、含量、脆碎度
包衣	锅速、进排风温度、喷射速率、喷雾粒度、直径、包衣液用量及浓度、手工加料时的加料量和加料间隔	片面、片重差异、溶出度

二、 计量仪器的校准与检验方法的验证

(一) 仪器、仪表的校准与检定

进行生产工艺验证时，要进行各种常规试验、监控、确认及挑战性试验，校准、检定所使用的仪器、仪表是首要任务。

仪器是用于检查、测量、计算或发信号的器具（工具）或设备；仪表是仪器的一种，用于测定各种自然力如温度、压力、速度等的计量器具。

校准（calibration）是在规定条件下，为确定测量仪器或测量系统所指示的量值，或实物量具或参考物质所代表的量值，与对应的由标准所复现的量值之间关系的一组操作。

校准和检定是两个不同的概念，但两者之间有密切的联系。校准一般是用比被校准计量器具精度高的计量器具（称为标准器具）与被校计量器具进行比较，以确定被校计量器具的示值误差，有时也包括部分计量性能，但往往进行校准的计量器具只需确定示值误差，如果校准是检定工作中示值误差的检定内容，那样准可以说是检定工作中的一部分，但校准不能视为检定，况且校准对条件的要求亦不如检定那么严格，校准工作可在生产现场进行，而检定则须在检定室内进行。

1. 仪器、仪表的周期校准与检定

仪器、仪表属计量器具，我国计量法规定：“凡企业最高计量标准器，用于贸易结算、

医疗卫生、安全防护和环境监测并列入强制检定计量器具目录的计量器具，都属于强制检定范围。”企业应登记造册向政府技术监督部门申报，并由指定的技术机构执行强制检定。

对非强制检定的计量器具，企业也应制定相应的管理文件对其检定（校准）周期做出明确规定，并按程序进行周期检定（校准）。

(1) 计量器具的分类

① A类计量器具。A类计量器具是国家强制检定的计量器具和公司内最高计量标准和计量标准器具，由国家计量部门校准。强制检定的计量器具必须按规定登记造册，报当地人民政府计量行政部门备案，并向其指定的检定机构申请周期检定。

② B类计量器具。B类计量器具是对产品质量和工艺控制有严格要求的计量器具，这类计量器具可以是有资质的人员自行校准。

③ C类计量器具。C类计量器具是一次性检定后可连续使用直到报废的计量器具，这类计量器具可以是有资质的人员自行校准。

(2) 仪器仪表的周期校准和检定　仪器仪表的周期校准是保证这些计量器具在检定周期的有效期限内处于合格状态的一项基本措施，但是这并不等于检定合格的仪器仪表在有效期内准确度始终保持不变，恰好相反，由于生产上仪器仪表使用频繁，其准确度是随着不断使用而变化的，因此需要定期校准，以减少因测量误差对产品质量的影响。

企业应按仪器仪表的可靠性和使用设备的重要程度确定分类和校准周期。对所有的仪器仪表按规定周期进行校准。送检或自检不合格的仪器仪表，不准许用于生产工艺和质量检验。

周期校准用周检率和周检合格率来考核：

$$\text{周检率}(\%)=\frac{\text{实际检定数}}{\text{周期内应受检数}}\times 100 \tag{12-1}$$

$$\text{周检合格率}(\%)=\frac{\text{一次检定合格数}}{\text{周期内应受检数}}\times 100 \tag{12-2}$$

校准合格的仪器、仪表应贴上校准合格的标志。A、B类仪器仪表标志应包括以下内容：仪器仪表编号、校准日期、校准人员姓名、下次校准日期；C类仪器仪表应包括以下内容：仪器仪表编号、校准日期、校准人员姓名，并注明“仅供参考”。

校准不合格的仪器仪表应贴上校准不合格的红色标志，注明“校准不合格，使用前必须再校准”。并通知有使用权部门禁止使用。

(3) 校准和检定应满足的基本要求

① 环境条件。校准如在检定（校准）室进行，则环境条件应满足实验室要求的温度、湿度等规定。校准如在现场进行，则环境条件以能满足仪表现场使用的条件为准。

② 仪器。作为校准用的标准仪器其误差应是被校仪器误差的1/10～1/3。

(4) 校准和检定的内容

① 性能测试。每台仪器都依据检定规程或仪器手册中的程序进行全部的校准和测试。如仪器仪表的分辨率、准确度、重现性、误差、潜在的高耐久性、可维护性等。

② 溯源。所有的标准仪器都经过正确的校准，能有效地溯源到国家/国际标准，如NIM of China（中国计量科学研究院）、NIST of US（美国标准与技术研究院）、NPL of UK（英国国家标准实验室）、JEMIC of Japan（日本电器计量检定所）等。

③ 超差的调整。如果仪器超差，应尽可能把它调整回合格的状态。

④ 校准证书。包括数据报告。

⑤ 环境条件。校准证书应注明校准时的温度和相对湿度。

⑥ 校准合格证。注明校准日期、校准有效期等。

⑦ 清洁。基本的清洁。

(5) 外单位检定与自检

① 外单位检定。A类计量器具是国家强制检定的计量器具，必须请国家实验室认可委员会（CNACL）认可的校准实验室或当地人民政府计量行政部门指定的检定机构检定。他们被请来按照检定程序进行检定和维修。这些机构定期按照检定程序进行检定和维修。

② 自检。进行自检的校准人员，必须经过有效的培训考核并取得相应的合格证书，只有持有证书的人员，方可出具校准证书和校准报告，也只有这种证书和报告才认为是有效的。有些校准工作需要请生产厂家前来参加。

2. 片剂生产使用的仪器、仪表

仪器、仪表分为两类：一类是测量用仪器、仪表，它只有测量功能，不涉及分析过程，如pH计、天平、黏度计等，检验室计量用的滴定管、容量瓶、移液管也归入此类；另一类是分析仪器，它不仅进行测量，还有分析过程，如HPLC系统，先对样品组分进行分离，然后才用HPLC中的检测器进行测量。

(1) 工艺设备相关的仪表

① 温度计（含记录仪）、压力表（含记录仪）。

② 称量器具。

③ 其他影响验证结果的计量测试仪器。

(2) 试验、监测用的仪表

① pH计、紫外-可见分光光度计、HPLC仪等仪器。

② 洁净室的初、中效过滤器送风口测试风速用的风速仪。

③ 试验用的恒温箱、温度计等。

④ 水质测试用的电导率仪。

⑤ 水处理系统用的压力表、流量计。

上述仪表的校准应遵循批准的书面规程进行。校准时，应按相关规程要求进行记录并将记录归档，因为记录是验证文件的重要组成。

3. 检定、校准与确认

前述测量仪表只需进行安装确认和校准，无需进行其他确认步骤；分析仪器的确认一般分为安装确认、运行确认、性能确认、预防性维修和再确认五个方面。

(1) 安装确认　安装确认指资料检查归档、备件验收入库、检查安装是否符合设计和安装要求的记录文件等一系列活动。如同工艺生产设备一样，仪器的安装确认的主要内容包括下列几点。

① 按订货合同核对所到货物正确与否，并登记仪器代号、名称、型号、生产厂商名称、生产厂商的编号、生产日期、公司内部固定资产设备登记号及安装地点。

② 检查并确保有该仪器的使用说明书、维修保养手册和备件清单，并收集、汇编和翻译仪器的使用说明书和维修保养手册。

③ 检查安装是否恰当，气、电及管路连接是否符合供货商的要求。

④ 制定使用规程和维修保养规程，建立使用日记和维修记录。

⑤ 制定清洗规程。

⑥ 明确仪器设备技术资料（图、手册、备件清单、各种指南及与该设备有关的其他的文件）的专管人员和存放地点。

除上述外，应有一份仪器性能、用途概述并记录维修服务单位名称及联系人电话、传真、银行账号。以利以后维修保养活动，这对大型仪器尤为重要。

安装确认完成后，应有一份文件形式的报告，说明安装确认是否符合要求。

(2) 运行确认　安装确认符合要求后，方可进行运行确认。

运行确认即空载试验，它是在不使用样品的情况下，确认仪器是否能达到设计要求。确认前应确定校验方法和限度，校验方法和限度可参照生产厂家推荐的方法和限度。也可参照使用者的要求。现在许多大型仪器运行确认都由仪器生产厂家派技术人员前来进行，此时只需将他们的测试数据记录下来即可，没有必要再单独重复进行一次运行确认。

(3) 性能确认　性能确认主要考察仪器运行的可靠性、主要运行参数的稳定性和结果的重现性。通常取某一样品按给定方法进行试验，考查方法是否符合设定的要求，性能确认一般与具体分析方法相联系，如系统适应性试验即属于性能确认范畴。

(4) 预防性维修　预防性维修是为了确保仪器处于良好的使用状态，根据仪器的类别、确认的经验制订维修计划。它可以减少由于仪器故障而引起实验失败的次数。预防性维修的频率取决于仪器的使用情况，一般刚开始时定为一年，而后根据实际情况延长或缩短。预防性维修的内容是对仪器主要的性能参数进行检查，确定其在设定范围内，实际上是进行一次运行确认。对于不符合规定的元件，则进行修理和更换，使期达到要求 。

(5) 再确认　再确认一般在仪器经过较大的变更后进行，如仪器经过修理或其中的元件被更换后等，其目的在于证实已确认的状态没有发生飘移。再确认只需要进行运行确认和性能确认即可。

每件仪器在确认前都应有确认计划，按确认计划进行确认。确认结束后应有仪器确认报告，记录确认过程和原始数据。仪器确认报告应归档保存，以便查阅。

4. 测量不确定度

测量不确定度是仪器和仪表校准的一个重要参数，这个参数近年来有新的国家标准和规范，在这里提醒读者注意。这一参数 2010 年版《中国药典》没有采用但各计量部门广为使用，国际标准化组织已经认可。

不确定度是指由于测量误差的存在而对被测量值不能肯定的程度，是表征对被测量值的真值所处的量值范围。它是测量结果所携带的一个必要的参数，以表征待测量值的分散性、准确性和可靠程度。

一切测量结果都不可避免地具有不确定度。测量不确定度波及各个行业、各个学科。

不确定度的概念是误差理论的应用和拓展，它与误差既有联系又有区别。例如 pH 计说明书给出的示值误差为 ± 0.01pH 单位，按照均匀分布，其标准不确定度为 $0.01/\sqrt{3}=0.006$pH 单位。

按照国际标准化组织起草、7 个国际组织（其中包括 IUPAC）联合发布的《测量不确定度表示指南》(Guide to the Expression of Uncertainty in Measurement) 规定，中国计量科学研究院起草了中华人民共和国国家计量技术规范 JJF 1059—1999《测量不确定度评定与表示》，经国家质量技术监督局批准自 1999 年 5 月 1 日起施行。该规范明确提出代替 JJF 1027—1991《测量误差及数据处理》中的测量误差部分。

（二）化学检验方法的验证

药品检验方法的验证是证明采用的方法适合于相应的检测要求。在起草药品质量标准时，分析方法需要经过验证；在药物生产方法变更、制剂的组分变更、原分析方法进行修订时，则质量标准分析方法也需要进行验证。方法验证过程和结果均应记载在药品标准起草或修订说明中。

需验证的分析项目有：鉴别试验，杂质定量或限度检查，原料药或制剂中有效成分含量测定，以及制剂中其他成分（如降解产物、防腐剂等）的测定。

验证内容有：准确度、专属性、检测限、定量限、线性、范围、耐用性和系统适用性。视具体方法拟订验证的内容。

1. 准确度

国家标准 GB/T 6379.1—2004《测量方法与结果的准确度（正确度与精密度）第一部分：总则与定义》引言中称：GB/T 6379 用两个术语“正确度”与“精密度”来描述一种测量方法的准确度。2010 年版《中国药典》附录中准确度定义与 GB/T 6379.1—2004 不同，应以国标为准。

国标定义准确度为“测试结果与接受参照值间的一致程度”，“当用于一组测试结果时，由随机误差分量和系统误差即偏倚分量组成”。

准确度曾被称为“平均数的准确度”，这种用法不被推荐。国家计量技术规范《测量不确定度评定与表示》（JJF 1059—1999）中明确指出“准确度是一个定性概念，例如，可以说准确度高低、准确度为 0.25 级、准确度为 3 等及准确度符合××标准；尽量不使用如下表示：准确度为 0.25%、16mg、≤16mg 及±16mg”；“不要用术语‘精密度’代替‘准确度’”。

（1）正确度　正确度指大量测试结果的（算术）平均值与真值或接受参照值之间的一致程度。正确度的度量通常用术语偏倚表示。偏倚是测试结果的期望与接受参照值之差，偏倚是系统误差的总和。一般以回收率（%）表示正确度。药物分析中通常采用样加标回收率即：

$$\text{回收率}(\%)=\frac{\text{加标试样测定值}-\text{试样测定值}}{\text{加标量}}\times 100 \tag{12-3}$$

正确度应在规定的范围内建立。

① 含量测定方法的正确度。原料药可用已知纯度的对照品或样品进行测定，或用本法所得结果与已建立正确度的另一方法测定的结果进行比较。

制剂可用含已知量被测物的各组分混合物进行测定。如不能得到制剂的全部组分，可向制剂中加入已知量的被测物进行测定，或用本法所得结果与已知正确度的另一个方法的测定结果进行比较。

如该法已建立了精密度、线性和专属性，正确度有时也能推算出来，这一项可不必再做。

② 杂质定量测定的正确度。可向原料药或制剂中加入已知量杂质进行测定。如果不能得到杂质或降解产物，可用本法测定结果与另一成熟的方法进行比较，如药典标准方法或经过验证的方法。如不能测得杂质或降解产物的相对响应因子，则可用原料药的响应因子。应明确证明单个杂质和杂质总量相当于主成分的重量比（%）或是面积比（%）。

③ 数据要求。含量测定验证时一般要求分别配制浓度为 80%、100%和 120%的供试品溶液各三份，分别测定其含量，将实测值与理论值比较，计算回收率。

可接受的标准为：各浓度下的平均回收率均应在 98.0%～102.0%之间，9 个回收率数据的相对标准偏差（RSD）应不大于 2.0%。

应报告已知加入量的回收率（%），或测定结果平均值与真实值之差及其可信限。

（2）精密度　精密度是在规定条件下，独立测试结果间的一致程度。精密度的度量通常以不精密度表达。精密度仅仅依赖于随机误差的分布而与真值或规定值无关。精密度量值一般用标准差或相对标准差表示。

在相同条件下，由一个分析人员测定所得结果的精密度称为重复性；在同一个实验室，不同时间由不同分析人员用不同设备测定结果的精密度，称为中间精密度；在不同实验室由不同分析人员测定结果的精密度，称为重现性。

含量测定和杂质定量测定应考虑方法的精密度。

① 重复性。在规定范围内，至少用9次测定结果进行评价，如制备3个不同浓度的样品，各测定3次，或把被测物浓度当作100%，用至少测定6次的结果进行评价。配制6份相同浓度的供试品溶液，由一个分析人员在尽可能相同的条件下进行测试，所得6份供试液含量的相对标准偏差应不大于2.0%。

② 中间精密度。为考察随机变动因素对精密度的影响，应设计方案进行中间精密度试验。变动因素为不同日期、不同分析人员、不同设备。配制6份相同浓度的供试品溶液，分别由两个分析人员使用不同的仪器与试剂进行测试，所得12个含量数据的相对标准偏差应不大于2.0%。

③ 重现性。当分析方法将被法定标准采用时，应进行重现性试验。如建立药典分析方法时通过协同检验得出重现性结果，协同检验的过程、重现性结果均应记载在起草说明中。

2. 专属性

专属性系指在其他成分（如杂质、降解产物、辅料等）可能存在下，采用的方法能准确测定出被测物的特性。鉴别反应、杂质检查、含量测定方法，均应考察其专属性。如方法不够专属，应采用多个方法予以补充。

(1) 鉴别反应　应能与可能共存的物质或结构相似化合物区分。不含被测成分的样品，以及结构相似或组分中的有关化合物，均应呈负反应。

(2) 含量测定和杂质测定　色谱法和其他分离方法，应附有代表性图谱，以说明专属性。图中应该标明诸成分的位置。色谱法中的分离度应符合要求。

在杂质可获得的情况下，对于含量测定，试样中可加入杂质或辅料，考察测定结果是否受干扰，并可与未加杂质和辅料的试样比较测定结果。对于杂质测定，也可向试样中加入一定量的杂质，考察杂质能否得到分离。

在杂质或降解产物不能获得的情况下，可将含有杂质或降解产物的试样进行测定，与另一个经过验证了的或药典方法比较结果。用强光照射，高温、高湿，酸、碱水解，或氧化的方法进行加速破坏，以研究降解产物。含量测定方法应比对二法的结果，杂质测定应比对检出的杂质个数，必要时可采用光二极管阵列检测和质谱检测，进行纯度检查。

可接受的标准为：空白对照应无干扰，主成分与各有关物质应能完全分离，分离度不得小于2.0。以二极管阵列检测器进行纯度分析时，主峰的纯度因子应大于980。

3. 检测限

检测限系指试样中被测物能被检测出的最低量。常用的方法如下。

① 非仪器分析目视法。用已知浓度的被测物，试验出能被可靠地检测出的最低浓度或量。

② 信噪比法。用于能显示基线噪音的分析方法，即把已知低浓度试样测出的信号与空白样品测出的信号进行比较，算出能被可靠地检测出的最低浓度或量。一般以信噪比为3∶1或2∶1时相应浓度或注入仪器的量确定检测限。

③ 数据要求。应附测试图谱，说明测试过程和检测限结果。

4. 定量限

定量限系指样品中被测物能被定量测定的最低量，其测定结果应具有一定正确度和精密度。杂质和降解产物用定量测定方法研究时，应确定定量限。

常用信噪比法确定定量限。一般以信噪比为10：1时相应的浓度或注入仪器的量进行确定。另外，配制6份最低定量限浓度的溶液，所测6份溶液主峰的保留时间的相对标准偏差应不大于2.0%。

5. 线性

线性系指在设计的范围内，测试结果与试样中被测物浓度直接呈正比关系的程度。

应在规定的范围内测定线性关系。可用一种贮备液经精密稀释，或分别精密称样，制备一系列供试样品的方法进行测定，至少制备5份供试样品。以测得的响应信号作为被测物浓度的函数作图，观察是否呈线性，再用最小二乘法进行线性回归。必要时，响应信号可经数学转换，再进行线性回归计算。

数据要求：应列出回归方程、相关系数和线性图。

例如，在80%～120%的浓度范围内配制6份浓度不同的供试液，分别测定其主峰的面积，计算相应的含量。以含量为横坐标（X），峰面积为纵坐标（Y），进行线性回归分析。

可接受的标准为：回归线的相关系数（R）不得小于0.998，Y轴截距应在100%响应值的2%以内，响应因子的相对标准偏差应不大于2.0%。

6. 范围

范围系指能达到一定精密度、正确度和线性，测试方法适用的高低限浓度或量的区间。

范围应根据分析方法的具体应用和线性、正确度、精密度结果和要求确定。原料药和制剂含量测定，范围应为测试浓度的80%～120%；杂质测定应为测试浓度的50%～120%；如果含量测定与杂质检查同时进行，用百分归一化法，则线性范围应为杂质规定限度的－20%至含量限度（或上限）的＋20%。

7. 耐用性

耐用性系指在测定条件有小的变动时，测定结果不受影响的承受程度，为常规检验提供依据。为使方法可用于提供常规检验依据，开始研究分析方法时，就应考虑其耐用性。如果测试条件要求苛刻，则应在方法中写明。典型的变动因素有：被测溶液的稳定性，样品提取次数、时间等。液相色谱法中变动因素有：流动相的组成和pH，不同厂牌或不同批的同类型色谱柱，柱温，体积流量等。气相色谱法变动因素有：不同厂牌或批号的色谱柱、固定相，不同类型的担体、柱温，进样口和检测器温度等。

例如，考察流动相比例变化±5%、流动相pH变化±0.2、柱温变化±5℃、体积流量相对值变化±20%时，仪器色谱行为的变化，每个条件下各测试两次。可接受的标准为：主峰的拖尾因子不得大于2.0，主峰与杂质峰必须达到基线分离；各条件下的含量数据（$n=6$）的相对标准偏差应不大于2.0%。

8. 系统适应性

配制6份相同浓度的供试品溶液进行分析，主峰峰面积的相对标准偏差应不大于2.0%，主峰保留时间的相对标准偏差应不大于1.0%。另外，主峰的拖尾因子不得大于2.0，主峰与杂质峰必须达到基线分离，主峰的理论塔板数应符合质量标准的规定。

经试验，应说明小的变动能否通过设计的系统适用性试验，以确保方法有效。

（三）微生物检验验证

2005年版、2010年版药典无菌检查法和微生物限度检查法要求对检验方法进行验证，这是我国药品微生物学检查方法与先进国家药典接轨，符合国际人用药品注册技术要求协调会（ICH）的要求，迈向科学化、合理化的一个重要标志。

对所用的检验方法进行验证，是分析测量科学的基本要求，通过验证试验，可对每种药品的具体检验方法的可靠性及结果的准确性予以确认，从而形成标准化的操作。这是促进药品无菌、微生物限度检查走向标准化的重要途径。

微生物检验的验证试验可概括描述为：在采用的检验方法和过程中，通过分别加入规定量的代表性微生物，以试验的供试品是否在规定的检验量、在所采用的检验条件下无抑菌性，或已充分消除了抑菌性（供试品本身的以及操作系统中可能对微生物生长有影响的各种因素），并且所用方法对微生物生长无不良影响，从而确认检验方法的有效性，保证检验结果的准确可靠。因此，整个实验过程中的每一个环节均应有合理的证明，保证其对结果判断没有影响。按样品的检验流程，验证的重点环节分布如下：

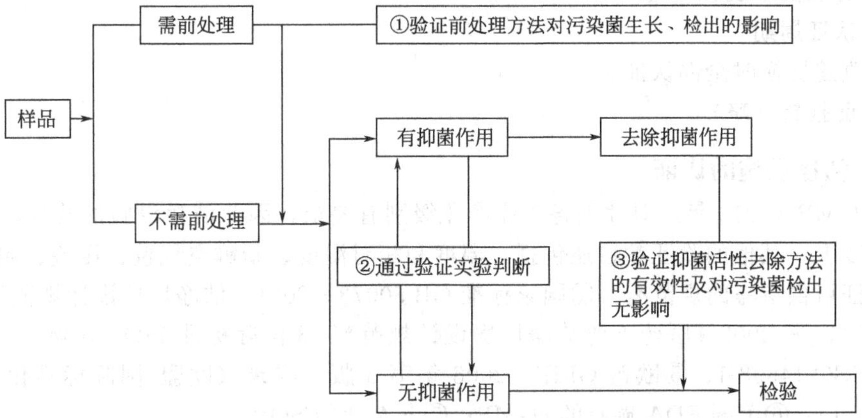

口服固体制剂《中国药典》2010年版一部和二部都要求检查微生物限度（细菌数、霉菌数、酵母菌数）。药典一部、二部附录收载的微生物限度检查方法系检查非规定灭菌制剂及其原料、辅料受微生物污染程度的方法。

2010年版《中国药典》规定检查微生物限度的方法，应该经过验证。具体的微生物限度检查方法及方法验证，参见2010年版《中国药典》二部附录Ⅺ J和2010年版《中国药品检验标准操作规范》351～407页。

三、 厂房与设施验证

（一）厂房的验证

根据GMP要求，厂房验证主要是查看厂房设计，厂区是否按生产、行政、生活和辅助区划区布局，厂房周围环境、卫生条件、大气含尘量、厂区或车间外道路是否符合要求，生产车间、洁净区（室）、质量检验室、仓库等内部装修是否符合规定要求，人流、物流是否分开，地面和墙面等是否平整、无缝隙、易清洁等内容。

1. 验证所需的文件

（1）施工图纸　产品工艺设备流程图；车间平面布置及人、物流向图。

（2）工程质量检验评定资料　水、电、管线及土建工程质量评定记录，建筑材料质量证明。

2. 认证厂房平面布局及工艺合理性

① 降低人为差错的认证。

② 防止药品交叉污染的认证。

③ 产品质量保证体系的认证。

④ 建筑材料和设备供应商的认证。

3. 认证电力供应系统、照明系统

① 安装测试。

② 照度测定认证。

4. 认证卫生设施

① 生产人员出入车间路线按 GMP 要求设计和施工。

② 生产工器具设有专门的清洁房间。

③ 清洁工具有专门的清洗消毒房间。

④ 工作服的洗涤按 GMP 要求设计和施工。

5. 消防及安全设施（略）

6. 再认证周期

厂房改建更换时全部认证。

7. 认证报告（略）

（二）洁净设施的认证

我国 GMP（2010 年）对片剂各工序净化级别有要求，因此洁净设施的验证应主要放在空气洁净度上，其他的验证参数还包括：温度和相对湿度、新鲜空气量、压差、照度、噪声级别。验证可供参考的规范有：①国家标准 GB 50073—2001《洁净厂房设计规范》；②国家标准 GB 50457—2008《医药工业洁净厂房设计规范》；③国际标准 ISO 14644-1：1999；④国际标准 ISO 14698-1；⑤欧盟 GMP（2008 年第 5 版）附录（欧盟/国际标准化组织 EN/ISO 14644-1）；⑥美国 FDA 颁布的 cGMP；⑦各企业的 SOP。

片剂洁净厂房认证标准见表 12-4。

表 12-4 片剂洁净厂房认证标准

项目	控制标准	测试方法或仪器
温度	18～26℃	温度计
相对湿度	45%～65%	湿度计
压差(相邻不同级别房间)	≥10Pa	微压差计
D级悬浮粒子(静态)	ϕ≥0.5μm ≤350000 个/m^3 ϕ≥5μm ≤2000 个/m^3	悬浮粒子检测仪 悬浮粒子检测仪
微生物最大允许数	游浮菌 200cfu/m^3 沉降菌(φ90mm)100cfu/4h 表面微生物(55mm)50cfu/皿	1. 狭缝法、转盘法采样器 2. 采用 90mm 玻璃培养皿等方法
噪声	动态不超过 75dB	噪声测试仪
照度	主要工作室 300lx 辅助工作室<300lx,>150lx	照度计
D级悬浮粒子(动态)	不作规定	
D级换气次数	≥12～18 次/h	风速仪

洁净设施的验证首先也要进行仪表校准，有温度计、湿度计、压力表、风速仪、悬浮粒子检测仪、噪声测试仪、照度计等。

微生物检测所用的培养基类型取决于检测方法，通常选用胰酪胨大豆琼脂（TSA）、营养琼脂（NA）等全能型培养基，此类培养基适用于多数环境微生物的分离生长。但对专用于酵母菌和霉菌的分离生长，应选用特定的培养基（如玫瑰红钠、萨布罗等真菌培养基）。

如果环境中使用了消毒剂或抗生素时，应考虑中和或减少消毒剂或抗生素的影响。

1. 微生物检测

（1）浮游菌检测　浮游菌检测采用主动取样法，取样器可采用撞击式和离心式取样器等，通过采集一定体积的空气于专门的培养基，在适宜的条件下进行培养计数，从而判定洁净环境内单位体积空气中的活微生物数，以此来评价环境中的微生物水平。

（2）沉降菌检测　沉降菌测试方法采用被动取样法，即通过自然沉降原理收集空气中的生物粒子于培养皿中，在适宜的条件下培养计数，以平板培养皿中的菌落数来判定洁净环境内的活微生物数，并以此来评价环境中的微生物水平。

（3）表面微生物检测　表面微生物检测方法分为接触碟法和擦拭法。

① 接触碟法。使用浇灌有固体培养基的平皿，对被测表面进行压痕法取样后，在适宜的条件下培养计数，从而判定表面微生物数。该方法使用于规则和平整的表面。

② 擦拭法。采用适宜的取样工具（如湿润的棉签）擦拭一定面积的表面后，浸于稀释液（如 9g/L NaCl 溶液等）中振荡一定时间，采用适宜的方法（如薄膜过滤法）进行检测计数，从而判定表面的微生物数。该方法使用于不规则的表面。

2. 洁净度测定

（1）悬浮粒子检测　悬浮粒子是通过特定的仪器将分散于洁净区空气中的微小粒子收集，采用计数浓度法，即通过测定洁净环境内单位体积空气中含大于或等于某粒径的悬浮粒子数，来评定洁净室（区）的悬浮粒子水平。

测试方法具体参照国际标准 ISO 14644-1。

（2）换气次数测定　空气净化系统风的体积流量测定内容包括测定总送风量、新风量、一次/二次回风量、排风量以及各主、支风道内风量和送（回）风口风体积流量等。确认所需要测定的是房间的风量，也就是送风口的风量，并以此来计算房间的换气次数。

送（回）风口风体积流量由测定截面的面积与流经该截面上的气流平均速率相乘而求得，即：

$$\text{送(回)风口风体积流量}=\text{截面积}\times\text{气流平均速率} \tag{12-4}$$

$$\text{换气次数(次/h)}=\frac{\text{房间各送风口的风体积流量}(m^3/h)}{\text{房间面积}(m^2)\times\text{房间高度}(m)} \tag{12-5}$$

（3）房间压差　洁净区和非洁净区之间、不同等级的洁净区之间的压差不低于 10Pa，相同洁净度等级不同功能的操作间之间应保持适当的压差梯度，以防止污染和交叉污染。

（4）风速风量　通过风速风量测定仪对出风口进行检测，风速风量应达到相关要求。

3. 检漏试验

检漏试验是检查洁净室过滤器的质量和安装连接处是否有裂缝，以保证洁净室的净化效果。

检漏试验有两种方法：一种是计数扫描检漏试验；另一种是光度计扫描检漏试验，这两种试验方法均系 GB 13554—2008 附录 B 和附录 C 规定使用的规范性操作方法。用气溶胶邻苯二甲酸二辛酯（DOP）和癸二酸二辛酯（DEHS）为尘源进行检漏试验。光度计扫描检漏试验适用于检测高效过滤器的泄漏和密封情况。试验装置包括气溶胶发生器、风机、管道、风量调节装置、静压箱和光度计等。使用线性或对数刻度光度计进行扫描检漏试验。其示意图见图 12-8。

高效过滤器检漏试验主要是检查过滤介质的小针孔和其他如框架、垫圈的密封程度。当光度计显示透过率超标（高效过滤器应小于 0.01%，亚高效过滤器应小于 5%）时，则判过滤器不合格，需要修补或更换。高效过滤器的密封处的泄漏率应为 0。高效过滤器滤料泄漏处允许用专用硅胶胶水修补，但是单个泄漏处的面积不可大于总面积的 1%，全部泄漏处

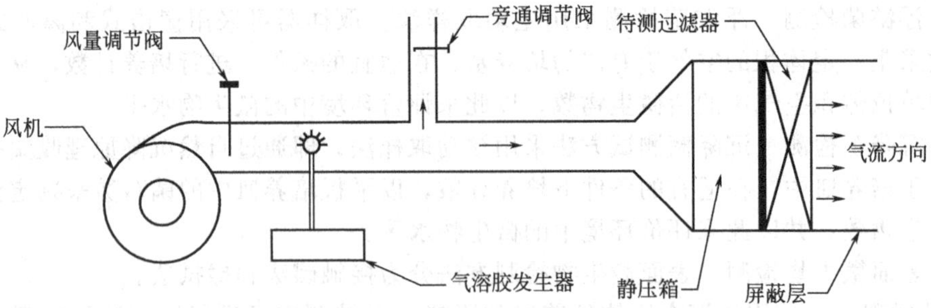

图 12-8　光度计扫描检漏示意

的面积不得大于总面积的 5%，否则必须更换。高效过滤器修理和更换重装后都必须重新进行测试检漏。

4. 温湿度监控

温湿度的监控可采用温湿度计进行，可以在各个房间或关键房间内设置温湿度计，如洁净区内的各房间的温湿度没有特别要求，也可将温湿度监控点设于 HVAC 的回风口。

5. 消毒灭菌效果的验证

(1) 用生物指示剂进行细菌和挑战性试验　生物指示剂菌种可选用枯草芽孢杆菌，在使用前要测定其初期菌数，应不少于 10 个。在消毒灭菌前，将装有生物指示剂的表面皿置于各被测房间内的中央地面，灭菌前打开表面皿，灭菌结束后，回收生物指示剂放入大豆消化液体培养基中，在 37℃下培养 3 天，看细菌是否被杀灭，若没有细菌生长，则为合格。

(2) 气体熏蒸灭菌后室内环境中残留量的测试　用甲醛气体进行熏蒸灭菌后，需用全新空气换气若干小时，由于甲醛的环境标准只有 1～2mg/L，要使环境中残留的甲醛浓度尽可能低至不致使人嗅出的特殊臭味（<0.55mg/L），并对眼睛无刺激（<1.0mg/L），然后根据测定室内环境中甲醛留量的结果，正确设定换气时间，以保证在达到作业环境中无菌的前提下，对人身心健康不致产生不良影响。

四、 设备验证

设备验证应重点考虑设备的设计、构造、使用、清洗、维护保养及校验，以此保证所用的生产设备能够持续不断地生产出符合既定质量标准的产品。

设备验证是指对设计、选型、安装及运行等准确与否及对产品工艺适应性作出评估，以证实是否符合设计要求。各企业应根据本企业生产品种、剂型的不同，对主要设备进行设备验证。

片剂的设备验证有预确认、安装确认、运行确认和性能确认。但老设备的再确认一般仅是运行确认和性能确认。安装确认和运行确认相当于过去的安装与调试，但不同的是后者只重视设备最后的调试结果，缺少一份调试报告来记录原始数据，这不符合 GMP 认证的文件标准化和格式化要求。

片剂需要验证的主要设备有上料器、混合制粒机、颗粒干燥机（一步制粒机）、粉碎机、过筛机、混合机、压片机、包衣机、包装机等。

1. 设计验证

设计和选型属于设备的预确认，是从设备的价格、性能及设定的参数方面，参照说明书加以考虑，考查它是否适合生产工艺、校正、维修保养、清洗等方面的要求，并提出书面报告，主要考虑的因素有：

① 设备性能如速度、装置范围等；

② 符合 GMP 要求的材质；

③ 便于清洗的结构；

④ 设备零件、计量仪表的通用性和标准化程度；

⑤ 合格的供应商。

2. 安装确认

安装确认应包括计量及性能参数的确认。进行考察的目的在于保证工艺设备及辅助设备在规定的限度和承受能力下能正常持续运行。在设计或选择了工艺设备后进行评估和确认以便确认在工艺所要求的运行限度内设备性能良好，并检查影响工艺及生产的关键部位的性能，用这些测得的数据制定设备的校正、维护保养、操作的书面规程即标准操作规程草案，为运行确认提供基础，其主要确认内容有：

① 设备的规程是否符合设计要求；

② 设备上计量仪表的准确性（正确度与精密度）；

③ 设备的安装地点；

④ 设备与提供的工程服务系统是否匹配。

3. 运行确认

在完成设备安装确认后，要根据草拟的标准操作规程对设备的每一部分及整体进行足够的空载试验来确保该设备能在要求范围内准确运行并达到规定技术指标。该过程中有可能要对标准操作规程进行适当的补充和修改以及对设备的某些调整。主要考虑因素有以下几个方面：

① 标准操作规程草案的适用性；

② 设备运行参数的波动性；

③ 仪表的可靠性（确认前后各进行一次校验）；

④ 设备运行稳定性。

4. 性能确认

性能确认是模拟实际生产情况进行的。一般先用空白料进行试车，以初步确定设备的适用性，比较简单、运行稳定的设备可依据使用的产品特点而直接采用生产批号加以验证。验证批次可依据产品及设备特点确定。主要考虑因素有：

① 供应商的信誉；

② 技术培训水平；

③ 能否在供应商处进行试车；

④ 试车资料是否齐全；

⑤ 了解用户需求和设备生产环境；

⑥ 从拥有同种设备的厂家了解设备运行情况；

⑦ 供应商能否保证执行交货期；

⑧ 对供应商成本进行分析；

⑨ 是否熟知 GMP。

尽管选择供应商的主要因素是技术和经济两项指标，但全面分析每一供应商的各方面能力也是十分重要的一面。最终得到确认方案和辅助试验标准限度要求，逐项检查并证实设备能正常运行。

进行该项工作，可制订工程进度计划表。

预确认后，对所得结果应作出评价及结论。

5. 设备验证结论

经过共同合作，已成功得到设备验证的证明依据，这些依据分别来自预确认、安装确认(以设备档案为主)、运行确认、性能确认。将全部验证结果进行统计，分析整理并写出验证报告，经验证小组成员一一过目、审批。每一阶段的验证就是一个很好的培训教材，宜利用这些材料对该项有关人员进行培训讲解。这样有利于生产时更好地使用设备和保养设备。验证小组各成员对验证结果认为可以接受，此时新设备项目可认为全部结束。所有验证相关文件归档。

6. 设备验证文件归档

包括：预确认，安装确认，运行确认，性能确认，操作指南，设计制造和设计标准，仪器、备件；预防维修，润滑剂，订单，过滤器计划，变更控制程序，工程图纸，试验和检查报告，标准操作程序，清洁和使用记录。

7. 设备变更控制

设备变更控制实际上是一个监督体系，确保一个已验证系统在经过对其某项变更提出潜在影响，并按审批程序得到认可，最终仍能维持该系统处于已验证状态。

实施变更控制，有必要做一些相应规定，如变更的范围、奖惩责任、执行程序等。设备的使用者对变更控制负有最大的责任。而变更控制的批准和实施则建议由生产部、质量部和有关技术部门（工程维修部和验证小组）共同作出建议，经主管领导批准后执行，并明确执行日期。

制定变更审批程序→变更项目审批→变更实施情况检查→确定是否对变更内容进行再验证→变更后情况确认和评价→修改相关标准操作规程→批准执行日期→材料分发到有关部门及归档。

五、 生产工艺验证

凡能对产品质量产生差异和影响的关键生产工艺都应经过验证。生产工艺验证是证明生产工艺的可靠性和重现性的验证。在完成厂房、设备、设施的鉴定与质控、计量部门的验证后，对生产线所在生产环境及装备的局部或整体功能、质量控制方法及工艺条件进行验证，确证该生产过程是有效的，而且具有重现性。

验证方案应当明确关键的工艺步骤及检验标准，以及将要进行的验证类型（即回顾性验证、前瞻性验证和同步验证）和工艺运转次数。

工艺验证是在符合 GMP 车间内按照生产规模，对工艺的关键参数、工艺的耐用性以及过程控制点全面的检验，通过样品生产的过程控制和样品的质量检验，全面评价工艺是否具有较好的重现性以及产品质量的稳定性。

质量保证的基本原则，其目的是要生产的物料符合规定的用途。这些原则可叙述如下：

产品的质量、安全性和有效性必须是在设计和制造中得到的；

质量不是通过检查或检验成品所能得到的；

必须对生产过程的每一步骤加以控制，以使成品符合质量和设计的所有规格标准的概率达到最大程度。

生产过程验证是保证达到上述质量目的的关键因素。只有对生产过程和生产过程的控制进行仔细的设计和验证，生产厂商才能有高度的把握持续不断地生产出合格的药品。任何产品的生产过程如果进行了充分的工艺验证，就可减少依赖于中间体和成品的检验进行产品放行。

对于工艺验证重要的是生产厂商要编写一份书面的验证方案，说明验证的方法（和检验）及所要收集的数据资料。收集数据资料的目的必须明确，数据资料必须反映事实，而且必须仔细、准确地收集。验证文件应该指出生产过程有足够的重复次数以证明其重现性，而且在连续运行的次数中要规定准确测定变化的情况。通常的做法就是起草审批工艺验证方案，按此进行连续3批的验证，对得到的数据进行分析汇总写出验证报告。

随着GMP水平的持续发展，“质量源于设计”、“质量风险管理”等新概念越来越多地在制药行业内应用，ICH Q8 Pharmaceutical Development（药物开发）及ICH Q9 Quality Risk Management（质量风险管理）的发布，引入了“质量源于设计（Quality by Design）”及“风险评估（Risk Assessment）”的理念。

工艺验证涉及了在产品生命周期及生产中所发生的一系列活动。2010年版中国GMP引入了设计确认的概念，从而贯彻了“质量应通过设计实现而不仅仅是最终检验”这一“质量源于设计”的理念，并且规定确认或验证的范围和程度应经过风险评估来确定，从而将“质量风险管理”与确认和验证活动结合在一起。

片剂生产工艺验证工作要点见表12-5。

表12-5 片剂生产工艺验证工作要点

类别	名称	主要验证内容
设备	高速混合制粒机	搅拌桨、制粒刀转速、电流强度、粒度分布调整
	沸腾干燥器	送风温度、风量调节、袋滤器效果、干燥均匀性、干燥效率
	干燥箱	温度、热分布均匀性、风量及送排风
	V形混合器	转速、电流、混合均匀性
	高速压片机	压力、转速、充填量及压力调整、片重及片差变化、硬度、厚度、脆碎度检查
	高效包衣机	喷雾压力与粒度、进排风温度及风量、真空度、转速
	铝塑泡罩包装机	吸泡及热封温度、热材压力、运行速度
	空调系统	尘埃粒子、微生物、温湿度、换气次数、送风量、滤器压差
	制水系统	贮罐及用水点水质（化学项目、电导率、微生物）、水流量、压力
工艺	残留量	设备、容器清洗
	产品工艺	对制粒、干燥、总混、压片、包衣工序制定验证项目和指标，头、中、尾取样
	混合器混合工艺	不同产品的装量、混合时间

（一）工艺验证的基本概念

（1）工艺验证的定义

不同国家/地区的法规和指南对工艺验证（process validation）的定义基本相同。

工艺验证：指一种可以保证某一生产过程能始终如一的生产出符合预定的规格标准和质量特性的产品的证明文件（ICH Q7A 12.40）。

工艺验证：收集并评估从工艺设计阶段贯穿整个生产的数据，用这些数据来确立科学证据，证明该工艺能够始终如一地生产出优质产品（FDA行业指南—工艺验证一般原则及惯例草案，2008年11月版）。

（2）工艺验证的目的

① 为系统控制提供文件化证据。

② 评价生产方法。

③ 保证工艺和产品达到标准。

④ 保证工艺的可靠性。

⑤ 保证产品均一/均匀。

（3）工艺验证的前提条件

① 所有前期验证都已完成，如设备确认。

② 各种批准的生产工艺文件都已具备，如经审批的批生产记录、工艺验证方案等。

③ 质量标准：成品和中间控制程序已批准。

④ 取样计划：包括取样位置及取样量。

⑤ 确定验证生产批次，通常进行连续三批。

⑥ 产品稳定性试验方案。

(二) 工艺验证的阶段及一般步骤

(1) 工艺验证的阶段性　根据 FDA 2008 年工艺验证指南草案，将工艺验证分为三个步骤，我国 2010 年版 GMP 第 141、第 144、第 142 条也是分为三个阶段，见表 12-6、表 12-7。

表 12-6　工艺验证的三个步骤

第一阶段工艺设计	第二阶段工艺确认	第三阶段持续工艺核实
在该阶段，基于从开发和放大试验活动中得到的知识确定工业化生产工艺	在这一阶段，对已经设计的工艺进行确认，证明其能够进行重复性的商业化生产	工艺的受控状态在日常生产中得到持续地保证

表 12-7　2010 年新版 GMP 要求

第一阶段 第 141 条	第二阶段 第 144 条	第三阶段 第 142 条
采用新的生产处方或生产工艺前，应验证其常规生产的适用性。生产工艺在使用规定的原辅料和设备条件下，应能始终生产出符合预定用途和注册要求的产品	确认和验证不是一次性的行为。首次确认或验证后。应根据产品质量回顾分析情况进行再确认或再验证。关键的生产工艺和操作规程应定期进行再验证，确保其能够达到预期结果	当影响产品质量的主要因素，如原辅料、与药品直接接触的包装材料、生产设备、生产环境（或厂房）、生产工艺、检验方法等，发生变更时，应进行确认或验证。必要时，还应经药品监督管理部门批准

(2) 工艺验证（第二阶段）的一般步骤

工艺验证的一般步骤见图 12-9。确定一个产品需进行工艺验证后，按照以下步骤进行。

① 首先确认已基于拟验证的工艺编制并批准了批生产记录及相应的产品质量标准和检验规程。

② 确认同该验证相关的生产设备、公用设施已完成了相关的确认，并且关键仪表均已校验且都在有效期内；对于不能进行连续生产的产品，在每次验证前是否都检查确认了关键设备、仪表的校验在校验期内。

③ 前期确认工作完成后应起草工艺验证方案；验证时工艺运行的次数应依据工艺的复杂性或考虑工艺变更的大小来定，一般工艺验证最少应进行连续三批商业批量的验证。

④ 验证方案应经验证相关部门进行审核并经质量负责人批准；方案应指出进行验证（和分析）的方法以及所要收集的数据资料。方案应指出验证的生产过程的重复次数以充分证明其重现性。方案中应对参与验证的相关人员的培训状况、支持验证的文件、相关的仪器仪表、物料的适用性、生产设备和公用系统的状况以及产品质量标准及检验方法等进行预先确认。

⑤ 按照批准的验证方案进行验证。

⑥ 验证报告。

a. 讨论并相互参照方案的各个方面。

b. 按照方案规定汇总所收集的数据并进行分析。

c. 评价任何意料不到的观察结果以及方案中没有规定的额外数据。

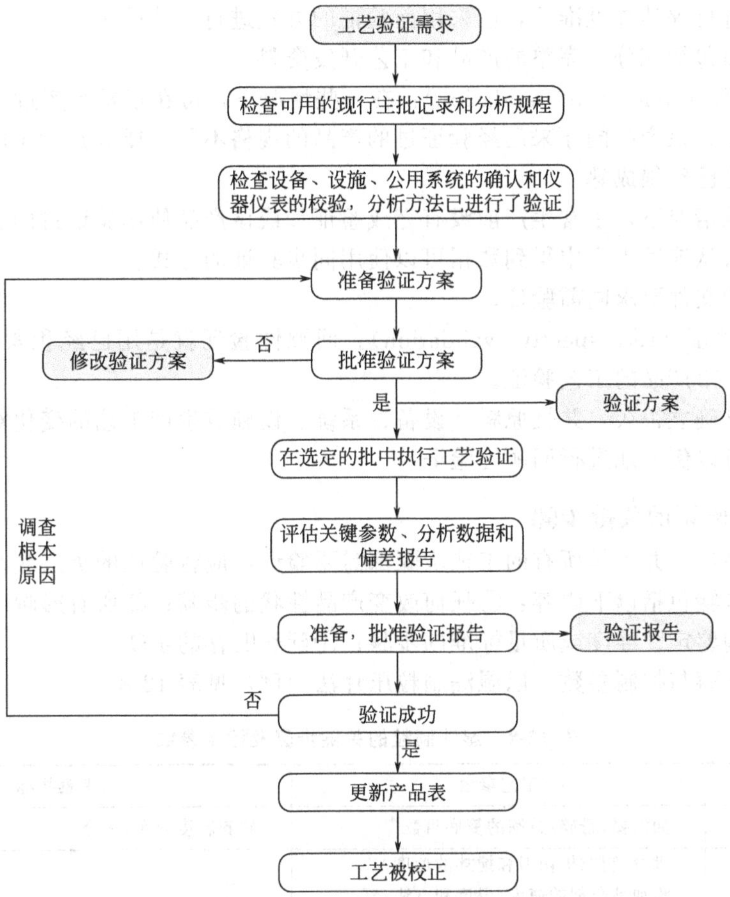

图 12-9　工艺验证的一般步骤

d. 总结讨论所有生产中的不符合项，如偏差、异常检测结果或其他与公用有效性相关的资料。

e. 充分真实地描述对现有程序与控制方法所采取的任何纠正行动或变更。

f. 明确地陈述结论，说明数据是否表明了这一工艺与方案中建立的条件相符合，以及工艺是否可视为处于足够受控状态。否则，该报告应阐明在能得出这样一个结论前还应当做些什么。该结论应该建立在有证明文件的判定理由之上，考虑到从设计阶段到工艺确认阶段所获得的整个知识及信息的汇编，这种理由也是批准该工艺并放行该验证批次产品所需的。

g. 包括所有适当的部门与质量部门的审核与批准。

⑦ 验证完成后，根据稳定性方案留样进行考察，并对稳定性数据进行评估，根据三批的稳定性数据确定产品的有效期；针对新产品，其效期可执行生产批件上的暂定效期，待获得足够的稳定性数据支持后再确定其效期。

⑧ 如验证不成功，则应进行调查，只有在找出验证不成功的原因后，才可以修订验证方案重新进行验证。

(3) 工艺验证的种类

验证方法有三种，前验证、同步验证和回顾性验证。前验证是首选的方法，但在其他方法可采用的情况下也有例外。

① 前验证（prospective validation）：是指投入使用前必须完成并达到设定要求的验证。

当生产一个新产品前或产品的某一生产过程发生了变动，且可能影响到产品特性的，在经过变更程序进行评估并批准后，应采用前验证的方式进行工艺验证。

前验证必须包括充分、完整的产品和工艺开发资料。

② 同步验证（concurrent validation）：在一些情况下，可在正常生产过程中对工艺进行适当的验证。如，该产品同原来已经验证过的产品的规格不同，或者是片子的形状不同，或是该产品的工艺已经很成熟。

在一些特殊情况下，正常生产前没有完成验证和或该产品使用验证过的、但已经变更的工艺生产，无法从连续生产中得到数据可以使用同步验证的方式。

同步验证的文件要求同前验证。

③ 回顾性验证（retrospective validation）：回顾性验证就是用已经积累批生产、检验、控制数据的已上市产品的工艺验证。

某些工艺已确立很久，并且原料、设备、系统、设施或生产工艺的变化对产品质量没有明显的影响，可以例外地进行回顾性验证。

（三）工艺验证的关键步骤

（1）工艺验证　并不是所有的工艺步骤都需要验证，应将验证的重点放在关键工艺步骤上，通常关键步骤包括以下内容：①任何改变产品性状的步骤；②所有影响产品均一性的步骤；③所有影响鉴定、纯度或质量标准的步骤；④延长贮存的步骤。

（2）关键步骤与控制参数　以湿法制粒压片法为例，见表12-8。

表12-8　湿法制粒的关键步骤及控制参数

工序	工艺参数	考察指标
原辅料控制	如需要，粉碎/过筛的箩底目数	物料粒度分布，水分
湿法制粒	批量，制粒机切刀和搅拌的速度； 添加黏合剂的速度、温度和方法； 原料装料的顺序； 制粒终点判定； 湿法整粒方式和筛网尺寸； 出料方法	能源消耗
干燥	批量；进风温度、湿度和风量及出风温度； 产品温度；干燥时间；颗粒水分	水分
整粒	筛网尺寸；整粒类型；整粒速度； 颗粒的粒度分布	粒度分布，水分
混合	批量；混合速度；混合时间	混合均匀度
分料（如必要）	—	含量均匀度
压片	压片机转速、主压力；加料器转速；	外观，片重，片重差异，片厚，脆碎度，水分，硬度，溶出度/崩解度，含量均匀度
包衣	包衣液的制备；投料顺序；制备温度和搅拌时间；过滤网孔径	外观，包衣增重，水分，硬度，溶出度/崩解度
	预加热；片床温度；排风温度及风量；锅体转速；预加热时间	
	喷浆；进风温度及风量；锅内负压；片床温度；蠕动泵转速；浆液温度和雾化压力；喷浆量；排风温度及风量；锅体转速	
	干燥；进风温度；锅内负压；片床温度；排风温度和风量；锅体转速；干燥时间	
	冷却；进风温度；锅内负压；片床温度；排风温度和风量；锅体转速；降温时间	

(四) 验证的执行

① 在工艺验证前，工艺验证方案应完成了审批；参加工艺验证的相关人员进行了适当的培训。

② 根据工艺验证方案中的项目逐一进行验证，并及时记录验证结果；每个验证项目的结果都应该经过审核。

(五) 工艺验证报告

① 所有验证项目都完成后，汇总所有的原始数据完成验证报告（验证各批的试验记录及数据），验证报告中应明确地包含此次验证的结论。

② 评价和建议，包括再验证的时间建议。

③ 最终验证报告的审批。

④ 验证文件的保管及归档。

(六) 工艺验证的定期审核

现在很多企业都在执行“再验证”系统，当完成某一工艺的工艺验证后，会定期进行再验证，再验证的目的也是为了保证工艺处于“验证”状态，即工艺处于可控状态。随着2008年FDA工艺验证草案的发布，越来越多的企业开始把工艺验证的定期审核纳入公司的验证体系，强调了生产过程中持续的验证。公司可以通过定期审核评估工艺的状态，例如，通过年度回顾的方式，对工艺进行评估，或者根据产品的生产频率及生产批次进行周期性评估。这些评估都是为了确保工艺仍然在持续有序的运行，这种定期审核变成了工艺验证的一部分。

2008年FDA验证指南草案提倡的“工艺验证定期审核”较先前的“再验证”更加灵活，赋予了企业更多的自由空间，企业可以根据自身产品质量的评估，和工艺验证系统的监控来确定是否需要进行再验证。

如果在工艺验证的定期审核阶段，物料、设备、设施、工艺等发生了较重大的变更，应根据变更控制程序的要求进行相关的再验证。

六、清洁验证

在GMP 2010年版中，第71、第72、第74、第76、第143、第197条款与清洁验证有关。欧盟GMP 36～42条和美国FDA cGMP 211.67章节中规定了设备清洗验证的要求。

在药品生产的每道工序完成后，对制药设备进行清洗是防止药品污染和交叉污染的必要手段。清洁验证是检验清洗措施是否有效的重要手段，也是我国GMP规定要执行的内容之一。

(一) 清洁的概念

在制药工业中，清洁的概念就是指设备中各种残留物（包括微生物及其代谢产物）的总量低至不影响下批产品的规定的疗效、质量和安全性的状态。通过有效的清洗，可将上批生产残留在生产设备中的物质减少到不会影响下批产品疗效、质量和安全性的程度。有效的清洗除去了微生物繁殖需要的有机物，创造了不利于微生物繁殖的客观条件，便于将设备中的微生物污染控制在一定水平。

设备的清洁程度，取决于残留物的性质、设备的结构、材质和清洗的方法。对于确定的设备和产品，清洁效果取决于清洗的方法。书面的、确定的清洁方法即所谓的清洁规程。清洁验证即对清洁规程的效力进行确认，通过科学的方法采集足够的数据，以证实按规定的方法清洁后的设备，能始终如一地达到预定的清洁标准。

2010年版中国GMP引入欧盟GMP的理念，强化对清洁技术的设计，适宜的清洁剂、消毒剂、杀孢子剂的使用，完善清洁验证流程。

（二）清洁的技术要求

应根据产品性质、设备特点、生产工艺等因素拟定清洁方法并制定清洁规程。制定清洁规程时应考虑各种设备的清洁周期、设备的拆卸、清洁剂的选择、清洗方法（包括清洗次序、各种参数等）、清洁效果的确认、设备贮存管理等。验证方案中最关键的技术问题为如何确定限度，用什么方法能准确地定量残留量，清洁验证不应采用“不断测试，直至清洁”的方式。

（三）要点分析

1. 清洁方法和清洁规程的检查要点

（1）必须保证清洁效果和重现性。

（2）固定所有可变量　包括：

① 设备拆卸程度和装配方法；

② 清洁剂名称、成分，使用浓度、数量，配制方法；

③ 清洁各步骤、部位等。

（3）清洁规程要点　严密，易懂，可操作。

① 拆卸、连接：应规定清洁一台设备需要拆卸的程度。

② 预洗/检查：应建立相对一致的起始点，以提高随后各步操作的重现性，重点在于检查。

③ 清洗：重点在于固定各参数，必须明确规定清洁剂的名称、规格和使用浓度以及配制该清洁溶液的方法，应明确清洁剂的组成，必须规定温度控制的范围、测量及控制温度的方法。

④ 淋洗：目的在于洗去清洁剂。为提高淋洗效率，宜采用多次淋洗的方法。

⑤ 干燥：根据需要决定是否进行干燥。除去设备表面的残留水分可防止微生物生长。

⑥ 检查：发现可能的意外，及时发现，以便于采取补救措施，而不危害下批产品。

⑦ 贮存：规定已清洁设备和部件的贮存条件和最长贮存时间，以防止再次污染。

⑧ 装配：应规定装配的各步操作，附以图表和示意图以利于操作者理解。此外，要注意装配期间避免污染设备和部件。

2. 清洗验证的要求

（1）建议至少进行连续三批的验证

① 每批生产后按照清洁规程清洁，按验证方案检查清洁效果、取样并化验。重复上述过程三次。三次试验的结果均应符合预定标准。

② 不得采用重新取样再化验直至合格的方法。如检测不合格，应调查原因，是清洁方法不当还是人员操作失误等。如为清洁方法原因，应重新制定清洁规程，重新取样，进行验证。

（2）采用已经验证的分析方法　检验方法应足以检测出设定合格限度水平的残留或污染物。

（3）对擦拭取样方法进行验证。

① 棉签擦拭方法需进行回收率验证。

② 样点的选择应有代表性，考虑取样部位材质、取样面积等因素，应同待检测设备相

适应。

(4) 根据具体情况进行再验证

① 在发生各种变更时，需评估是否有必要再进行清洁验证。

② 在日常生产过程中，通过日常监控数据的回顾，以确定是否需要再验证或确认再验证的周期。

(四) 实施指导

1. 清洁方法的开发和设计

(1) 常用清洁方法

① 清洁方法类型

a. 手工清洁

适用：无在线清洗（CIP）装置、内部结构复杂的部件。

特点：投入少、但重现性差、可能产生二次污染。

b. 在线清洗（CIP）

适用：工艺复杂的配制罐及管道系统、专门配置的 CIP 清洗装置，如流化床。

特点：重现性好，但若设备构成复杂，有存在死角的风险。

c. 两者结合

适用：系统中有结构比较复杂的部件，这些部件以 CIP 方式可能难以达到清洗要求，需要从系统中拆卸下来进行清洗，如过滤器、阀门等，除此之外，其余部分可以实现 CIP 清洗。

② 清洁效率。清洁效率和流速密切相关，湍流时的清洁效率明显优于层流时的清洁效率。

盲管和垂直管路：通常为了清洁干净要求管道中水的流速要大于湍流所需要的流速 1.52m/s。

容器内壁：通常要求雷诺系数 N_{Re}大于 2000，使流体在容器内壁达到湍流。

③ 喷淋球覆盖率检查。喷淋球喷淋时，将溶液喷于容器上部，为确保其能覆盖容器上表面全部位置，应对喷淋球覆盖率进行检查。采用核黄素（维生素 B_2）检查法，将核黄素均匀涂布在设备内表面，干燥后，按照预定的 SOP 启动 CIP 进行清洗，待设备干燥后，在黑光灯下观察是否有荧光存在，以确认是否有核黄素残留。

④ CIP 清洗中应防止容器底部积水。容器底部出口大小应与容器排水速率相适应，避免排水不畅，在容器底部造成积水。容器底部出口尺寸与容器排水速率的关系见表 12-9。

表 12-9　容器底部出口尺寸与容器排水流量的关系

底部出水口直径/cm	容器排水流量估算/(L/min)	底部出水口直径/cm	容器排水流量估算/(L/min)
1.27	5.0	5.08	268.2
2.54	45.5	16.13	454.6
3.81	140.9		

(2) 清洁剂的选择

① 清洁剂的选择标准。清洁剂应能有效溶解残留物，不腐蚀设备，且本身易于被清除。人用药品注册技术要求国际标准协调会（ICH）在“残留溶剂指南”中将溶剂分为 3 个级别，对其使用和残留限度有明确的要求。随着环境保护标准的提高，还应要求清洁剂对环境尽量无害或可被无害化处理。满足以上要求的前提下应尽量廉价。

应该避免使用家用清洁剂。

② 清洁剂分水溶性清洁剂和有机溶剂清洁剂。

(3) 制定清洁规程　通常参照设备的说明书制定详细的规程，规定每一台设备的清洁程序，保证每个操作人员都能以可重复的方式对其进行清洗，并获得相同的清洁效果。一般清洁规程做出如下规定：

① 清洁开始前对设备必要的拆卸要求，清洁完成后的装配要求。

② 所用清洁剂的名称、成分和规格，配制清洁溶液的浓度、数量和方法。

③ 清洁溶液接触设备表面的时间、温度、流速等关键参数。

④ 淋洗要求。

⑤ 生产结束至开始清洁的最长时间；连续生产的最长时间；已清洁设备用于下次生产前的最长存放时间。

2. 清洁分析方法的验证

清洁分析方法的验证包括取样方法验证和检验方法验证。

(1) 如何选择取样方法　在选择取样方法时一是要综合考虑棉签擦拭法和淋洗水取样法的优缺点，二是要考虑所要验证的设备的特点，综合以上因素才能达到预期的取样目的和验证效果。

棉签擦拭取样的优点是能对最难清洁部位直接取样，通过考察有代表性的最难清洁部位的残留物水平来评价整套生产设备的清洁状况。通过选择适当的擦拭溶剂、擦拭工具和擦拭方法，可将清洗过程中未溶解的、已“干结”在设备表面或溶解度很小的物质擦拭下来，能有效地弥补淋洗水取样的缺点。不足之处是很多情况下需拆卸设备后方能接触到取样部位，对取样工具、溶剂、取样人员的操作等都有一定的要求，总的来说比较复杂。

淋洗水取样法为大面积取样方法，其优点是取样面积大，对不便拆卸或不宜经常拆卸的设备也能取样，因此其适用于擦拭取样不易接触到的表面，尤其适用于设备表面平坦、管道多且长的生产设备。缺点是当溶剂不能在设备表面形成湍流有效溶解残留物时，或者残留物不溶于水或“干结”在设备表面时，淋洗水就难以反映真实的情况，应注意取样操作的规范性。同时执行取样的人员同执行清洁操作的人员不能为同一人。

(2) 棉签取样方法的验证

取样过程需经过验证，通过回收率试验验证取样过程的回收率和重现性。验证步骤如下：

① 准备一块与设备表面材质相同的板材，如平整光洁的316L不锈钢板。

② 将待检测物溶液，定量装入校验的微量注射器。

③ 涂抹面积一般为25～100cm^2，3～6个方块大小。

④ 自然干燥或用电吹风温和地吹干不锈钢板。

⑤ 用选定的擦拭溶剂润湿擦拭棉签，按图12-10所示进行擦拭取样。

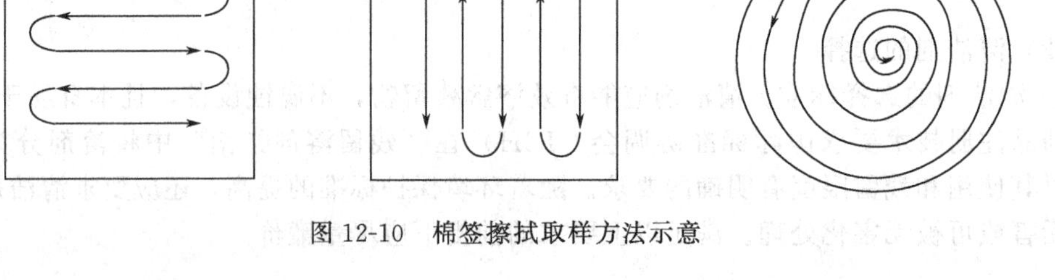

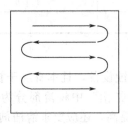

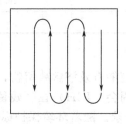

图12-10　棉签擦拭取样方法示意

⑥ 将擦拭棉签分别放入棉签管中，加入预定溶剂 5ml，超声。

⑦ 用经验证的检验方法检验，计算回收率和回收率的相对标准偏差。

可接受标准：回收率不低于 50%，回收率的相对标准偏差应不大于 20%。

(3) 淋洗水取样方法的验证　淋洗的取样方法为根据淋洗水流经设备的线路，选择淋洗线路相对最下游的一个或几个排水口为取样口。分别按照微生物检验样品和化学检验样品的取样规程收集清洁程序最后一步淋洗即将结束时的水样。

淋洗法样品可对冲洗液直接检测也可对冲洗液做稀释后检测；无论直接检测还是稀释检测都应在接到样品后首先将样品同空白溶剂做视觉检查，确定是否有颜色差异和异物存在；如有上述现象发生，可直接判定样品不合格。

(4) 取样点的确认　应该选择设备的最差区域作为取样点。这些区域应在清洁难度和残留水平方面代表着对清洁规程最大程度的挑战，例如料斗的底部、搅拌桨桨叶底部和阀门的周围。

如果进行微生物取样，取样计划应包括微生物的可能最差区域，例如较难靠近的地方以及可收集水的排水区域。微生物和化学取样应在不同区域进行，测试方案中应包括设备及其取样点的描述或图表，图表可参照上文“棉签取样方法的验证”。

(5) 检验方法验证　通常清洗检验方法分为限度检查和定量检查，不同的检验方法验证的参数也不同。

检验方法验证通常检测项目精密度、检测限和定量限、准确度、线性范围、专属性、样品溶液稳定性、系统适用性。见表 12-10。

精密度：RSD<10%。

定量限：通常达到限度标准的 1/10，定量要求低于通常仪器分析的要求。

准确度：回收率≥80%，或综合回收率≥50%。

线性范围：残留物限度的 50%～150%。

(6) 检验方法中限度检查和定量检查所需验证的参数　见表 12-10。

表 12-10　检验方法中限度检查和定量检查所需验证的参数

参数	限度检查法	定量检查法
专属性	√	√
精密度	×	√
线性范围	×	√
准确度	√	√
检测限和定量限	检测限验证	定量限验证
样品溶液稳定性	√	√
系统适应性	√（一份标准品）	√（两份标准品作平行样）

3. 清洁验证

清洁验证的整体流程见图 12-11。

通过试验结果证明所制定的清洗规程能使设备的清洗效果达到洁净要求，避免产品被残留物料和微生物污染。通常清洁验证包括以下内容：设备的评估，清洗规程的评估，目标化合物的选择和残留限度的计算。

(1) 设备的评估

① 设备评估用来确定哪些设备是多个活性成分共同接触的，即共用设备；哪些设备是某个产品/活性成分单独使用的设备，即专用设备。该设备评估将计算出共用设备的产品接触面积以计算残留限度的接受标准。评估关键点是确定哪些设备包括在清洁验证中，哪些设

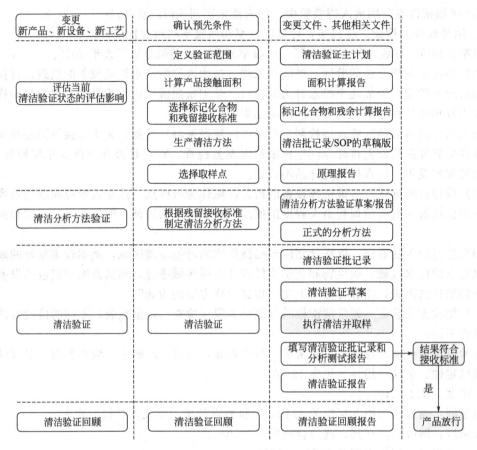

图 12-11　清洁验证整体流程

备不包括在清洁验证中，按照设备接触产品的情况，设备可分为三类。

a. 产品接触的设备系指直接接触产品的设备，如湿法制粒机、沸腾干燥机、溶液桶、贮存桶，对于产品接触设备的无效清洁可能造成产品间的交叉污染。

b. 非产品接触的设备系指在生产工艺中涉及，但没有和产品直接接触的设备，如封闭设备的外表面。此类设备非清洁验证的关键点，但也应按照 SOP 要求进行清洁。

c. 非直接或偶然产品接触的设备系指在生产工艺中涉及，没有和产品直接接触但有可能污染产品的设备。如盘式干燥仪的内表面、机械监护装置的内部，对于此类设备的无效清洁有可能造成产品间的交叉污染。

通常清洁验证包括产品接触的设备，不包括非产品接触的设备，非直接产品接触的设备是否包括在内依实际情况而定。

② 设备表面积的确定

a. 应测定每个设备的产品接触面积，以计算残留限度的接受标准。

b. 产品接触面积测定的准确度应具有实际意义，不必绝对地精确，可将复杂设备转化成基本的几何图形以便于计算和测量。

c. 测量的原始记录和计算将作为原始数据进行保存。

(2) 清洗规程的评估　通过清洁验证检查清洁操作规程是否能够达到彻底清洁设备的目的，可以从以下几个方面考察清洁操作规程的完整性：

① 是否包括了所有的设备。

② 清洁规程是否足够详细以便可以进行持续一致的操作。

③ 是否规定了干燥方法及干燥方法是否正确。

④ 是否规定了生产结束至开始清洁的最长时间（也称待清洁设备保留时间）。

⑤ 是否规定了已清洁设备用于下次生产前的最长存放时间（也称洁净保留时间）。

⑥ 是否规定了连续生产的最长时间。

⑦ 是否详细描述了在完成检查后如何确保存储是安全的。

(3) 目标化合物的选择和残留限度的计算

① 目标化合物的选择。对于接触多个产品的共用设备，是从各产品组分中确定最难清洁（溶解）的物质，作为目标化合物并考虑其特性——毒性、难于清洗性、颜色、香味与味道，清洗过程如果使用清洗剂，则其残留物也应视为标记物。

② 最难清洁部位确认。凡是死角、清洁剂不易接触的部位都应视为最难清洁的部位。

③ 残留限度的计算

a. 以目检为依据的限度。若设备内表面抛光良好，残留物与设备表面有较大反差，目检能发现低于 $1\mu g/cm^2$ 的残留。目测要求不得有可见的残留物，在每次清洗完后都必须进行检查并对检查结果进行记录，此项检查应该作为清洗验证接受限度的第一个接受标准。

b. 化学残留可接受限度

Ⅰ. 生物活性限度：最低日治疗剂量的 1/1000（质量分数）。

高活性、敏感性的药物宜使用本法确定残留物限度。

数据 1/1000 源于三个因素。首先：一般认为药物的十分之一处方剂量是无效的；其次是安全因子；再次是耐受因子。

一般表面残留物限度（L_1）计算公式为：

$$L_1=\frac{\mathrm{MTD_a}}{1000}\times\frac{N_b}{\mathrm{MDD_b}}\times S_b$$

式中，$\mathrm{MTD_a}$ 为清洗前产品最小每日给药剂量中的活性成分含量；N_b 为清洗后产品的批量；$\mathrm{MDD_b}$ 为清洗后产品的最大日给药剂量的活性成分含量；S_b 为清洗后产品活性成分含量的质量百分数。

Ⅱ. 浓度限度：十万分之一（100mg/L）。

一般，除非是高活性、高敏感性的药品，该限度的安全性是足够的。

验证时，一般采用收集清洁程序最后一步淋洗结束时的水样，或淋洗完成后在设备中加入一定量的水（小于最小生产批次量），使其在系统内循环后取样，测定相关物质的浓度。实验室通常配备的仪器如 HPLC、紫外-可见分光光度计、薄层色谱等的灵敏度一般都能达到 10×10^{-6} 以上，因此该限度标准不难被检验。

从残留物浓度限度可以推导出设备内表面的单位面积残留物浓度（表面残留物限度）。假设残留物均匀分布在设备内表面上，在下批生产时全部溶解在产品中。

设下批产品的生产批量为 B（kg），因残留物浓度最高为 10×10^{-6} 即 10mg/kg，则残留物总量最大为 $B\times10\times10^{-6}=10B$（mg）；单位面积残留物的限度为残留物总量除以测量的与产品接触的内表面积，设设备总内表面积为 SA（cm^2），则表面残留物限度 $L=10B/\mathrm{SA}$（mg/cm^2）。为确保安全，一般应除以安全因子 F，则 $L=10B/(\mathrm{SA}\cdot F)(mg/cm^2)$。

c. 微生物限度。清洗的微生物验证可以和清洗的化学验证同步进行。微生物的特点是在一定环境条件下会迅速繁殖，数量急剧增加。而且空气中存在的微生物能通过各种途径污染已清洁的设备。设备清洗后存放的时间越长，被微生物污染的概率越大。通常微生物限度一般为＜25～100cfu/25cm²，也可以参考环境中的表面微生物要求，如洁净度 C 区为＜25cfu/碟

(55mm)，洁净度 D 区为<50cfu/碟（55mm）。

计算接受残留限度需考虑的要素见表 12-11。

表 12-11　计算接受残留限度需考虑的要素

影响因素	最小治疗剂量/毒性	溶解度	批量	最大治疗剂量	接触产品界面	难清洗位置	取样界面
清洗前产品	√	√					
清洗后产品							
设备			√	√			
取样方法					√	√	√
清洗剂	√	√					

4. 清洁验证的维护

(1) 日常监控清洁验证报告完成之后，该清洁方法即可正式投入使用。清洁方法即进入了监控与再验证阶段，应当以实际生产运行的结果进一步考核清洁规程的科学性和合理性。监控的方法一般为肉眼观察是否有可见残留物，必要时可定期取淋洗水或擦拭取样进行化验。由于对指定残留物的定量分析通常比较繁琐，可开发某些有足够灵敏度且快速的非专属性检验方法，如测定总有机碳（TOC）。

通过日常监控数据的回顾，以确定是否需要再验证或确认再验证的周期。

(2) 变更管理　关于产品、设备及规程的任何变更必须遵循变更控制流程对变更对验证状态的影响进行评估。

在出现以下情况之一时，必须进行清洁规程的再验证：

①引入新产品或取消现有产品。

②设备、生产工艺或清洁规程的变更。

③清洁/污染设备保留时间的改变。

④清洁剂的变更。

⑤产品处方的变更。

第七节　变　更

变更是指即将准备上市或已获准上市的药品在生产、质量控制、使用条件等诸多方面提出的涉及来源、方法、控制条件等方面的变化。这些变化可能影响到药品的安全性、有效性和质量可控性。

对药品生产企业来说，随着生产技术的革新，制作工艺的持续改进，降低生产成本，减少污染，工艺性能和产品质量监控以及纠偏与预防措施（CAPA）的评估，都会驱动企业进行变化，有变化，就有风险。变更控制的目的在于降低风险，确保所做的变更不会对产品质量造成不良影响，并维持已验证过的状态和保持法规的依从性。

制药企业应该建立一个变更控制管理系统，以有效控制和管理关键岗位人员、厂房设施、质量控制系统、生产、物料、设备、管理等变更对产品质量带来的风险，使公司在可接受的程度。建立全面有效的变更控制系统，有助于企业降低因变更引起的风险，提高变更实施的成功率，进一步保证药品质量。2010 年版 GMP 对变更的要求如下。

① 企业应建立变更控制系统，对所有影响产品质量的变更进行评估和管理。需要经药品监督管理部门批准的变更应在得到批准后方可实施。

② 应建立操作规程，规定原辅料、包装材料、质量标准、检验方法、操作规程、厂房、设施、设备、仪器、生产工艺和计算机软件变更的申请、评估、审核、批准和实施。质量管理部门应指定专人负责变更控制。

③ 变更都应评估其对产品质量的潜在影响。企业可以根据变更的性质、范围、对产品质量潜在影响的程度将变更分类（如主要、次要变更）。判断变更所需的验证、额外的检验以及稳定性考察应有科学依据。

④ 与产品质量有关的变更由申请部门提出后，应经评估、制订实施计划并明确实施职责，最终由质量管理部门审核批准。变更实施应有相应的完整记录。

⑤ 改变原辅料、与药品直接接触的包装材料、生产工艺、主要生产设备以及其他影响药品质量的主要因素时，还应对变更实施后最初至少三个批次的药品质量进行评估。如果变更可能影响药品的有效期，则质量评估还应包括对变更实施后生产的药品进行稳定性考察。

⑥ 变更实施时，应确保与变更相关的文件均已修订。

⑦ 质量管理部门应保存所有变更的文件和记录。

此外，国际人用药品注册和医药技术协调会（ICH）对变更控制的要求可参考有关文献。

一、 变更的基本概念

（一）变更控制

任何可能影响产品质量或重现性的变更都必须得到有效控制，如原辅料变更、处方和工艺变更、质量标准和检验方法变更、公用系统变更、标签和包装材料的变更等。

变更控制是指由专业人员对计划进行的变更或已经实施的变更进行审核的一套体系。这些变更可能对已经验证过的设备、系统、仪器和工艺的状态产生影响。变更控制的目的在于保证系统并有文件证明在验证的状态（欧盟药事法规第 4 卷，欧盟人与兽药药品生产质量管理规范 附录 15 确认和验证）。

（二）变更分类

企业在决定其变更分类原则时，应综合考虑其工艺、产品和质量体系的特点，对于具有多个生产基地的集团企业而言，还应考虑集团质量管理的标准化和统一性。无论采取何种分类标准，已定义的分类原则应严格执行，应防止人为地降低变更等级的现象；质量管理部门应负责决定具体变更的分类，相关部门（包括变更申请部门，变更评估相关部门等）可以根据其专业知识对具体变更的分类提出建议。通常包括以下几种分类方法。

1. 按对产品质量的影响程度分类

变更可分为重大变更和次要变更两类。

（1）一般变更　不影响产品质量或对产品质量的影响很小的变更。

（2）重大变更　对半成品或成品质量有较大影响的变更。重大变更一般包括以下内容(但并不仅限于下列内容)：

① 主要工艺路线、原料及处方的改变；

② 关键设备的改型；

③ 产品内包材的种类和内外包材文字的变更；

④ 关键工艺条件和参数变更；

⑤ 关键原材料、半成品、成品以及过程产品的分析方法做重大的增补、删除或修改；

⑥ 各国药典、国家标准的升级改版，产品质量标准、产品有效期（复验期）的变更；

⑦ 厂房或者生产地址的变更；

⑧ 其他对半成品或成品质量有较大影响的变更。

2. 按变更的种类分类

根据不同的系统，对产品质量的影响程度可分为以下方面。

(1) 关键岗位人员变更　口服固体制剂关键岗位，例如制粒、压片、包衣等岗位。

(2) 质量控制系统变更　原辅材料、中间产品、成品（稳定性试验标准）的质量标准改变。

(3) 厂房设施和设备系统变更　厂房平面布置，包括洁净区清洗、更衣、物料出入、压缩空气、工艺用水、蒸汽、空调等设施改变以及设备位置调整、设备改进、设备更换，包括计算机硬件等。

(4) 物料系统变更　原辅材料品种、规格等级、编号系统、原料和包装材料供应商、药品贮存条件、有效期改变。

(5) 生产系统变更　工艺配比、工艺参数、工艺流程、批量调整等。

(6) 包装和贴签系统变更　包装规格、包装材料（尤其内包材）、印刷包材及标签的设计及内容。

(7) 实验室控制系统变更　包括试验条件改变、检验方法改变。

(8) 管理变更　法律、法规、制度、规定等的变更。

(9) 其他变更　变更药品生产企业名称、变更药品生产场地等的变更。

3. 按变更的起因分类

变更分为主动变更和被动变更。

(1) 主动变更　是生产企业主动提出的变更，例如进行工艺优化提高产品的质量，扩大应用等。

(2) 被动变更　是由于外界环境的影响，生产企业不得不进行的变更，例如，药典标准升级。

4. 变更控制程序的内容

对变更进行有效控制的前提是公司已经建立了书面的变更控制程序，并能按照程序规定执行变更。变更的控制涉及各个方面，通常变更控制程序中都至少需要包括以下内容。

(1) 制定该程序的目的。

(2) 该程序所适用的范围。

(3) 职责，应写明公司各职能部门、生产车间及管理层的职责。

(4) 变更控制的程序，此部分是变更控制的主体部分，应该详细写明：

① 相关部门/人员的职责；

② 对变更进行分类的原则；

③ 变更申请及相关支持性材料；

④ 变更的评估；

⑤ 变更的批准；

⑥ 变更的执行（如有必要应通知药政管理部门和相关客户，待批准后才能执行）；

⑦ 变更的跟踪；

⑧ 变更完成后应对其效果进行评估；

⑨ 变更文件的管理，如在书面程序中应规定编号原则、变更如何记录（记录的形式、内容、如何保存）；

⑩ 书面程序中最好有变更控制的流程图以直观地反应变更控制的整个流程。变更管理制度流程见图 12-12。

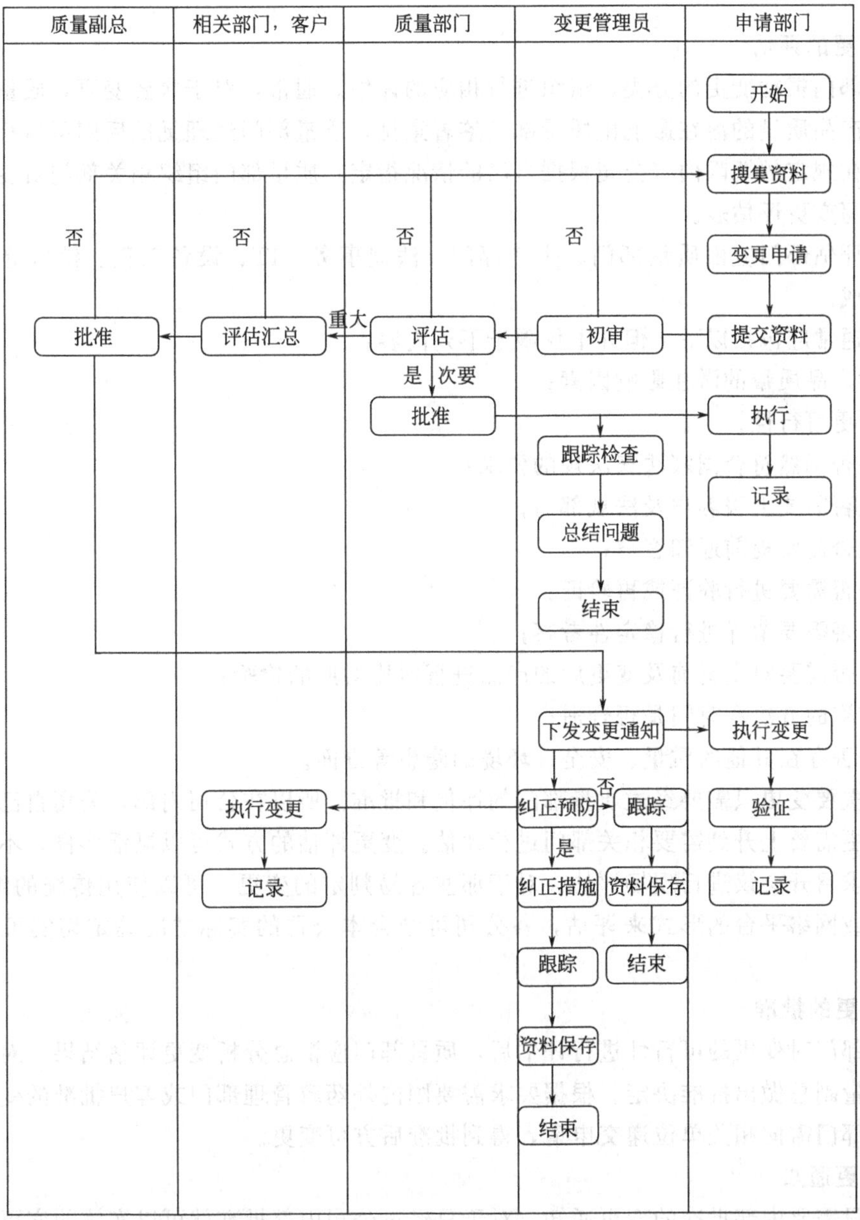

图 12-12　变更管理制度流程

二、变更的实施

1. 提出变更申请

任何部门如有需要或必要进行变更均可提出变更申请并填写变更申请表。变更申请表中应写明由谁提出变更、变更原因、变更内容、建议的时限、变更后的预期结果、变更实施的措施，同时需提交必要的变更支持性资料。

2. 变更的受理

当质量部门收到变更申请时，初步审核变更的必要性和合理性，如变更证据不足、变更理由不充分及变更可能带来较大的风险，则变更不予受理。

对已受理的变更，由质量部门给予指定的唯一的变更控制号，并根据变更的影响程度进行分类。

3. 变更的评估

质量部门根据变更的分类，组织进行相应的评估。通常，对于次要变更，质量部门可根据变更对产品质量的潜在影响由质量部门签署意见，质量部门经理批准后即可执行；对于重大变更，在规定的期限内（公司根据自己的情况指定）质量部门组织相关部门对变更进行评估，并填写变更评估表。

通常评估部门应由质量部门、生产部门、法规事务、IT、设备工程、销售等部门的专业人员组成。

评估通常应包括以下，但并不仅限于下列内容：

① 对产品质量的潜在影响因素；

② 变更可行性；

③ 是否仍然符合国家法律法规的要求；

④ 是否需要上报客户及法规部门；

⑤ 是否需要提前通知客户；

⑥ 是否需要进行验证或再验证；

⑦ 是否需要留样进行稳定性考察；

⑧ 是否需要对变更前及变更后的产品进行对比对照的检验；

⑨ 实施的方法和时间是否合适；

⑩ 是否存在其他的质量、安全、环境的隐患等方面。

通常次要变更只需要经过质量部门的评估和批准。所以在公司内部，公司自己决定什么级别的变更需要上升到需要相关部门进行评估。变更评估的方式可以灵活多样，不是所有的变更都要求召开会议进行现场评估。对于那些容易判定的变更，可以使用传统的纸质传阅、邮件审阅或网络平台的形式来评估，各公司可结合本公司的实际情况确定切实可行的评估方式。

4. 变更的批准

相关部门对变更的可行性进行评估后，质量部门应汇总分析变更评估结果，对于重大变更上报质量副总做出批准决定。根据要求需要国内外药政管理部门或客户批准的变更，公司相关职能部门需向相关单位递交申请，得到批准后方可变更。

5. 变更通知

(1) 只需要内部批准的变更通知　对于只经过公司内部批准就可以实施的变更，当变更在公司内获得正式批准后，质量部门通知相关部门，并下发《变更通知单》。

(2) 需要通知客户或药政部门的变更通知　有些变更在公司内得到批准后，需要通知相关客户或根据法规要求需要到法规部门进行备案，此种情况，质量部门下发《变更通知单》的同时，相关部门还应及时通知客户或法规部门。

(3) 需要得到客户或药政部门批准的变更通知　通常，对于重大变更，在公司内经过评估并得到批准后，质量部门下发变更通知，同时通知客户或药政部门，待得到他们的批准后，才可以进行产品的放行。例如一些重大变更需要进行工艺验证，质量部门下发变更通知后，车间进行三批工艺验证，当得到客户或药政部门批准后，三批验证的产品如果还在有效期内，才可以经质量部门放行至市场上。

(4) 未批准的变更通知　未经过质量部门批准、或未得到客户或药政批准的变更，质量管理部将结果通知变更申请部门，终止变更。

国家食品药品监督管理总局指出：涉及法规要求许可、备案和补充申请的变更事项，应按照国家相关规定由法规事务部门履行相关程序后方可正式变更。

6. 实施变更

变更相关部门接到《变更通知单》后，应按照审批的变更内容组织实施，明确变更实施人员和职责，落实相应的资源，如有必要，变更部门制订变更实施计划及方案，由此引起的相关变更涉及的部门一并实施变更，对变更后的文件或岗位 SOP 组织相关岗位和相关人员进行必要的变更培训，并做好培训记录，确保变更的有效实施。

在实施过程中，变更部门应时刻关注变更情况，出现异常上报质量部门，质量部门应组织相关部门进行分析评估，根据评估结果确定是否停止变更；如果变更在实施过程中不能按照预先制定的时限完成，变更申请部门应及时申请变更延期，由质量部门组织相关部门进行评估，重新制定时限，如必要，可纳入公司的 CAPA 体系进行管理。

7. 变更的追踪

质量部门负责组织对变更项目的实施情况进行跟踪检查，填写变更跟踪表，并对变更效果做出最终评价。变更的追踪结果一般分为三种情况。

（1）变更关闭　质量部门在进行变更追踪过程中，经评估确定已在规定时限内按照制定的各项措施进行了变更，且变更后的效果是有效的，则该变更可关闭；对于重大变更，变更完成后，变更管理员完成变更报告，报告中应对变更的及时性及有效性进行评估，经相关人员批准后，可以关闭此变更。

（2）变更推迟　在追踪过程中或在变更的执行过程中，如发现变更不能在规定的时间内完成，变更申请部门需及时向质量管理部提交变更推迟申请表，经质量部门的批准后，变更可以推迟但必须在新确定的时限内完成。

（3）终止变更　在质量部门追踪的同时，变更部门应关注变更动态的情况，出现异常上报质量管理部，质量管理部组织相关部门进行分析，如果分析结果认为此变更可能会对产品的质量产生严重的后果，则做出停止变更的决定。

8. 变更文件的管理

（1）变更日志或台账　对变更情况质量部门应建立变更日志或台账（可以参考表 12-12），以动态地跟踪变更进行到哪个阶段。同时还应定期进行汇总上报，每年要对变更情况进行回顾，写出回顾性总结，提出改进建议。同时公司 GMP 内审时，将影响质量的变更作为主要审计内容，确保公司所有可能影响产品质量的变更都进行上报、登记、评估、批准。

表 12-12　变更台账

编号　　　　　　　　　　　　　　No.

变更控制号	变更名称	变更内容	变更原因	变更类型	提出部门/日期	评价部门	批准人/日期	变更完成时间

（2）变更资料的保存　所有实施的与变更相关行动，包括确认和验证的内容都要进行记录。记录可以以纸质的形式或电子形式存档。质量管理部变更管理员负责变更资料的归档保存，变更资料应进行长期保存。

9. 变更实例：次要变更（同型号设备的更换）

（1）变更申请

变更名称：压片机变更

变更提出部门：　　　　　车间

变更提出时间：　　　　　年　　月　　日

变更内容：将1001房间的国药龙立的32冲压片机更换为国药龙立的40冲压片机。

申请人：×××　　　　年　　月　　日

变更原因及预期结果：

① 变更原因

a. 根据公司目前的生产需求及车间设备的使用情况，原有旧压片机已到更新年限且产能已不能满足生产要求，导致压片生产能力成为生产的瓶颈。

b. 拟新增加的40冲压片机在市场上已成熟使用，技术性能稳定，可压片型圆形最大直径×××mm，异形片最长轴×××mm，能满足车间品种的生产要求。

c. ×房间的动力设施符合新的40冲压片机的安装要求。

② 预期结果

a. 消除制约地生产的压片生产能力瓶颈，满足市场需求。

b. 能更好地提高整个车间的设备利用率，降低动力消耗，降低生产成本。

部门领导意见：同意提交此变更。　　　年　　月　　日

QA评估：

变更分类：次要（由质量部门判定）

（根据公司变更控制管理程序中的分类确定）

相关支持性资料：1.××× 项目建议书；2. 危险源辨识，风险评价表。

变更申请表格式见表12-13。

表12-13　变更申请表

编号　　　　　　　　　　　　　　No.

<table>
<tr><td>提出部门</td><td></td><td>申请人/日期</td><td></td></tr>
<tr><td colspan="4">变更名称：</td></tr>
<tr><td colspan="3">变更原因：</td><td rowspan="3">变更分类：

次要　　　重大
次要变更审批意见：</td></tr>
<tr><td colspan="3">变更后预期结果：</td></tr>
<tr><td colspan="3">部门领导意见：

年　月　日</td></tr>
</table>

（2）变更评估

评价依据：变更申请中提交的相关支持性资料。

生产技术部门：

同意变更，完成验证后应对操作SOP、工艺规程、批生产记录进行修订。

年　　月　　日

设备工程部门：

同意，应按要求进行新设备的确认工作，并修订相关的设备操作、清洁及预防维护 SOP。

年　　月　　日

法规事务部门：

同意，对新压片机进行相关确认，完成后可投入使用。

年　　月　　日

安全环保部门：

确定新压片机的危险源，制定防范措施，并对员工进行培训。

年　　月　　日

质量部门：

同意，做好设备的相关确认，并修订相关文件、记录；对相关设备平面布局图等图纸进行修订。

年　　月　　日

质量部门最终评价结果：

同意变更。设备工程部门组织车间制定 URS，对新设备进行 DQ、IQ、OQ、PQ，完成确认后，进行压片工艺验证。

质量部经理：　　　年　　月　　日

变更项目评估表见表 12-14。

表 12-14　变更项目评估表

编号：　　　　　　　　　　　　　　No.

变更名称		
评价依据(附相关材料)		
评价部门意见	生产技术部：	
	法规事务部门：	
	设备工程部：	
	安全环保部：	
	其他部门：	
主管部门评价结果：		
公司主管领导审批		

（3）变更通知（填写表 12-15）

涉及文件变更：待完成设备 OQ 确认后修订设备操作 SOP、清洁 SOP、预防维护 SOP。待完成工艺验证后×××车间修订岗位操作 SOP、工艺规程。

涉及记录变更：在 PQ 前修订完批生产记录。

需进行工艺验证：完成设备确认后，进行 3 批×××产品的工艺验证。

需进行分析方法验证：N/A。

需进行培训：在 OQ 确认前对相关人员进行危险源识别及风险分析的培训；在进行相关确认前，对相关人员进行确认方案的培训；修订 SOP 及记录后在执行日期前对相关人员进行培训。

需进行加速及长期考察：工艺验证批产品进行稳定性考察。

需变更工艺流程图、设备平面图等：车间在完成IQ后修订车间平面布局图、设备平面布局图。

需对变更前后批次的检验数据进行对照：N/A。

需上报药政部门：N/A。

需通知客户：N/A。

需制定安全环境影响的相应控制措施：N/A。

其他需要说明的问题：N/A。

变更通知单见表12-15。

表12-15 变更通知单

编号：　　　　　　　　　　　　　　　　No.

变更名称及内容：
涉及文件变更：
涉及记录变更：
需要进行工艺验证：
需要进行分析方法验证：
需要培训：
需要进行加速及长期考察：
需要进行变更工艺流程、设备平面布置图等：
需对变更前后批次的检验数据进行对照：
需上报药政部门：
需通知客户：
需制定安全环境影响的相应控制措施：
其他需要说明的问题：

（4）执行变更（略）

（5）变更跟踪

于　　年　　月　　日批准了　　　　　URS。

姓名/日期

于　　年　　月　　日完成了IQ，修订了车间平面布局图，设备平面布局图。起草了设备操作SOP。

姓名/日期

于　　年　　月　　日完成了OQ、PQ，修订了设备相关SOP并对相关人员于　　年　　月　　日进行了培训。

姓名/日期

于　　年　　月　　日完成了工艺验证，留样进行稳定性试验。

姓名/日期

结论：该变更可关闭。

姓名/日期

备注：各项跟踪的证明材料应作为变更控制文件的一部分。

变更跟踪见表 12-16。

表 12-16 变更跟踪表

变更名称
变更情况：
结论： 跟踪人/日期

三、关于变更的其他问题

（一）变更与再验证的关系

不是所有变更均要求再验证。

例如：设备的变更若以“相似”为基础，通常不要求再验证。或者是质量标准版本升级而检验方法保持不变，也不需要进行验证。

1. 变更可能要求再验证的有下列情况（但并不仅限于以下内容）

① 原料的变更（物理性质，如密度、黏度或粒径分布可能影响产品质量）；

② 起始物料生产商的变更；

③ 包装材料的变更（以塑料代替玻璃）；

④ 过程的变更（如混合时间、干燥温度）；

⑤ 设备的变更（如增加自动检测系统），若设备的变更包含设备的替代，并以“相似”为基础，通常不要求再验证；

⑥ 生产区域和供应系统的变更（如区域的重新安排、新的水处理方法）；

⑦ 生产装备移至另一场地；

⑧ 未预期的变更（如，检查中发现的或程序趋势数据的日常分析）。

2. 在 WHO-GMP 准则中列出的变更可能需要再验证

（1）若产品生产过程中包含变更，在没有充分意识和考虑变更前，产品不能放行至销售，因为这影响到工艺验证。

（2）变更可能要求再验证 包括：

① 生产工艺的变更（如混合时间、干燥温度）；

② 设备的变更（如增加自动检测体系）；

③ 生产区域和供应系统的变更（区域的重新设置或新的水处理方法）；

④ 工艺转移至另一场地；

⑤ 未预期的变更（如检查中发现的或程序趋势数据的日常分析）。

（二）偏差与变更的联系与区别

①“偏差”不能以变更处理，当偏差原因调查清楚后，可由偏差的整改预防措施引起变更。

② 偏差是没有计划、没有预期地与要求出现偏离，是自然发生的。变更则是有计划的、预期的、提出正式申请的，并经过批准的才可实施的。

③ 偏差的处理应根据“偏差处理”的程序，变更的处理应根据“变更处理”的程序。

④ 紧急情况中所有变更的实施均包含于偏差中（无计划，无控制，不长久），即临时性或非计划性的变更可作为偏差报告，并应该有记录。

参考文献

[1] 国家食品药品监督管理局药品认证管理中心编．GMP 实施指南：固体口服制剂．北京：中国医药科技出版社，2010.

[2] 高鸿慈，张先洲，乐智勇主编．输液的制备与临床配伍［M］．北京：化学工业出版社，2011.

第十三章 片剂的研发及进展

第一节 片剂研发的基本原则

药物制剂是应用于人体的最后形式，良好的制剂设计应提高或不影响药物的药理活性，减少药物的不良反应，兼备质量可靠、使用方便、成本低廉等优势。片剂研发设计时，应考虑以下基本原则：安全性、有效性、质量可控性、稳定性、顺应性。

一、安全性

药物制剂的设计应能提高药物治疗的安全性（safety），降低刺激性或毒副作用。

药物的毒副作用主要来源于化学结构药物本身，也与药物剂型与制剂的设计有关。一般来说，吸收迅速的药物，在体内的药理作用强，同时产生的不良反应也大。对于治疗指数低的药物，宜设计制成缓控释制剂，以减小峰谷波动，维持较稳定的血药浓度水平，降低不良反应。对机体本身具有较强刺激性的药物，可通过调整制剂处方和设计合适的剂型降低刺激性。一些药物在规定的剂量范围内的毒副作用不明显，但在超剂量用药或制剂设计不合理使药物吸收过快时产生严重后果，这类情况对于像茶碱、洋地黄、地高辛、苯妥英钠等治疗指数较小、药理作用及毒副作用都很强的药物更需要引起注意，临床上要求对这类药物使用时进行血药浓度监测，就是为了尽量减少事故的发生。

二、有效性

在保证安全性的同时，也要考虑药物制剂的有效性（effectiveness）。

有效性是药品用于治疗疾病的前提。药品中疗效的发挥与剂型有很大的关系。同一给药途径，如果选用不同剂型，其作用亦会有很大的差异。硝酸甘油是用于治疗心绞痛的药物，其口腔速崩片剂型，崩解、吸收迅速，临床上适合作为急救药物，因为有效性在短时间内得到了发挥；硝酸甘油舌下片则需要约几分钟的时间才能发挥作用，虽然有效性不差，但短时间内发挥药效不及口崩片；缓释硝酸甘油片（长效硝酸甘油片），每12h口服一片，作用可延续8～10h。3种片剂就有效性而言，没有差别，但起效时间有差异，临床用途各不相同，所以在处方设计时，口崩片、舌下片、缓释片的辅料选择，就显得非常重要了。

三、质量可控性

药品的质量是决定药物的有效性与安全性的重要保证，制剂设计必须做到质量可控。质量控制也是新药审批的基本要求之一。

可控性（controllability）主要体现在制剂质量的可预知性与重现性。按已建立的工艺技术制备的合格制剂，应完全符合质量标准的要求。重现性指的是质量的稳定性，即不同批次生产制剂均应达到质量标准的要求，不应有大的变异。

质量可控要求在制剂设计时应选择较成熟的剂型、给药途径与制备工艺，以确保制剂质量符合标准。

四、 稳定性

制剂的稳定性（stability）也是药物的有效性与安全性的重要保证，药物制剂的设计应使药物有足够的稳定性。

药物制剂的稳定性包括物理、化学、微生物、疗效和毒性稳定性 5 个方面（见表 13-1）。药物的化学不稳定性可导致有效剂量降低，形成新的未知或已知毒副作用的有关物质；药物制剂的物理不稳定性可导致固体制剂的晶型转变、潮解及崩解度、硬度、均匀度不合格等现象；药物的微生物学不稳定性会导致制剂的污损、霉变、染菌等严重问题，疗效与毒性稳定性是指保持疗效无变化和毒性不增大。维生素 C、氨茶碱等的分解受金属离子的催化，在生产中应尽量避免或减少与金属接触；对潮湿不稳定的洋地黄片，应控制片剂的含水量，片剂的包装材料应注意防湿；盐酸氯丙嗪片及芬太尼片对光不稳定，在生产中应避光操作，在包衣材料中加入遮光剂或用遮光材料包装。

表 13-1 评价制剂稳定性的项目与标准

稳定性种类	对制剂的要求
化学稳定性	制剂中全部主药，在所规定范围内，其化学特性不变，效价不变
物理稳定性	外观、味、均匀性、溶解、分散性等均无物理性质的变化
微生物稳定性	保持无菌状态或微生物检查不超标
疗效稳定性	保持疗效无变化
毒性稳定性	毒性不增大

五、 顺应性

药物制剂的设计应提高顺应性（compliance），从而有利于疾病的治疗。

顺应性是指病人或医护人员对所用药品的可接受程度（acceptance）。顺应性包括制剂的使用方法、外观、大小、形状、色泽、臭味等多个方面。小体积、少剂量、色彩明快、口感良好的制剂受到普遍欢迎，片剂处方设计时应该从这些方面考虑。

顺应性好的剂型有利于临床使用，缓控释片剂的顺应性大于普通片剂，原因是给药次数减少、使用方便，服用后血药浓度没有“峰谷”现象，不良反应减少。现在国内外缓控释制剂的研发方兴未艾。

六、 其他

对于制剂的设计者和生产者来说，降低生产成本、简化制备工艺也应该给予考虑。

第二节 片剂处方设计前的工作

一个药物从合成开始到最后上市，研究的内容包括：①药理活性筛选；②初步毒理学及分析方法研究；③处方前工作；④处方与制备工艺研究；⑤临床研究；⑥申报工作。其中处方前工作在整个研制过程中占重要地位。

制剂的处方前研究（pharmaceutical preformulation studies）是指在制剂设计之前，需要对药物的基本理化性质和所能制成的相应制剂的性质进行基础研究，了解和掌握药物和制剂的基本特性，分析和利用各种有效的信息和数据。制剂处方前研究为选择最佳剂型、处方工艺和质量控制提供依据，也是开发安全、有效、稳定的药物制剂的基础。目前处方前研究在新药的剂型设计或剂型改进中，已逐步成为常规化的研究项目。

处方前工作的主要任务是：①文献资料的检索，调研该药物的国内外研究情况，尽量全面收集到所需的有关数据；②该药物的物理化学性质、理化常数、光谱资料等，为建立质量控制方法奠定基础；③该药物的稳定性与辅料的相容性情况，为制剂的剂型、制备工艺条件、处方组成等提供科学依据。

一、文献检索

文献检索是处方前工作首先面临的一个非常重要的内容。如是一类新药，需要前期化学合成研究和药理学研究的相关资料，如是其他类别的药物，则可查阅相关的文献资料。查阅的重点主要包括药物的理化性质（如化学结构、稳定性、溶解度、分配系数、酸碱性、晶型和光谱特性等）、药理作用、临床应用、不良反应、刺激性等，以及和剂型生产的处方、工艺技术等有关的资料。

检索工具是指用于报道、存贮和查找文献线索的工具。由于文献类型和载体形式的多样性，以及人们在文献利用时，表现在检索角度、广度和深度上的不同要求，于是形成了各种各样的检索工具。常按出版形式及载体分为以下类型。

（一）书本式检索工具

药剂学方面最常使用的参考书是药剂学类专著如全国统一编写的《药剂学》规划教材，经过多次改编再版，现在为第7版；平其能主编的《现代药剂学》和陆彬主编的《药物新剂型与新技术》等。工具书是药典，包括《中国药典》、《美国药典》（USP）、《欧洲药典》（EP）、《英国药典》（BP）、《日本药局方》（J. P）等。此外，还有文摘如CA、IPA等。

（二）机读式检索工具

1. 光盘检索

（1）IPA（International Pharmaceutical Abstracts）光盘检索　IPA是由ASHP（美国医院药剂师学会）1970年推出的药学专业核心期刊，收录了世界750多种杂志的文献，在药理学、药物评价和药剂学等方面有独特优势。

（2）Drugs & Pharmacology光盘数据库　D&P是荷兰爱尔塞维尔科学出版社建立的EMBASE系统中的药物和药理学数据库，收录了荷兰医学文摘以及其他医学领域中有关药物和药理方面的文摘151.5万条，每季度更新约3万条记录以反映新进展。内容涉及：药物及潜在药物的作用和用途，以及药理学、药物动力学和药效学的临床和实验研究，如副作用和不良反应等各方面内容。

（3）Medline光盘数据库　是美国国立医学图书馆建立的MEDLARS系统中最大和使用频率最高的生物医学数据库，收录了1966年以来世界上70个国家和地区已出版的生物医学及其相关学科期刊约4000种。内容涉及：基础医学、临床医学、环境医学、职业病学、营养卫生学、病理学、解剖学、生理学、微生物学和寄生虫学、毒理学、药理学、卫生教育和卫生服务管理、精神病学和心理学、兽医学、牙医学、护理学等各学科内容。

（4）中国生物医学文献光盘数据库　中国生物医学文献光盘数据库（CBMdisc）是中国医学科学院医学信息研究所研制的综合性医学文献数据库。收录了1983年以来《中文科技资料目录（医药卫生）》收录的900多种中国期刊，以及汇编、会议论文的文献题录，总计96万多条，内容涉及基础医学、临床医学、预防医学、药学、中医学及中药学等生物医学的各个领域。

(5) 中国科技期刊光盘数据库　是1989年由中国科学情报所重庆分所建立，收录5000余种期刊，其中医药期刊800余种，1994年对核心期刊做了文摘题录。

2. 网络检索

(1) Rxlist-The Internet Drug Index（http://www.Rxlist.com）　Rxlist Internet网上一项免费的服务。它收录了美国4000多种新上市或即将上市的药物和产品。该药物数据库包括药物的商品名称、普通名称和类目等信息。

① 药物数据检索。通过Keyword（关键词检索）和Rxlist-ID（特征编号检索）搜索即可获得所查药物的商品名、普通药物名、适应证、副作用和使用方法等信息。

a. Keyword Search（关键词检索）：单击Keyword Search，进入关键词检索界面检索时，在Search for框中填入所需查找的药名，单击Search框，即可获得所查药的商品名、普通药物名称、适应证、副作用和使用方法等信息。

b. RXlist-ID（特征编号检索）：在主页上单击RXlist-ID，进入特征编号检索界面。键入片剂或胶囊的编号，单击Click to Identify Imprint Code框，即得出检索结果。

② The Top 200（美国排名前200名的药）。暂分为1997年和1996年、1995年两个文档。依次列出美国排名前200位的药物处方（按使用频率）。分三栏，分别为Brand name（商品名）、Manufacturer（制造商）和generic name（仿制药品名称）。单击所要查找的generic name，即可得到该药的名称目录、治疗类型、临床药理、适应证及用法、禁忌证、参考文献等各种信息。

(2) Pharmacokinetics，Pharmacodynamics，and Biopharmaceatics homepage（药动学、药效学、生物药剂学主页）(http://griffin.vcu.edu/～gkrishna/PK/ph.html)　该网址提供有关这些学科的网上资源、医药公司等方面的信息。现选几项介绍如下。

① Drug Metabolism（药物代谢）：列出Cytochrome P450s各亚型及其相对应的底物、诱导剂和抑制剂。

② PK/PD Resources（药动学、药效学资源）：提供PK、PD其他网上资源的相关链接。

③ PK Equations（药动学公式）：单击PK Equations进入PK Solutions 2.0页面，它提供了药动学数据的非房式模型的分析手段。

(3) Virtual Library Pharmacy（虚拟药学图书馆）(http://www.Pharmacy.org)

① DrugDB（药物数据库）：该库在开发过程中不断加入新的和正在研制中的药物，以每月2～3次的速度不断更新。

a. 单击Databases on the WWW，进入药学数据库页面。

b. 单击Pharmaceutical Information Associates-PharmaInfoNet，进入PharmaInfoNet主页面。

c. 单击Drug Information下的DrugDB，进入药物数据库。

该数据库分普通药物名称数据库和商品名称数据库两部分，按首字母索引，从每个入口均可得到如下信息：Generic Name；Trade Name；Manufacturer；Therapeutic Class；Indication (s)；Links to articles and archives on PharmaInfoNet。

② Journals（期刊）。Virtual Library提供了近50种药学电子期刊。具有出版速度快、可进行检索查询及建立多种连接的优点。它还提供出版社的各类信息，用户还可直接向编辑部投稿；部分杂志提供原文及参考文献，并可链接至各篇参考文献，直接获取信息。

a. 单击Virtual Library-Pharmacy主页中的Journals and Books项，进入药学期刊书籍

页面。

b. 单击 Journal of Pharmacy and Pharmacology 进入该出版社主页面。

c. 单击红封面的 1998 期。

d. 单击页面中左下框的 March－Rational Drug Design，在右下框中即出现其内容。

e. 单击第一篇文献 Rational drug Design，即出现该文章及参考文献，还可继续链接至参考文献。

3. 国内因特网上的药学信息

（1）通用搜索引擎　具有重要影响的通用检索工具地址有：①http：//www. yahoo. com；② http：//www. google. com；③ http：//www. infoseek. com；④http：//www. baidu. com 等。

（2）医学检索引擎（Medical Search Engine）　Medical World Search，MWS（医学世界检索）http：//www. mwssearch. com 由 The Polytechnic Research Institute 创建。MWS 采用美国国立医学图书馆的 Unified Medical Language System 词表，该表融合了 30 余种生物医学词表和分类法（包括 MeSH 词表），约 540000 个医学主题词，几乎能提供每个医学述评的信息。

（3）通过数据库检索

① 中文数据库

a. 清华同方学术期刊网　　http：//www. cnki. net/。

b. 维普全文数据库　　http：//vmis. cqvip. com。

c. 万方数据库　　http：//www. wanfangdata. com. cn/。

d. 万方数据期刊网　　http：//www. chinainfo. gov. cn/periodical。

e. 超星数字图书馆　　http：//www. ssreader. com。

② 外文数据库

a. Science Direct　　http：//www. science direct. com/。

b. Medline　　http：//www. ncbi. nlm. nih. gov。

c. Springer　　http：//link. springer. de。

d. Wiley Inter Science　　http：//www3. interscience. wiley. com/cgi-bin/home。

（4）网上专利检索

① 中华人民共和国国家知识产权局专利检索系统　　http：//www. sipo. gov. cn/。

② 美国专利与商标局专利数据库（USPTO）　　http：//www. uspto. gov/。

③ 欧洲网上专利数据库　　http：//ep. espacenet. com。

（5）网上医药相关论坛

① 丁香园　　http：//www. dxy. cn/cms/。

② 清风小木虫　　http：//emuch. net/bbs/。

③ 药联盟　　http：//www. ulam. cn。

（6）药学期刊

① 中国药学杂志　　http：//www. zgyxzz. com. cn。

② 中国药师　　http：//www. zgys. org/。

③ 中国医院药学杂志　　http：//www. zgyyyx. com。

④ 中国新药杂志　　www. newdrug. cn。

⑤ 中国药理学报。

⑥ 中国药理学与毒理杂志。

⑦ 药物分析杂志。

⑧ 中国医药工业杂志。

⑨ 中国药物依赖性通报。

⑩ 药学学报。

(7) 药学文献资料

① 中国医药卫生学术文库：收有药物基础科学、药典、药方集、药物鉴定、生药学、药剂学等文献资料。

② 中国中医药信息系统：含有中医药科技文献检索等内容。

③ 中药有效成分数据库——中科院科学数据库制作，可以对药物有效成分、成分分类、用途、关键词和自由词查询。

④ 药物大全。着重于药物临床应用，收录有近年来国内外上千种新药。

(8) 国外药学资源

① 美国药学杂志 http：//pubs. acs. org/jourmals/jmsae/index. html。

② 德国药学 http：//www. ubka. uni-karlsruhe. de/pharm/inhalt/inho598. html。

③ 美国化学会的化学文摘。

(9) 图书馆资源

① 中国医学科学院图书馆。

② 北京图书馆　　http：//www. nlc. gov. cn。

③ 美国国家医药图书馆　　http：//www. nlm. nih. gov。

④ 虚拟药学图书馆。

⑤ 广东药学院图书馆　　http：//www. . lib. gdpu. edu. cn/。

上述文献资料的网址有时发生变动，例如原来中国药学杂志网址是 http：//chinainfo. gov. cn/periodical/zgyxzz/index. htm，现在改为 http：//www. zgyxzz. com. cn，后者是采用 URL 格式（全球资源定位器 Uniform Resource Locator，或译为通用资源位标）。有很多权威期刊，已经不再设网址，设网址和不设网址的，都可以直接输入期刊名称到“百度搜索”进行查找。

二、 药物的理化性质测定

处方设计前对新药的理化性质研究主要包括物理性状、化学结构、沸点、pK_a、溶解度、熔点、多晶型、分配系数、表面特性、盐析、流动性、吸湿性、可压性及药物和辅料之间的相互作用等。如果某些参数尚未获得而又是剂型设计所必需的，应先进行试验，获得足够的数据以后，再进行处方设计。

（一）溶解度和 pK_a

1. 研究溶解度和 pK_a 的意义

(1) 溶解度　溶解度是药物的基本理化性质之一，通常是指在一定的温度和压力下，药物在一定体积溶剂中溶解的量，《中国药典》2010 年版对药品的近似溶解度都做了规定。

对于难溶性药物的研发常需考虑其溶解以及与之密切相关的吸收问题。溶解是药物吸收的前提条件，在 pH 1～7 和 37℃条件下，如果药物在水中的溶解度小于 10g/L，即溶解度在微溶、极微溶解及几乎不溶或不溶范围，这些药物均有可能出现吸收问题。所以在片剂、胶囊剂等口服固体制剂的设计过程中，需要考虑难溶性药物是否能顺利地在胃肠体液中溶解，以避免发生吸收不完全或生物利用度差等问题。

Kaplan 于 1972 年提出，在 pH1～7 范围内（37 ℃），药物在水中的溶解度：

① 当＞ 10g/L 时，吸收不会受限；

② 在 10～100 g/L 时，可能出现吸收问题；

③ 当＜10g/L 时，需采用可溶性盐的形式。

（2）pK_a　大多数药物是有机的弱酸和弱碱，其在不同 pH 介质中的溶解度不同，药物溶解后存在的形式也不同，即主要以解离型或非解离型存在，对药物的吸收可能会有很大影响。一般，解离型药物不能很好地通过生物膜被吸收，而非解离型即分子型的药物往往可有效地通过类脂性的生物膜。

pK_a 是解离常数的负对数，可根据药物的 pK_a 值和已知的 pH 变化判断药物的吸收情况。

【例 13-1】　红霉素碱 $pK_a=8.6$，红霉素内酯 $pK_a=6.9$，假定肠液的 $pH=5$，试计算它们的离子型和分子型比例。

【解】　红霉素是碱性药物，根据 Henderson-Hasselbalch 公式：

$$pK_a-pH=\lg\frac{离子型浓度}{分子型浓度} \tag{13-1}$$

$$8.6-5.0=\lg\frac{离子型浓度}{分子型浓度}$$

$$\lg\frac{离子型浓度}{分子型浓度}=3.6$$

即

$$\frac{离子型}{分子型}=\frac{4000}{1}$$

红霉素内酯 $pK_a=6.9$ 代入式（13-1）

$$6.9-5=\lg\frac{离子型浓度}{分子型浓度}$$

$$\lg\frac{离子型浓度}{分子型浓度}=1.9$$

$$\frac{离子型浓度}{分子型浓度}=\frac{79.1}{1}$$

由计算可以推出：红霉素碱在肠液中离子型和分子型的比例是红霉素内酯在肠液中离子型和分子型的比例的 50 倍，故红霉素内酯在肠液中分子型比例高，比红霉素吸收快，且在酸性条件下红霉素碱迅速灭活，所以红霉素常制成内酯衍生物供临床使用。

2. 溶解度的测定

溶解度的近似测定可按《中国药典》的定义进行。一般方法是，取过量的药物加入到定量溶剂中，在恒定温度中（通常为 25℃或 37℃）振摇，观察药物在溶液中的溶解情况，直至达到饱和，测定药物溶液浓度即得，见图 13-1。为了确定药物的溶解性质，根据剂型及制剂的要求，需要在多种溶剂中测定溶解度。常用的溶剂有水、9g/L NaCl 溶液、稀盐酸溶液（0.1 mol/L HCl）、稀碱溶液（0.1 mol/L NaOH）、pH 6.8 磷酸盐缓冲溶液和乙醇、甲醇等某些特定溶剂。这种测定方法的结果受药物的 pK_a、纯度或溶液中其他成分、同离子效应、药物表面对空气的吸附程度等多种因素的影响，故称为表观溶解度（apparent solubility）或平衡溶解度（equilibrium solubility）。

在测定药物溶解度时，应保证溶解过程达到平衡。对于难溶性药物，取得平衡的时间可能需要十几小时、几十小时甚至更长。减小原料药物的粒径、提高溶解温度、在溶解过程中

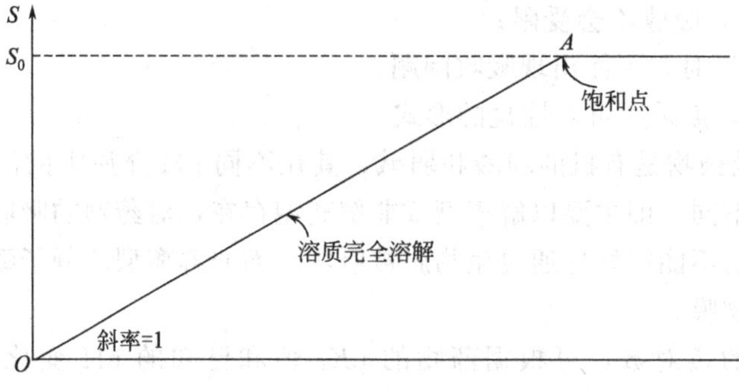

图 13-1 平衡溶解度测定曲线

辅以搅拌等均可加速平衡到达的过程，但也可能改变药物的溶解度。

而特性溶解度（intrinsic solubility）是药物不含任何杂质，在溶剂中不发生解离或缔合，也不发生相互作用时所形成的饱和溶液的浓度，是药物的重要物理参数，与固体制剂溶出速率具有一定的相关性。

特性溶解度测定是根据相溶原理图来确定的。在测定数份不同程度过饱和溶液的情况下，将配置好的溶液恒温，持续振荡达到溶解平衡，离心或过滤后，去除上清液并做适当稀释，测定药物在饱和溶液中的浓度。以药物浓度为纵坐标，药物质量-溶剂体积的比率为横坐标作图，直线外推到比率为零处即得药物的特性溶解度。其测定曲线见图 13-2。

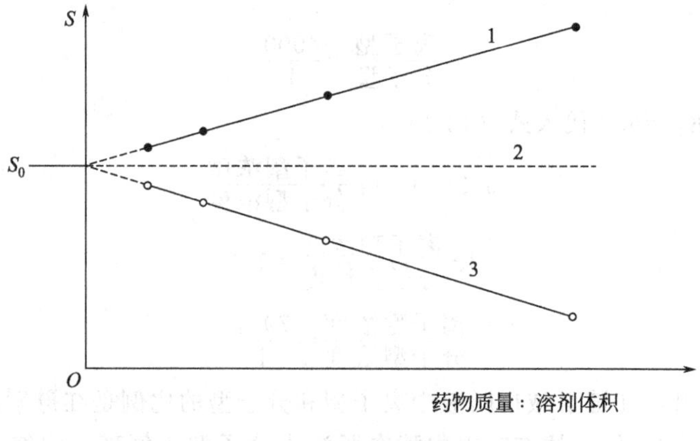

图 13-2 特性溶解度测定曲线

1—解离、复合物、杂质增溶；2—纯物质，无相互作用；

3—同离子效应（盐析）抑制

溶解度测定时需注意同离子效应的影响。对于可解离型药物，溶解度 S 为解离部分与非解离部分之和，$S=S_{HA}+S_{A^-}$，其中 S 为药物溶解度，S_{HA}为非解离部分的溶解度，S_{A^-}为解离部分的溶解度；对于非解离型药物，可加入非极性溶剂改善其溶解度。

在不改变药理效应的前提下提高溶出速率和溶解度的方法有：①减小粒径，增大溶出表面积，如采用研磨、机械粉碎或气流粉碎等；②制成盐，如苯妥英、巴比妥、青霉素等制成钠盐；③固体分散体（solid dispersion）；④潜溶，采用复合溶剂，如咖啡因在水中溶解度 21.5g/L，在乙醇中 6.4g/L，当两者混合溶剂的介电常数为 44 时，其溶解度达 69g/L；⑤助溶，如碘化钾对碘助溶；⑥表面活性剂增溶。

3. pK_a 的测定

pK_a 常用的测定方法有电位法、电导法、分光光度法和毛细管电泳法。通常用电位滴定法测定，常用 Henderson-Hasselbalch 公式进行分析。

对弱酸性药物：$pH=pK_a+lg[(离子型浓度)/(非离子型浓度)]$ (13-2)

对弱碱性药物：见式（13-1)。

如测定某弱酸性药物的 pK_a，应当用式（13-2）来处理，得：

$$pH=pK_a+lg\frac{[A^-]}{[HA]}$$

因此，当 $[HA]=[A^-]$ 时，溶液 $pK_a=pH_{1/2}$（$pH_{1/2}$ 即为滴定至一半时溶液的 pH)。当用一种碱滴定某一元弱酸时，滴定至一半溶液所对应的 pH 即为 HA 的表观 pK_a。见图 13-3。

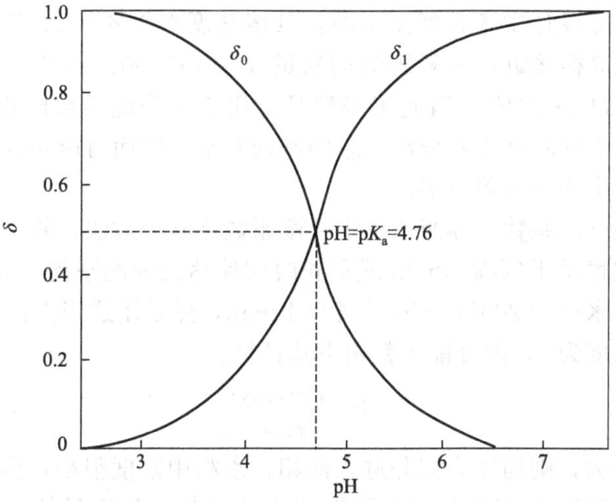

图 13-3 HA 溶液中 HA、A^- 分布图与 pH 关系图

尤其要注意的是，对于胺类药物，其游离碱常常很难溶，pK_a 测定可在含有机溶剂中进行测定，以不同体积分数的有机溶剂（如 5%、10%、15%、20%）进行，将结果外推至有机溶剂为 0 时，即可估算出水中 pK_a 值。

（二）分配系数

1. 概述

药物进入体内，要穿过细胞的生物膜，尤其是血脑屏障，由于细胞膜具有脂质和蛋白质性质，因此药物通过细胞膜及其亲脂性程度与药物在油/水相中的分配系数有关。

药物的分配系数：在油相与水相平衡时，药物在油相（o）的化学势 $\mu_{(o)}$ 等于在水相（w）的化学势 $\mu_{(w)}$，即：$\mu_{(0)}=\mu_{(w)}$

根据药物的化学势与药物活度的关系式：

$$\mu_{(w)}=\mu^{\theta}_{(w)}+RT\ln\alpha_{(w)}$$
$$\mu_{(o)}=\mu^{\theta}_{(o)}+RT\ln\alpha_{(o)}$$

可得：

$$\mu^{\theta}_{(o)}+RT\ln\alpha_{(o)}=\mu^{\theta}_{(w)}+RT\ln\alpha_{(w)}$$

所以：

$$\frac{\alpha_{(o)}}{\alpha_{(w)}}=\exp\left[\frac{\mu^{\theta}_{(w)}-\mu^{\theta}_{(o)}}{RT}\right]=常数$$

此常数即称为分配系数（partition coefficients），一般表示为 P：

$$P=\frac{\alpha_{(o)}}{\alpha_{(w)}}$$

当药物在两相溶液中浓度比较稀时，则可用浓度 c 代替活度 α：

$$P=\frac{c_{(o)}}{c_{(w)}}$$

分配系数 P 值越大则脂溶性越强。上式是药物均以单分子状态分配在油/水相中，没有解离、缔合的情况才适用，并称为该药物的特性分配系数。如果药物在两相分配不是同一状态，存在缔合或解离时，则仍存在平衡关系，所以实际测得的分配系数为表观分配系数。

2. 药物分配系数的测定方法

(1) 溶剂系统的选择　测定药物在油/水相分配系数时，可选择油、水相互溶解度比较小的有机溶剂，在处方设计中多选择正辛醇，其溶解度参数 $\delta=21.07\ (\mathrm{J/cm^3})^{1/2}$ 与生物膜的整体的溶解度参数 δ 很接近，一般膜的脂层的 $\delta=(17.80\pm2.11)\ (\mathrm{J/cm^3})^{1/2}$，整个膜 $\delta=(21.07\pm0.82)\ (\mathrm{J/cm^3})^{1/2}$，因此正辛醇是常用于求分配系数时模拟生物膜相的溶剂。但实际测定中容易产生乳状液不好分离，影响准确测定，因而可改用其他溶剂，如选择正己烷、氯仿等作为模拟生物膜相的溶剂。

(2) 摇瓶法测定分配系数　摇瓶法测定分配系数是常用方法，将一定量药物的水相与油相装入三角瓶中，在恒温下振摇 30min 或更长时间使达到分配平衡。静置 5min 后，两相分层，分离出水相。将水相于 2000r/min 下离心 10min，然后用适当方法检测药物 [$c_{(w)}$]。设水相中原来的药物浓度为 c，则分配系数用下式计算：

$$P=\frac{c-c_{(w)}}{c_{(w)}} \tag{13-3}$$

若药物的脂溶性大，则药物大部分进入油相，水相中浓度很小，分析误差将会变大。为减小测定较高脂溶性药物 P 值的误差，可以改变油相与水相用量的比例从 1∶1 降至 1∶4 或 1∶9，从而提高药物在水相中的溶解量。

此法操作繁杂，受药物溶解度大小影响，平衡速率较慢，重现性较差，但由于所用设备简单，因而仍在应用。

(3) 高效液相色谱法（HPLC）测定分配系数　HPLC 法测定药物分配系数 P 是根据药物分配系数的对数 $\lg P$ 与药物在 HPLC 中的容量因子的对数 $\lg K$ 成直线关系。即：

$$\lg P=b\lg K+A \tag{13-4}$$

式中，b，A 为常数；K 为容量因子，它与冲洗时间 t_C 存在以下关系：

$$K=\frac{t_r-t_0}{t_0}=\frac{t_C}{t_0} \tag{13-5}$$

式中，t_r 为药物保留时间；t_0 为死时间。

测定时要选择一定油/水体系，选择一组已知 P 值的同系物，测定 t_r、t_0 计算 K，就可以建立 $\lg P$ 与 $\lg K$ 的线性方程，直线斜率$=b$，截距$=A$，可求出常数 b、A。这样测得未知分配系数药物的 $\lg K$ 值，即可求出该药物的分配系数 P。

HPLC 法测定药物分配系数与摇瓶法相比，具有以下优点：①速度快，重现性好；②pH可以控制；③可以用于溶液中不稳定的化合物；④样品纯度要求相对不高；⑤样品不需要定量分析。

(4) 薄层色谱和纸色谱法测定分配系数　根据药物在薄层色谱或纸色谱上的比移值 R_f 与药物在该系统的分配系数 $\lg P$ 的关系来测定。

$$\lg P=R_m+\lg K \tag{13-6}$$

式中，K 为常数；R_m 为与比移值 R_f 有关的数值，即：

$$R_m = \lg\left(\frac{1}{R_f} - 1\right) \tag{13-7}$$

测定时选择已知 $\lg P$ 的化合物，测定它们的 R_f 值，求得 $\lg K$，然后再测定药物在该系统的 R_f 值代入式（13-6），计算求得分配系数 P。

（三）熔点和多晶型

药物常存在有一种以上的晶型，称为多晶型（polymorphism）。

化学成分相同，晶格结构不同，某些物理性质，如密度、熔点、溶解度、溶出速率等也不同。根据多晶型药物的稳定性，可将同一药物的不同晶型简单地分为稳定型（stable forms）、亚稳定型（metastable forms）两类。稳定型的晶格能大、熔点高、化学稳定性好，但溶解度、溶解速率较低。相反，与稳定型相比，亚稳定型的晶格能较小、熔点和化学稳定性较低，溶解度和溶解速率较高。因此，药物的晶型往往可以决定其吸收速率和临床药效。其制剂学重要性取决于转变到稳定形的快慢及转变后的物理性质。如无定形的新生霉素吸收很好，但是它在混悬液中会转变成吸收很差的晶型，说明，如果忽视多晶型现象可能引起麻烦。因此，处方前工作要研究药物是否存在多晶型，包括存在几种晶型，亚稳型的稳定性如何，能否稳定，有否无定形存在，掌握每一种晶型的溶解度。

研究多晶型药物最广泛使用的方法有溶出速率法、X 射线衍射法、红外分析法、差示扫描量热法、差示热分析法和热台显微镜法。

当发现一个药物有几种多晶型物质存在时，必需仔细研究生成每一种晶型的条件。这样，批与批之间都能保持一定的结晶条件，以保证原料药物具有均匀一致的晶型。

（四）吸湿性

能从周围环境空气中吸收水分的药物具有吸湿性（hygroscopicity），一般，吸湿程度取决于周围环境中相对湿度（RH）的大小。随着天气和温度的不同，周围环境中的 RH 可有很大变化，从而可能导致露置于空气中的药物和辅料的含水量始终不断地在变化。绝大多数吸湿性药物，在 RH 30%～45%（室温）时与周围大气中的水分达平衡状态，在此条件下贮存的物质最稳定，其水分含量不变，因此，药物最好置于 RH 50%以下的条件。泡腾制剂对水分特别敏感，应在 RH 低于 40%的条件下制备和贮存。对于制剂产品，如片剂，既要求其具有亲水性，以有利于润湿、崩解和溶解，对其吸湿性又有一定限制，以保证制剂在各种气候条件下的稳定性。此外，采用合适的包装也可在一定程度上防止水分的影响。因此，处方前对药物和各种辅料吸湿性的研究，可以为处方设计和辅料的选择提供依据。

不同药物和辅料具有不同程度的吸湿性。常用片剂辅料中，喷雾干燥乳糖等辅料在空气中能长期保持干燥状态或者含水量仅有很少的增加，而蛋白质、淀粉、蔗糖、氯化钠、聚维酮等一些物质则在空气中很容易吸湿，造成凝集、膨胀、结块或发生潮解甚至溶解现象，影响药物的稳定性以及影响粉末加工的流动性、均匀性等。还有一些物质如微晶纤维素、无水乳糖等吸湿后外观等物理性质并没有明显的变化，但水分的增加及共存最终将影响药物制剂的质量。

（五）粉体学性质

药物的粉体学性质主要包括粒子形状、大小、粒度分布、粉体密度、附着性、流动性、润湿性和吸湿性等。无疑，它们对药物制剂的处方设计、制剂工艺和制剂特性产生极大的影响。如流动性、含量、均匀度、稳定性、颜色、味道、溶出速率和吸收速率等均受药物粉体学性质的影响。即使是用于固体制剂的辅料如填充剂、崩解剂、润滑剂等也需要测知它们的粒度及其大小分布，因为辅料与药物之间的配伍可能与它们的表面接触程度有关。

(六) 药物分析方法的建立

根据药物的理化性质与光谱特征，建立药物的分析方法是处方前研究的重要工作之一。

要求选择简单、灵敏、专属性强的分析方法。目前应用最多的是紫外、高效液相色谱法、荧光分析法，此外在稳定性测定中还经常用到薄层色谱法。

1. 紫外分光光度法

大多数药物含有双键，在紫外区有吸收。紫外吸收基团的结构及其 λ_{max} 和 ε 见表 13-2。分子结构中含有双键药物制备溶液，在 190～390nm 波长范围进行扫描，得光谱图。由图选择合适波长，作为检测波长，然后根据其光密度和浓度的线性关系，进行定量测定。一般用甲醇作溶剂，因甲醇在紫外光谱区透明无吸收，同时可溶解多数极性和非极性药物，紫外分光光度法是常选用的方法。

表 13-2 紫外吸收基团的结构及其 λ_{max} 和 ε

紫外吸收基团	结构	λ_{max}	摩尔吸收系数(ε)
苯		184	46700
萘		220	112000
蒽		252	119000
吡啶		174	80000
喹啉		227	37000
乙烯	C═C	190	8000
乙炔	C≡C	175～180	6000
酮	C═O	195	1000
硫酮	C═S	205	strong
腈	C═N	160	—
亚硝基	N═O	302	100
硝基	NO_2	210	strong
氨基	NH_2	195	2800
巯基	SH	195	1400
卤化物	Br	208	100

2. 荧光分析法

荧光分析法与紫外光谱法相似，但灵敏度比紫外光谱法高。其原理是分子发生荧光，药物分子结构中具有芳香结构的化合物，因有 π 共轭体系在紫外光照射下容易吸收光能而发生荧光。可采用荧光法做初步鉴别及含量测定。

3. 高效液相色谱法

许多低沸点、高沸点的、各种极性的、对热稳定与不稳定的、相对分子质量大小不同的有机化合物都可用高效液相色谱法测定，操作较简便，因此，其适用范围应用较广。对微量(ng) 水平以上的绝大多数有机物都能达到分离检测之目的，所以 HPLC 法已作为首选的定量方法。

4. 薄层色谱法

薄层色谱法（TLC）为色谱法中应用最广的方法之一，具有操作简便、仪器简单、分离速度快、分离能力强、灵敏度高、显色方便等优点，适用于微量样品的分离鉴定，特别适用于药物降解产物的分离鉴定，但测定误差较大。

(七)药物的配伍与相容性

药物与辅料相互作用的研究有助于处方设计时选择合适的辅料，使药物具有恒定的释放速率和生物利用度，提高药物稳定性。

① 将少量药物和辅料混合，放入小瓶中，密塞（可阻止水气进入），贮存于 20℃以及 55℃（硬脂酸、磷酸二氢钙一般用 40℃），然后于一定时间检查其物理性质变化，如结块、液化、变色、臭味等，同时用 DSC、DTA、TLC 或 HPLC 进行分析。

② 药物与辅料在同样条件下单独进行对比试验，一般在 55℃贮存 2 周，以没有新的斑点出现或斑点的强度不变为标准。

第三节 片剂的稳定性试验

稳定性试验的目的是考察原料药或制剂在温度、湿度、光线的影响下随时间变化的规律，为药品的生产、包装、贮存、运输条件提供科学依据，同时通过试验建立药品的有效期。

稳定性试验的基本要求是：①稳定性试验包括影响因素试验、加速试验与长期试验等。影响因素试验用一批原料药进行。加速试验与长期试验要求用三批供试品。②原料药的供试品应是一定规模生产的，供试品量相当于制剂稳定性试验所要求的批量，原料合成工艺路线、方法、步骤应与大生产一致。药物制剂的供试品应是放大试验的产品，其处方与工艺应与大生产一致。片剂每批放大试验的规模至少应为 10000 片。大体积包装的制剂（如静脉输液等）每批放大规模的数量至少应为各项试验所需总量的 10 倍。特殊品种、特殊剂型所需数量，根据情况另定。③供试品的质量标准应与临床前研究及临床试验和规模生产所使用的供试品质量标准一致。④加速试验与长期试验所用供试品的包装应与上市产品一致。⑤研究药物稳定性，要采用专属性强、准确、精密、灵敏的药物分析方法与有关物质（含降解产物及其他变化所生成的产物）的检查方法，并对方法进行验证，以保证药物稳定性结果的可靠性。在稳定性试验中，应重视降解产物的检查。⑥由于放大试验比规模生产的数量要小，故申报者应承诺在获得批准后，从放大试验转入大规模生产时，对最初通过生产验证的三批大规模生产的产品仍需进行加速试验与长期稳定性试验。

稳定性试验的指导原则为原料药和制剂稳定性研究的一般性原则，其主要适用于新原料药、新制剂及仿制原料药、仿制制剂的上市申请（NDA/ANDA，New Drug Application/Abbreviated New Drug Application），其他如创新药（NCE，New Chemical Entity）的临床申请（IND，Investigational New Drug Application）、上市后变更（Variation Application）申请等的稳定性研究，应遵循药物研发的规律，参照创新药不同临床阶段质量控制研究、上市后变更研究技术的指导原则的具体要求进行。

在新药的研究和开发过程中，药物制剂稳定性的研究是重要的组成部分之一，根据 CFDA 制定的《药品注册管理办法》规定，新药申报项目中需要报送稳定性研究的试验资料应包括以下内容：

① 原料药的稳定性试验；

② 药物制剂处方与工艺研究中的稳定性试验；

③ 包装材料稳定性与选择；

④ 药物制剂的加速试验与长期试验；

⑤ 药物制剂产品上市后的稳定性考察；

⑥ 药物制剂处方或生产工艺、包装材料改变后的稳定性研究。

一、稳定性动力学基础

时下，固体制剂中的降解机制仍有很多争议，特别是一些多种辅料制成的固体制剂，如片剂中药物降解机制更复杂。不仅因为可能会在固体制剂中产生降解，而且一些辅料，如润滑剂、填充剂及黏合剂也可能会与药物产生相互作用，或对主要成分的降解起催化作用。

药物在溶液中的降解一般符合一级化学动力学方程，而相同的药物制成混悬液，却符合零级化学动力学方程。而大多数固体制剂中的药物是在液相中进行降解的。造成固体制剂降解反应的液相环境有以下几种：①低熔点的药物或辅料熔化所致；②湿法制粒当中残留的水分或溶剂所致；③一些辅料吸湿所致，如淀粉、乳糖或微晶纤维素都有一定引湿性；④固体制剂吸附空气中水分；⑤溶剂化物和水化物随着时间和温度的波动而解离出来。

下面简介固体制剂液相中化学动力学的基本知识。

(一) 简单反应动力学

药物及药物制剂的降解反应机制很复杂，多数可按零级、一级或伪一级反应处理，各级反应的速率方程和动力学方程见表 13-3。

表 13-3　各级反应的速率方程和动力学方程

反应级数	反应	速率方程	动力学方程	K 的单位	$t_{1/2}$	$t_{0.9}$
零级	A→P	$-(dc_A/dt)=kc_A^0$	$c_0-c=kt$	mol/(L·s)	$c_0/2k$	$0.1c_0/k$
一级	A→P	$-(dc_A/dt)=kc_A$	$\ln(c_0/c)=kt$	s^{-1}	$0.693/k$	$0.1054/k$
二级	2A→P	$-(dc_A/dt)=kc_A^2$	$(c_0-c)/(c_0c)=kt$	L/(mol·s)	$1/(c_0k)$	$0.111/(c_0k)$
二级	A+B→P	$-(dc_A/dt)=kc_Ac_B$	$[1/(c_{0A}-c_{0B})]\times \ln(c_{0B}c_A/c_{0A}c_B)=kt$	L/(mol·s)	对 A 和 B 不同	
n 级($n\neq1$)	nA→P	$-(dc_A/dt)=kc_A^n$	$(1/c^{n-1})-(1/c_0^{n-1})=(n-1)kt$	$(mol·L·s)^{-1}$	$\frac{2^{n-1}-1}{(n-1)c_0^{(n-1)}k}$	

表 13-3 中各式的 c_0 为反应物的原始浓度，c 为反应物在时间 t 时的浓度，k 为速率常数，脚注 A 和 B 分别表示反应物 A 和 B，$t_{1/2}$ 为半衰期，$t_{0.9}$ 为反应物剩下 90%的时间。

表 13-3 动力学方程的通式可写为：

$$f(c)=f(c_0)-kt$$

以 $f(c)$ 为纵坐标，t 为横坐标作图，得直线，当 $n\neq1$ 时，其斜率为 $-(n-1)k$，即可得反应速率常数 k。

各级反应的动力学方程也可写为：

零级　$$c=c_0-kt \tag{13-8}$$

一级　$$\ln c=\ln c_0-kt \tag{13-9}$$

n 级($n\neq1$)　$$-(1/c^{n-1})=-(1/c_0^{n-1})-(n-1)kt \tag{13-10}$$

(二) 准级数反应动力学

1. 准级数反应

将复杂反应的反应速率简化成只与其中某一反应物瞬时浓度有关，而与其他反应物无关的反应。在实验手段上，使其他一些反应物都大量过量，或者能在反应过程中从大量过量的缓冲剂中不断地得到补充，就可认为该反应服从一级反应动力学方程，这种方法称做准级数反应动力学方法。

$$aA+bB+cC\longrightarrow P \quad v=-\frac{d[A]}{dt}=k[A]^{\alpha}[B]^{\beta}[C]^{\gamma} \tag{13-11}$$

若 [B]，[C] ≫ [A]，则 [B]，[C] 一定，则式（13-11）可写成：

$$-\frac{d[A]}{dt}=k'_{obs}[A]^{\alpha} \quad k'_{obs}=k[B]^{\beta}[C]^{\gamma}$$

取对数：

$$\lg k'_{obs}=\lg k+\beta\lg[B]+\gamma\lg[C] \tag{13-12}$$

2. 准级数反应动力学的特点

① 数学计算简便，不需要测定浓度与物理量之间的比例常数。

② 因简化为一级反应，不用测定反应物的初始浓度。

③ 由于所用反应物浓度极低，而其他反应物浓度又大大超过被反应物浓度，因此在反应过程中可以认为溶剂或介质的 pH、离子强度、介电常数等固定不变。有利于动力学研究。

④ 存在的局限性是：反应物浓度低，受杂质影响显著，所测 k'_{obs}受活泼杂质影响，造成虚假增大或减小。因此要注意药物与试剂的纯度。

⑤ 由于所测反应物或反应生成的产物浓度都很低，给分析和检定都带来一定的困难，必须应用更灵敏和可靠的分析方法。

3. 准级数反应动力学方法的应用

【例 13-2】 某一复杂动力学方程式为：

$$S+A+B\longrightarrow R$$

$$-\frac{ds}{dt}=[S][B]\frac{q}{p+[A]} \tag{13-13}$$

式中，常数 p 和 q 分别是速率常数和平衡常数的函数，当 [B]，[A] ≫ [S] 时，[B]，[A] 保持一定：

$$-\frac{ds}{dt}=k_{obs}[S] \tag{13-14}$$

式中，k_{obs}为表观速率常数，为实验测得值。

即：

$$k_{obs}=\frac{[B]q}{p+[A]} \tag{13-15}$$

$$\frac{[B]}{k_{bos}}=\frac{p}{q}+\frac{[A]}{q} \tag{13-16}$$

以$\frac{[B]}{k_{obs}}$对 [A] 作图得一直线，斜率为$\frac{1}{q}$，截距为$\frac{p}{q}$，见图 13-4。

【例 13-3】 实验测得一多项速率方程式为：

$$-\frac{ds}{dt}=k[S][B]+k'[S][B]^2=\{k[B]+k'[B]^2\}[S] \tag{13-17}$$

当 [B] ≫ [S] 时，则：

$$-\frac{ds}{dt}=k_{obs}[S] \tag{13-18}$$

其中，$k_{obs}=k[B]+k'[B]^2=\{k+k'[B]\}[B]$ (13-19)

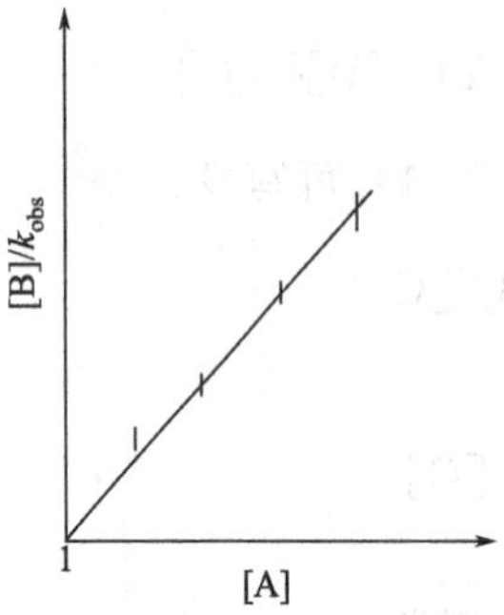

图 13-4　[B]/k_{obs}-[A] 曲线

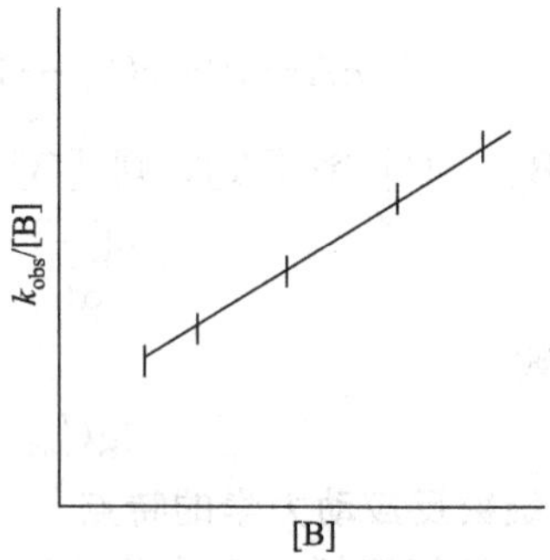

图 13-5　k_{obs}/ [B]-[B] 曲线

所以，$\frac{k_{obs}}{[B]}=k+k'[B]$ (13-20)

以$\frac{k_{obs}}{[B]}$对 [B] 作图得直线，斜率为 k'，截距为 k，见图 13-5。

(三) 复杂反应

有许多药物分子可能同时发生多途径、多形式的降解。如可逆反应降解、平行反应降解和连续反应降解，遇到这种反应时，应该修正速率方程。

1. 可逆反应

可逆反应（reversible reactions）中有两个速率常数，k_f 是正向反应速率常数，k_r 是逆向反应速率常数。例如在酸性条件下，四环素在 C_4 发生差向异构化，生成与 C_4 差向四环素共存的平衡混合物，发现疗效降低。Remmers 等已证明差向异构化是一级可逆反应，反应速率随 pH 而变化（pH3.2 时最大)，反应速率亦受磷酸和柠檬酸盐离子的催化。据报道毛果芸香碱在水溶液中同时进行碱催化和差向异构化。Lehman 等研究维生素 A 水溶液的顺反式异构化，发现维生素 A 在 2 位和 6 位变为顺式而导致其活性降低（与全反式比较)。

此类反应为一级可逆反应，以下式表示：

$$A \underset{k_r}{\overset{k_f}{\rightleftharpoons}} B$$

其反应速率为：

$$-\frac{d[A]}{dt}=k_f[A]-k_r[B] \quad (13\text{-}21)$$

当平衡时，$V_正=V_逆$，$[A]=[A]_e$，$[B]=[B]_e$，则：

$$k_f[A]_e=k_r[B]_e \quad (13\text{-}22)$$

$\frac{[B]_e}{[A]_e}=\frac{k_f}{k_r}=K$（平衡常数）

当：

$t=0$，a，0　　　$v_1=k_1(a-x)$

$t=t$，$a-x$，x　　　$v_2=k_2x$

当 $v_1>v_2$，则 $v=v_1-v_2=k_1(a-x)-k_2x$

$$\frac{dx}{dt}=k_1(a-x)-k_2x=k_1a-(k_1+k_2)x \quad (13\text{-}23)$$

式中，a 为反应物浓度；x 为任意时间下生成物的浓度。

由式（13-23）得：

$$\frac{\mathrm{d}x}{k_1a-(k_1+k_2)x}=\mathrm{d}t \tag{13-24}$$

将式（13-24）两边同乘以（k_1+k_2），得

$$\frac{(k_1+k_2)\mathrm{d}x}{k_1a-(k_1+k_2)x}=(k_1+k_2)\mathrm{d}t \tag{13-25}$$

即

$$\frac{\mathrm{d}x}{\frac{k_1a}{k_1+k_2}-x}=(k_1+k_2)\mathrm{d}t$$

令

$$\frac{k_1a}{k_1+k_2}=A \text{ 则} \frac{\mathrm{d}x}{A-x}=(k_1+k_2)\mathrm{d}t \tag{13-26}$$

对式（13-26）积分

$$\int_0^x \frac{\mathrm{d}x}{A-x}=\int_0^t (k_1+k_2)\mathrm{d}x \tag{13-27}$$

$$\ln(A-x)=-(k_1+k_2)t+\ln A \tag{13-28}$$

$$\ln\frac{A}{A-x}=(k_1+k_2)t$$

以 $\ln(A-x)$ 对 t 作图得直线，斜率 $=-(k_1+k_2)$，截距 $=\ln A=\ln\frac{k_1a}{k_1+k_2}$，见图 13-6。

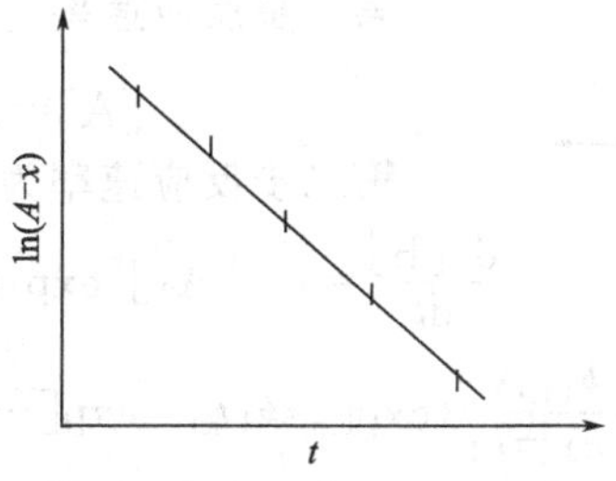

图 13-6 $\ln(A-x)$-t 曲线

当平衡时，$\frac{\mathrm{d}x}{\mathrm{d}t}=0$，$x=x_e$

$$k_1(a-x_e)=k_2x_e,\ x_e=\frac{k_1a}{k_1+k_2}=A \tag{13-29}$$

将式（13-29）代入式（13-28）得：

$$\ln\frac{x_e}{x_e-x}=(k_1+k_2)t \quad \ln(x_e-x)=-(k_1+k_2)t+\ln x_e \tag{13-30}$$

通过上述推导将斜率和截距联立或结合实验测得的平衡浓度 x_e 便可求出 k_1 和 k_2。

2. 平行反应

许多药物分解由不同途径产生两个或更多的产物，哪一个产物为主，取决于反应条件。例如硝基安定（Ⅰ）以两个平行一级反应进行分解。在水溶液中，主要分解产物为 2-氨基-5-硝基二苯酮（Ⅱ）；固态时主要生成 3-氨基-6-硝基-4-苯基-2-喹诺酮（Ⅲ）。有水汽存在时硝基安定片剂的分解以两种路线进行，Ⅱ与Ⅲ的比例与水量有关。

平行反应（parallel reaction）的总速率方程是各分支速率之和，如简单的一级平行反应为：

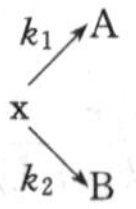

降解速率方程为：

$$-\frac{dx}{dt}=(k_1+k_2)[x]=k_{exp}[x] \tag{13-31}$$

式中，k_1，k_2 分别是生成 A 和 B 的速率常数；k_{exp}是实验测得的速率常数。

通过测得每个反应生成的产物比例 R，可分别求出 k_1 和 k_2 值。

因为：$R=\frac{[A]}{[B]}=\frac{k_1}{k_2}$　$k_{exp}=k_1+k_2$　　所以，$k_{exp}=k_1+\frac{k_1}{R}$

则 $k_1=k_{exp}\left(\frac{R}{R+1}\right)$，同理 $K_2=\frac{k_{exp}}{R+1}$

3. 连续反应

最简单的连续反应是接连每一步均是非可逆的一级反应。利眠宁的一级水解反应即是以这个模式进行的，中性或带正电的利眠宁（I 或 IH^+）转化为内酰胺（Ⅱ），最后在酸性溶液中生成黄色的二苯甲酮（Ⅲ）。见图 13-7。

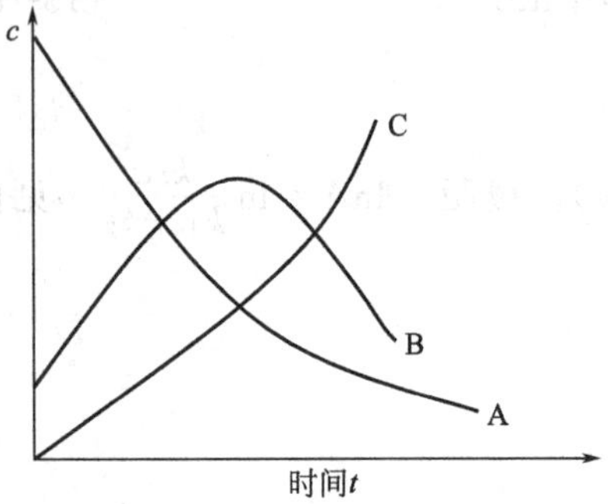

图 13-7　连续反应浓度曲线

连续反应速率式的导出：

$$A\xrightarrow{k_1}B\xrightarrow{k_2}C$$

第一步反应速率为$-\frac{d[A]}{dt}=k_1[A]$，积分得：

$$[A]=[A_0]\exp[-k_1t] \tag{13-32}$$

第二步反应速率为

$$\frac{d[B]}{dt}=k_1[A_0]\exp[-k_1t]-k_2[B] \tag{13-33}$$

积分得：

$$[B]=\frac{k_1[A]}{k_2-k_1}\{\exp[-k_1t]-\exp[-k_2t]\} \tag{13-34}$$

由于在任何时间：

$$[A_0]=[A]+[B]+[C] \tag{13-35}$$

所以：

$$[C]=[A_0]-[A]-[B]=[A_0]\left\{1+\frac{1}{k_1-k_2}[k_2e^{-k_1t}-k_1e^{-k_2t}]\right\} \tag{13-36}$$

$$[B]=\frac{k_1[A]}{k_2-k_1}\{\exp[-k_1t]-\exp[-k_2t]\} \tag{13-37}$$

由式（13-33）、式（13-34）与式（13-36）可算出速率常数 k_1、k_2 与产物 c 的浓度。另外，由式（13-34）可求中间产物 B 的峰浓度 $[B]_{max}$与达峰时 t_{max}，其解法为：

$$\frac{d[B]}{dt}=0,\ t_{max}=\frac{\ln\frac{k_2}{k_1}}{k_2-k_1} \tag{13-38}$$

$$[B]_{max}=[A_0]\left(\frac{k_2}{k_1}\right)^{-\frac{k_2}{k_2-k_1}} \tag{13-39}$$

$$[B]_{max}=[A_0]\left(\frac{k_2}{k_1}\right)^{\frac{k_2/k_1}{1-k_2/k_1}} \tag{13-40}$$

4. 退化支链反应

油脂类药物及一些药物的氧化降解反应属于此类反应。退化支链反应是支链反应中一个极其重要的分支，它是由某一稳定的中间化合物（此化合物分子中有一个键较弱），在停止一定的时间后，又有部分分解成自由基或原子，从而引起链的支化。其特点是诱导期很长，有稳定的中间产物，然后分解支化，最终反应终止。

（1）退化支链反应机理：

第一步链引发：

$$(0)\ RH + O_2 \xrightarrow{v_u} R\cdot + HO_2\cdot$$

第二步链传递：

$$(1)\ R\cdot + O_2 \xrightarrow{k_1} RO_2$$

$$(2)\ RO_2 + RH \xrightarrow{k_2} RO_2H + R\cdot$$

过氧化根 ROO · 从有机物中夺取 H 后形成氢过氧化物，金属离子能催化此传播过程。

$$RO_2H \nearrow RO_2H + RH \longrightarrow ROH(\text{醇}) \downarrow R_1COR_2(\text{酮})$$

$$RO_2H \searrow RO_2H \longrightarrow R_1COR_2 + H_2O \longrightarrow RCOOH(\text{酸})$$

$$RO_2H \longrightarrow RO\cdot + OH\cdot$$

退化分支：

$$RO\cdot + RH \longrightarrow ROH + R\cdot$$

$$\cdot OH + RH \longrightarrow H_2O + R\cdot$$

第三步链终止：

$$\left.\begin{array}{l} (3) R\cdot + R \xrightarrow[v_3]{v_R} \\ (4) R\cdot + RO_2 \xrightarrow[v_4]{v_{RO_2}} \\ (5) RO_2\cdot + RO_2 \xrightarrow[v_5]{v_{RO_2}} \end{array}\right\} \text{稳定产物}$$

（2）反应速率方程式

反应开始一段时间后，可假设反应是稳定的，因而可应用静态法处理，即：

$$\frac{d[R\cdot]}{dt}=0;\quad \frac{d[RO_2]}{dt}=0$$

其速率关系为 $\frac{d[R\cdot]}{dt}=v_u+k_2[RO_2\cdot][RH]-k_1[R\cdot][O_2]-v_R=0$　(13-41)

式中，v_u 为 R 基生成速率；v_R 为 R 基消灭速率，即断链速率。

$$\frac{d[RO_2]}{dt}=k_1[R\cdot][O_2]-k_2[RO_2][RH]-v_{RO_2}=0 \qquad (13\text{-}42)$$

将式（13-41）和式（13-42）相加得：

$$v_u=v_R+v_{RO_2}$$

R 基的生成速率等于 R 与 RO_2 基的销毁速率之和。

（3）影响退化支链反应速率的因素　退化支链反应的诱导期很长，因此加速这类反应或“取消”诱导期是很重要的。

催化剂：是加速链的引发速率，缩短诱导期。在许多场合要获得产品就需要引发反应。短暂引发的方法如下。

① 气体引发，可以用 NO_2、HBr、Cl_2、O_3 等气体引发正丁烷、石蜡油、癸烷等氧化反应。

② 放射性惰性气体（^{222}Rn、^{41}Ar、^{85}Kr、^{133}Xe 等）射线的短暂作用。

③ ^{60}Co 的 γ 射线短暂照射。

④ 盐类催化剂的短暂作用，作用后将催化剂立即除去。

阻化剂的应用：退化支链的氧化作用可以破坏食用油脂、润滑油、热裂汽油。为了防止这些氧化过程，需要采用阻化剂。广泛应用的阻化剂有 2,6-二叔丁基-4-甲基苯酚。

二、 稳定性影响因素试验

影响因素试验包括高温试验、高湿度试验和强光照射试验。

影响因素试验（强化试验，stress testing）是在比加速试验更激烈的条件下进行，其目的是探讨药物的固有稳定性、了解影响其稳定性的因素及可能的降解途径与降解产物，为制剂生产工艺、包装、贮存条件与有关物质分析方法的建立提供科学依据。

1. 高温试验

供试品置适宜的开口洁净容器中，60℃温度下放置 10 天，于第 5 和第 10 天取样，按稳定性重点考察项目进行检测，同时准确称量试验前后供试品的质量，以考察供试品风化失重的情况。若供试品有明显变化（如含量下降 5%），则在 40℃条件下同法进行试验。若 60℃无明显变化，不再进行 40℃试验。

2. 高湿度试验

供试品开口置恒湿密闭容器中，在 25℃分别于相对湿度（90± 5)%条件下放置 10 天，于第 5、第 10 天取样，按稳定性重点考察项目要求检测，同时准确称量试验前后供试品的质量，以考察供试品的吸湿潮解性能。若吸湿增重 5%以上，则在相对湿度 75%±5%条件下，同法进行试验；若吸湿增重 5%以下且其他条件符合要求，则不再进行此项试验。恒湿条件可在密闭容器如干燥器下部放置饱和盐溶液，根据不同相对湿度的要求，可以选择氯化钠饱和溶液（相对湿度 75% ± 1%，15.5 ～ 60℃)、硝酸钾饱和溶液（相对湿度 92.5%，25℃)。

3. 强光照射试验

供试品开口放置在光橱或其他适宜的光照仪器内，于照度为（4500±500） lx 的条件下放置 10 天（总照度量为 120×10^4 lx · h)，于第 5、第 10 天取样，按稳定性重点考察项目进行检测，特别要注意供试品的外观变化。有条件时还应采用紫外光照射（200W · h/m^2)。

关于光照装置，建议采用定型设备“可调光照箱”，也可用光橱，在光橱中安装日光灯数支使达到规定照度。箱中供试品台高度可以调节，箱上方安装抽风机以排除可能产生的热量，箱上配有照度计，可随时监测箱内照度，光照箱应不受自然光的干扰，并保持照度恒定。同时防止尘埃进入光照箱内。必要时设对照组即样品避光包装以观察温度对样品的影响。

此外，根据药物的性质，必要时可设计试验探讨 pH 与氧及其他条件对稳定性的影响，并研究分解产物的分析方法。创新药物应对分解产物的性质进行必要的分析。

应该说明药物制剂稳定性研究，首先应查阅原料药稳定性有关资料，了解温度、湿度、光线对原料药稳定性的影响，并在处方筛选与工艺设计过程中，根据药物主要的性质，进行必要的影响因素试验。

4. 氧化稳定性试验

系将药物置含 40%氧的气氛中进行快速考察。操作方法是：用一个带三通旋塞的玻璃干燥器，先抽空，并通入含 40%氧的气氛。样品应放在浅的器皿内，以保证与氧充分接触，对照品放在惰性气体或大气中，在同样温度条件下进行对比，玻璃干燥器内的气压应基本保持与大气压相同。

5. 药物与辅料配伍稳定性试验

如果在处方设计前不能找到药物与辅料配伍稳定的材料，可用下列方法试验：样品与辅料的配比从 20∶1、5∶1、1∶1 到按处方比不等，一般凭经验决定。先把样品分为两份，一份未经处理，另一份加质量分数 5%的水分制成颗粒，然后分别封装在安瓿内，利用加热法进行加速试验，定期取样品进行薄层色谱检验，由出现斑点及 R_f 值来确定是否有相互作用，如果出现变质征兆，则宜低温进行更长时间的考察。薄层色谱法准确、可靠并可做进一步动力学定量研究。

也可采用差热分析和漫反射光谱方法进行测试。

三、加速试验

加速试验（accelerated testing）是在超常的条件下进行。其目的是通过加速药物的化学或物理变化，为药品审评、包装、运输及贮存提供必要的资料。原料药物与药物制剂均需进行此项试验，供试品要求三批，按市售包装，在温度 40℃ ±2 ℃、相对湿度 75%±5%的条件下放置 6 个月。所用设备应能控制温度在±2℃、相对湿度在±5%，并能对真实温度与湿度进行监测。在试验期间第 1 个月、第 2 个月、第 3 个月、第 6 个月末取样一次，按稳定性重点考察项目检测。在上述条件下，如 6 个月内供试品经检测不符合制定的质量标准，则应在中间条件下即在温度 30℃ ±2 ℃、相对湿度 60%±5%的情况下（可用亚硝酸钠饱和溶液，25～40℃、相对湿度 64%～61.5%）进行加速试验，时间仍为 6 个月。

加速试验，建议采用隔水式电热恒温培养箱（20～60℃），此种设备，箱内各部分温度应该均匀，若附加接点温度计与继电器装置，温度可控制在±1℃，而且适合长期使用。

对温度特别敏感的药物制剂，预计只能在冰箱（4～8℃）内保存使用，此类药物制剂的加速试验，可在温度（25±2)℃、相对湿度 60%±5%的条件下进行，时间为 6 个月。溶液、混悬剂、乳剂、注射液可不要求相对湿度。

乳剂、混悬剂、软膏剂、乳膏剂、眼膏剂、糊剂、凝胶剂、栓剂、气雾剂、泡腾片及泡腾颗粒宜直接采用温度 30℃ ±2℃、相对湿度 60%±5%的条件进行试验，其他要求与上述相同。

对于包装在半透性容器的药物制剂，如塑料袋装溶液、塑料瓶装滴眼剂、滴鼻剂等，则应在温度 40℃ ±2 ℃、相对湿度 25%±5%的条件下（可用 $CH_3COOK \cdot 1.5H_2O$ 饱和溶液）进行试验。

四、长期试验

长期试验（long-term testing）是在接近药品的实际贮存条件下进行，其目的是为制定药物的有效期提供依据。供试品 3 批，市售包装，在温度 25℃±2℃、相对湿度 60%±10%的条件下放置 12 个月，或在温度 30℃±2℃、相对湿度 65%±5%的条件下放置 12 个月，这是从我国南方与北方气候差异考虑的，至于两种条件选哪一种由研究者自己定。每 3 个月取样一次，分别于 0 个月、3 个月、6 个月、9 个月、12 个月，按稳定性重点考察项目进行检测。12 个月以后，仍需继续考察，分别于 18 个月、24 个月、36 个月取样进行检测。将结果与 0 个月比较，以确定药品的有效期。由于实测数据的分散性，一般应按 95%的可信限进行统计分析，得出合理的有效期，如 3 批统计分析结果差别较小，则取其平均值为有效期限、若差别较大，则取其最短的为有效期。如果数据表明，测定结果变化很小，则不做统计分析。

对温度特别敏感的药品，长期试验可在温度 6℃±2℃的条件下放置 12 个月，按上述时间要求进行检测，12 个月以后，仍需按规定继续考察，制定在低温贮存条件下的有效期。

长期试验选用 25℃±2℃、相对湿度 60%±10%，或 30℃±2℃、相对湿度 65%±5%，是根据国际气候带制定的。

此种方式确定的药品有效期，在药品标签及说明书中均应指明在控制温度下保存，即 15～30℃之间。有效期是药品在规定容器或包装中，并在标签指定的条件下贮存，在一段时间内药品保持符合批准的质量标准，这段时间叫做药品的有效期或贮存期。

原料药进行加速试验与长期试验所用包装应采用模拟小桶，但所用材料与封装条件应与大桶一致。

凡是使用说明书中明确该药品使用时需与其他药物配伍或稀释的，均需进行配伍后的稳定性试验。

五、稳定性试验方法

(一) 经典恒温法

此方法的原理是根据反应动力学方程和 Arrhenius 的指数定律，即：

$$\lg K=-\frac{E}{2.303R}\cdot\frac{1}{T}+\lg A \tag{13-43}$$

式中，K 为反应速率常数；E 为活化能（由实验求得），J/mol；R 为摩尔气体常数，为 8.314J/（mol·K）；T 为热力学温度，K；A 为频率因子。

式（13-43）为一线性方程。

试验方法是按药物或其制剂对热稳定的情况选择几个适度高的温度（一般为 4～5 个温度，如 80℃、70℃、60℃和 50℃），使样品分别在这几个温度下恒温降解，定时抽样测含量或与之有关的某一物理性质。然后以浓度的某种函数 $f(c)$（零级反应为 c，一级反应为 $\ln c$，二级反应为 $-\frac{1}{c}$）为纵坐标，时间为横坐标作图，求得药物在各温度下的反应速率常数 K，再根据式（13-43）以 $\lg K$ 对 $1/T$ 作图得一条直线，将直线外推到室温（如 25℃），即可得室温的速率常数 $K_{25℃}$。由 $K_{25℃}$ 可求出分解 10%所需的时间（即 $t_{0.9}$，$t_{0.9}=\frac{0.1054}{K_{25℃}}$），即为预测的有效期。

(二) 初均速法

初均速法是以反应初均速 V_0（即反应开始阶段的平均速率）代替速率常数 K，按 Arrhenius 方程外推室温储藏期的方法。设在某温度 T 进行反应，药物的原始含量为 c_0，时间 t 后的含量为 c，则反应的初均速 V_0 为：

$$V_0=\frac{c_0-c}{t} \tag{13-44}$$

若在不同温度 T_1，T_2，…，T_i（一般 $i=8\sim9$）做 i 次实验，得各初均速分别为 V_{01}，V_{02}，…，V_{0i}。以 $\ln V_0$ 对 $\frac{1}{T}$ 作图，得一直线，其方程为：

$$\ln V_0=\ln A-\frac{E_a}{RT} \tag{13-45}$$

从直线外推至室温的 V_0，进而可求得有效期。

(三) 简便法（活化能估算法）

在药物制剂处方筛选实验中，有时只要对该制剂的稳定性有个基本的估计，就能满足制剂研究工作的需要。为此 Kennon 提出一个简便的稳定性加速试验研究模型。考虑到大多数药物降解反应的活化能在 41.8～83.6kJ/mol，所以就选择活化能 41.8kJ/mol 和 83.6kJ/mol 作为计算的上下限值，根据公式：$\lg t_{0.9}=\dfrac{E}{2.303RT}+\Omega$

Ω 为常数。在 T_1 和 T_2 时可以写出：$\lg\dfrac{t_{0.9}^{1}}{t_{0.9}^{2}}=\dfrac{E(T_2-T_1)}{2.303RT_1T_2}$ (13-46)

室温（$T_1=25+273.2$）时，要求 $t_{0.9}^{1}=24$ 个月。当采用加速温度 $T_2=45+273.2$ 时，若活化能用 83.6kJ/mol 代入则得 $t_{0.9}^{2}=2.9$ 个月，其他温度可依法计算。这样就能估算出室温 2 年内药物降解 10%加速温度所需最大与最小时间，结果见表 13-4。

表 13-4 预测 2 年内稳定（标示量的 90%）所需的温度和时间

加速温度/℃	最长时间/个月	最短时间/个月
37	12	6.4
45	8.3	2.9
60	4.1	3 周
85	6 周	2.6 周

从表中数据可以看出，如果药物制剂在 45℃加速试验 2.9 个月或 3 个月，其含量仍在标示量 90%以上，则此制剂在室温的有效期很可能为 2 年。若在同样温度加速 8.3 个月，含量还在标示量 90%以上，则此制剂在室温的有效期通常可达 2 年。其余温度依此类推。

（四）Q_{10}值估算法

按照恒温动力学一般规律：

$$-\frac{dc}{dt}=Kc^n$$

其积分式为 $f(c_0)-f(c)=Kt$（适用于任何级数）。

设实验测得某药物在温度 T_1 时分解残余 α（%）所需时间为 $t_\alpha^{T_1}$，在温度 T_2 时分解残余 α（%）所需时间为 $t_\alpha^{T_2}$，将此结果代入式中。

$$f(c_0)-f(\alpha c_0)=K_{T_1}t_\alpha^{T_1}$$
$$f(c_0)-f(\alpha c_0)=K_{T_2}t_\alpha^{T_2}$$

显然，$\dfrac{K_{T_2}}{K_{T_1}}=\dfrac{t_\alpha^{T_1}}{t_\alpha^{T_2}}$

根据 Van’t Hoff 规则，温度每升高 10℃，反应速率增加 2～4 倍，对于不同的反应，此倍数不同。如果以 K_T 表示 T℃的速率常数，K_{T+10} 表示 $T+10$℃的速率常数，则该规则可用下式表示：

$$\frac{K_{T+10}}{K_T}=Q_{10}=2\sim4$$

式中，Q_{10} 称为反应温度系数，对一完全的反应，如温度不太高，温度变化不太大，可把 Q_{10} 看做常数，则 $T+10n$℃ 与 T℃的速率常数之比为：

$$\frac{K_{T+10n}}{K_T}=Q_{10}^{n} \tag{13-47}$$

$$n=(T_2-T_1)/10$$

【例 13-4】《美国药典》规定抗生素类药物，100℃煮 4 天效价等完全合格，则有效期为

3 年。

【解】 室温按 20℃计算，

$$t_{0.9}^{100}=4\text{ 天}，Q_{10}=2，t_{0.9}^{20}=4\text{ 天}\times 2^{(100-20)/10}=1024\text{ 天}=2.8\text{ 年}$$

当已知某反应的 Q_{10} 值时，利用一次加速试验，求出分解 1-α 量所需的时间 $t_\alpha^{T_2}$，再计算室温下的有效期。当 Q_{10} 值未知时，可以通过两个温度 T_1 和 T_2 的加速试验的 $t_\alpha^{T_1}$、$t_\alpha^{T_2}$，代入上面公式，求出 Q_{10} 值。由于在反应开始时，无论反应级数为哪一级，其反应物浓度与时间均近似为直线，所以可以用药物含量的百分数对时间作图，其直线外推，得到分解相同百分含量的时间 $t_\alpha^{T_1}$、$t_\alpha^{T_2}$。

六、 原料药及其制剂稳定性重点考察项目

1. 原料药品

根据 2010 年版药典，片剂原料药稳定性重点考察项目包括性状、熔点、含量、有关物质、吸湿性以及根据品种性质选定的考察项目。

2. 片剂

根据 2010 年版药典，片剂稳定性重点考察项目包括性状（外观色泽）、含量、有关物质、崩解时限或溶出度。

3. 原料药及药物制剂稳定性重点考察项目

原料药及药物制剂稳定性重点考察项目见表 13-5，表中未列入的考察项目及剂型，可根据剂型的特点自订。

表 13-5 原料药及药物制剂稳定性重点考察项目参考表

剂型	稳定性重点考察项目
原料药	性状、熔点、含量、有关物质、吸湿性以及根据品种性质选定的考察项目
片剂	性状(外观色泽)、含量、有关物质、崩解时限或溶出度或释放度
胶囊剂	性状(外观、内容物色泽)、含量、有关物质、崩解时限或溶出度、水分，软胶囊要检查内容物有无沉淀
注射剂	性状、含量、pH、可见异物、有关物质、应考察无菌
栓剂	性状、含量、融变时限、有关物质
软膏剂	性状、均匀性、含量、粒度、有关物质
乳膏剂	性状、均匀性、含量、粒度、有关物质、分层现象
糊剂	性状、均匀性、含量、粒度、有关物质
凝胶剂	性状、色泽、均匀性、含量、有关物质、粒度，乳胶剂检查分层现象
眼膏剂	性状、均匀性、含量、粒度、有关物质
眼用制剂	如为溶液，应考察性状、澄明度、含量、pH、有关物质；如为混悬液，还应考察粒度、再分散性；洗眼剂还应考察无菌度；眼用丸剂应考察粒度与无菌度
丸剂	性状、含量、色泽、有关物质、溶散时限
糖浆剂	性状、含量、澄清度、相对密度、有关物质、pH
口服溶液剂	性状、含量、澄清度、有关物质

续表

剂型	稳定性重点考察项目
口服乳剂	性状、含量、检查有无分层、有关物质
口服混悬剂	性状、含量、沉降体积比、有关物质、再分散性
散剂	性状、含量、粒度、有关物质、外观均匀度
气雾剂	泄漏率、每瓶主药含量、有关物质、每瓶总揿次、每揿主药含量、雾滴分布
粉雾剂	排空率、每瓶总吸次、每吸主药含量、有关物质、雾粒分布
喷雾剂	每瓶总吸次、每吸喷量、每吸主药含量、有关物质、雾滴分布
颗粒剂	性状、含量、粒度、有关物质、溶化性或溶出度或释放度
贴剂（透皮贴剂）	性状、含量、有关物质、释放度、黏附力
冲洗剂、洗剂、灌肠剂	性状、含量、有关物质、分层现象（乳状型）、分散性（混悬型），冲洗剂应考察无菌度
涂剂、涂膜剂、搽剂	性状、含量、有关物质、分层现象（乳状型）、分散性（混悬型），涂膜剂还应考察成膜性
耳用制剂	性状、含量、有关物质，耳用散剂、喷雾剂与半固体制剂分别按相关剂型要求检查
鼻用制剂	性状、pH、含量、有关物质，鼻用散剂、喷雾剂与半固体制剂分别按相关剂型要求检查

注：有关物质（含降解产物及其他变化所生成的产物）应说明其生成产物的数目及量的变化，如有可能应说明有关物质中何者为原料中的中间体，何者为降解产物，稳定性试验重点考察降解产物。

此外，有些药物制剂还应考察临床配制和使用过程中的稳定性。

七、 固体制剂稳定性试验的特殊要求和特殊方法

（一）固体制剂稳定性的特点

固体制剂一般分解较慢，需较长时间和精确的分析方法；固态药物分子相对固定，不像液体药物可以自由流动，降解反应一般始于固体表面，造成表里变化不均一。固体剂型的主要特点如下。

① 系统不均匀性，含量差异大，如片剂、胶囊剂，这一片与那一片含量就不一定完全相同，因而分析结果难以重现。

② 一般属于多相反应（气、液、固），在不同的相间发生不同类别的反应，实验时，这些相的组成和状态能够发生变化，特别是水（吸附水）的存在对稳定性影响很大，给实验造成较大的困难。

（二）固体剂型的降解过程中常出现平衡现象

固体药物的分解动力学与溶液不同，温度对反应速率的影响，一般仍可以用式（13-43）Arrhenius 方程来处理，但在固体分解中若出现平衡现象，则不宜使用 Arrhenius 公式，而要用 Van’t Hoff 方程来处理。

（三）固体剂型化学降解动力学

固体药物剂型分解机制相当复杂，分解反应级数很难区分是一级或零级。文献报道维生素 A 片、维生素 B 片、维生素 C 片以及用微晶纤维素为辅料制成的阿司匹林片等的降解属于一级动力学过程，而含有核黄素和烟酰胺的固体制剂，其分解过程，就很难肯定是零级还是一级反应。

固体制剂中药物的不稳定机制如下。

1. 成核理论

成核理论指出，分解过程受结晶表面和内部活性核的形成和生长情况所控制，固体药物

分解初期，先在晶体上出现一些裂隙，产生这种裂隙需要一定时间，这段时间称“诱导期”，其长短与结晶粉末大小及温度有关，大的结晶诱导期短。结晶在破裂过程中，产生大量不规则凹口，提供了许多新的降解部位，形成足够多的活性核，使反应速率加大，出现了“加速期”，此后，颗粒大小较均匀，形状也比较一致，不再产生进一步的变化，进入“衰老期”，若以降解百分数对时间作图，可得S形分解曲线。有的固体药物不是S形，而是C形或反C形，其诱导期、加速期和衰老期时间长短不等，这与反应条件有关，如温度高诱导期则短。

Prout 和 Tmpkin 认为分解反应机理同这些核的数目成正比。若开始时高能量的核数目为 N_0，在时间 t 时为 N，则：

$$\frac{dN}{dt}=k(N_0-N)$$

上式积分得

$$\int_{N_0}^{N_0-N}=\frac{dN}{N_0-N}=\int_0^t k\,dt$$

即

$$\ln\frac{N_0-N}{N_0}=-kt$$

$$\ln\left(1-\frac{N}{N_0}\right)=-kt$$

若 t 时核的残留率为 x，则：

$$\ln(1-x)=-kt$$

$$\ln\left(\frac{1}{1-x}\right)=kt$$

以 ln（$1-x$）$^{-1}$ 对 t 作图可得一直线。当 x 比较小时，ln（$1-x$）$=-x$，则上式为

$$x=kt$$

即为零级动力学方程式。

2. 液层理论

基本观点是假设固体药物的分解反应在固体表面液膜相进行。这层液膜很薄，肉眼看不到。Guillory 等用维生素 A 衍生物验证这个假设。根据 Clausius-Clapeyron 方程与 Raoult 定律，得到下列方程：

$$\ln X=-\frac{\Delta H}{R}\left(\frac{1}{T}-\frac{1}{T_m}\right) \tag{13-48}$$

式中，X 为液相药物的摩尔分数；T_m 为药物熔点；T 为加热的热力学温度；ΔH 为摩尔熔化热；R 为摩尔气体常数。此式说明 T_m 值大，则 X 值相应较小，即晶体表面的膜要“薄些”。若 k 为速率常数，并与液相摩尔分数成正比，即 $\ln k=A\ln X$，A 为比例常数，则式（13-48）可写为：

$$\lg k=\frac{A\Delta H}{2.303R}\left(\frac{1}{T_m}\right)-\frac{A\Delta H}{2.303RT} \tag{13-49}$$

故熔点高（T_m 大），反应速率小。实践证明维生素 A 苯腙（熔点 181～182℃）在 80℃ 降解比维生素 A 醋酸酯（熔点 57～58℃）要慢得多。同时说明制备高熔点衍生物也是解决药物稳定性的途径之一。

3. 局部化学分解模式理论

固体药物、制剂的分解反应与其几何形态有关，圆柱形固体药物的分解线性方程为：

假定固体药物为一圆柱体（图 13-8），分解反应发生在圆周的表面，且药物的圆柱体的半径随时间直线地减少，则该反应符合下列方程：

$$r=r_0-k_1t \tag{13-50}$$

式中，r_0为最初半径，于时间 t 在 r_0 半径的外部产生分解产物（B）；r 半径内部为无变化的化学物质（A）。于时间 t 时分解产物的分数（x）为：

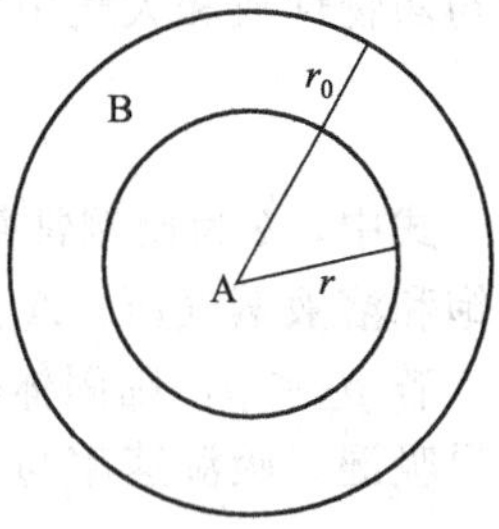

图 13-8　圆柱体模型

$$x=\frac{hn\rho\pi(r_0^2-r^2)}{hn\rho\pi r_0^2} \tag{13-51}$$

式中，n 为粒子数；h 为其高度；ρ 为密度。

化简：

$$x=\frac{r_0^2-r^2}{r_0^2}=1-\frac{r^2}{r_0^2}$$

$$(1-x)^{\frac{1}{2}}=\frac{r}{r_0} \tag{13-52}$$

将式（13-50）代入式（13-52）得：

$$(1-x)^{\frac{1}{2}}=\frac{r_0-k_1t}{r_0}=1-\frac{k_1t}{r_0}=1-k't \tag{13-53}$$

式中，k_1 为分解反应速率常数；r_0 为分解前药物的半径。

式（13-53）即为圆柱形固体药物的分解线性方程式。

若药物为球形时，在 t 时间后药物的分解分数为 x，则：

$$x=\frac{4/3\pi(r_0^3-r^3)}{4/3\pi r_0^3}=1-\frac{r^3}{r_0^3} \tag{13-54}$$

将式（13-50）代入式（13-54）式得：

$$(1-x)^{\frac{1}{3}}=\frac{r}{r_0}=\frac{r_0-k_2t}{r_0}=1-\frac{k_2}{r_0}t=1-k''t \tag{13-55}$$

若药物为圆片状，其分解方程式则为：

$$(1-x)^{\frac{1}{2}}=1-\left(\frac{k_1}{r_0}\right)t=1-k'''t \tag{13-56}$$

式（13-50）、式（13-53）、式（13-55）、式（13-56）都与一级反应相类似。式中，k、k'、k''、k'''相当于一级反应的速率常数，单位是时间$^{-1}$。由此说明许多固体制剂的降解动力学可按一级反应来处理的理由。

4. 平衡理论

药物的固体剂型在分解过程中存在着平衡的现象，Gross 等研究杆菌肽片的热分解反应逐步达到平衡（25℃），测得不同时间下杆菌肽的含量，见表 13-6。

表 13-6　不同时间下杆菌肽的含量

t/个月	0	3	6	12	18	24	∞
c/%	100	93	80	78	75	69	65
c-c_∞/%	35	28	15	13	10	4	
ln(c-c_∞)	3.5553	3.3322	2.7081	2.5649	2.3026	1.3863	

以 ln（c-c_∞）对 t 回归，得 ln（c-c_∞）＝－0.08112t＋3.4933

即 $k^{25℃}=8.112\times10^{-2}$个月$^{-1}$

同法求得 40℃下，$k^{40℃}=0.1845$ 个月$^{-1}$

求得杆菌肽片的分解活化能 $E_a=42.524$ kJ/mol。

5. 湿度的影响

固体药物暴露于湿气中，表面吸附水蒸气而形成溶液，增加了药物的不稳定性，吸水程度与药物性质和大气中水蒸气压有关。

$$吸湿速率=\frac{dW}{dt}=kA(p_A-p)$$

式中，k 为比例常数；W 是固体吸湿量；p 为大气蒸气压；p_A 为药物表面吸水所形成的饱和溶液蒸气压；A 为表面积。

若 $p_A<p$，则固体药物吸湿；$p_A>p$，则固体药物被干燥或风化；$p_A=p$，则固体药物临界吸湿。吸湿速率与（p_A-p）成正比，也与 A 成正比，积分之：

$$W=kA(p_A-p)t+W_0$$

式中，W_0 为固体药物原始重量，药物暴露在大于临界相对湿度中，重量随时间增加。

相对湿度（RH）是指在相同条件下空气中水蒸气压与饱和水蒸气压之比：

$$RH(\%)=\frac{空气中水蒸气压}{饱和水蒸气压}\times 100$$

临界相对湿度（CRH）：当相对湿度到某一值时，水溶性药物吸湿量迅速增加，此时相对湿度称为临界相对湿度。测定方法是将药物放于不同相对湿度中测其重量的变化，以增加重量对湿度作图求得。

看一个药物在空气中是否容易吸湿，要看 CRH 的大小，药物 CRH 大，则药物不易吸湿；反之，亦然。氨苄青霉素的 CRH 为 47%，在 RH75%条件下，放置 24h，可吸收水分 20%，同时粉末溶化。一般药物含水量控制在质量分数 1%上下比较稳定，含水量越高分解越快。

在生产和贮存中，除了降低湿度外，正确地选择包装也很重要。例如 50℃时水不稳定药物制成片剂，贮存在发泡包装材料中要比装在密封的玻璃瓶中稳定得多。但在室温和相对湿度为 70%时，情况正好相反，原因是 50℃时大量水分透过膜挥发出来，而使片剂的稳定性增加；但在室温下，水分却向相反方向扩散，使片剂稳定性降低。

6. 光解反应

光是一种辐射能，辐射能量的单位是光子。光子的能量与波长成反比。光线波长越短，能量越大，故紫外线更易激发化学反应。光能可激发氧化反应，加速药物分解。吗啡、可待因、奎宁、维生素 C、肾上腺素、水杨酸酯等都易被光能激发发生氧化反应，在紫外、可见光照射下变色。氯丙嗪在紫外光照射下分解，并伴有颜色变化。有些药物分子受辐射作用使分子活化而产生降解，此为光化降解，其速率与系统的温度无关。这种易光化降解的物质叫光敏物质，如吩噻嗪镇静剂、氢化可的松、核黄素、维生素 C 和叶酸等都是光敏化合物。

药物光解的防止办法为：将药物贮存在有色玻璃容器，或在暗处存放即可防止光解。琥珀黄玻璃能滤除<470nm 的光线，可用来保持敏感的药物。包衣片剂的膜衣中含有紫外吸收的聚合物亦可用来避光。例如，磺胺索嘧啶苯乙烯乙酸酯包衣中加入能吸收紫外线的氧苯酮，能使药物光解及变色保持在最低水平。

影响药物光解的因素如下。

① 药物浓度对光解反应速率与量子效率的影响。因为：

$$\frac{dx}{dt}=k_1\Phi I_a, I_a=I_0(1-e^{-cl\varepsilon})$$

式中，Φ 为量子效率；I_0 为照射光发光强度；I_a 为吸收光发光强度；ε 为光吸收系数；c 为药物浓度；l 为吸收池距离。故：

$$\frac{dx}{dt}=k_1\Phi I_a=k_1\Phi I_0(1-e^{-cl\varepsilon}) \tag{13-57}$$

当 c、l、ε 很小时

$$e^{-lc\varepsilon}=1-\varepsilon cl \tag{13-58}$$

将式（13-58）代入式（13-57）得：

$$\frac{dx}{dt}=k_1\Phi I_0[1-(1-cl\varepsilon)]=k_1\Phi I_0 cl\varepsilon=k'I_0 c \tag{13-59}$$

Φ=实际反应分子数/吸收光子数。

式（13-59）说明反应速率与药物浓度的一次方成正比。

例如，氢化可的松、泼尼松龙等醇溶液黄光灯照下光解反应为一级反应。

当 c、l、ε 较大时，$1-e^{cl\varepsilon}=1$ 则：

$$\frac{dx}{dt}=k_1\Phi I_a=k_1\Phi I_0(1-e^{cl\varepsilon})=k_1\Phi I_0=k'I_0$$

上式说明，反应速率与药物浓度无关，只与 I_0 成正比。如维生素 B_{12} 中性溶液在阳光照射下与照射光有关，该降解为零级反应。

② 温度对光化反应的影响较小

$$温度系数\ k_{t+10}/k_t=1.0\sim1.8$$

③ 光化反应分为初级反应与次级反应，初级反应必须在光照下，次级反应不需在光的作用下也能进行。

（四）漫反射光谱法测定固体药物稳定性

固体药物与制剂有时是因颜色变化而失效，其含量变化有的分析不出来，有的只用目测其颜色变化，缺乏客观指标。也有的是将固体药物溶解，测定溶液的光密度以度量颜色的变化，即光密度法。但此法不能完全反映固体药物实际的变色情况，近年来应用漫反射光谱法（diffuse reflectance spectroscopy，DRS）来观察片剂色泽深浅，是一个简易、灵敏的方法，对较鲜艳的单色比较准确。

1. 基本理论

光线照射在物质表面时，由于其对光不透明，一部分光线被吸收，另一部分被反射，反射的光线有两种类型，一为镜反射（即规则反射），另一部分为漫反射，镜反射服从 Fresnel 方程。

$$R=\frac{I_{反射}}{I_0}=(n+1)^2+\frac{n^2k^2}{(n+1)^2}+n^2k^2 \tag{13-60}$$

式中，k 为 Lambert 定律的吸收系数，n 为反射系数。

漫反射可用 Kubelka-Munk 函数来表示：

$$f(R_i)=\frac{(1-R_i)^2}{2R_i}=\frac{k}{s} \tag{13-61}$$

式中，R_i 为给定波长下的绝对反射值；s 为散射系数；k 为吸收系数；$f(R_i)$ 为 Kubelka-Munk 函数，也称 Remission 函数，为吸收系数对散射系数之比。

实际上，人们不常测定样品的漫反射绝对反射值，一般是以适当的白色标准品对比测定，理论上标准白的反射值是 1。一般用硫酸钡制成工作白板，绝对反射值为 0.999，漫反射的反射值可以化为相对值（反射率 r_i，%）：

$$r_i=\frac{R_{i_{样品}}}{R_{i_{标准白}}} \tag{13-62}$$

Remission 函数记为：

$$f(r_i)=\frac{(1-r_i)^2}{2r_i}=\frac{k}{s} \tag{13-63}$$

由常用的测反射率的测色分光光度计（DRS）所得的数值，实际上就是相对值 r_i，其值已与标准白作了对比。

如果样品用标准白稀释，也即消除了镜反射，则 Kubelka-Munk 函数可用 2.303εc 来代替吸收系数，即：

$$f(r_i)=\frac{2.303\varepsilon c}{s} \tag{13-64}$$

式中，ε 是摩尔吸收系数；c 是降解物浓度。当入射光的波长比颗粒的平均粒径小时，s 可认为是常数，则 Remission 函数与变色物质的浓度呈线性关系。

2. 漫反射光谱的测量

（1）基本仪器测定原理　见图 13-9。

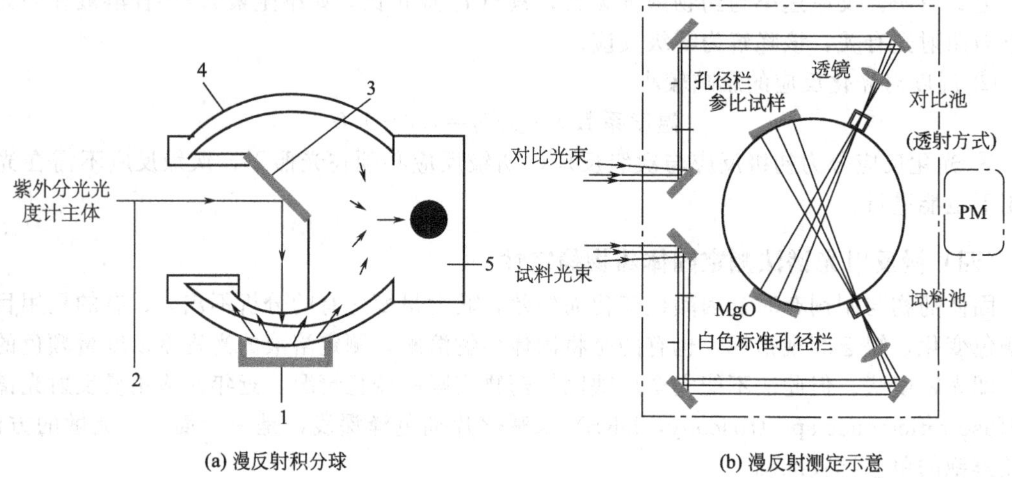

图 13-9　漫反射积分球装置及漫反射测定示意

1—白色标准及样品放置盒；2—入射光；3—反射镜；4—积分球；5—光电倍增管

（2）漫反射光谱的测量举例

① 药物 A 与玉米淀粉（1∶19）的物理混合物放置不同时间的漫反射率的变化情况（55℃）见表 13-7。

表 13-7　药物 A 与玉米淀粉混合漫反射率变化表

时间/周数	r_i（波长为 262nm）/%	在 262nm 时 $f(r_i)$
0	86.7	0.0120
2	84.6	0.0140
4	82.8	0.0179
8	81.7	0.0205
12	80.3	0.0241
16	78.5	0.0295
26	75.5	0.0390

上述数据表明 $f(r_i)$ 与时间呈直线的关系。表明药物 A 与玉米淀粉的物理混合物起相互化学反应，故不宜选该辅料配伍应用。

② 药物 A 与不同辅料配伍后漫反射率的变化结果（55℃，16 周）见表 13-8。

表 13-8　药物 A 与不同辅料配伍后漫反射率的变化表

辅料名称	辅料与药物比	混合方法	在 257nm 处的 r_i 变化/%	$f(r_i)$的变化	r_i 峰位位移波长/%
药物（研磨、过筛）	—	—	−0.05	+3.7	无
乳糖	4∶1	P	+1.0	−7.4	无
乳糖	40∶1	P	−1.1	+6.8	无
PVP	4∶1	P	−1.5	+12.0	+8
玉米淀粉	9∶1	C	−2.3	+17.1	+3
玉米淀粉	4∶1	P	+0.7	−5.9	+1
磷酸氢钙	4∶1	C	−7.4	+81.1	无
磷酸氢钙	4∶1	P	−6.9	+69.4	无
海藻酸	9∶1	C	−5.4	+50.0	+5
海藻酸	9∶1	P	−3.7	+31.0	+6
碳酸氢钠	9∶1	C	−7.0	+80.4	无
碳酸氢钠	9∶1	P	−6.4	+57.3	无

注：P 为物理混合物，一定比例量的药物与辅料置玻璃研钵中混合，研磨过筛。

C 为化学平衡混合物，一定比例量的药物与辅料置有塞棕色玻璃瓶，加入适当溶剂适量振摇，该溶剂只能溶解药物或辅料，若两者均被溶解则不适用。振摇，经 2～24h，使达到平衡，然后减压过滤，除去溶剂，混合物在真空干燥器中，用无水硫酸钙干燥，研磨过筛，所得立即进行测试。

由表 13-8 的 $f(r_i)$ 变化及反射率变化可以说明除乳糖外，药物 A 与磷酸氢钙、海藻酸、碳酸氢钠均有相互作用，PVP、玉米淀粉大量使用时也应注意。

药物 B 与碳酸氢钠的 DRS 曲线见图 13-10。

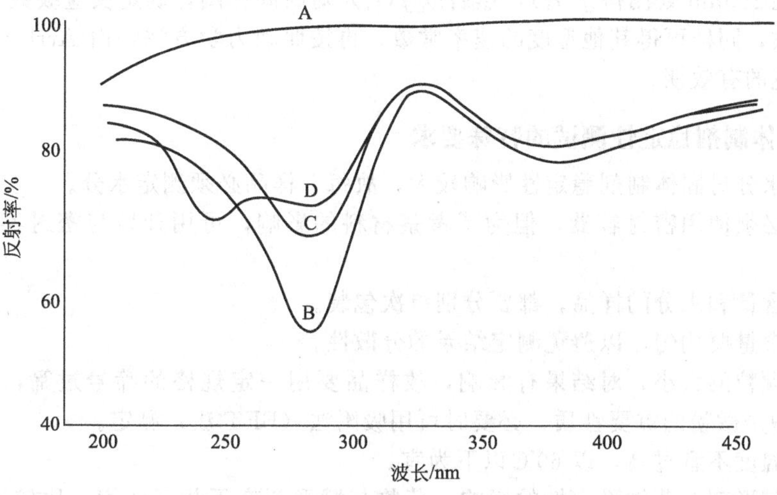

图 13-10　药物 B 与碳酸氢钠的 DRS 曲线

A—碳酸氢钠；B—药物；C—二者的物理混合物；D—二者的化学平衡混合物

由图可见，药物 B 与碳酸氢钠（1∶9）的物理混合物和化学平衡混合物的配伍变化不同，前者无明显变化，而后者曲线在 244nm 处有新峰产生，提示药物 B 与碳酸氢钠产生化学变化，两者不可配伍。也说明样品制备与 DRS 结果密切相关。

漫反射光谱法还可以用于定量地研究药物-辅料相互反应的反应速率或变色速率，一般测定方法如下。

根据测色分光计的性能和条件，先将试样在不同波长下（可见光、红外或近红外范围）进行反射率扫描，找出反射曲线的特性波长带，根据此波长的反射率，再按 Kubelka-Munk 函数式，计算 Remission 函数，由此就可作出各种样品的颜色深浅度的比较。

如果将试样按试验要求做恒温、变温、不同放置时间的处理，也同样可以将所测定的 Remission 函数对时间作图，以图解法求得反应速率常数，再按动力学通常绘制图，外推至室温，从而求得其室温时的变色速率常数，现举例如下。

Blang 曾经报道应用漫反射光谱法进行硫酸右旋苯丙胺与喷雾干燥乳糖相互作用的定量研究。硫酸右旋苯丙胺-喷雾干燥乳糖的化学平衡反应混合物于 60℃时的变棕色速率见图 13-11。

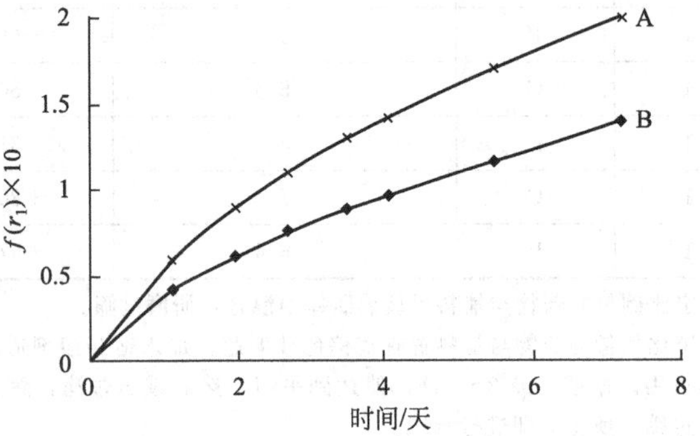

图 13-11　硫酸右旋苯丙胺-喷雾干燥乳糖的化学平衡反应混合物于 60℃时的变棕色速率示意

A—10mg/g；B—15mg/g

喷雾干燥乳糖流动性好，广泛用于粉末压片，但与胺类药物混合可能产生化学反应，生成黄棕色。在 295nm 处测得 $f(r_i)$，然后以 $f(r_i)$ 对时间作图，确定反应级数，由斜率求出反应速率常数，同样可得其他温度的速率常数，再按照动力学方法，由 Arrhenius 方程预测室温出现棕色的有效期。

（五）固体制剂稳定性测试的特殊要求

① 由于水分对固体制剂稳定性影响较大，故每个样品必须测定水分。

② 样品必须使用密封容器，但为了考察材料的影响，可用开口与密封容器同时进行，以便比较。

③ 测定含量和水分的样品，都要分别单次包装。

④ 样品含量要均匀，以避免测定结果的分散性。

⑤ 药物颗粒的大小，对结果有影响，故样品要用一定规格的筛号过筛，并测其粒径；固体比表面积是微粉的重要性质，必要时可用吸附法（BET 法）测定。

⑥ 实验温度不宜过高，以 60℃以下为宜。

⑦ 注意赋形剂对药物稳定性的影响、药物与赋形剂有无相互作用，比较适用的实验方法有热分析法、漫反射光谱法和薄层色谱法。

第四节　片剂处方优化设计的方法

在片剂处方优化研究中，试验设计方法主要有析因设计、正交设计、均匀设计法、单纯形优化法、Plackett-Burman 设计等。

一、析因设计

（一）析因设计的特点

析因设计是一种多因素的交叉分组试验，它不仅可以检验每个因素各水平间的差异，更主要的是检验各因素间有无交互作用的一种有效手段。如果两个或多个因素之间有交互作用，表示这些因素不是各自独立发挥作用，而是互相影响。如果无交互作用，表示各因素具有独立性。在析因试验中，研究各因素各水平在所有组合下的实验结果，可以判断哪一因素对结果影响最大，以及哪些因素之间有交互作用。

将各因素与各水平组合进行析因试验。例如，假设因素 A 有三个水平 A_1、A_2、A_3，因素 B 有 4 个水平 B_1、B_2、B_3、B_4，则所有可能的组合 A_iB_j（$i=1$，2，3；$j=1$，2，3，4）共有 3×4=12 种。表 13-9 即为这种可能组合的排列。

表 13-9 因素 A 和 B 的析因试验组合

A \ B	B_1	B_2	B_3	B_4
A_1	A_1B_1	A_1B_2	A_1B_3	A_1B_4
A_2	A_2B_1	A_2B_2	A_2B_3	A_2B_4
A_3	A_3B_1	A_3B_2	A_3B_3	A_3B_4

表中每一组代表一种试验条件。由于对每一个因素的每一水平的考察可以在另一因素的所有水平上进行，所以考察是全面的。如要考察 A 的水平 A_1 和 A_2，则表中第 1、2 行的组合就包括了 A_1、A_2 和 B 的四个水平的 8 种组合。要考察 B 的 B_2 和 B_4，则表中第 2，4 列就包括了 B_2、B_4 和 A 的三个水平的 6 种组合。由此可见，各组合间相互交叉。所以析因试验又称交叉分组试验，是一种高效率试验。

析因试验若二因素各二水平，则试验次数为 2×2=4，或写成 2^2 析因试验。若 k 因素各二水平为 2^k 析因试验。若试验为三个因素，第一因素为二水平，第二因素为三水平，第三因素四水平，则析因试验有 2×3×4=24 种组合。最常用的析因试验为二因素或三因素的析因试验，超过三因素时常用正交试验。析因试验中每个因素的水平可以是定量的，如浓度、温度、时间等因素，也可以是定性的，如某因素的高、中、低，或大、中、小，或有、无等。

析因试验分完全析因试验和部分析因试验，见国家标准 GB/T 3358.3—2009/ISO 3534-3：1999。

（二）析因设计实例

250g/L 维生素 C 注射液中有两种稳定剂（盐酸-L-半胱氨酸和焦亚硫酸钠），即二因素。每种稳定剂各取三种质量浓度（0.5g/L、1.0g/L 和 1.5g/L），即三水平。做 3^2 析因试验考察这两种稳定剂之间有无相互作用。以色泽（以 430nm 的光谱透射比 T 表示）为指标考察稳定性。将注射液在 90℃加热 8h，然后测定光谱透射比。对每一因素每一水平重复三次实验，数据见表 13-10。

解：先进行方差齐性检验。将表 13-10 中两种稳定剂的质量浓度自左至右分别标为 (1)、…、(9)。例如，二者都是 0.5g/L 为（1）；二者都是 1.5g/L 为（9）。则得九个组合数据 x 及其方差 s_i^2，见表 13-11。

表 13-10 析因试验测定数据

盐酸-L-半胱氨酸/(g/L) 焦亚硫酸钠/(g/L)	0.5 0.5	1.0 0.5	1.5 0.5	0.5 1.0	1.0 1.0	1.5 1.0	0.5 1.5	1.0 1.5	1.5 1.5
光谱透射比/%	36.3 41.4 41.3	43.9 44.4 49.1	52.8 50.6 53.1	49.0 51.1 52.5	55.7 56.5 57.8	58.9 57.3 61.3	58.1 55.6 56.1	62.8 62.5 66.3	64.2 65.6 65.0

表 13-11 方差齐性检验数据表

项目	(1)	(2)	(3)	(4)	(5)	(6)	(7)	(8)	(9)
光谱透射比 x/%	36.3 41.4 41.3	43.9 44.4 49.1	52.8 50.6 53.1	49.0 51.1 52.5	55.7 56.5 57.8	58.9 57.3 61.3	58.1 55.6 56.1	62.8 62.5 66.3	64.2 65.6 65.0
$\sum x$	119.0	137.4	156.5	152.6	170.0	177.5	169.8	191.6	194.8
s_i^2	8.50	8.23	1.87	3.11	1.13	4.06	1.75	4.47	0.50

$n=3$，$k=9$

$$s_c^2=\sum s_i^2/k=33.62/9=3.74,\ln s_c^2=1.32$$

$$\sum \ln s_i^2=\ln 8.50+\ln 8.23+\cdots+\ln 0.50=8.90$$

按式

$$x^2=(n-1)(k\ln s_c^2-\sum \ln s_i^2)$$

$$s_i^2=\frac{[\sum x^2-(\sum x)^2]/n}{n-1}$$

式中，n 为测定次数；k 为数据组合数；s_i^2 为数据方差；$v=k-1$，v 为自由度数。

$$X^2=(3-1)\times(9\times 1.32-8.90)=5.96,v=k-1=9-1=8$$

按 $x_c^2=\dfrac{x^2}{1+\dfrac{k+1}{3k(n-1)}}$式计算

$$x_c^2=\frac{5.96}{1+\dfrac{9+1}{3\times 9\times(3-1)}}=5.03$$

查 x^2 界值表，得 x^2 (8) 0.05=15.51，5.03<15.51，所以各 s_i^2 的差别无显著意义，可认为九个总体方差相等，即满足方差齐性，可进行析因试验。

析因试验的方差分析数据见表 13-12～表 13-14。

表 13-12 析因试验数据

光谱透射比/%		盐酸-L-半胱氨酸/(g/L)						合计
		0.5		1.0		1.5		
焦亚硫酸钠/(g/L)	0.5	36.3 41.4 41.3	119.0	43.9 44.4 49.1	137.4	52.8 50.6 53.1	156.5	412.9
	1.0	49.0 51.1 52.5	152.6	55.7 56.5 57.8	170.0	58.9 57.3 61.3	177.5	500.1
	1.5	58.1 55.6 56.1	169.8	62.8 62.5 66.3	191.6	64.2 65.6 65.0	194.8	556.2
合计			441.4		499.0		528.8	1469.2

求各因素和交互作用的离均差平方和 SS 以及 SS_T。

$$C=(\sum x_{ij})^2/N=1469.2^2/3\times3\times3=79946.25$$

$$SS_T=\sum x_{ij}^2-C=(36.3^2+41.4^2+\cdots+65.6^2+65.0^2)-79946.25=1692.47$$

$$SS_A=\sum x_{Ai}^2/n-C=(441.4^2+499.0^2+528.8^2)/9-79946.25=438.68$$

$$SS_B=\sum x_{Bj}^2/n-C=(412.9^2+500.1^2+556.2^2)/9-79946.25=1158.74$$

$$SS_{AB}=[(\sum x_{A1B1})^2+(\sum x_{A1B2})^2+(\sum x_{A1B3})^2+(\sum x_{A2B1})^2+(\sum x_{A2B2})^2+(\sum x_{A2B3})^2+(\sum x_{A3B1})^2+(\sum x_{A3B2})^2+(\sum x_{A3B3})^2]/n-C-SS_A-SS_B$$

$$=(119.0^2+137.4^2+\cdots+194.8^2)/3-79946.25-438.68-1158.74=27.88$$

$$SS_e=SS_T-SS_A-SS_B-SS_{AB}$$

$$=1692.47-438.68-1158.74-27.88=67.17$$

SS_e 为随机误差所产生的离差平方和。

表 13-13　方差分析表

变异来源	SS	v	MS	F	显著性
总方差	1692.47	26			
因素 A	438.6	2	219.34	58.80	★★
因素 B	1158.74	2	579.37	155.32	★★
交互作用 A×B	27.88	4	6.97	1.87	
随机误差	67.17	18	3.73		

注：★★表示有极显著差异。

查 F 界值表，得 $F_{(4,18)0.05}=2.93$，因 $1.87<2.93$，所以两种稳定剂之间无交互作用，即它们在注射液中彼此独立产生稳定作用。此结果也被其他实验所证实。

此结果也可用图解法表示。此时，将三次测定值取平均值，结果见表 13-14。图 13-12 的三条曲线在考察范围内不相交，表明两种稳定剂之间无相互作用。

表 13-14　测得光谱透射比的平均值

T/%		A/(g/L)		
		0.5	0.1	1.5
B/(g/L)	0.5	39.7	45.8	52.2
	1.0	50.9	56.7	59.2
	1.5	56.6	63.9	64.9

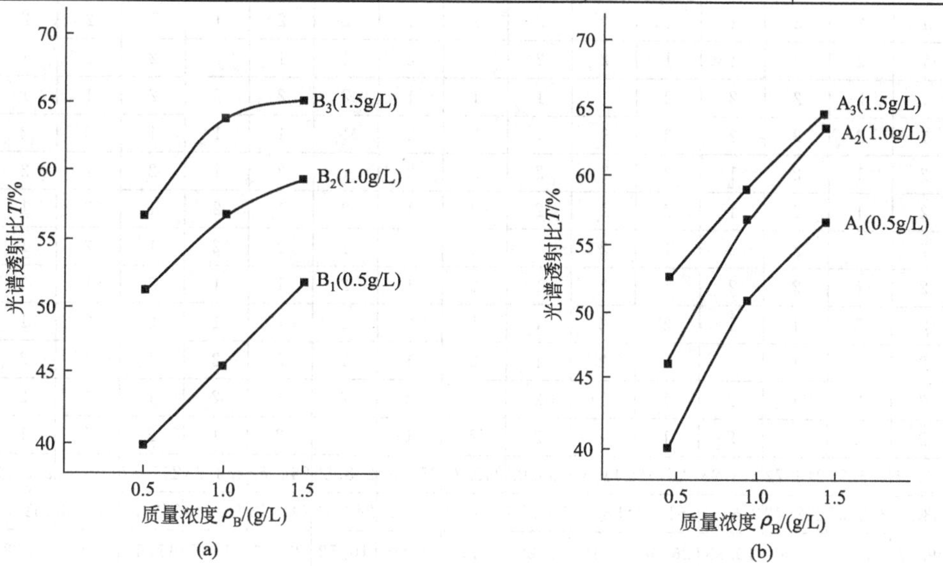

图 13-12　析因试验图解

二、 正交设计

（一）正交设计特点

正交设计是在各因素的不同水平上使试验点"均匀分散、整齐可比"。设计的关键是表头设计，事先要确定所考察的因子数和各因子的水平数，水平相等的表头设计，查一般的正交设计表；水平不等的表头设计要查混合水平正交设计表；有相互作用的须用交互作用正交表。正交设计可以有多个考察指标，一般单指标数据处理用方差分析法，多指标的可用综合平衡法或综合评分法，找出最优水平搭配，而且还可考虑到因素的联合作用，并可大大减少试验次数。

（二）正交设计实验例子

某药厂制备微型胶囊，为提高微型胶囊收率，在实验室探索其工艺条件，选定 5 个因素，每个因素取 2 个水平，进行初步试验，具体安排见表 13-15。

表 13-15 各因子的水平

因素水平	A 温度/℃	B pH	C 浓度/%	D 药 A：药 B	E 药 A：药 C
1	45	4.30	3.0	1：1	1：1
2	50	4.20	5.0	1.5：1	1.5：1

这是五因素二水平的试验，因事先不知相互间是否有交互作用，故选用有交互作用的正交表 L_{16}（2^{15}）。表头设计（表头因素一般应留有空白，即多于考察因素）和试验结果，见表 13-16。

表 13-16 试验结果表

类别	A	B	A×B	C	A×C	B×C	D×E	D	A×D	B×D	C×E	C×D	B×E		E	收率/%
1	1	1	1	1	1	1	1	1	1	1	1	1	1	1	1	31.33
2	1	1	1	1	1	1	1	2	2	2	2	2	2	2	2	28.29
3	1	1	1	2	2	2	2	1	1	1	1	2	2	2	2	30.78
4	1	1	1	2	2	2	2	2	2	2	2	1	1	1	1	32.76
5	1	2	2	1	1	2	2	1	1	2	2	1	1	2	2	33.00
6	1	2	2	1	1	2	2	2	2	1	1	2	2	1	1	41.14
7	1	2	2	2	2	1	1	1	1	2	2	2	2	1	1	34.33
8	1	2	2	2	2	1	1	2	2	1	1	1	1	2	2	41.62
9	2	1	2	1	2	1	2	1	2	1	2	1	2	1	2	24.33
10	2	1	2	1	2	1	2	2	1	2	1	2	1	2	1	24.19
11	2	1	2	2	1	2	1	1	2	1	2	2	1	2	1	24.11
12	2	1	2	2	1	2	1	2	1	2	1	1	2	1	2	32.67
13	2	2	1	1	2	2	1	1	2	2	1	1	2	2	1	33.00
14	2	2	1	1	2	2	1	2	1	1	2	2	1	1	2	30.67
15	2	2	1	2	1	1	2	1	2	2	1	2	1	1	2	29.89
16	2	2	1	2	1	1	2	2	1	1	2	1	2	2	1	34.67
$\sum I$	273.25	195.75	216.72	215.28	225.10	248.65	256.02	240.77	251.64	258.65	264.62	263.38	247.57	257.12	255.53	
$\sum II$	233.53	243.65	222.72	226.16	251.68	258.13	250.76	266.01	255.14	248.13	242.16	243.40	259.21	249.66	251.25	
极差R	39.72	47.90	6.00	10.88	26.58	9.48	5.26	25.24	3.50	10.52	22.46	19.98	11.64	7.46	4.28	

这里，ΣI 表示各因素1水平的收率总和，ΣII 表示各因素2水平的收率总和，极差：$R=|\Sigma I-\Sigma II|$。由初次试验可知，因素B的极差最大，说明pH是主要因素，且pH偏低有利于提高收率，因素E的极差最小，说明E因素对收率影响最小，可以忽略。在交互作用方面，A和C的交互作用极差最大，但A和C已作为下次试验的重要因素考虑，对A和C的交互作用也不必探究；温度的降低、浓度的加大、药A：药B的增大皆有利于收率的提高，故第二次试验须适当降低温度、加大浓度和增大药A：药B的比例并降低pH。但pH是主要因素，故第二次试验时，选取四个水平进行研究，试验情况见表13-17。

表13-17　第二次试验的因子及水平

因素水平	A pH	B温度/℃	C浓度/%	D药A：药B
1	4.2	45	5	1.5：1
2	4.1	42	8	1.8：1
3	4.0			
4	3.9			

第二次试验是 4×2^3 混合型，故选用 L_8（$4^1\times2^4$）的正交设计试验，设计和试验结果见表13-18。

表13-18　第二次试验设计及试验结果和分析

类别	A	B	C	D		收率/%
1	1	1	1	1	1	53.10
2	1	2	2	2	2	49.67
3	2	1	1	2	2	50.00
4	2	2	2	1	1	52.25
5	3	1	2	1	2	63.00
6	3	2	1	2	1	64.86
7	4	1	2	2	1	55.66
8	4	2	1	1	2	52.86
ΣI	102.77	221.72	220.82	221.21	225.83	
ΣII	102.25	219.64	220.54	210.15	215.53	
ΣIII	127.86					
ΣIV	108.48					
R	25.61	2.08	0.28	1.07	10.30	

这里，ΣI、ΣII、ΣIII、ΣIV 分别表示1、2、3、4水平的收率总和，R 表示极差（即 R=最大收率总和－小收率总和）。

从第二次试验的收率来看，明显高于第一次试验的收率，说明第一次试验后的判断是正确的。

在第二次试验中可以看出，pH太低也会影响收率（$\Sigma IV=108.48<\Sigma III=127.86$），在取4.0时为最佳，而温度、质量浓度及药A：药B这几个因素的 $\Sigma I>\Sigma II$，说明取1水平为佳。由此可判断出，pH取4.0、温度为45℃、质量浓度为50g/L以及药A：药B为1.5：1是最佳工艺条件。

另外，表内空白列上的极差较大，说明还有其他因素影响收率而研究者没有注意，应进一步从专业知识方面考虑，找出该因素，重新试验。

三、均匀设计法

（一）均匀设计法的特点

均匀设计（uniform design）是一种多因素试验设计方法，具有比正交试验设计法试验次数更少的优点。均匀设计不必采取整齐可比，只采用完全均匀性，从而试验次数大大减少，该设计对于水平数较大的试验，优势更为突出，其试验次数仅需与水平数相当，最多比水平数多一次。均匀设计必须采用均匀设计表和均匀设计使用表。

均匀设计表符号如下：

均匀设计表 ↘ $U_n(t^s)$ ↖ 因素表

试验次数 ↗ $U_n(t^s)$ ↘ 因素水平数

如 U_5（5^4）表示 4 个因素 5 个水平试验的均匀设计表，共进行 5 次试验。

（二）均匀设计实例

制备白蛋白微球，经预试与参考文献资料，选择影响白蛋白微球的成形、外观、大小及分布的 6 个因素，每个因素选 12 个水平，见表 13-19。

表 13-19　试验因素及水平

因素水平		油/g	水/油体积比	司盘 80 含量/%	超声匀化时间/min	甲醛含量/(mol/L)	固化时间/min
1	液体石蜡	22.6242	1/40	0	10	0.01	15
2		22.6242	1/40	0	10	0.01	15
3		22.6242	1/40	0	10	0.01	15
4	菜籽油	73.7130	1/60	1	15	0.05	30
5		73.7130	1/60	1	15	0.05	30
6		73.7130	1/60	1	15	0.05	30
7	芝麻油	59.3213	1/80	3	20	0.10	45
8		59.3213	1/80	3	20	0.10	45
9		59.3213	1/80	3	20	0.10	45
10	蓖麻油	585.7242	1/100	5	25	0.15	60
11		585.7242	1/100	5	25	0.15	60
12		585.7242	1/100	5	25	0.15	60

这里的水平系拟水平，即在实际水平数上不增加新的水平而只重复原有水平。用 U_{13}（13^{12}）均匀设计表，结合 U_{13}（13^{12}）使用表可知，6 因素的实验使用其表内的第 1、第 2、第 6、第 8、第 9、第 10 列，试验设计及结果见表 13-20。

结果这一栏是将各种条件制得微球的外观、色泽、疏松程度、在水中分散的难易程度以及显微观察时微球成型的好坏、大小及均匀程度进行综合打分而得出的数字化结果。然后，将结果及各水平归一化处理后进行拟合：

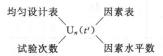

表 13-20　试验设计及结果

试验次数	因素						结果
	1	2	3	4	5	7	
1	1	2	6	8	9	10	19
2	2	4	12	3	5	7	31
3	3	6	5	11	1	4	26
4	4	8	11	6	10	1	20
5	5	10	4	1	6	11	28
6	6	12	10	9	2	8	20
7	7	1	3	4	11	5	35
8	8	3	9	12	7	2	25
9	9	5	2	7	3	12	30
10	10	7	8	2	12	9	44
11	11	9	1	10	8	6	52
12	12	11	7	5	4	3	52

各因素(非代码)归一化处理=(实际值－最小值)/(最大值－最小值)

$$y=b_0+b_1x_1+b_2x_2+b_3x_3+b_4x_4+b_5x_5+b_6x_6$$

用最小二乘法进行拟合，得各参数见表 13-21。

表 13-21　系数与回归值

系数	回归值	系数	回归值
b_0	0.4455	b_4	－0.1134
b_1	0.1793	b_5	－0.0941
b_2	0	b_6	－0.0924
b_3	－0.1437		

因 x_1 的系数 b_1 为正且绝对值最大，故认为 x_1 对结果的影响是随 x_1 的增加而增加，是影响最大的一个；b_2 为零，认为对结果影响最小，可取较经济又方便的一个水平；而 b_3、b_4、b_5、b_6 均为负值，故 x_3、x_4、x_5、x_6 可取最小的一个水平，这样就可以保证效应最大。综上所述，制备白蛋白微球的最佳条件是：蓖麻油 $x_1=585.7$g，水/油体积比 $x_2=0.01$，司盘 80 $x_3=0$，超声匀化时间 $x_4=10$min，甲醛用量 $x_5=0.01$mol/L，固化时间$x_6=15$min。

数据经归一化处理后，代入回归方程得：$y=0.6248\pm0.089$，即在优化条件下，指标 y 可在 0.5358～0.7138 之间。而按优化条件安排实验，所得白蛋白微球的得分为 59（即 $y=0.5900$），在理论预测范围之内。

四、单纯形优化法

单纯形优化法是一种多因素优化方法。它是一种动态调优的方法，方法易懂，计算简便，不需要建立数学模型，并且不受因素个数的限制。基本原理是：若有 n 个需要优化设计的因素，单纯形则由 $n+1$ 维空间多面体所构成，空间多面体的各顶点就是试验点。比较各试验点的结果，去掉最坏的试验点，取其对称点作为新的试验点，该点称为“反射点”。新试验点与剩下的几个试验点又构成新的单纯形，新单纯形向最佳目标点更靠近。如此不断向最优方向调整，最后找出最佳目标点。若单纯形中 j 点为最坏点，反射点的计算方法为：

$$\text{反射点}=\frac{2}{n}\sum_{i=1(i\neq j)}^{n+1}(\text{单纯形各点})-\text{最坏点} \tag{13-65}$$

如果单纯形中最好点和最坏点的指标值分别为$R_{(B)}$和$R_{(W)}$，当

$$\left|\frac{R_{(B)}-R_{(W)}}{R_{(B)}}\right|<E \tag{13-66}$$

时，单纯形就停止前进，此时单纯形中的最好点就是所要找的最佳条件，E为约定的收敛系数。

在单纯形推进过程中，有时出现新试验点的结果最坏的情况。如果取其反射点，就又回到以前的单纯形，这样就出现单纯形来回“摆动”，无法继续前进的现象，在此情况下，应以去掉单纯形的次坏点代替去掉最坏点，使单纯形继续推进。

在上述基本单纯形法的基础上进一步改进，即根据试验结果，调整反射的距离，用“反射”、“扩大”、“收缩”的方法，加速优化过程，同时又满足一定的精度要求。

改进单纯形新试验点的计算方法，为：

$$新试验点=\frac{1+G}{n}\sum_{i=1(i\neq 1)}^{n+1}(单纯形各点)-G(最坏点\ j) \tag{13-67}$$

式中，G为单纯形推进系数；j为单纯形中的最坏点；n为优化的因素数。

若反射点的结果优于先前单纯形中各点数值，则取$G=2$进行“扩大”，若“扩大”点的结果比最好点还要好，则“扩大”成功，单纯形在此基础上继续进行。如果“扩大”点的结果并不优于最好点，但优于其他各点，则认为“扩大”失败，取反射点组成新的单纯形。如果反射点的结果优于最坏点，但不如其余各点，取$G=0.5$进行“收缩”。

五、 Plackett-Burman设计

Plackett-Burman试验就是筛选试验设计，主要针对因子数较多，且未确定众因子相对于响应变量的显著影响，采用的试验设计方法。方法主要通过对每个因子取两水平来进行分析，通过比较各个因子两水平的差异与整体的差异来确定因子的显著性。筛选试验设计不能区分主效应与交互作用的影响，但对显著影响的因子可以确定出来，从而达到筛选的目的，避免在后期的优化试验中由于因子数太多或部分因子不显著而浪费试验资源。

Plackett-Burman设计法试图用最少试验次数达到使因素的主效果得到尽可能精确的估计，适用于从众多的考察因素中快速有效地筛选出最为重要的几个因素，供进一步研究使用。

对于N次实验至多可研究（$N-1$）个因素，但实际因素应该要少于$N-1$个，至少要有1个虚构变量用以估计误差。每个因素取两个水平：低水平为原始培养条件，高水平约取低水平的1.25倍。但对某些因素高低水平的差值不能过大，以防掩盖了其他因素的重要性，应依实验条件而定。对实验结果进行分析，得出各因素的t值和可信度水平（采用回归法）。一般选择可信度大于90%（或85%）以上的因素作为重要因素。

第五节 片剂处方筛选

前已述及药物从合成到上市主要包括下列内容：①药理活性筛选；②初步毒理学及分析方法研究；③处方前工作；④处方与制备工艺研究；⑤临床研究；⑥申报工作。

片剂的研发程序从③开始，处方前工作在整个研制过程中占有重要地位。

一、 处方前工作

创新药物（全新药物）或者在国内尚未上市的新药，一般难以获得公开的信息，需要进

行大量的文献检索和实验研究工作，探索原辅料理化性质和生物学性质，包括原辅料的：

① 化学结构、光谱及色谱特征、光学异构体、溶解性、解离性质、晶型。

② 稳定性、分配性质、吸收性质、动物药动学性质、粉体学性质、原辅料之间的相互作用。

获取这些有用的资料，为处方设计和筛选提供科学依据。

对于仿制药，主要是资料调研和分析方法的选择，针对目标剂型和制剂进行特别项目的研究，以确定及修改处方设计及工艺设计方案。

可以从药典、说明书、专利以及专业杂志等文献资料中获得比较充足的信息。对于仿制药品的辅料，比较简单的办法是采用与仿制的参照药品相同或相近的辅料，但是受到专利的限制，这种可能性越来越小。

二、处方设计

处方设计是在前期对药物和辅料有关研究的基础上，根据剂型的特点及临床应用的需要进行设计，设计的基本要求是：安全有效、质量可靠、使用方便、成本低廉。片剂处方设计时必须考虑以下几点。

(1) 临床应用的各类口服片剂（普通片、口崩片、糖衣片、薄膜衣片、肠溶衣片、缓控释片、多层片等），其特点是口服后经崩解，然后分散成微细颗粒，微粒中药物释放溶解后，才能被机体吸收，某些难溶性药物片剂，虽然崩解时限符合药典规定，但生物利用度可能很差，尤其是包衣片更应该注意。

(2) 影响片剂吸收的因素有：加入黏合剂的种类与用量、压片时的压力、药物的晶型、颗粒状态及崩解剂、润滑剂的种类与用量等，均对药物的溶解、吸收有一定影响。

(3) 药物的配伍与相容性

① 主药之间（复方片剂）是否有相互作用。

② 主药与各辅料之间是否有相互作用，是否影响含量测定等质量检测。

③ 主药、各辅料与包材之间是否有相互作用。

(4) 分析方法与包装材料的选择

① 分析测试方法要求选择专属性好，准确度（正确度和精密度）高，操作简单方便。

② 包装材料的材质有玻璃、塑料、金属、橡胶、陶瓷。要选择片剂在储藏期间不受或尽量少受热、光、水汽及空气（氧）等因素干扰的材质。

(5) 设计原则

① 化学不稳定的药物。应采取有针对性的措施，注意辅料和工艺的选择。例如阿司匹林容易水解，产生水杨酸对胃黏膜有刺激，但阿司匹林在酸性条件下较稳定，拟湿法制粒时可适量加入酒石酸等增加稳定性，也可用干法制粒。

阿司匹林片可用其细粉，以含适量酒石酸的淀粉浆（150g/L）混合制软材，过 8 目尼龙筛制粒，50～60℃干燥，选粒，加入质量分数 2%～5%的 L-HPC 为崩解剂及适量微粉硅胶为助流剂，混匀后压片。实践证明，用 HPMC 水溶液为黏合剂制成的片剂质量更好；由于本品有一定的疏水性，加适宜的表面活性剂，可提高其溶出度；必要时，可用硬脂酸为润滑剂。

有些药物的分解受金属离子的催化，在生产中应尽量避免或减少与金属的接触，有时用纯化水代替常水，例如维生素 C、氨茶碱片等。

有的药对光不稳定，在生产中应避光，在包衣材料中加入遮光剂如二氧化钛，或用遮光材料包装，例如盐酸氯丙嗪片、芬太尼片等。

有的药物对湿不稳定，例如洋地黄片等，应控制片剂的含水量，片剂的包装材料应注意防潮。

② 难溶性药物。在处方和工艺设计中注意提高其溶出度以提高疗效，常用的方法如微粉化等。还应注意辅料和工艺的选择。药物疏水性强，应选用亲水性辅料及适宜的表面活性剂，并应注意控制疏水性辅料硬脂酸镁的用量。

磺胺嘧啶片中主药的水溶性差，有一定疏水性，可取其细粉，用淀粉浆或含 HPMC 淀粉浆为黏合剂制粒压片；用羧甲基淀粉钠为崩解剂，采用内-外加入法；加入适宜的表面活性剂如泊洛沙姆；控制硬脂酸镁的用量在质量分数 0.1%～0.5%之间，制成的片剂溶出度好。

③ 易裂片、松片的药物。两者的原因是药物弹性强，压缩成型性差，加入塑性强的辅料适量，可以改善其压缩性。

对乙酰氨基酚片生产中时常发生裂片等。可加入微晶纤维素、可压性淀粉等压缩成型性好的辅料；选用好的助流剂（如微粉硅胶）及润滑剂改善力的分布，可以克服裂片现象。

④ 小剂量药物。应注意片剂的均匀度，可采用等容积递增配研法或溶剂分散法混合。水溶性小剂量药物用湿法制粒并采用水性润湿剂时，应特别注意防止湿颗粒干燥过程中药物“迁移”而使均匀度不合格；用流化床干燥较为适宜。难溶性小剂量药物如选用有机溶剂溶解并用溶剂分散法混合，也应注意防止挥散溶剂时造成药物“迁移”。

如是剂量小又难溶的药物，可考虑采取药物和辅料共同研磨混合，注意混合均匀。例如醋酸泼尼松片，每片含量 5mg，制成片重约 100mg 的片剂，此为难溶性药物，可采用药物与辅料共同研磨，例如可用乳糖、微晶纤维素、可压性淀粉［其比例可为（1∶5）～(1∶20)］，共置球磨机内研磨适宜时间后，用干法或用水性黏合剂湿法制粒压片。其均匀度和溶出度均较高。小剂量难溶性药物还可以选用粉末直接压片工艺，以提高其溶出度。

⑤ 有不良嗅味的药物。可用适宜处方和工艺制成片，再包衣，薄膜衣也可以，且工艺简单，可用 HPMC、丙烯酸树脂Ⅳ号等包衣。

⑥ 有较强吸潮性的药物。药物有较强吸水性并易吸潮而变质者，在包衣材料选择时，应选择隔湿性强并对药物溶出影响较小的材料，例如用丙烯酸树脂Ⅳ号等包衣。

⑦ 对胃有刺激或在胃中不稳定的药物。应包肠溶衣，例如呋喃妥因片包肠衣。既可以先将片心按包糖衣工艺将药片棱角包没后再用肠溶性材料包肠溶衣，也可将肠溶性材料在片心上直接包薄膜衣。可以选用 CAP、HPMCP 及Ⅱ号或Ⅲ号丙烯酸树脂，据报道，将同一批药片分别用 HPMCP 及丙烯酸树脂包肠溶衣，两种包衣片的体外溶出性相似，但用尿药法测定人体内生物利用度，却发现 HPMCP 包衣片的生物利用度显著高于用丙烯酸树脂包衣的片剂，其原因是丙烯酸树脂溶解所需的 pH 高，而且溶解速率较慢。

⑧ 缓控释片剂。这是一大类国内外都在研发的制剂，这类制剂又分许多种，如骨架片（亲水凝胶骨架型、多层骨架型、不溶型骨架型等）、膜控型缓控释片、渗透泵片等。它们所选用的辅料和工艺条件各不相同。例如硝酸甘油缓释片选用的辅料有微粉硅胶、乳糖、聚维酮、十六醇、微晶纤维素、硬脂酸、滑石粉、硬脂酸镁等，其中前两种是固定搭配被称为“预混辅料”，预混后可以改善流动性和可压性。不溶性骨架片可选用乙基纤维素、聚乙烯、聚氯乙烯等不溶性高分子辅料，如氯化钾缓释片选聚氯乙烯为辅料，不溶性骨架片制备工艺可以选直接压片，也可选湿法制粒压片。缓控释制剂中用得最多的是各种高分子化合物辅料，详见第二章。

三、 处方筛选与制备工艺选择

设计好了的处方，进行压片并测试其硬度、脆碎度、崩解时限、溶出度（释放度）、生物利用度、药动学等有关参数。

对生物利用度与药动学的测试是评价片剂的重要方面，一般单纯改变剂型的制剂要求进行新制剂与参比制剂之间的生物等效性试验。对于缓控释制剂，药典要求在临床前进行动物体内与普通制剂单次和多次给药的比较。

根据各处方测试的数据，采用前述的正交设计等试验设计方法，进行辅料优选和工艺研究。

制剂的处方与工艺是相辅相成的，工艺简单的，处方构成可以复杂一些，因为辅料可以调节工艺的缺陷；工艺复杂的，处方构成就可以简单些，因为工艺可以弥补辅料功能的不足。例如粉末直接压片、干法制粒和一步法制粒等工艺简单，但对辅料要求很严格，必须认真挑选。对于难溶性药物，可以改变工艺制备多单元片剂，以提高生物利用度。

四、处方的调整与确定

筛选好了的片剂处方和工艺，可以试制压片，一般通过基本性能评价、稳定性评价和临床前评价，可以确定制剂的处方。必要时可根据研究结果对制剂处方进行调整、实验、再调整，直至达到最佳状态而确定处方和工艺。

我国 GMP 规定，研究处方与生产处方应完全一致。如果处方需要微调（辅料不变）原则上应备案。要注意处方和工艺的重现性。研究处方应及时中试放大，一般要求多于一万个单位剂量。

第六节　从实验室研究到中试生产

在实验室小试阶段完成片剂处方和制备工艺的筛选与优化，确定了影响产品质量的关键是处方和工艺步骤。然后在片剂的实际生产线上，通过对处方和工艺进行中试放大，使研制的实验室处方及工艺进一步改造、提高、完善，取得适合工业化生产的可靠的技术参数，确保大生产的可行性与重现性。重要的是，在新药研究中质量标准、稳定性考察、动物药动学等研究都必须是中试生产的药品。

新药研究的最终目的是生产出质量合格的药品，供医疗应用。新药投入大量生产以前，必须研制出一条成熟、稳定、适合于工业生产的技术工艺路线。研制过程分阶段进行，包括：实验研究阶段，小量试制阶段，中试生产阶段，最后才能过渡到工业生产。各个阶段前后衔接，相互促进，任务各不相同，研究的重点也有差异，制备的规模逐渐由小变大。新药申请注册前应完成中试生产。

一、实验室研究阶段

这是新开发研究的探索阶段，实验室研究的目的是：根据原料药的理化性质，医疗的需要，设计、筛选、确定处方，选择辅料，探索制备方法，进行小量试制。确证片剂处方筛选和工艺流程设计是否合理，确证研制出的片剂稳定性、安全性、有效性等主要参数是否符合要求，使新产品质量可靠、安全有效。在实验室研究阶段也要初步研究质量标准。

二、小量试制阶段

实验室研究阶段完成后，应立即进行小量试制（简称小试）研究，提供足够数量的药物供临床前评价。其主要任务是：通过实验室批量生产，积累数据，提出一条基本适合于中试生产的工艺路线。小试阶段的研究重点应紧紧围绕影响工业生产的关键性问题，如提高产率、简化操作、降低成本和安全生产等。

三、中试生产阶段

中试生产是从实验室过渡到工业生产必不可少的重要环节，是二者之间的桥梁。中试生产是小试的扩大，是工业生产的缩影，应在工厂或专门的中试车间进行。中试生产的主要任务是：

① 考核小试提供的工艺路线，在工艺条件、设备、原材料等方面是否有特殊要求，是否适合于工业生产。

② 验证小试提供的工艺路线，是否成熟、合理，主要经济技术指标是否接近生产要求。

③ 在放大中试研究过程中，进一步考核和完善工艺路线，对每一步骤和单元操作，均应取得基本稳定的数据。

④ 根据中试研究的结果制定或修订中间产品和成品的质量标准，以及分析鉴定方法。

⑤ 制备成品的批次一般不少于3～5批，以便积累数据，完善中试生产资料。

⑥ 根据原材料、动力消耗和工时等，初步进行经济技术指标的核算，提出生产成本。

⑦ 各步物料进一步规划，提出回收套用和三废处理的措施。

⑧ 提出各个单元操作的工艺规程，安全操作要求及制度。

中试生产的药物是供临床试验用，属于人用药物。中试生产的一切活动要符合《药品生产质量管理规范》(GMP)，产品的内在、外在质量都要符合有关质量标准。稳定性试验和生物利用度应采用中试放大样品。

从实验室研究、小量试制，经过中试生产，最后才能过渡到工业生产。中试生产是根据筛选拟定的处方，通过模拟生产，确定生产工艺的最佳参数，为车间提供标准操作程序(SOP)，解决生产中可能出现的工艺技术和质量问题。为了适应大生产的需要，应认真做好中试生产工艺的设计。选择适当的生产工艺条件，对保证制剂的外观质量、内在质量和稳定性都非常重要。根据片剂的特点、处方的内容、原辅料的性质和片剂规格，对可能影响片剂质量的各种因素，每个工序，逐项进行研究。应进行生产过程中的全面质量控制，包括原料药、辅料、半成品和成品的检验，保证生产出优良的片剂。通过中试生产中产品质量检查和各种分析数据，制定出片剂的质量标准，并为新药临床试验提供小批量的片剂。

第七节　片剂的临床研究

新药系指未曾在中国境内上市销售的药品。已生产的药品改变剂型、改变给药途径、增加新的适应证或制成新的复方制剂，亦按新药管理。新药的研究与开发是科技含量高、投资多、周期长、风险大和效益高的原创性的工作和系统工程。

一种药物从发现到获准生产并供临床应用，一般要经过创新和开发两个阶段。在创新阶段，要在大量定向合成的有机化合物或分离提纯天然产物中获得有效成分，进行初步的生物活性筛选实验，然后在疾病模型上进行随机对照试验验证。从众多化合物中发现具有进一步开发价值的化合物称为先导化合物，发现先导化合物是新药研究的基础。在开发阶段，进一步研究先导化合物的构效关系和量效关系等，以确定按国家关于新药审批办法的有关规定进行工艺学研究、制剂研究、质量控制、药效学评价、安全性评价和临床药理研究等。

在新药研究中，药理学与临床药理学的研究属于先后两个阶段。首先要进行药理学的有效物质和动物实验的研究，然后根据新药的生物活性及其适应证进行临床药理学研究。因此，药理学研究亦称临床前药理学研究，其研究内容涉及新药的主要药效学研究和一般药理学研究，还包括毒理学和药动学等内容。各个国家都有法规明文规定，在进行新药临床研究（即临床药理研究）之前必须向药品行政管理部门提出申请，经批准后在指定的医院进行。

新药临床研究的目的是评价其对于人的安全性和有效性，以人为主要研究对象，但必要时也进行某些体外研究或动物实验，研究剂量、血药浓度与毒性之间的相互关系。此外，在进行新药临床试验前，医院的研究人员应仔细阅读研制单位的临床前药理与毒理资料，必要时还要重复某些关键的药效与毒性实验，确定剂量与药效、毒性的关系，设计Ⅰ期耐受性试验和Ⅱ期早期临床试验的给药方案。

新药的研究过程一般要经过三个药理学阶段，即实验药理、临床前药理和临床药理。我国及许多国家都规定，新药上市必须呈报临床前药理、毒理和临床药理研究资料。

新药的临床药理研究的主要内容为新药临床试验（clinical trials），分Ⅰ期、Ⅱ期、Ⅲ期、Ⅳ期进行。

Ⅰ期临床试验是在大量的实验室研究、试管实验与动物实验基础上，将新疗法开始用于人类的试验。目的在于了解剂量反应与毒性，进行初步的安全性评价，研究人体对新药的耐受性及药物动力学，以提供初步的给药方案。受试对象一般为健康志愿者，在特殊情况下也选择病人作为受试对象。一般受试例数为20～30例，观察人体对新药的耐受程度和药动学，为制订给药方案提供依据，为Ⅱ期临床试验提供安全有效的合理试验方案。

Ⅱ期临床试验为治疗作用初步评价阶段。对新药的有效性、安全性进行初步评价，确定给药剂量。一般采用严格的随机双盲对照试验，以平行对照为主。通常应该与标准疗法进行比较，同时可以使用安慰剂。我国现行法规规定，试验组和对照组的例数都不得低于100例，采用双盲对照临床试验。需注意诊断标准、疗效标准的科学性、权威性和统一性。要根据试验目的选择恰当的观测指标，包括诊断指标、疗效指标、安全指标。选择指标时，应注意其客观性、可靠性、灵敏度、特异性、相关性和可操作性。参照临床前试验和Ⅰ期临床试验的实际情况制订药物的剂量研究方案。应有符合伦理学要求的中止试验的标准和个别受试对象退出试验的标准。对不良事件、不良反应的观测、判断和及时处理都应作出具体的规定。应有严格的观测、记录及数据管理制度。试验结束后，对数据进行统计分析，由有关人员对药物的安全性、有效性、使用剂量等作出初步的评价和结论。

Ⅲ期临床试验为扩大范围的临床试验，病例数一般不少于300例，对照组与治疗组的比例不低于1∶3，具体例数应符合统计学要求。可根据本期试验的目的调整选择受试者的标准，适当扩大特殊受试人群，进一步考察不同对象所需剂量及其依从性；在多家医院或全国范围内进行，有的在国际范围内进行。目的是在较大范围内对新药的疗效、适应证、不良反应、药物相互作用等进行评价。对照组与治疗组的比例不低于1∶3，具体例数应符合统计学要求。

可根据本期试验的目的调整选择受试者的标准，适当扩大特殊受试人群，进一步考察不同对象所需剂量及其依从性。其目的是在较大范围内进一步验证药物对目标适应证患者的治疗作用、不良反应、安全性和药物相互作用等，评价利益与风险关系，最终为药物注册申请的审查提供充分的依据。试验一般应为具有足够样本量的随机盲法对照试验。本期结束后，即可将临床试验结果及临床前药理研究结果汇总，向药政主管部门办理审批手续，申请新药证书。

Ⅳ期临床试验为上市后临床试验或称上市后药物监测，目的是对已在临床上广泛应用的新药进行社会性考察，发现推广应用后可能出现的毒副反应和发现新的治疗用途，重点是新药的不良反应监测。一般可不设对照组，但应在多家医院进行，观察例数通常不少2000例。

评价在普通或者特殊人群中使用的利益与风险关系以及改进给药剂量等。

此外，还包括未能在上市前进行的某些特殊患者的安全性考察，如新药在老年人、幼儿、孕妇、肝肾功能异常等患者的临床试验应在肯定新药安全有效并已批准上市后进行（专用于老人、小儿或终止妊娠等新药除外）。常用的新药临床试验还包括生物等效性试验，是指用生物利用度研究的方法，以药动学参数为指标，比较同一种药物相同或者不同剂型的制剂，在相同的试验条件下，其活性成分吸收程度和速度有统计学差异的人体试验。

第八节　研发的片剂申报注册

研发片剂的申报注册审评，要求过程尽可能缩短时限、进行顺利，最大限度降低研发风险，达到“真做药，做真药”的目的。药品的申报注册，按现行《药品注册管理办法》及附件和相关的药品研究指导原则进行。

申报资料的各资料项目名称及其内容，严格按照现行注册管理办法中附件的要求书写。申报资料中各资料项目应设置页码和页眉，以增加可读性，页眉上注明资料项目名称、药品名称等。申报资料正文一律使用小四宋体，行距为1.5倍，而各标题则不受此限制，可通过加黑、增大行距等手段以突出标题。另外，资料中图表中的字体建议使用五号字体以示区别。各资料中的副标题可按照1、1.1、1.1.1的形式编写，四级标题以上换成别的方式例如(A)、(B) 等或者 (1)、(2)，或①、②等。

片剂申报的主要内容是：①处方、制备工艺、辅料等；②稳定性试验；③溶出度或释放度试验；④生物利用度。

第九节　片剂的信息设计

人类在信息化社会进程中，产生了一门“信息设计”学科，这是一门新兴的交叉学科，它改变了对信息的处理、储存及传递方式，其中交互多媒体、网络、虚拟现实等信息技术以及编程方法为其技术支撑，人机工程、知识和行为研究是其设计指导。

在片剂及其各种药物制剂的生产、流通、应用领域中均波及信息设计这一学科，例如药品的标签、说明书，广告、包装，各种药品宣传单、药讯、药学书刊、医药计算机软件和网络药学信息等。

一、 信息设计的应用方法

阅读药品信息是一个交流的过程，其目的是让药品使用者获取正确的信息。但是阅读药品信息时往往会出现误解，因为不是像人与人之间的交流那样发生互动。信息设计作为信息与人们理解之间的一座桥梁，通过循环往复的设计过程来实现正确信息的获取。

信息设计的过程可以概括为以下3个步骤。

(一) 设计前评价

1. 找出设计所需要素

设计所需要素，包括两个方面：一是指与药品说明书和标签相关规定中所述的必需要素；另一个是指患者对于信息内容的需求。在确定药品的受众群体后，通过针对部分使用者的调查，了解使用者对于药品信息的预期值。同时应分析其不同的使用者的广泛特征，比如用于老年人的药品在进行药品信息设计时，就应考虑老年人视力减退、听力下降的情况。

2. 分析现有信息的表述情况

分析现有药品信息的表述内容、形式及其使用状况，找出其中的优劣之处，并根据收集的信息对新的设计提出一个预期标准。

(二) 反复设计

反复设计是信息设计环节中的关键步骤，循环设计过程见图 13-13，通过这样的过程实现信息的有效表达。

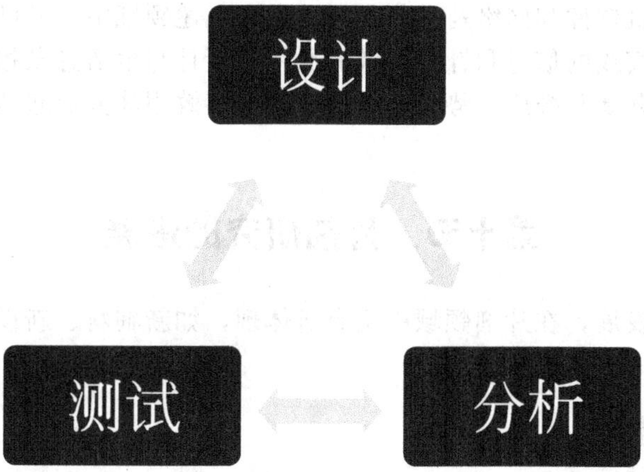

图 13-13　循环设计过程

1. 设计

设计是指通过使用语言文字、表格、排版、颜色、图示、合适的语音以及结构使标签达到预期的标准。

片剂及其他药品说明书或标签中的信息内容和格式均被法律、法规所约束，因此如何在符合相关规定前提下更好地传递药品信息，便成为信息设计关注的重点。药品说明书和标签的文字表述应当科学、规范、准确。说明书的格式、内容必须符合国家食品药品监督管理总局 2006 年 6 月 1 日起施行的《药品说明书和标签管理规定》。

药品信息设计时，一般先将药品信息进行分类，分为用户用的信息（如何使用、注意事项、保质期等）和分类用的信息（名称、规格、批号、生产厂家等），在印刷时将不同信息区分开。对信息进行描述时，可分为使用前、使用时、使用后，这样有助于使用者在阅读药品信息时可以感受到清晰的思路。另外对信息的描述应尽量使用通俗易懂的语言，在用词上应考虑到大众化语言。

2. 测试

测试是指对使用者对信息理解程度的调查，可以通过问卷等方式进行。测试是检验设计效能的关键。

有关问卷上所选的问题最好具有明确的、统一的答案，便于统计分析。

3. 分析

分析是根据问卷调查的结果进行统计分析。

如果问卷分析的结果未能达到标准要求，则根据问卷中反映出来的问题，再一次进入新一轮的设计循环，如果达到标准则可以投入使用。以上 3 个过程循环进行，就可以实现信息表达的不断优化。

（三）设计后使用并监控

完成设计的信息就可以投入到实际使用中，并对用户反馈信息进行监控，如发现问题则可以对其重新进行评估、设计使之更优化。

二、信息设计在我国药学实践中的应用

目前我国药学领域尚未提及信息设计这一概念，但在药品生产、流通、应用各领域中都有所应用，如药品标签、说明书、各种药讯等。

结合我国的实际情况，信息设计在药学实践中可以从以下两个方面开展：一是与药品本身相关的如药品说明书、药品包装及药品广告等；二是与用药教育相关的各种宣传单、药讯、书籍、医药计算机软件和网络药学信息等。而在上述领域中，又可区分为针对医护人员及药师的专业且易于实践的信息和针对患者的通俗易懂且与生活息息相关的信息。信息设计在药学实践中的积极开展和推广，势必会在患者安全有效用药方面起到积极影响。

第十节　片剂研究的进展

药学技术的飞速发展，在片剂领域中也有所体现，如新辅料、新设备、新工艺，下面简介片剂的进展。

一、制剂学研究进展

（一）多单元片剂

多单元制剂（multiple unit dosage form，如微丸、微球、微囊等）是相对于单单元制剂（single unit dosage form，如片剂、胶囊等）而言的。在多单元片剂中研究较多的是微丸作为剂量分散单元，国外已经上市了酒石酸美托洛尔缓释多单元片剂（Beloc-Zok^{TM}）。多单元型制剂属于剂量分散型制剂，口服后在胃肠道形成均匀分散的微粒系统，避免了局部药物浓度过高而引起的对胃黏膜的刺激，有利于药物的吸收，从而提高了生物利用度，减少了个体差异。特别是口服缓、控释多单元型制剂不仅具有缓、控释制剂的优点，而且有着其药物易于吸收的独特优势。我国已经批准有多单元缓释制剂的专利，药学院校也在加快研制多单元缓释制剂。

（二）口腔速溶片

口腔速溶片多数采用水溶性辅料，遇到唾液后大部分可溶解，迅速变成溶液状态，因为口感良好、起效快、生物利用度高，其独特的优越性越来越受到患者的欢迎。目前，很多大制药公司投入人力物力致力于开发口腔速溶片，口腔速溶片已成为药剂领域中的研究开发热点。

1. 固态溶液技术

口腔速溶片是近年来在药剂领域迅速发展起来的新剂型，在国外方兴未艾，国内正处于起步阶段，具有广泛的发展前景。口腔速溶片有较高的孔隙率，通常采用冷冻干燥工艺制备。现在可以采用固态溶液专利技术制备口腔速溶片，此种技术是用第一溶剂溶解骨架材料，并加入药物、抗氧剂、矫味剂等，降温冷冻固化第一溶剂。加入与第一溶剂可互溶，但与骨架材料不互溶的第二溶剂，将第一溶剂置换出来，然后挥发掉第二溶剂，得到高孔隙率的药物骨架。如果第二溶剂挥发性不好，还可加入与第二溶剂相溶的第三溶剂，置换掉第二溶剂，再挥发掉第三溶剂。

使用固态溶液技术制得的口腔速溶片强度高于冻干片，孔隙均一，但是对于药物和溶剂的选择要求严格，成本过高，若采用有机溶剂，还存在着溶剂残留的问题。

2. 直接压片法

直接压片法是采用普通压片技术制备速溶片的方法，关键是选择性能优良的崩解剂，如微晶纤维素、低取代羟丙基纤维素、羧甲基淀粉钠等，也可以是两种成分组成的复合物，如喷雾干燥乳糖－纤维素预混物（Cellactose），只需要简单的物理混合。直接压片法对药物和辅料的流动性有一定要求，但工艺简单、成本低，符合低碳经济的理念，近年来备受关注。

为得到速溶效果更好的片剂，Cima 公司对此法进行了改进。将药物以天然或合成的聚合物如明胶、丙烯酸聚合物等包裹成小颗粒，加入甘露醇、山梨醇等易溶性填充剂及芳香剂、矫味剂、润滑剂等混合，以较低压力压片制得口感良好、溶解迅速的速溶片，商品名为 OraSolv。Zeneca 公司应用这一技术开发的佐米曲坦速溶片已在欧盟申请上市。

3. 闪释（Flash）技术

美国 Fuisz 公司采用闪释技术将葡萄糖、蔗糖等糖类、多糖类载体物质制成棒状剪切骨架结构，在结晶引发剂的作用下进行初结晶，与药物及添加剂混合制成流动性好的可压性微粒后，以较小压力直接压片。此法可克服小剂量药物混合不均匀，大剂量药物流动性和可压性差的缺点。

Fuisz 公司采用此技术开发了布洛芬、对乙酰氨基酚、喹诺酮类抗菌药以及止吐药和中枢神经系统药物等口腔速溶新制剂。美国佩里果公司上市了采用法国 Prographarm 公司的闪释技术开发的一系列小儿用对乙酰氨基酚产品，其 80mg 和 160mg 的小儿用对乙酰氨基酚制剂在美国销售的商品名分别为 KidTab 和 KidMed。

二、 新型辅料的进展

药用辅料包括各种赋形剂与附加剂，是片剂的重要组成成分，本书第二章较为详细地做了介绍。这里新型辅料主要指改性辅料和预混辅料。

（一）新型改性淀粉

老辅料淀粉已无法满足现代制剂的要求，若将淀粉进行变性处理，引进新的基团，改善其性质，可以得到一类新辅料。

第二章介绍的预胶化淀粉、糊精、β-环糊精等属于淀粉改性产物，已经在制剂上广泛使用。2015 年版《中国药典》，将要增加如下淀粉品种：淀粉水解寡糖（甜味剂）、改性淀粉（黏合剂，崩解剂）、可灭菌玉米淀粉（稀释剂）、可溶性淀粉、马铃薯淀粉（稀释剂，黏合剂，崩解剂）、木薯淀粉（稀释剂，黏合剂，崩解剂）、小麦淀粉（稀释剂，崩解剂）；修订预胶化淀粉（稀释剂，崩解剂等）。

下面介绍其他改性淀粉。

1. 高直链交联淀粉（CROSS-linkedhighamylosestarch）

高直链交联淀粉已经发展成为赋形剂并广泛应用在片剂配方中，具有良好的黏合崩解性能。与其他赋形剂相比，高直链交联淀粉是一种亲水性辅料，性价比高，工业生产工艺简易可行，具有较高的药物装载量，并且对大多数药物都可能完成近似零级方式的释放 。高直链交联淀粉的交联程度和化学结构对其性质影响很大。提高交联程度，能提高吸水率，加快药物释放速率，并增大平衡溶胀。结构参数如结晶度则直接关系着淀粉产品的物理和机械性能。当结晶度中等偏下，V 型和 B 型两种结构在无定形区共存时，制成的片剂具有最好的释放特性和最高的机械硬度。另外，由高直链交联淀粉制成的片剂，性能非常稳定，当药片形状或压片压力改变时，对药物的释放性能影响很小。

2. 淀粉醋酸酯（starch acetates）

淀粉醋酸酯由淀粉与乙酸酐制备而成，是一种多功能的直接压片赋形剂，在直接压片药方中可充当填充黏合剂，并具有控释效果，适用于一些新颖的药方设计。淀粉醋酸酯有着与淀粉不同的溶解性能，较其他变性淀粉的亲水能力弱。乙酰基取代的程度对其物理和机械性质影响非常大，同时也会影响到片剂的硬度和药物的释放性能。所以，通过选择特定取代程度的淀粉醋酸酯就可能获得所需要的药物释放特性 。另外，由于相邻淀粉醋酸酯分子链间的强作用力，制成的膜具有密集结构和良好的机械性能，水蒸气和药物渗透能力弱，非常适合作为药物包衣用的成膜材料 。

3. 麦芽糊精（maltdextrin）

麦芽糊精是由淀粉经高温液化酶作用，再经提纯、干燥而成，具有甜度低、溶解性好、耐热性强、吸湿性小和稳定性好等优点，可作为药用糖的增稠剂和稳定剂，也可作为片剂或冲剂的赋形剂和填充剂 。喷雾和流化床干燥的麦芽糊精，对润滑剂敏感。当润滑剂浓度增大，药片会因为粒子黏结性减弱而变得疏松，硬度也随之下降。而滚筒干燥的麦芽糊精因为具有较大的表面积和体积密度，对润滑剂相对不敏感，依然保持较强的压缩性 。

4. 极限糊精（amylodextrin）

极限糊精（也称直链糊精）是一种改性淀粉聚合体。它在水中不溶胀，有很好的黏合性，可充当黏合剂。Vander Veen 等人的实验表明纯极限糊精制成的药片在水中不会崩解，可以大大减少药物的突释效应，适当地加大压片压力，在药物含量 75%（质量分数）时也可以得到稳定的药物释放 。片剂的释放速率可以通过改变药片的厚度来调整，也可以用添加易溶的乳糖或疏水的滑石粉进行调节。Robs 等人认为水分会影响极限糊精的黏弹性和压制性。虽然水分含量低，由其制成的片剂疏松度小，可以增加硬度，但可获取的最大片剂硬度会因为粒子间成键的减少和弹性系数的降低而减小。同时水分会引起释放速率的变化，疏松度大，药物释放快，很快溶出。在足够的压力下，由质量分数 10%～17%水分含量的极限糊精制成的片剂保持持续的释放速率。所以只有控制适当的水分含量才能使片剂具有合适的疏松度、硬度和溶出性能。另外，极限糊精也具有润滑作用，会减弱疏松度的影响，改善片剂的稳定性。

5. 部分脱支淀粉（partlydebranchedstarches）

部分脱支淀粉是一种多功能的药用赋形剂，可以充当黏合剂、填充剂和崩解剂。Wai-chiu 等人对支链淀粉含量 90%（质量分数）以上的淀粉酶解脱支，得到的混合物含有游离支链淀粉、部分脱支淀粉，以及这两种淀粉的结合物，另外还含有占质量分数 20%以上的短直链淀粉 。这些短直链淀粉 由 5～65 个不等的 α-1,4-葡萄糖苷键组成。干燥后，产品具有明显的可压性，能够吸湿，有润滑助流作用，制成的药片表面光滑。

6. 淀粉乙醇酸钠（explotab）

淀粉乙醇酸钠为淀粉的乙醇衍生物，含水量比淀粉低，吸湿力强，溶胀，不破裂并释放出水溶性淀粉，增加溶液的黏度，是不溶性药物如氢氧化铝、乳酸钙等的优良的片剂崩解剂。

（二）壳聚糖

壳聚糖（chitosan）是由自然界广泛存在的几丁质（chitin）经过脱乙酰作用得到的，化学名称为聚葡萄糖胺（1→4）-2-氨基-β-D-葡萄糖。

壳多糖中文别名很多：脱乙酰甲壳素、脱乙酰甲壳质、可溶性甲壳素、可溶性甲壳质、壳糖胺、甲壳胺、甲壳糖、氨基多糖、甲壳多聚糖、几丁聚糖等。英文名称是 Chitosan。

壳聚糖的化学名为：β-（1→4）-2-氨基-2-脱氧-D-葡萄糖；分子式：$(C_6H_{11}NO_4)N$，

单元体的相对分子质量为：161.2。

壳聚糖是甲壳素脱 *N*-乙酰基的产物，一般而言，*N*-乙酰基脱去55%以上的就可称之为壳聚糖，或者说，能在质量分数1%乙酸或1%盐酸中溶解1%的脱乙酰甲壳素，这种脱乙酰甲壳素被称之为壳聚糖。事实上，*N*-脱乙酰度为55%以上的甲壳素，就能在这种稀酸中溶解。作为工业品的壳聚糖，*N*-脱乙酰度在70%以上。*N*-脱乙酰度在55%～70%的是低脱乙酰度壳聚糖，70%～85%的是中脱乙酰度壳聚糖，85%～95%的是高脱乙酰度壳聚糖。甲壳素的每个糖基上，也许都有 *N*-乙酰基，也许不一定都有 *N*-乙酰基，凡是脱 *N*-乙酰度在50%以下的，都被称之为甲壳素。

壳聚糖不溶于中性和碱性溶液，但可与无机酸和有机酸如谷氨酸、盐酸、乳酸和醋酸形成盐。聚合物的氨基被质子化，产生的可溶性多糖带有正电荷。最常用的壳聚糖盐是谷氨酸盐和盐酸盐。

壳聚糖盐可溶于水中，溶解度取决于脱乙酰度和pH。较低脱乙酰度（40%）的壳聚糖可溶于pH高达9的溶液，而脱乙酰度大约85%的只能溶于pH6.5以下的溶液。溶液中加入盐可显著影响壳聚糖的溶解度。离子强度越高，溶解度越低。壳聚糖溶液的黏度随壳聚糖浓度的增加而增加，温度升高黏度降低。黏度也随脱乙酰度的增大而增加。

壳聚糖具有良好的流变学特性，在体内生物降解后而无毒副作用，可作为粉末直接压片的辅料。常用辅料（甘露醇、乳糖或淀粉）中加入壳聚糖可降低休止角而改善混合粉末的流动性。壳聚糖如果以质量分数高于5%加入到片剂中，作为崩解剂，效果优于玉米淀粉和微晶纤维素。壳聚糖的崩解效果取决于结晶度、脱乙酰度、相对分子质量和粒子大小。壳聚糖也是一个优良的片剂黏合剂，与其他辅料相比较，黏合效果排列顺序如下：羟丙基甲基纤维素＞壳聚糖＞甲基纤维素＞羧甲基纤维素钠。多糖在低pH形成凝胶以及它的抗酸和抗溃疡特性，使这一聚合物可预防某些活性化合物对胃的刺激性。制备含有壳聚糖的阿司匹林片剂，可使阿司匹林缓慢释放，减少了阿司匹林最常见的对胃刺激的副作用。研究发现壳聚糖可减弱另一抗炎药双氯芬酸钠对胃黏膜的刺激性 。

在制药工业中，壳聚糖用于开发药物控释给药系统的可能性已被广泛探讨。这是因为它具有独特的聚合阳离子特性、胶凝性和成膜性。这些给药系统应能控制药物给药速率，延长有效治疗作用时间，也可能将药物向特定的部位靶向给药。

将壳聚糖与其他辅料合用，制备具控释特性的片剂，发现药物的释放速率，在某种程度上与使用的壳聚糖的量和类型直接相关，且可得到零级释药模型，将壳聚糖与乳糖、盐酸普萘洛尔混合直接压片，溶出试验结果表明属零级释放。大多数可形成凝胶的聚合物在高pH时形成凝胶，因此壳聚糖可用于肠道控释是显然的。用壳聚糖、Carbomer 934P 和柠檬酸的水合胶体骨架系统制备了茶碱控释片，发现甲壳胺的用量超过片重的50%时，可形成非溶蚀型骨架片，而当用量小于33%时，可形成快速释放骨架片。

（三）预混辅料

单一辅料往往难以满足压片工艺的需要，常常采取多种辅料预先混合作为一种固定搭配的辅料使用，具有多功能性。第二章介绍微晶纤维素与微粉硅胶预混改善可压性，第五章表5-2收载了5种国外以乳糖为主的预混辅料。下面介绍与羟丙基甲基纤维素预混的辅料。

羟丙基甲基纤维素（HPMC）是亲水性、非离子型高分子聚合物，是制药工业应用中最受欢迎的聚合物。

① 不同黏度的HPMC预混，如高黏度METHOCEL™ K15M Premium CR和低黏度METHOCEL™ 15E Premium LV共混，可以使难溶性药物硝苯地平释放性能得到改善。

② HPMC和聚氧乙烯组合，可以调节药物释放，防止高溶解度药物的突释，与高膨胀性聚氧乙烯组合，可以增加胃漂浮片在胃中的滞留时间。市场上已经有HPMC和聚氧乙烯组合产品出售。

③ 在亲水性骨架片中使用HPMC和阴离子聚合物聚甲基丙烯酸甲酯（Eudragit L100-55）混合，可以获得弱碱性药物与pH无关的释放效果。

④ HPMC与PVP或PVA联用制造胃内滞留片。例如地西泮胃内漂浮控释片辅料HPMC与PVP组合。

三、 药品的固定组合产品的进展

药品的固定组合产品国外已经上市很多，两种或多种活性成分组合为单一实体，除了治疗相同疾病外，还具有协同效应或在不同部位起效或者能治疗病人身上相关联的疾病（如高胆固醇和高血压）。

根据FDA遵循的美国联邦管理法［21CFR第3.2（e）部分第三段］，组合产品有四种定义，其中第一种是药物与药物之间组合，因为产品有多种优势，近年国外产品数量急剧增长，表13-22中列举数例。

表13-22 国外市场上一些组合制剂

商标名	通用名	适应证	生产企业
Vytorin	依泽替米贝/辛伐他汀	高胆固醇	默克
Lotrel	苯磺酸氨氯地平/盐酸贝那普利	高血压	诺华
Co-Diovan	苯磺酸缬沙坦/氢氯噻嗪	高血压	诺华
Caduet	苯磺酸氨氯地平/钙阿托伐他汀	高胆固醇，高血压	辉瑞
Stalevo	卡比多巴/左旋多巴/恩他卡彭	帕金森综合征	诺华
Avandamet	马来酸罗格列酮/盐酸二甲双胍	2型糖尿病	葛兰素史克
Allegra	盐酸非索非那定/盐酸伪麻黄碱	季节性过敏性鼻炎	赛诺菲-安万特
Symbicort	布地奈德/福莫特罗	哮喘	阿斯利康、默克
Kaletra	洛匹那韦/利托那韦	抗HIV病毒	雅培
Symbyax	奥氮平/盐酸氟西汀	双极抑郁症	礼来

四、 片剂中粉体压缩性的研究进展

压片的过程是对粉体压缩，粒子发生滑动、重排和形变后，体积减小即致密化，最终粉体被压缩成型为片剂。片剂的生产就是典型的粉体压缩过程。片剂中所用的原辅料在压缩过程中有的是通过破碎而固结的；有的是通过塑性形变而固结的；对于压片的原辅料混合物或者颗粒来说，通常是两种机制同时进行。片剂粉体层的压缩性质直接影响质量，例如硬度、脆碎度、药物的溶出度等。

对于粉体压缩过程的研究，主要有三种不同的方法。

（1）经验方程法　如Heckel、Kawakita（川北方程）和Adams方程，通过这3种经验方程能够表征粉体的压缩性质，进而能够推测片剂的一些性质，防止裂片、黏冲等现象的发生。但是经验方程只适用于一部分的粉体，有一定的局限性，同时各方程中各个参数还与所用的仪器有关，因此对几种经验方程还需要进行更深入的研究。

（2）能量指数法　即根据压缩曲线下面积求得各个阶段所需要的能量来解释粉体的压缩机制；能够在一定程度上说明粉体的压缩性质，但是这种方法也有一定的局限性，比如说上冲位移测量的准确性；能量计算时，较大数值（压力）和较小数值（位移）相乘所产生的误差；冲模的摩擦；机械本身的形变等因素都会影响本方法的准确性。

（3）应力缓和曲线法　物质被施加一定的压力而变形，并使其保持一定形状时，应力随时间延长而减少，把这种现象称为应力缓和。在粉体压缩过程中，当压力逐渐增大时，粉体发生固结，同时会由于弹性形变贮存一定的能量；而当上冲固定位置不动时，粉体中贮存的能量逐渐释放，此时压力逐渐减小并趋于平缓，剩余的压力即为阻止粉体弹性复原的抵抗力。粉体中贮存的能量为发生应力缓和的主要原因。通过应力缓和曲线可以对粉体弹性和塑性形变所需要的能量进行定量，进而解释不同粉体的压缩性质。粉体应力缓和的程度越大，塑性形变所需的能量就越大，粒子键合能力越强，因此不容易发生裂片。

堆密度是影响应力缓和的重要因素，在应力缓和曲线的初期阶段，堆密度越小，弹性力的释放越多，越不易发生裂片；塑性参数可以表明粒子间趋向键合。在三段曲线中，第一和第二个阶段，粒子间开始发生相互作用，在第三阶段，粒子间距离足够近，大量的粒子发生键合。不同物料之间的弹性和塑性参数也有明显的差别，说明应用此方法可以很好地解析应力缓和曲线。

在压片过程中，粉体主要发生填充和重排、弹性形变、塑性形变、粒子的破碎、粒子的键合和减压时的弹性复原，这几种现象可以依次发生，也可以同时发生。其中对片剂性质影响最大的就是粉体的形变过程。通过以上三种方法能够很好地研究粉体的压缩性质，预测压片过程中可能会出现的问题，及时改进处方，使得压片过程更加顺畅。但是由于压缩过程的复杂性，这几种方法单独使用时并不能深入、准确地描述粉体的压缩性质，因此需要几种方法同时使用，才能提高结果的准确度。另一方面，三种方法所使用的仪器都只能对较少量的物料进行研究，而大生产中的仪器所用的物料的量比较大，因此需要进一步研究试验规模和大规模生产中所用的物料之间压缩性的关系。同时还有必要进一步研究粉体分子结构和机械性质之间的关系，从微观和宏观角度同时描述，这样能更深入地了解粉体的压缩性质。

随着粉末直接压片技术的推广，国内对于药用粉体压缩行为的研究也在不断推进，虽然列举了与粉体压缩有关的参数或函数关系，但是定量描述药物的物理性质与压缩成型性之间的关系或规律性仍需努力，因为实践中往往得出矛盾性的结论。

五、 粉末直接压片法

在片剂制备方法中，粉末直接压片法有着显著的工艺优势。直接压片法无需通过加热即可除去造粒过程中应用的溶剂，从而提高了药物活性成分的稳定性，减少了压片工艺步骤和生产时间，同时能源也得到节省。但由于直接压片对物料的流动性和可压性要求很高，国内很多辅料难以满足，因此该工艺的应用受到了一定限制，可是粉末直接压片法却是欧美国家主要的片剂制备方法。近年来，随着“Avicel”、“Ludipress”、“Starlac”、“Cellactose”、“Microcelac”、“Prosolv”等可直接压片新型辅料的应用与推广，直接压片技术的改革也得到快速发展。目前国内片剂生产仍然是以湿法制粒工艺为主，粉末直接压片工艺的使用率尚不足20%。粉末直接压片法替代湿法制粒压片法是片剂制备新技术发展的必然趋势，尤其是小规格片剂品种开发时应首先考虑采用粉末直接压片法。现在，各国的直接压片品种在不断上升，有些国家高达60%以上。

六、 压片机的进展

(一) 远程实时监控

随着网络、宽带网、虚拟等计算机高新技术的迅速发展，设备远程监测和远程诊断技术也日益兴起。计算机控制的压片机开始在药厂广泛应用，使得远程监测和远程诊断技术在压片机行业有了用武之地。目前，发达国家压片机上已普遍具有远程监测和远程诊断功能。通过压片机远程监测和远程诊断系统的建立，可以实时排除故障，这大大提高了压片机的生产效率。

现在压片机发展到智能及超微单元控制及封密条件下进行生产。有的采用了磁粉离合器和磁粉制动器等传动设备。冲头数有 72 冲和 96 冲，产量可达 6972 片/min，最高产量有的可达 8000～10000 片/min。这些机电一体化的压片机压出来的片子外观、质量、压片的单位压力都能够显示出来，对质量差的片剂能够自动剔除。据悉，这些先进的压片机产在欧美，如德国 FETTE、KORSCH，英国 MANESTY，比利时 COURTOY，美国 STOKES 等。其产品自动化程序高，符合 FDA 要求及 21CFR PART11 的要求。

图 13-14 为压片机与测片重、片厚、测硬度仪表联机。对片剂的硬度、厚度和片重可以自动化实时进行检测并显示，当数据上传至压片机控制系统时，经过控制系统的分析，可以调整压片机的参数。

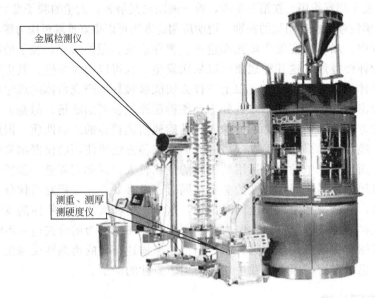

图 13-14　压片机与仪表联机

（二）转台自动变换系统

转台自动变换系统可以快速更换压片机的转台，以满足生产变化的要求。德国 Korsch XL400 FT 压片机的转台自动交换系统的设计有独到之处，仅仅通过一个可拆除的转臂把转台移出，快捷方便。转臂平时不用的时候，并不作为压片机的一个零部件，只是需要时把转臂装入机身上的定位孔中，从清洁的角度来讲是十分理想的。转臂是可倾斜的，这个倾斜的角度是经过精确计算的，能够使转台在升起转出过程中有一个很好的运动轨迹。

（三）穿墙式技术（Through-the-wall）

穿墙式技术使得所有传动维修等只需从压片机的尾部进入，而不是在压片机的底部。如此压片机在墙上嵌入式安装后，大量的维护和维修工作在墙壁的外面的空间进行，不再进入压片的工作室。这项技术对于那些操作暴露尽量最小化的要求特别有意义。同时，使得工作区域受到外界的干扰因素控制在最低程度，满足了 GMP 要求。

七、溶出度研究新进展

（一）溶出杯中沉降装置

《美国药典》溶出度测定方法最多，溶出度测定的品种数也最多。用于片剂溶出度实验最主要的装置是转篮法和桨法。对于桨法测定漂浮片剂溶出度而言，溶出杯中拟放置一个用于包围片剂的沉降装置，有螺旋式、三叉式和篮式。美国药典＜711＞和＜1029＞描述由“几圈螺旋状金属丝”构成的沉降装置最为常用。见图 13-15。

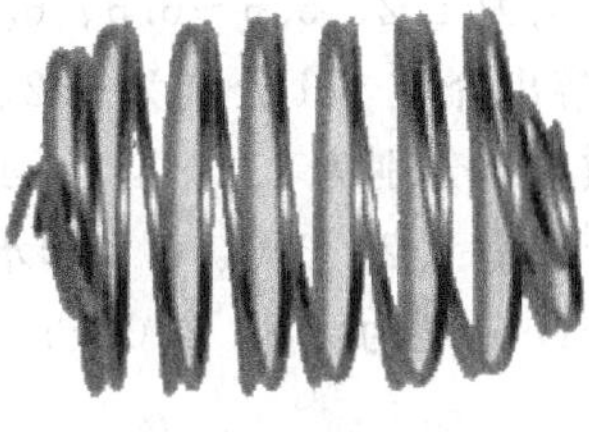

(a) 螺旋式

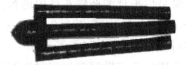

(b) 三叉式

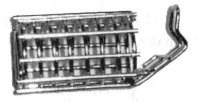

(c) 篮式

图 13-15　溶出杯中桨法沉降装置模型

（二）溶出度计算公式

溶出度的终点分析（analytical finish）是要计算出相当于标示量的百分数，按不同取样条件篮法和桨法的溶出度计算方法见表 13-23。

表 13-23　篮法和桨法不同取样条件下溶出度（标示量 Lc/%）计算方法

取样方法	计算方法
取样 v_{pull} 后未补液	$\text{Lc}_n=\frac{1}{\text{Lc}}\left\{v_{\text{pull}}\sum_{i=1}^{n-1}c_i+c_n[v_{\text{medium}}-(n-1)v_{\text{pull}}]\right\}\times100\%$
取样 v_{pull} 后有补液	$\text{Lc}_n=\frac{1}{\text{Lc}}\left[v_{\text{pull}}\sum_{i=1}^{n-1}c_i+c_nv_{\text{medium}}\right]\times100\%$
分析样品循环入溶出杯内	$\text{Lc}_n=\frac{c_nv_{\text{medium}}}{\text{Lc}}\times100\%$

（三）溶出介质 pH

一个高品质药品，患有该疾病的任何人群服用都会有一定疗效和作用，即有效性广；一个低品质药品，可能只会对患有该疾病的某一部分人群有效（如人体内环境正常），而对另一部分人群疗效甚微（如胃酸缺乏者、年老体弱者），即有效性低。国外要求溶出度测定要在 4 种不同 pH 溶出介质中实验。日本在《医疗用医药品品质情报集》中将公布各厂家药物制剂的有效成分、制剂类型、参比制剂生产厂家、溶出度试验参数、四条标准溶出曲线等。

1. 美国要求

溶出介质 pH 为 1.0、4.5、6.8 和水。

2. 日本要求

(1) 普通制剂

① 酸性药物。溶出介质 pH 分别为 1.2、5.5～6.5、6.8～7.5 和水。

② 中/碱性药物和包衣制剂。溶出介质 pH 分别为 1.2、3.0～5.0、6.8 和水。

③ 难溶性药物制剂。溶出介质 pH 分别为 1.2、4.0～4.5、6.8 和水。

④ 肠溶制剂。溶出介质 pH 分别为 1.2、6.0、6.8 和水。

(2) 缓/控释制剂　溶出介质 pH 分别为 1.2、3.0～5.0、6.8～7.5 和水。

(四) 溶出速率模型

片剂等固体制剂的溶出度试验是用来预测药物在体内的行为，并检测产品的质量，一般特性溶出速率（intrinsic dissolution rate）大于 1mg/（cm^2 · min），吸收不会受限，小于 0.1mg/（cm^2 · min），溶出速率可能出现问题。

溶出速率的模型很多。较为常用的是扩散层模型和对流扩散模型。

1. 溶出的扩散层模型

(1) Noyes-Whitney 方程　这个方程的应用，国内外药剂学教科书都收载了，该方程认为药物从固体表面通过边界层扩散进入溶液主体。溶出速率与溶解度和溶液浓度的差值成正比。

$$\frac{dQ}{dt}=k(c_s-c_b) \tag{13-68}$$

式中，dQ/dt 为溶出速率；k 为常数（传质系数）；c_s 为溶质在溶液中的溶解度；c_b 为溶液的浓度。

(2) Noyes-Nernst-Whitney 方程　是讨论溶出的基本方程。

$$\frac{dQ}{dt}=DA\frac{c_s-c_b}{h} \tag{13-69}$$

式中，D 为扩散系数；A 为固体表面积；h 为扩散层厚度。

表面积 A 是影响溶出速率的主要因素。

该方程认为溶出时固液界面快速达到平衡（饱和），界面处形成一层薄而停滞的液体称为扩散层，然后溶质从扩散层扩散进入主体溶液中。扩散层实际上是一个流动而非滞留液体的边界层，有浓度梯度和速率梯度。该方程无法应用流体动力学计算扩散层的厚度，实际只能通过实验数据建立拟合方程，才能求出扩散层厚度。

2. 溶出的对流扩散模型

扩散层的不足之处促使人们寻找更好的模型。药物从固体表面进入液体有两种机制：一种是浓度梯度引发分子扩散；另一种是溶剂的对流运动带动药物分子运动。溶出是这两种机制的联合的结果，此称对流扩散模型。描写三维空间中的对流扩散模型的方程为：

$$\frac{\partial C}{\partial t}=D\left(\frac{\partial^2}{\partial x^2}+\frac{\partial^2 C}{\partial v^2}+\frac{\partial^2 C}{\partial z^2}\right)-u_x\frac{\partial C}{\partial x}-u_y\frac{\partial C}{\partial y}-u_z\frac{\partial C}{\partial z} \tag{13-70}$$

式中 u_x、u_y、u_z 分别是 x、y、z 三个方向上的流体速率。

式（13-70）是 Fick 第二扩散定律的扩展，在其基础上加上了对流项。它是一个带有一个可变系数的二级偏微分方程。要测定任意时间某一具体位点的浓度变化，还需要得知流体类型、初始条件和边界条件。该方程只有在有限几种情况下才能得到准确的解。

参考文献

[1]　李有才．浅析制剂设计的基本原则［J］．中国社区医师，2006，8（15）：30-30.
[2]　于培明．药品安全性问题研究［D］．沈阳：沈阳药科大学，2007.
[3]　徐文．药物制剂的研究进展［J］．黑龙江科技信息，2013，18：136-136.
[4]　汤丽娟，魏树礼．处方前研究的意义及方法［J］．中国医药工业杂志，1989，20（3）：133-136.
[5]　陆彬．有关药物溶解度的研究现状与进展（下）［J］．中国药师，2008，11（5）：526-528.
[6]　平其能．现代药剂学［M］．北京：中国医药科技出本社，1998：13-38.
[7]　文香兰，董国力．影响药物制剂稳定性的因素及解决办法［J］．中国当代医药，2010，17（17）：145-145.
[8]　苏德森，王思玲主编．物料药剂学［M］．北京：化学工业出版社，2004.
[9]　霍秀敏．稳定性试验与药品的有效期［J］．药品评价，2007，4（1）：56-58.
[10]　郗超，张玉．影响药物制剂稳定性的因素及提高方法［J］．医学信息，2011，2：717-718.
[11]　宁黎丽，李雪梅．指导原则解读系列专题（二十一）——化学药物稳定性研究的试验方法和设计［J］．中国新药杂志，2010，19（12）：1013-1016.
[12]　中国药科大学教学课件（崔福德主编，药剂学第五版）．第十四章．药物制剂的设计 http：//www.docin.com/p-316152924.html.
[13]　崔福德主编．药剂学［M］．北京：中国医药科技出版社，2001.
[14]　高鸿慈，张先洲，乐智勇主编．输液剂的制备与临床配伍［M］．北京：化学工业出版社，2011.
[15]　周慧林．复方雷尼替丁分散片的处方筛选及制备［J］．中国医药药学杂志，2007，27（10）：1479-1482.
[16]　刘春平．片剂工艺创新及其产业化应用的思考［J］．中国医药导报，2012，9（33）：162-165.
[17]　陈琰，鲁莹等．利用中试制备实验完善药剂学实验教学［J］．药学实践杂志，2011，29（4）：312-314.
[18]　鲁莹，钟延强，陈琰等．依托药品中试基地建设药剂学课程群实验教学平台［J］．西北药学杂志，2010，25（4）：298.
[19]　王少华，张媛媛等．药物临床试验质量控制浅析［J］．中国药房，2010，21（46）：4403-4405.
[20]　田少雷主编．药物临床试验与 GCP［M］．北京：北京大学医学出版社，2003：51.
[21]　《药品注册管理办法》（局令第 28 号）附件 2：化学药品注册分类及申报资料要求．
[22]　张婷，翟所迪．信息设计在药学实践中的应用［J］．中国药学杂志，2008，43（8）：638-639.
[23]　刘春平．片剂工艺创新及其产业化应用的思考［J］．中国医药导报，2012，9（33）：162-165.
[24]　Breitenbach J，Liepold B，Mgerlein M，et al. Modified release metoprolol tablets by melt extrusion and on-linecalendaring［J］. Proc Control Rel Soci，1999，26：941-942.
[25]　张安阳，范田园．多单元胃漂浮给药系统研究进展［J］．国际药学研究杂志，2007，34（4）：274-279.
[26]　贝庆生，谢俊雄．一种多单元缓释制剂［P］．CN200510105511.0.
[27]　惠颖．朱津津．杨星钢等．多单元双嘧达莫胃漂浮缓释制剂的制备及其处方优化［J］．沈阳药科大学学报，2011，(2)：105-111.
[28]　刘晓睿，丁平田．口腔速溶片的研究进展［J］．中南药学，2004，2（50）：296-297.
[29]　Gole DJ，Levinson RS，Carbone J，et al. Preparation of pharmaceutical and other matrix system by solid——states dissolution［P］US 5215756. 1993-06-01.
[30]　蔡丽明，高群玉．粮食与饲料工业［J］．2006，9：21-22.
[31]　李丽萍，郑坤．片剂新辅料的研究及应用进展［J］．广东药学院学报，1998，14（4）：318-322.
[32]　executive editor Yihong Qiu，Yisheng Chen，Geoff GZ Zhang. Developing Solid Oral Dosage Forms Pharmaceutical Theaory and Practice. Pharmaceutical Theory and Practdice［M］. Academic Press an imprint of Elsevier. 2009.
[33]　孙艳平，刘华丽，梁爽等．片剂中粉体压缩性的研究进展［J］．中国药剂学杂志 2013，11（2）：27-34.
[34]　杜焰，冯怡，徐德生等．药物粉体压缩与结合特性研究进展［J］．中国现代应用药学，2012，29（1）：24-30.
[35]　王弘，陈宜鸿，马培琴．粉体特性的研究进展［J］．中国新药杂志，2006，15（18）：1535-1539.
[36]　郑宇，涂家生，庞卉等．药用粉末可压性研究概况［J］．药学进展，2006，30（3）：114-118.
[37]　高春生．粉末直接压片工艺：制药工业整体发展的助推剂．国际药学研究杂志，2009，36（1）：1-5.
[38]　http：//www.yapianji.cn/tech/238.html.
[39]　谢沐风．药品固体制剂配方大会论文集．南京：2009.

附　录

附录一　与片剂制造有关的行业标准编号

代号	标准名称
ZBC 92001—86	荸荠式糖衣机
ZBC 92002—86	槽式混合机
ZBC 92003—86	摇摆式颗粒机
ZBC 92004.1—86	履带计数充填机
ZBC 92004.3—86	塞纸机
ZBC 92004.4—86	塞塞封蜡机
ZBC 92004.5—86	旋盖机
ZBC 92004.6—86	转鼓贴签机
ZBC 92005—87	旋转式压片机
GB 10643—89	多效式蒸馏水机
GB 11752—89	压汽式蒸馏水机
ZBC 95001—89	溶出试验仪
ZBC 93002—89	分粒型粉碎机
GB 12253—90	压片机药片冲模
GB 12254—90	沸腾制粒器
YY 0020—90	高速旋转式压片机
YY 0022—90	往复式切药机
YY 0024—90	提取浓缩罐
YY 0025—90	真空浓缩罐
YY 0026—90	热风循环烘箱
YY 0098—92	药用旋涡振动式筛分机
YY 0132—92	崩解仪
YY/T 0133—93	离心薄膜蒸发器
YY/T 0134—93	双锥形回转真空干燥机
YY/T 0135—93	胶囊药片印字机
YY/T 0136—93	脱皮机
YY/T 0137—93	洗药机
YY/T 0139—93	铝塑泡罩包装机
YY/T 0140—93	旋转式切药机
YY 0218.1—1995(代替 ZBC 92004.1—86)	履带计数充填机
YY 0218.3—1995(代替 ZBC 92004.3—86)	塞纸机
YY 0218.4—1995(代替 ZBC 92004.4—86)	塞塞封蜡机
YY 0218.5—1995(代替 ZBC 92004.5—86)	旋盖机
YY 0218.6—1995(代替 ZBC 92004.6—86)	转鼓贴签机
YY 0220—1995(代替 ZBC 92003—86)	摇摆式颗粒机
YY 0221—1995(代替 ZBC 92005—87)	旋转式压片机
YY 0222—1995(代替 ZBC 92001—86)	荸荠式包衣机

续表

代号	标准名称
YY 0227—1995	锤式粉碎机
YY 0228—1995(代替 ZBC 93002—89)	分粒型粉碎机
YY 0229—1995(GB 10643—89 转行标修订)	多效式蒸馏水机
YY 0230—1995(GB 11752—89 转行标修订)	热压式蒸馏水机
YY 0253—1997	高效包衣机
YY 0256—1997	湿法混合制粒机
YY 0258—1997	除粉筛
JB 20010—2004	三维混合机
JB 20011—2004	周转料斗混合机
JB 20012—2004(代替 YY 0219—1995)	槽式混合机
JB 20013—2004(代替 YY/T 0134—1993)	双锥回转式真空干燥机
JB 20014—2004(GB 12254—90 转行标修订)	药用沸腾制粒器
JB 20015—2004(代替 YY 0256—1997)	湿法混合制粒机
JB 20016—2004(代替 YY 0253—1997)	高效包衣机
JB 20017—2004(代替 YY 0222—1995)	荸荠式包衣机
JB 20018—2004(代替 YY 0220—1995)	摇摆式颗粒机
JB 20019—2004	药品电子计数瓶装机
JB 20020—2004(代替 YY 0221—1995)	旋转式压片机
JB 20021—2004(代替 YY 0020—1990)	高速旋转式压片机
JB 20022—2004(GB 12253—90 转行标修订)	压片机药片冲模
JB 20023—2004(代替 YY/T 0139—1993)	铝塑泡罩包装机
JB 20029—2004(代替 YY 0230—1995)	热压式蒸馏水机
JB 20030—2004(代替 YY 0229—1995)	多效蒸馏水机
JB 20033—2004(代替 YY 0026—1990)	热风循环烘箱
JB 20034—2004(代替 YY 0098—1992)	药用漩涡振动式筛分机
JB 20035—2004(代替 YY 0258—1997)	除粉筛
JB 20039—2004(代替 YY 0227—1995)	锤式粉碎机
JB 20040—2004(代替 YY 0228—1995)	刀式分粒型粉碎机
JB/T 20041—2004(代替 YY 0022—1990)	往复式切药机
JB/T 20042—2004(代替 YY/T 0137—1993)	洗药机
JB/T 20043—2004(代替 YY/T 0140—1993)	旋转式切药机
JB/T 20044—2005	热回流提取浓缩机组
JB/T 20045—2005	药用沸腾干燥器
JB/T 20046—2005	药用喷雾干燥制粒机
JB/T 20047—2005	药物真空干燥器
JB/T 20048—2005	提升加料机
JB/T 20049—2005	真空上料机
JB/T 20050—2005	润药机
JB/T 20055—2005	药品透明膜包装机
JB/T 20056—2005	药用袋成型-充填-封口机
JB/T 20058—2005(代替 YY 0218.3—1995)	药瓶塞纸机
JB/T 20059—2005(代替 YY 0218.5—1995)	药瓶旋盖机
JB/T 20060—2005(代替 YY 0218.6—1995)	转鼓贴标签机
JB/T 20061—2005	整粒机
JB/T 20062—2005	擦瓶机
JB/T 20065.1—2005	塑料瓶瓶装联动线
JB/T 20065.2—2005	塑料瓶理瓶机
JB/T 20065.3—2005	空气清瓶机
JB/T 20065.5—2005	电磁感应铝箔封口机

续表

代号	标准名称
JB/T 20072—2005	离心式包衣造粒机
JB/T 20073—2005	流化床包衣机
JB/T 20074—2005	药物配料罐
JB/T 20075—2005	振动式药物超微粉碎机
JB/T 20076—2005(代替 ZBC 95001—89)	药物溶出试验仪
JB/T 20077—2005(代替 YY 0132—93)	崩解仪
JB/T 20083—2006	小型动态提取浓缩机组
JB/T 20083—2006	热泵外加热式双效浓缩器
JB/T 20086—2006	药用容器 料斗
JB/T 20087—2006	药用容器 料桶
JB/T 20088—2006	中药材截断机
JB/T 20089—2006	蒸药箱
JB/T 20090—2006	旋料式切片机
JB/T 20104—2007	片剂硬度仪
JB/T 20105—2007	脆碎度检查仪
JB/T 20106—2007	药用 V 形混合机
JB/T 20107—2007	药用卧式流化床干燥机
JB/T 20108—2007	药用脉冲式布袋除尘器
JB/T 20080.2—2007	高速压片冲模(Ⅰ系列)尺寸与片形
JB/T 20080.3—2007	高速压片冲模:检测
JB/T 20109—2008	直管瓶片剂瓶装机
JB/T 20110—2008	真空气相润药机
JB/T 20111—2008	敞开式烘干箱
JB/T 20011—2009	药用周转料斗式混合机
JB/T 20040—2009(JB/T 20040—2004)	分粒型刀式粉碎机
JB/T 20117—2009	药用摇滚式混合机
JB/T 20118—2009	三效逆流降膜蒸发器
JB/T 20120—2009	涡轮式
JB/T 20121—2009	药用料斗自动清洗机
JB/T 20123—2009	药用螺旋振动流化床干燥机
JB/T 20124—2009	药用真空带式干燥机
JB/T 20125—2009	药用带式干燥机
JB/T 20126—2009	超声提取设备 术语和超声性能试验方法
JB/T 20127—2009	管道式连续逆流超声提取机
JB/T 20128—2009	罐式超声循环提取机
JB/T 20129—2009	微波提取罐
JB/T 20130—2009	箱式微波真空干燥机
JB/T 20131—2009	带式微波真空干燥机
JB/T 20132—2009	中药浸膏喷雾干燥器

附录二　设备验证举例

旋转式压片机验证报告

一、 验证报告审批

（一）验证报告起草

附表 1　旋转式压片机验证报告起草表

验证报告名称	旋转式压片机验证	
验证报告编号	××××	
起 草 部 门	起 草 人	起 草 日 期
固体制剂车间		年　月　日
设 备 科		年　月　日

（二）验证组成员

（三）验证报告批准

批准人：　　　　　　　　　　　日期：　　　年　月　日

二、 验证报告

（一）引言

旋转式压片机是用于片剂生产中干颗粒压制成片的专用设备。

该设备于××××年月进行全面安装，××××年×月×日完成安装调试。根据生产工艺和 GMP 要求，结合实际情况，决定于××××年×月×日对本设备进行验证。

（二）目的

该设备经安装调试后，检查并确认本设备是否符合技术参数要求，是否能满足生产工艺和 GMP 要求。

（三）验证对象

ZP-24 型旋转式压片机安装验证、运行验证及清洗验证。

（四）验证前准备

1. 文件检查

附表 2　验证前文件检查

文件名称	存放处	保管人	备　注
采购订单			
使用说明书			
图纸			
备品备件清单			
合格证			

检查人：　　　　　　　　　　　检查日期：　年　月　日

2. 检测用仪器、仪表

附表3 检查验证使用的仪器、仪表

仪器、仪表名称	型　号	检定合格证或产品合格证	备注
电子分析天平			
片剂硬度计			
镀铬游标卡尺			

检查人：　　　　　　　　　　检查日期：　　年　月　日

3. 有关旋转式压片机的标准操作规程

(1) ×××型压片机标准操作规程

(2) 压片标准操作程序

(3) ×××型压片机清洁标准操作程序

(五) 验证实施

1. 安装验证

附表4 安装验证表

设备名称	旋转式压片机	设备负责人	
设备编号		生产厂家及型号	
设备所在部门		设备房间号	

检查人：　　　　　　　　　　检查日期：　　年　月　日

(1) 设备性能

① 设备材质

附表5 设备材质表

部　件	要求及表面精度	实际安装	说　明
加料斗			
转　盘			
模　具			

检查人：　　　　　　　　　　检查日期：　　年　月　日

② 仪表

附表6 制备过程中使用的仪表

仪表名称	型　号	系列号	检定合格证或产品合格证

检查人：　　　　　　　　　　检查日期：　　年　月　日

(2) 公用工程连接

附表7 公用工程配电表

项　　目	设计要求	实际安装
电　　压	380V	
频　　率	50Hz	
接地保护	接地	

检查人：　　　　　　　　　　检查日期：　　年　月　日

2. 运行验证

(1) 性能测试（空运转）

目的：在不使用任何供试品的前提下，确认该压片机达到设计要求。

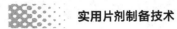

接受范围：按照制造厂商的操作说明书每步操作均运行正常。

测试步骤：确认压片机已经为性能测试做好一切准备，包括如下方面。

① 性能测试步骤 1：检查并保证设备可运行。

附表 8　性能测试步骤 1

检查项目	要求标准	实际情况
电气连接	符合使用说明书要求	
真空吸尘系统连接	符合使用说明书要求	
安全保护系统	符合使用说明书要求	
料斗安装	符合使用说明书要求	
紧急制动系统	符合使用说明书要求	
安装验证	已执行并得到确认	

检查人：　　　　　　　　　　检查日期：　　年　月　日

② 性能测试步骤 2：按以下步骤操作。

附表 9　性能测试步骤 2

操作步骤	测试内容	工作状况说明
压片机清洁后，进行安装调试	检查是否正常	
调节调速手轮 逆时针方向调节 顺时针方向调节	 减速 增速	

检查人：　　　　　　　　　　检查日期：　　年　月　日

（2）功能测试（负载运转）

目的：保证压片机在负载运转时符合设计要求。

接受范围：按照制造厂商的操作说明书每步操作均运行正常。

测试步骤：确认机器已经为功能测试做好一切准备，包括如下方面。

① 功能测试步骤一：检查并保证设备可供试运行。

附表 10　功能测试步骤一

检查项目	要求标准	实际情况
电气连接	符合使用说明书要求	
真空吸尘系统连接	符合使用说明书要求	
冲模安装	符合使用说明书要求	
加料斗安装	符合使用说明书要求	
安装验证	已执行并得到认可	
待试物料(空白颗粒)	已准备好	
紧急制动按钮按下	压片机应立即停止运行	

检查人：　　　　　　　　　　检查日期：　　年　月　日

② 功能测试步骤二：将物料加入料斗，按压片机说明书进行压片操作，在正常转速下压片，分别测试以下项目。

附表 11　功能测试步骤二

测试项目	测试结果说明	
	正常转速下	实测结果
平均片重		
片重差异限度		
片厚检查		
硬　　度		
压片时间		
压片数量		

检查人：　　　　　　　　　　检查日期：　　年　月　日

附表12 片重差异检测结果

品名		应压片重		平均片重					
片重差异限度									
片重/mg									

检查人： 检查日期： 年 月 日

结论：

3. 清洗验证

附表13 清洁验证结果

清洁方法	检测内容及方法	清洁要求	实测结果
按压片机清洁标准操作程序进行清洁	用棉签擦拭设备内外表面，检查是否有污迹	无污迹	

检查人： 检查日期： 年 月 日

（六）结果分析和评价

根据以上验证结果，写出验证评定。

（七）最终审批

验证报告由验证组长审核后，报验证总负责人批准，并签发验证证书。

三、验证评定

附表14 旋转式压片机验证结果

验证项目	旋转式压片机验证
验证目的	检查并确认本设备是否符合设计要求，技术参数是否可行、是否能满足生产工艺和GMP要求
参加人员	
验证时间	年 月 日
评价和建议	评定人： 年 月 日
审核	验证组长： 年 月 日
批准	厂 长： 年 月 日

附录三 工艺验证举例

×××片工艺验证草案

×××片 100mg 制造工艺验证

一、 背景介绍

(一) 验证产品基本信息

附表 1 ×××片基本信息

产品名称	×××片	物料编码	
剂量		亚批次	
标示重量		批量	
批记录编号		变更控制 编号	
本次验证工艺步骤	制粒/整粒/混合/压片		

(二) 背景

生产的×××100mg 口服片剂的主要成分是×××，自××××年投放到生产后，先后进行了三次工艺验证，详细情况参见下表。

附表 2 ×××片工艺验证情况

次数	时间	报告号	验证内容	结果
1				
2				
3				

自××××年验证完成后，A 的生产工艺和生产设备均没有发生变更，未出现与工艺相关的不符合事件。依据中国 cGMP 第七章/第 58 条、工艺验证管理程序 SMP-VMP006 有关周期性再验证的规定，在××××年成功实施工艺验证后在××××年需要对 A 100mg 口服片剂的制造工艺再次进行全面的验证，确保现行的工艺流程可以继续稳定、持续地生产出合格的产品。

(三) 目的

该方案的目的是：

1. 确认所需验证的工艺能够有效并重复地生产出符合所有事先确定的质量标准与品质的中间产品，并且如果适用的话，确认在制造完成后至包装开始前的预先设定的中间品保留时间能够始终一致地保证中间产品的质量特性。

2. 提出一个工艺验证方案。该方案确定在实际操作条件下需要监控的关键工艺参数和变量，概括对中间品样品的取样与检测的要求，并规定工艺监控及产品检测的接受标准。

更具体而言，本次工艺再验证工作的目的是用书面证据来证明当运行操作正确时，A 100mg 口服片剂的生产工艺过程能够始终一致地生产出符合已确定的接受标准的产品。

(四) 范围

本验证草案适用于×××100mg片的制造工艺再验证，依据本次验证的目的，在本次验证中将要研究的工艺步骤如下：

附表3 ×××片工艺验证内容

No.	工艺步骤	简述	验证范围
1	筛粉		□适用 □不适用
2	制备黏合液		□适用 □不适用
3	干混		□适用 □不适用
4	喷液		□适用 □不适用
5	颗粒干燥		□适用 □不适用
6	整粒		□适用 □不适用
7	加硬脂酸镁前混合		□适用 □不适用
8	终混		□适用 □不适用
9	装桶		□适用 □不适用
10	中间体贮存		□适用 □不适用
11	压片		□适用 □不适用
12	半成品贮存		□适用 □不适用

二、责任 RESPONSIBILITY

附表4 ×××片验证责任明细

部门	姓名	职责
新产品与技术支持		验证协调人 □起草验证草案。 □负责验证数据的收集及数据分析。 □负责对相关人员进行培训,确保验证工作按草案进行。 □协调进行验证中可能出现的偏差的调查、完成变更的书面记录、完成验证报告。
固体制造		车间协调人 □负责安排具有资格的操作人员及IPC人员开展验证工作。 □负责设备的清洁、安装、生产等工作并提供原始记录。 □负责向验证管理小组及时报告验证中出现的问题。 □协助验证协调人完成验证报告。

□车间操作人员负责按照草案设计的要求执行验证,验证中观察到的实际工艺参数和变量记录在批记录中完成。

□IPC检查由IPC检验人员完成,同时将检验结果填写在批记录或本草案设计的附件记录表中,在检验过程中产生的任何打印记录须附在相应的记录表中。

□QC负责完成验证中规定的检验项,同时将检验过程和结果记录在相应的检验记录和本草案设计的附件记录表中,在检验过程中产生的任何打印记录须附在相应的记录表中。

□QA负责验证现场执行的监控。

续表

部门	姓名	职责
固体制造		验证管理小组 □负责验证草案及报告的审核及批准。 □负责对验证中出现的问题提出指导意见、执行偏差调查、批准变更等。
新产品与技术支持		
质量控制		
质量保证		
验证处		
质量认证部		□负责验证草案及报告的批准。 □负责对验证中出现的问题提出指导意见、执行偏差调查、批准变更等。

三、 方法

1. 工艺验证与验证批释放

此次验证为同步验证。采用供应商提供 3 批共计 300kg 的×××进行生产。本次验证中变更的物料及使用的入库序号参见下表。

附表 5　×××片原辅料详单

参考文件				
原辅料名称	物料编号	入库序号		
		第一批	第二批	第三批

由于本次验证为同步验证，没有对处方、工艺步骤、工艺参数、生产设备等进行变更，因此对于每个验证批的产品可以在测试结果合格、经过分析符合释放要求的前提下，形成中间报告支持释放。

2. 批间对比

3. 稳定性研究

依据稳定性考察程序制订稳定性考察方案，结果仅用于公司内部质量控制。由于本次验证没有进行任何影响产品生产和质量的变更，同时每年均对首批生产的该产品进行稳定性考察，因此本次验证不涉及验证批的稳定性研究。

4. 与工艺验证相关的清洁验证

参见“四、工艺介绍”中 2.“生产设备与设施”项。

5. 分析方法与 IPC/释放标准

附表 6　方法/标准列表

程序号	对象	方法类别	标准类别

附表 7　方法验证列表

文件编号	验证方法名称	验证时间

6. 结果记录与评估的方法

草案设计的记录单、批记录和检验记录的填写主要涉及内容为工艺参数和变量的记录、IPC检验记录以及QC检验记录，所有这些记录的填写必须符合XJP质量记录管理程序SMP-DCP003的要求。

验证协调人负责收集整理批记录、IPC检验结果和QC检验结果。将结果进行汇总、统计和科学分析，并与上一次验证结果进行比较后完成验证结果评估，总结验证结论。

四、 工艺介绍

1. 产品处方

(1) 处方

附表8 ×××片100mg生产时产品的处方

参考文件	处方	批量	
物料编号	原辅料名称	每批的数量	亚批次
备注			

(2) 原材料合格供户清单

附表9 列出了在工艺验证批次中将要使用的所有物料合格供户

参考文件	进口合格供户 国内合格供户		
原辅料名称	物料编号	生产商	供应商

如果对于某个给定的原辅料所列的制造商或供应商多于一个时，请注明在执行该验证时所使用的该物料的制造商或供应商。

依据：(如果对于给定的物料，其生产商或供应商多于一个。)

备注：

接触容器

附表10 ×××片生产过程中接触的容器

阶段	接触容器
制造阶段与产品直接接触的设备	筛粉机、一步制粒机、整粒机、混合机和压片机与产品接触部分：304不锈钢
颗粒、片子贮存的容器	不锈钢桶
内包装材料(国内销售)	PVC硬片、铝箔
内包装材料(国外销售)	黑色塑料袋

2. 生产设备与设施

① 根据制造×××片 100mg 的现行版批记录 BF2340 05 在检查表中列出了在工艺验证批次中将使用的所有生产设备。用于 A 100mg 片制造的主要生产设备必须完成设备验证、处于校验有效期内；相应的清洁程序的验证状态须进行回顾或评估。具体的检查结果参见检查表。

② 与×××片 100mg 制造相关的设施与公用系统均得到验证，可用于生产。

3. 工艺流程图

关键工艺参数与变量

下表列出所有关键工艺参数和关键工艺变量。关键工艺参数必须设定在特定的设定点或范围内，而关键工艺变量则必须控制和维持在特定的目标或范围内。

附表 11　×××片关键工艺参数和关键工艺变量

工艺阶段	关键的工艺参数与变量	批记录步骤编号	参数设定值/目标值(范围)
流化床制粒			
干混	阀控制压力		
	工作压力		
	排风阀位置		
	进风温度		
	混合时间		
制粒	喷液压力		
	进风温度		
	排风阀位置		
	喷嘴口径		
	喷嘴数目		
	泵速		
颗粒干燥	进风温度		
混合			
不加硬脂酸镁的混合	混合时间		
	转速		
加硬脂酸镁的混合	混合时间		
	转速		
压片			
压片	压片机速度		
	片重		
	冲头直径		
	冲头标记		上冲
			下冲

五、工艺验证过程

（一）黏合液制备

附表12　×××片黏合液制备工艺验证

工艺步骤	主要设备	批记录对应步骤
制备黏合液		

1. 目的和关键参数

证明使用糖精钠、日落黄、十二烷基硫酸钠（进口）和淀粉搅拌能够持续及重复地制备出符合要求的黏合液。

观察黏合液并进行黏度测试。黏合液无泡沫和可见团块，黏度仅作为参考。

关键参数：

a. 搅拌速率；

b. 搅拌时间；

c. 在线匀化时间。

2. 取样计划

取样时间：喷液前。

取样位置：容器的上下部和中央位置。

取样量：每个样品50ml。

3. 测试计划

喷液前取样置于透明容器中目测。

喷液前取样50ml置于容器中进行温度测试。

进行黏度测试。

4. 可接受标准

无团块、不溶性颗粒和泡沫。

温度结果留存供参考。

黏度结果留存供参考。

5. 结果记录

监控事先确定的制造工艺参数及变量并将观察结果、建议和测试结果记录在结果附件中。

（二）干混工序

附表13　×××片干混工艺验证

工艺步骤	主要设备	批记录对应步骤
干混工序		

1. 目的和关键参数

证明按规定的加料次序将API等物料加入一步制粒机，经一步制粒机一步完成预混，能够持续稳定地制备出符合所有相关产品质量标准的颗粒。

在完成预混工序后由容器中部取样进行粒度测试。测试结果仅供参考。

关键参数：

a. 阀控制压力；

b. 工作压力；

c. 排风阀位置；

d. 进风温度；

e. 混合时间。

2. 取样计划

粒度分布：

取样位置：容器中部。

取样量：＞100g。

3. 测试计划

粒度分布。

4. 可接受标准

粒度分布。

5. 结果记录

监控事先确定的制造工艺参数及变量并将观察结果记录在批记录BF2340 05中、对观察到工艺的建议和测试结果记录在结果附件中。

（三）湿法制粒和干燥工序

附表 14　×××片湿法制粒和工艺验证

工艺步骤	主要设备	批记录对应步骤
湿法制粒和干燥工序		

1. 目的和关键参数

证明按规定的加料次序将物料加入一步制粒机，经一步制粒机一步完成混合、制粒、干燥的工序能够持续稳定地制备出符合所有相关产品质量标准的颗粒。

在完成干燥工序后由容器中部取样进行粒度和干燥失重测试，同时进行含量均匀性分析。测试结果仅供参考。

关键参数：

a. 喷液速率；

b. 喷嘴口径；

c. 喷液时间；

d. 产品温度；

e. 干燥时间；

2. 取样计划

(1)粒度分布

取样位置：容器中部。

取样量：>100g。

(2)干燥失重

取样位置：容器中部。

取样量：10g。

(3)含量均匀性

取样位置：

取样量：每个样约 150mg(1～3 倍剂量)，每个位置取三份样。

取样方法：使用 unit dose 进行取样。

45°插入取样，取样室开口朝上。

到达位置后，打开取样室。

所取样品整体进行分析，不允许第二次取样。

3. 测试计划

(1)粒度分布

(2)干燥失重

(3)含量均匀性

4. 可接受标准

(1)粒度分布

(2)干燥失重

(3)含量均匀性

该步骤×××理论含量为 100mg/269.15mg。

5. 结果记录

监控事先确定的制造工艺参数及变量并将观察结果记录在批记录中、对观察到工艺的建议和测试结果记录在结果附件中。

（四）整粒工序

附表 15　×××片整粒工艺验证

工艺步骤	主要设备	批记录对应步骤
整粒工序		

1. 目的和关键参数

证明湿法制粒的混合物通过 1/B/S02 整粒后能够持续及稳定地生产出颗粒均匀分布的中间产品，符合所有相关的产品质量标准。

在加入外相前由容器中部取样测试粒度，测试结果仅供参考。

2. 取样计划

粒度分布：

取样位置：容器中部。

取样量：>100g。

3. 测试计划

粒度分布。

4. 可接受标准

粒度分布。

5. 结果记录

监控事先确定的制造工艺参数及变量并将观察结果记录在批记录中、对观察到工艺的建议和测试结果记录在结果附件中。

（五）不加硬脂酸镁的混合

附表 16　×××片混合工艺验证（不加硬脂酸镁）

工艺步骤	主要设备	批记录对应步骤
不加硬脂酸镁的混合		

1. 目的和关键参数

证明 2 亚批未加硬脂酸镁的中间产品经过 1/B/R02 中混合均匀，能符合所有相关的产品质量标准。

关键参数：

a. 混合速率(blending speed)；

b. 混合时间(blending time)。

2. 取样计划

含量均匀性

取样位置：

取样量：每个样约 150mg(1～3 倍剂量)，每个位置取三份样。

取样方法：终混 20min 的中间产品取样。

使用 unit dose 进行取样。

45°插入取样，取样室开口朝上。

到达位置后，打开取样室。

所取样品整体进行分析，不允许第二次取样。

3. 测试计划

含量均匀性。

4. 可接受标准

含量均匀性：

单值：85.0%～115.0%。

平均值：90.0%～110.0%(absolute)。

相对标准偏差 RSD(%)：<5%。

5. 结果记录

监控事先确定的制造工艺参数及变量并将观察结果记录在批记录中、对观察到工艺的建议和测试结果记录在结果附件中。

（六）加硬脂酸镁的混合

附表 17　×××片混合工艺验证（加硬脂酸镁）

工艺步骤	主要设备	批记录对应步骤
加硬脂酸镁的混合		

1. 目的和关键参数

证明加入硬脂酸镁后终混工序能够持续及稳定地在 1/B/R02 中将颗粒混合物混合均匀，制备出符合所有相关的产品质量标准的中间产品。

关键参数：

(1)混合速率(blending speed)；

(2)混合时间(blending time)。

2. 取样计划

(1)粒度分布

取样位置：容器中部。

取样量：>100g。

(2)休止角

取样位置：容器中部。

续表

取样量：100g。
(3)松容积
取样位置：容器中部(可使用休止角样品)。
取样量：100g。
(4)干燥失重
取样位置：于容器上中下部 1/2 处取样。
取样量：10g。
(5)含量均匀性
取样位置：
取样量：每个样约 150mg(1～3 倍剂量)，每个位置取三份样。
取样方法：使用 unit dose 进行取样。
45°插入取样，取样室开口朝上。
到达位置后，打开取样室。
所取样品整体进行分析，不允许第二次取样。

(6)微生物限度测试
取样位置：容器的上中下部。
取样量：各 30g。

3. 测试计划

(1)粒度分布
(2)休止角
(3)松容积
(4)干燥失重
(5)含量均匀性
(6)微生物限度测试

4. 可接受标准

(1)粒度分布
(2)休止角
(3)松容积
(4)干燥失重
测试结果不超过 2.5%～3.5%。
(5)含量均匀性
单值：85.0%～115.0%
平均值：90.0%～110.0%(absolute)
相对标准偏差 RSD(%)：< 5.0%。
该步骤×××理论含量为 100mg/300.15mg
(6)微生物限度测试
总需氧菌：≤100cfu/g。
总霉菌和酵母菌：≤100cfu/g。
沙门菌：10g 检品中不得检出。
大肠埃希菌：1g 检品不得检出。

5. 结果记录

监控事先确定的制造工艺参数及变量并将观察结果记录在批记录中、对观察到工艺的建议和测试结果记录在结果附件中。

(七) 中间体桶料

附表 18　×××片中间体桶料验证

工艺步骤	主要设备	批记录对应步骤
中间体桶料		

1. 目的和关键参数

证明分装到贮存和转运容器中的中间体活性成分是均匀分布的。

在桶里静置 5min 后取样进行含量均匀性考察。

2. 取样计划

含量均匀性

取样位置：

取样量：每个样约 150mg(1～3 倍剂量)，第一、第三、第五、第七桶的每个位置取三份样。

取样方法：终混 20min 的中间产品取样。

使用 unit dose 进行取样。

45°插入取样，取样室开口朝上。

到达位置后，打开取样室。

所取样品整体进行分析，不允许第二次取样。

3. 测试计划

含量均匀性。

4. 可接受标准

含量均匀性：

单值：85.0%～105.0%。

平均值：90.0%～110.0%(absolute)。

相对标准偏差 RSD(%)：< 5.0%。

5. 结果记录

监控事先确定的制造工艺参数及变量并将观察结果记录在批记录中、对观察到工艺的建议和测试结果记录在结果附件中。

(八) 压片工序

附表 19　×××片压片工艺验证

工艺步骤	主要设备	批记录对应步骤
压片		

1. 目的和关键参数

证明能够持续及稳定地在 1/C/K01,02 压片机上以 120000～180000 片/h 的速度生产出符合所有相关的产品质量标准的半成品。

关键参数：压片机转速度。

测试项目包括：

外观；

片重差异；

片厚；

硬度；

崩解时限；

脆碎度；

含量均匀性；

含量；

有机溶剂残留；

微生物。

设备先以 120000 片/h 运行 0.5h、再以 180000 片/h 运行 0.5h，最后以常速 150000 片/h 运行至生产结束。

2. 取样和测试计划

在完成片重等调机后进行取样。

续表

项目	取样量	取样频率	测试方法	测试者
外观	40 片	每 30min	目检	固体车间
片重差异	40 片	每 30min	使用梅特勒分析天平	固体车间
硬度	10 片	每 30min	硬度仪	固体车间
片厚	10 片	每 30min	片厚仪	固体车间
崩解时限	每个取样点 6 片		崩解仪	QC
脆碎度	每个取样点 20 片		脆碎度仪	固体车间
含量均匀性	每个取样点 7 片 (至少 20 个取样点)		仪器:UV-VIS	QC
含量	每个取样点 30 片		仪器 Apparatus:HPLC	QC
有机溶剂残留	每个取样点 30 片		仪器 Apparatus:GC	QC
微生物限度检查	共取样 60 片		见 SOP-MRB083 00	QC

3. 可接受标准

(1)外观

橘色、圆形、直径为 10.0mm,无黏冲,无裂片。

上冲字样:

下冲字样:

(2)片重差异

平均值为:

单值为:

极差:

续表

(3)硬度
平均值为：
(4)厚度
(5)脆碎度
单值为：
(6)崩解时限
(7)含量均一性
单值：85.0%～115.0%。
平均值：95.0%～105.0%。
相对标准偏差 RSD(%)：≤6.0%。
(8)含量
5 片混合样的含量测定值在 95.0%～105.0%之间。
(9)残留
样品峰面积小于对照品峰面积。
(10)微生物检测
总需氧菌：≤100cfu/g。
总霉菌和酵母菌：≤100cfu/g。
沙门菌：10g 检品中不得检出。
大肠埃希菌：1g 检品中不得检出。

4. 结果记录

监控事先确定的制造工艺参数及变量并将观察结果记录在批记录中、对观察到工艺的建议和测试结果记录在结果附件中。

(九) 贮存时间

附表 20　×××片中间体颗粒和片剂贮存时间工艺验证

工艺步骤	主要设备	批记录对应步骤
贮存时间验证		

1. 目的和关键参数

证明颗粒中间体和压得的片子在半成品库的存放时间。

颗粒中间体装于 100L 带盖不锈钢桶中，在半成品库贮存 30 天，分别于第 0 天、第 15 天和第 30 天取样测试。

片子半成品装于 100L 带盖不锈钢桶中，在半成品库贮存 90 天，分别于第 0 天、第 30 天、第 60 天和第 90 天取样测试。

完成包装后，成品进行 3 个月加速稳定性试验。

验证执行顺序：

固体中间体在半成品库中存放 30 天
↓
依据中间体取样周期定期取样检测
↓
符合可接受标准 SOP-INS005
↓
固体中间体加工成为半成品
↓
固体半成品在半成品库中存放 90 天
↓
依据半成品取样周期定期取样检测
↓
符合可接受标准 SOP-HPS005
↓
固体半成品加工成为成品
↓
符合成品可接受标准 SOP-FPS005
↓
进行 3 个月加速稳定性监测
↓
符合稳定性可接受标准 SOP-STS004
↓
留样产品可以释放

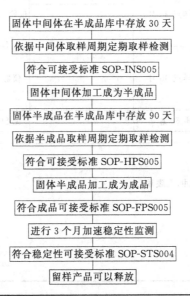

续表

2. 取样和测试计划

<table>
<tr><td colspan="2" rowspan="2">取样时间</td><td>中间体</td><td>半成品</td><td>加速稳定性</td></tr>
<tr><td>第 0 天、第 15 天、第 30 天分别取样</td><td>第 0 天、第 30 天、第 60 天、第 90 天分别取样</td><td>第 0 天、第 1 个月、第 2 个月、第 3 个月分别取样</td></tr>
<tr><td rowspan="2">取样位置</td><td>微生物</td><td colspan="2">物料上表面取</td><td rowspan="2">SMP-QMP014
SMP-QMP051</td></tr>
<tr><td>化学</td><td colspan="2">盛装容器内物料中心位置</td></tr>
<tr><td rowspan="2">取样量</td><td>微生物</td><td colspan="2">微生物 100g，每次均应取各自的备份样</td><td rowspan="2">QF0016</td></tr>
<tr><td>化学</td><td colspan="2">化学 200g，每次均应取各自的备份样</td></tr>
<tr><td colspan="2">测试方法即可接受标准</td><td>SOP-INS005</td><td>SOP-HPS005</td><td>SOP-STS004</td></tr>
<tr><td colspan="2">测试项目</td><td>形状、含量测定、微生物限度检查</td><td>性状、鉴别（×××、日落黄）、重量差异、崩解时限、脆碎度、有关物质、含量测定、有机溶剂残留量、微生物限度检查</td><td>性状、崩解时限、有关物质、含量测定、微生物限度检查</td></tr>
</table>

SMP：GMP 管理标准；QMP：质量管理程序。

六、 验证中偏差/变更处理

验证过程中如果出现偏差和变更，应立即通知验证小组并对偏差和变更进行详细记录（QF1039 验证偏差处理单，QF1040 验证变更处理单），分析偏差产生的根本原因、进行影响分析并提出解决方法。所有偏差和变更得到有效处理后，并且已被质量认证部代表批准和关闭，验证方可进入下一步骤。原始的偏差处理单和变更处理单经过批准后必须附在最终的验证报告中。

七、 培训

验证草案起草人有责任在验证草案批准后对本次验证相关人员进行培训，该培训记录连同在验证中完成的其他相关培训记录一起附在最终的验证报告中。